O. Gültig, A. Miller, H. Zöltzer (Hrsg.)

Leitfaden Lymphologie

Inhalt

Anatomie und Physiologie des Lymphgefäßsystems 1

Diagnostik lymphangiologischer Erkrankungen 39

Konservative lymphologische Therapie 55

Operative Interventionen beim Lymphödem 117

Management des lymphologischen Patienten 125

Primäres Lymphödem 139

Sekundäres Lymphödem 167

Phlebödem und Phlebolymphödem 213

Lymphödem bei pAVK 233

Adipositas-assoziierte Lymphödeme 241

Posttraumatisches und postoperatives Ödem 247

Rheumatisch bedingtes Ödem 269

Inaktivitätsödem 289

Internistisch bedingte Ödeme 301

Diabetologisch bedingtes (diabetogenes) Lymphödem 309

Arzneimittelinduzierte Ödeme 315

Endokrin bedingte Ödeme 333

Lipödem 339

Register 355

Oliver Gültig, Anya Miller, Hellmuth Zöltzer (Hrsg.)

Leitfaden
Lymphologie

2., vollständig überarbeitete und erweiterte Auflage

Mit Beiträgen von:
Dr. Tobias Bertsch, Hinterzarten; Dr. med. Wolfgang Justus Brauer, Freiburg; Els Brouwer, Nijmegen/NL; Dr. med. Simon Classen, Bad Nauheim; Dorothee Escherich-Semsroth, Dreieich; PD Dr. med. Gunther Felmerer, Göttingen; Ralf Gauer, Erlangen; Dr. med. Marc Oliver Grad, Berlin; Oliver Gültig, Saarbrücken; Ursula Heine-Varias, Freiburg; Susanne Helmbrecht, Herzogenaurach; Stefan Hemm, Saarbrücken; Prof. Dr. Michael Jung, Mörfelden-Walldorf; Bettina Kleinschmidt, Hanau; Jörg Kleinschmidt, Hanau; Günter Klose, Lafayette/USA; Dr. med. Michaela Knestele, Marktoberdorf; Thomas Künzel, Mömbris; Erik Küppers, Aachen; Prof. Dr. med. Uwe Lange, Bad Nauheim; Oliver Lienert, Offenburg; Dr. med. Anya Miller, Berlin; Hans Pritschow †, Schwäbisch Gmünd; Kirsten Pritschow, Schwäbisch Gmünd; Prof. Dr. med. Sebastian Schellong, Dresden; Prof. Dr. med. Christoph Schindler, Hannover; Prof. Dr. med. Wilfried Schmeller, Lübeck; Dr. med. Christine Schwahn-Schreiber, Otterndorf; Dr. med. Oliver Wengert, Berlin; Joachim Winter, Offenburg; Prof. Dr. rer. nat. Hellmuth Zöltzer, Kassel

Unter Mitarbeit von:
Verena Hieckmann, Bayreuth; Sindy Lehnert, Bayreuth; Doreen Potzel, Bayreuth

Mit einem Geleitwort von: Dr. med. Simon Classen, Bad Nauheim

Die Vorauflage wurde erstellt unter Mitarbeit von:
Hanna Verena Bauer, Frankfurt; Helena Bohlender, Dipperz; PD Dr. med. Rainer Brenke, Berlin; Jocelin Dietrich, Saarbrücken; Yvonne Eschke, Hamburg; Sandra Farries, Wahlstedt; Heike Friedrich, Niedernberg; Monika Fuggert, Glashütten; Reimund Goerke-Steinborn, Chemnitz; Vilas B. Göritz, Langen; Jessica Hack, Baden-Baden; Claudia Heil, Eichenzell; Patrick Hentschel, Hamburg; Anke Kleine, Bremen; Monika Lietz, Bremen; Jan Mann, Aschaffenburg; Imke Meyer-Dörwald, Jesteburg; Angela Nolden, Roetgen; Monika Rakers, Bad Lippspringe; Anne Stassen, Selfkant; Julia Steinborn, Chemnitz; Kay Trübner, Jena; Manuela Volmer, Fulda

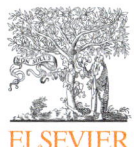

ELSEVIER

Elsevier GmbH, Hackerbrücke 6, 80335 München, Deutschland
Wir freuen uns über Ihr Feedback und Ihre Anregungen an kundendienst@elsevier.com

ISBN 978-3-437-48781-1
eISBN 978-3-437-05822-6

Alle Rechte vorbehalten
2. Auflage 2021
© Elsevier GmbH, Deutschland

Wichtiger Hinweis für den Benutzer
Die medizinischen Wissenschaften unterliegen einem sehr schnellen Wissenszuwachs. Der stetige Wandel von Methoden, Wirkstoffen und Erkenntnissen ist allen an diesem Werk Beteiligten bewusst. Sowohl der Verlag als auch die Autorinnen und Autoren und alle, die an der Entstehung dieses Werkes beteiligt waren, haben große Sorgfalt darauf verwandt, dass die Angaben zu Methoden, Anweisungen, Produkten, Anwendungen oder Konzepten dem aktuellen Wissenstand zum Zeitpunkt der Fertigstellung des Werkes entsprechen. Der Verlag kann jedoch keine Gewähr für Angaben zu Dosierung und Applikationsformen übernehmen. Es sollte stets eine unabhängige und sorgfältige Überprüfung von Diagnosen und Arzneimitteldosierungen sowie möglicher Kontraindikationen erfolgen. Jede Dosierung oder Applikation liegt in der Verantwortung der Anwenderin oder des Anwenders. Die Elsevier GmbH, die Autorinnen und Autoren und alle, die an der Entstehung des Werkes mitgewirkt haben, können keinerlei Haftung in Bezug auf jegliche Verletzung und/oder Schäden an Personen oder Eigentum, im Rahmen von Produkthaftung, Fahrlässigkeit oder anderweitig übernehmen.

Für die Vollständigkeit und Auswahl der aufgeführten Medikamente übernimmt der Verlag keine Gewähr.
Geschützte Warennamen (Warenzeichen) werden in der Regel besonders kenntlich gemacht (®). Aus dem Fehlen eines solchen Hinweises kann jedoch nicht automatisch geschlossen werden, dass es sich um einen freien Warennamen handelt.

Bibliografische Information der Deutschen Nationalbibliothek
Die Deutsche Nationalbibliothek verzeichnet diese Publikation in der Deutschen Nationalbibliografie; detaillierte bibliografische Daten sind im Internet über https://www.dnb.de abrufbar.

24 25 26 27   5 4 3

Für Copyright in Bezug auf das verwendete Bildmaterial siehe Abbildungsnachweis

Das Werk einschließlich aller seiner Teile ist urheberrechtlich geschützt. Jede Verwertung außerhalb der engen Grenzen des Urheberrechtsgesetzes ist ohne Zustimmung des Verlages unzulässig und strafbar. Das gilt insbesondere für Vervielfältigungen, Übersetzungen, Mikroverfilmungen und die Einspeicherung und Verarbeitung in elektronischen Systemen.
In ihren Veröffentlichungen verfolgt die Elsevier GmbH das Ziel, genderneutrale Formulierungen für Personengruppen zu verwenden. Um jedoch den Textfluss nicht zu stören sowie die gestalterische Freiheit nicht einzuschränken, wurden bisweilen Kompromisse eingegangen. Selbstverständlich sind **immer alle Geschlechter** gemeint.

Planung: Elisa Imbery, München
Projektmanagement und Herstellung: Ines Mergenhagen
Redaktion: Willi Haas, München
Bildredaktion und Rechteklärung: Niklas Borck, München
Satz: Thomson Digital, Noida/Indien
Druck und Bindung: CPI books GmbH, Leck
Umschlaggestaltung: SpieszDesign, Neu-Ulm
Titelfotografie: © maya2008 – stock.adobe.com

Aktuelle Informationen finden Sie im Internet unter **www.elsevier.de**.

Geleitwort

Die Lymphologie gehört zu den sicher spannendsten medizinischen Disziplinen. Der bereits geschichtlich geprägte Ansatz zwischen handwerklicher, manueller Kunst und der immer wieder neugierig auffordernden Frage nach dem „Woher" hat aus dem einstigen kleinen Mauerblümchen eine wissenschaftliche Disziplin gemacht. Seit der ersten Beschreibung durch Hippokrates (460–370 v. Chr.) können nunmehr diese Grundlagen bei der Erklärung von Ödemen zielführend befragt werden. Das Lymphsystem spielt eine Schlüsselrolle bei der Regulierung der Homöostase von Gewebeflüssigkeiten, des Lipidtransports und der Immunüberwachung im gesamten Körper. Die Erkenntnisse, das Ödeme ausschließlich lymphatisch drainiert werden, das Entzündungsgeschehen immer eine lymphostatische Komponente haben und das das Lymphgefäßsystem – also unser drittes Gefäßsystem – uns sicher noch sehr viele therapeutische Ansätze bietet, macht es für alle Fachdisziplinen attraktiv, sich damit auseinanderzusetzen.

Physiotherapeuten, Ärzte und die wissenschaftliche Gemeinschaft dringen weiter in den Mikrokosmos Lymphologie ein, um eine Fülle an Publikationen jährlich zu ermöglichen.

Diese Erkenntnisse haben zur Folge, das einstige undenkbare Themen wie Durchblutungsstörung, Diabetes und sogar das Erysipel und der Herzinfarkt auch unter dem lymphangiologischen Aspekt neu betrachtet werden, letztlich mit dem Ziel, Patientenbeschwerden zu lindern bzw. zu heilen.

In diesem Leitfaden Lymphologie ist es gelungen, neue Aspekte und wissenschaftliche Basis praktisch umzusetzen. Er knüpft an den Erfolg der ersten Auflage an und lässt sicher dem Arzt, dem Physiotherapeuten, den pflegenden Berufen, dem Patienten bis hin zum Interessierten die Freiheit, neben der Umsetzung der praktischen Hinweise sich persönlich neugierig weiterzuentwickeln.

Ich wünsche diesem wertvollen Buch einen ebenso großen Erfolg wie ihn schon die erste Auflage hatte.

Die Neugier steht immer an erster Stelle eines Problems, das gelöst werden will.

(Galileo Galilei)

Bad Nauheim, im Dezember 2020
Dr. med. Simon Classen
Direktor des Harvey Gefäßzentrums der Kerckhoff-Klinik, Bad Nauheim

Vorwort

Voraussetzung für die Behandlung akuter und chronischer lymphologischer Erkrankungen ist das enge Hand-in-Hand-Arbeiten aller am Erfolg beteiligten medizinischen Berufe – und dies immer unter aktiver Einbeziehung der betroffenen Patienten selbst. Dafür steht der „Leitfaden Lymphologie", der auch in der zweiten, vollständig überarbeiteten und erweiterten Auflage die komplette Versorgungskette und alle mitwirkenden Berufsgruppen in den Blick nimmt.

Neu mit einbezogen wurden die lymphostatischen Ödeme der Peripheren Arteriellen Verschlusskrankheit, bei Diabetes mellitus, der endokrin bedingten Ödeme, bei operativen Interventionen des Lymphödems sowie das Adipositas-assoziierte Lymphödem und der leitlinienorientierte Einsatz der Intermittierenden Pneumatischen Kompression (IPK).

Die Kapitel zur lymphologischen Anatomie, Physiologie und Pathophysiologie, zur Diagnostik und konservativen Therapie lymphangiologischer Erkrankungen mit den fünf Säulen der Komplexen Physikalischen Entstauungstherapie (KPE) bilden die Grundlage des Buches.

Im Anschluss wird jedes Krankheitsbild innerhalb der gesamten medizinischen Versorgungskette praxisnah dargestellt. Dies erleichtert die Abstimmung und fachliche Zusammenarbeit zwischen dem diagnostizierenden und verordnenden Arzt, dem behandelnden Therapeuten, den Pflegeberufen und dem lymphkompetenten Sanitätshaus. Direkt nach jedem Krankheitsbild ist zusätzlich der jeweilige Behandlungsaufbau der Manuellen Lymphdrainage in übersichtlicher Form zugeordnet.

Patienten erhalten spezielle und nun wesentlich umfassendere, auf das Krankheitsbild zugeschnittene Anregungen zur unterstützenden Selbstbehandlung (5. Säule der KPE / Selbstmanagement).

Im Hinblick auf eine zunehmend ältere und multimorbide Gesellschaft sind arzneimittelinduzierte Ödeme alltagsrelevant geworden. Deshalb wird hier in der 2. Auflage das Wissen über medikamenteninduzierte Ödembildung in aktualisierter und übersichtlicher Form dargestellt.

Die erfolgreiche Umsetzung der lymphologischen Diagnostik und Behandlung unter ambulanten Bedingungen ist eine fachliche und menschliche Herausforderung, für die der „Leitfaden Lymphologie" kompetente und konkrete Unterstützung bietet. Ziel des Buches ist es, einen kompakten und aktuellen Überblick für den Alltag zu bieten, die interdisziplinäre Zusammenarbeit zu erleichtern und dem Therapeuten die für den Patienten beste Behandlungsmöglichkeit aufzuzeigen. Aus diesen Gründen wurde schon die 1. Auflage des „Leitfaden Lymphologie" zum Bestseller.

Sofern wir in den Texten der vielen Kapitel in dieser 2. Auflage des „Leitfaden Lymphologie" nur die männlichen Formen berücksichtigen, sind die weiblichen Formen und divers immer miteingeschlossen.

Wir danken allen Mitautoren/Innen herzlich für ihre engagierte Mitarbeit. Unser ganz besonderer Dank gilt Gaby Gültig sowie den Mitarbeitern/Innen des Elsevier-Verlages, insbesondere Ines Mergenhagen, Elisa Imbery, Niklas Borck und der Redakteurin Willi Haas für die umfangreiche und konstruktive Arbeit der letzten Jahre.

Aschaffenburg/Berlin/Kassel im Herbst 2020
Oliver Gültig, Anya Miller, Hellmuth Zöltzer

Die Herausgeber

Oliver Gültig, Jahrgang 1955, 1979 Weiterbildung Manuelle Lymphdrainage/Komplexe Physikalische Entstauungstherapie (MLD/KPE) an der Feldbergklinik Dr. Asdonk, 1980–1981 Leiter der physiotherapeutischen Abteilung der Feldbergklinik in Falkau, 1982–1993 Fachlehrer für MLD/KPE am Lehrinstitut Prof. Földi, Freiburg. 1994 bis 2019 Geschäftsführer und leitende Lehrkraft der Lymphologic med. Weiterbildungs GmbH. Seit 2020 Geschäftsführer der GUELTIG LYMPHOLOGY training and consulting GmbH. Gründungsmitglied des Vereins Lymphologicum und Vorstandsmitglied der Deutschen Gesellschaft für Lymphologie, Mitglied der Gesellschaft Deutschsprachiger Lymphologen sowie der International Society of Lymphology.

Dr. med. Anya Miller, Jahrgang 1965, Facharztausbildung an der William-Harvey-Klinik (Bad Nauheim), Fachklinik Hornheide (Münster), Heinrich-Heine-Universität Düsseldorf und Hautklinik-Klinikum Buch (Berlin). Seit 1998 Fachärztin für Haut- und Geschlechtskrankheiten, Zusatzbezeichnungen Allergologie und Phlebologie, 2005–2013 Leitung Dermatologie im MVZ POLIKUM Friedenau (Berlin). Seit 2013 Niederlassung in eigener Praxis. Ab 2011 Generalsekretärin und seit 2016 Präsidentin der Deutschen Gesellschaft für Lymphologie. Mitglied der Gesellschaft Deutschsprachiger Lymphologen. Beteiligt an der Erstellung der AWMF-Leitlinien „Lipödem und Lymphödem".

Prof. Dr. Hellmuth Zöltzer, Jahrgang 1951, 1976 Staatsexamen für das Lehramt an Gymnasien in den Fächern Biologie und Chemie an der Gesamthochschule Kassel, 1982 Promotion zum Dr. rer. nat., 2000 Habilitation im Fach Humanbiologie und Verleihung der akademischen Bezeichnung Privatdozent, 2009 Ernennung zum Außerplanmäßigen Professor für Humanbiologie, Forschungsschwerpunkte: Klärung des Wandaufbaus initialer Lymphbahnen unter Berücksichtigung ihrer Beziehungen zum umliegenden Bindegewebe. Seit 1999 Vorsitzender des Arbeitskreises für theoretische Lymphologie der Deutschen Gesellschaft für Lymphologie, 2007–2010 verantwortlicher Hauptschriftleiter der Zeitschrift „Lymphologie in Forschung und Praxis" (Organ der DGL, GDL und GfMLV), seit 2013 Vorsitzender des wissenschaftlichen Beirates der Deutschen Gesellschaft für Lymphologie. Mitglied der Gesellschaft Deutschsprachiger Lymphologen sowie der International Society of Lymphology.

Abkürzungen

A(a).	Arteria(e)	KHK	koronare Herzerkrankung
ACE	Angiotensin Converting Enzyme	KKL	Kompressionsklassen
		KOD	kolloidosmotischer Druck
ACW	Adjustable Compression Wrap	KPE	komplexe physikalische Entstauungstherapie
ADH	antidiuretisches Hormon		
ANP	atriales natriuretisches Peptid	LJ	Lebensjahr
ARB	Angiotensin-Rezeptor-Blocker	LKT	Lymphknotentransplantation
AU	Arbeitsunfähigkeitsbescheinigung	LKV	lymphologischer Kompressionsverband
AZ	Allgemeinzustand	LL	lymphpflichtige Last
BAR	Bundesarbeitsgemeinschaft für Rehabilitation	LRR	Licht-Reflexions-Rheografie
		LZV	Lymphzeitvolumen
BMI	Body-Mass-Index	M(m).	Musculus (Musculi)
BNP	B-Typ natriuretisches Peptid	Min.	Minute(n)
BWS	Brustwirbelsäule	MKS	medizinische Kompressionsbestrumpfung
BZ	Blutzucker		
CBB	Kalziumkanalblocker	MLD	manuelle Lymphdrainage
CRPS	Chronic/Complex Regional Pain Syndrom	MRSA	Methicillin-resistenter Staphylococcus aureus
CT	Computertomografie/Computertomogramm	MRT	Magnetresonanztomografie/ Magnetresonanztomogramm
CVI	chronisch-venöse Insuffizienz	N(n).	Nervus (Nervi)
d	Tag	Nl(l).	Nodus lymphaticus (Nodi lymphatici)
DD	Differenzialdiagnose		
DM	Diabetes mellitus	NSAID	nichtsteroidale Antirheumatika
DNOAP	diabetisch-neuropathische Osteoarthropathie	pAVK	periphere arterielle Verschlusskrankheit
DPPG	digitale Photoplethysmografie	PEG	perkutane endoskopische Gastrostomie
EKG	Elektrokardiografie, Elektrokardiogramm		
		PNP	periphere Neuropathie, Polyneuropathie
EZ	Ernährungszustand		
HFmrEF	Heart Failure With Mid-range Ejection Fraction	PTS	postthrombotisches Syndrom
		RAAS	Renin-Angiotensin-Aldosteron-System
HFpEF	Heart Failure With Preserved Ejection Fraction		
		RKI	Robert-Koch-Institut
HFrEF	Heart Failure With Reduced Ejection Fraction	Std.	Stunde(n)
		SVF	Sicherheitsventilfunktion
ICAM	interzelluläre Adhäsionsmoleküle	TK	Transportkapazität
		TNF-α	Tumornekrosefaktor α
IPK	intermittierende pneumatische Kompression	TVT	tiefe Venenthrombose
		V(v).	Vena(e)
ISG	Iliosakralgelenk	Z.n.	Zustand nach
KG	Körpergewicht	ZNS	zentrales Nervensystem

Abbildungsnachweis

Der Verweis auf die jeweilige Abbildungsquelle befindet sich bei allen Abbildungen im Werk am Ende des Legendentextes in eckigen Klammern.

F666	Brauer, W. J.: Diagnostik des Extremitätenlymphödems mit klinischen und bildgebenden Verfahren. In: Schuchhardt, Chr. (Hrsg.): Lymphologie heute und morgen – Festschrift für Horst Weissleder, 1. Auflage 2013, Bonn: Rabe Verlag
H144-001	Spollett, G.: Diabetic neuropathies: diagnosis and treatment. Nursing Clinics of North America 41:697–717. Elsevier, December 2006
K354	Michaela Metja, Wien
L157	Susanne Adler, Lübeck
L190	Gerda Raichle, Ulm
L231	Stefan Dangl, München
L314	Nadine Emmerich, Göttingen
M108	Dr. med. Hans-Joachim Frercks, Malente
M375	Prof. Dr. med. Dr. rer. nat. Ulrich Welsch, München
M872	Oliver Gültig, Aschaffenburg
M873	Prof. Dr. rer. nat Hellmuth Zöltzer, Kassel
M874	Dr. med. Wolfgang Brauer, Freiburg
M875	Dr. med. Christian Przetak, Freiburg
M876	Dr. med Michaela Knestele, Marktoberdorf
M877	Hans Pritschow †, Zentrum für Manuelle Lymphdrainage, Waldkirch
M878	Peter Wörmann
M879	Dr. med. Christina Schwahn-Schreiber, Otterndorf (Lymphologic med. Weiterbildung)
M880	Jocelin Dietrich, Praxis Hahn, Saarbrücken
M881	Prof. Dr. med. Wilfried Schmeller, Hanse-Klinik Lübeck
M882	Thomas Künzel, Aschaffenburg
M883	Joachim Winter, Offenburg
M884	Vilas B. Göritz, Therapiezentrum Mitte, Langen
M885	Stefan Hemm, Saarbrücken (Lymphologic med. Weiterbildung)
O912	Andreas Bergbauer, Lymphtherapeut, Praxis für physikalische Therapie, Rodgau
O913	Karin Schiller, Aachen
O914	Elisabeth Josenhans, Hamburg
P375	Dr. med. Uwe Lange, Bad Nauheim
P808	Dr. med. Tobias Bertsch, Földiklinik GmbH & Co.KG, Hinterzarten
P809	Dr. med. Simon Classen, Kerckhoff-Klinik GmbH, Bad Nauheim
P810	Dr. med. Gunther Felmerer, Göttingen
P811	Jörg Kleinschmidt, Hanau
P812	Erik Küppers, Bösl Medizintechnik, Charlottenburger Allee 13, 52068 Aachen
R168	Gruber G., Hansch A.: Interaktiver Atlas der Blickdiagnostik, CD_ROM, 2. Auflage 2005, München: Elsevier Urban & Fischer Verlag
T726	Lymphologic med. Weiterbildung, Aschaffenburg
T727	Rehaklinik Bellikon, Schweiz/ Inge Schott
V481	medi GmbH & Co. KG, Medicusstraße 1, 95448 Bayreuth, www.medi.de
V597	Harald Tillmann / Lohmann & Rauscher GmbH & Co. KG, Rengsdorf
V600	Monika Rakers / Julius Zorn GmbH, Aichach
V601	Dr. Ausbüttel & Co GmbH (DRACO), Witten-Annen

Inhaltsverzeichnis

1	**Anatomie und Physiologie des Lymphgefäßsystems**	**1**
1.1	Anatomie des Lymphgefäßsystems 2	
1.2	Physiologie und Pathophysiologie des Lymphgefäßsystems	27

2 Diagnostik lymphangiologischer Erkrankungen 39
2.1 Allgemeines zu den diagnostischen Verfahren 40
2.2 Anamnese 40
2.3 Körperliche Untersuchung 41
2.4 Apparative Diagnostik 43
2.5 Diagnostischer Algorithmus 52

3 Konservative lymphologische Therapie 55
3.1 Komplexe physikalische Entstauungstherapie (KPE) 56
3.2 Manuelle Lymphdrainage (MLD) 58
3.3 Hautpflege 67
3.4 Lymphologischer Kompressionsverband (LKV) 70
3.5 Medizinische Kompressionsstrümpfe (MKS) 76
3.6 Konservative lymphologische Therapie 91
3.7 Bedeutung der KPE bei Wunden 110

4 Operative Interventionen beim Lymphödem 117
4.1 Ableitendende Verfahren, lymphovenöse Shunts 118
4.2 Rekonstruktive Verfahren 119
4.3 Resektionsverfahren 121
4.4 Management von Komplikationen 122

5 Management des lymphologischen Patienten 125
5.1 Aufgaben der einzelnen Berufsgruppen 126
5.2 Management und Zusammenarbeit 128

6 Primäres Lymphödem 139
6.1 Definition und Epidemiologie 140
6.2 Krankheitsentstehung 140
6.3 Klinik 144
6.4 Diagnostik 148
6.5 Therapie 150
6.6 Komplexe physikalische Entstauungstherapie (KPE) 151

7 Sekundäres Lymphödem 167
7.1 Definition und Epidemiologie 168
7.2 Ursachen 168
7.3 Klinik 169
7.4 Differenzialdiagnosen 182
7.5 Komplikationen 183
7.6 Komplexe physikalische Entstauungstherapie (KPE) 186

8 Phlebödem und Phlebolymphödem 213
8.1 Definition und Epidemiologie 214

8.2 Krankheitsentstehung 214
8.3 Klinik 217
8.4 Diagnostik 219
8.5 Therapie 221
8.6 Komplexe physikalische Entstauungstherapie (KPE) 224

9 Lymphödem bei pAVK 233
9.1 Krankheitsentstehung 234
9.2 Klinik 236
9.3 Diagnostik 236
9.4 Therapie 238

10 Adipositas-assoziierte Lymphödeme 241
10.1 Definition und Epidemiologie 242
10.2 Krankheitsentstehung 242
10.3 Diagnostik 244
10.4 Therapie 245

11 Posttraumatisches und postoperatives Ödem 247
11.1 Definition und Epidemiologie 248
11.2 Krankheitsentstehung 248
11.3 Klinik 257
11.4 Diagnostik 258
11.5 Therapie 259
11.6 Komplexe physikalische Entstauungstherapie (KPE) 259

12 Rheumatisch bedingtes Ödem 269
12.1 Definition und Epidemiologie 270
12.2 Ausgewählte rheumatische Krankheitsbilder 271
12.3 Rheumatische Erkrankungen und Lymphödem 274
12.4 Besonderheiten der Ödemtherapie bei rheumatischen Erkrankungen 275
12.5 Komplexe physikalische Entstauungstherapie (KPE) 278

13 Inaktivitätsödem 289
13.1 Definition 290
13.2 Pathophysiologie 290
13.3 Klinik 291
13.4 Diagnostik 292
13.5 Therapie 294
13.6 Komplexe physikalische Entstauungstherapie (KPE) 295

14 Internistisch bedingte Ödeme 301
14.1 Kardiale Ödeme 302
14.2 Renale Ödeme 305
14.3 Hepatische Ödeme 306
14.4 Ödeme durch Hypoproteinämie 306

15 Diabetologisch bedingtes (diabetogenes) Lymphödem 309
15.1 Krankheitsentstehung 310
15.2 Klinik 311

15.3 Diagnostik 312
15.4 Therapie 312

16 Arzneimittelinduzierte Ödeme 315
16.1 Epidemiologie 316
16.2 Arzneimittelanamnese 316
16.3 Ödemauslösende Arzneimittel 317

17 Endokrin bedingte Ödeme 333
17.1 Prämenstruelles bzw. zyklisches Ödem 334
17.2 Schwangerschaftsbedingte Ödeme 335
17.3 Myxödeme 335
17.4 Sonstige endokrin bedingte Ödeme ohne KPE-Indikation 336

18 Lipödem 339
18.1 Definition 340
18.2 Krankheitsentstehung 340
18.3 Klinik 340
18.4 Diagnostik 341
18.5 Therapie 343
18.6 Komplexe physikalische Entstauungstherapie (KPE) 344

Register 355

1 Anatomie und Physiologie des Lymphgefäßsystems

Ursula Heine-Varias, Hellmuth Zöltzer

1.1	**Anatomie des Lymphgefäßsystems**	**2**
1.1.1	Aufbau und Funktion des Interstitiums	2
1.1.2	Aufbau und Funktion des Blutgefäßsystems	2
1.1.3	Aufbau und Funktion des Lymphgefäßsystems	5
1.1.4	Lymphbahnen des Körpers	12
1.1.5	Lymphknotenstationen und Lymphbahnen	14

1.2	**Physiologie und Pathophysiologie des Lymphgefäßsystems**	**27**
1.2.1	Lymphpflichtige Lasten	27
1.2.2	Physiologie des Lymphgefäßsystems	29
1.2.3	Pathophysiologie des Lymphgefäßsystems	30
1.2.4	Insuffizienzformen des Lymphgefäßsystems	31
1.2.5	Pathophysiologie des Lymphödems	34

1.1 Anatomie des Lymphgefäßsystems

Hellmuth Zöltzer

Die Versorgung der Gewebe des Körpers erfolgt im Wesentlichen über das **Blutgefäßsystem**, beim Abtransport und der Überprüfung der Körperflüssigkeiten spielt zusätzlich das **Lymphgefäßsystem** eine große Rolle. Über das Lymphgefäßsystem können viele Stoffe (z. B. auch die über die Enterozyten des Darmes aufgenommenen Fette), Partikel (z. B. auch Tätowierungstusche) bis hin zu intakten körpereigenen freien Zellen aus dem Bindegewebsraum abtransportiert werden.

Geraten diese beiden großen Systeme, Blut- und Lymphgefäßsystem, in ein Ungleichgewicht, können **Ödeme** durch die vermehrte Ansammlung von Flüssigkeit im interstitiellen Raum entstehen. Gründe dafür liegen somit entweder im Bereich des **Blutgefäßsystems**, des **Bindegewebes** oder des **Lymphgefäßsystems**.

1.1.1 Aufbau und Funktion des Interstitiums

Alle Zellen des menschlichen Körpers werden von einer wässrigen Lösung umgeben. Darin befinden sich verschiedenste Moleküle, die unterschiedlichste Aufgaben haben oder zum Teil auch entsorgt werden müssen. In ihrer Gesamtheit bedingen sie so im Zellzwischenraum (Interstitium) ein bestimmtes **ausgewogenes inneres Milieu** für die Zellen. Aufrechterhalten wird dies insbesondere durch die Eigenschaften der großen Stofftransportsysteme und der Zellen selbst.

Merke
Der Blutkreislauf und das Lymphgefäßsystem sind gemeinsam und sich ergänzend für das Gleichgewicht des inneren Milieus verantwortlich.

Der Zellzwischenraum (Interstitium) (▶ Abb. 1.1) enthält ca. **25 %** des Gesamtkörperwassers (ca. 11 l) und besteht aus 2 verschiedenen Phasen:
- **Gel-Phase:** Im Bindegewebe liegt das Wasser hauptsächlich gelartig gebunden vor. Es umgibt so alle Gewebselemente, stellt aber auch eine physikalische Barriere gegen die Ausbreitung von Bakterien und anderen gefährlichen Partikeln durch das Gewebe dar.
- **Sol-Phase** (Von Recklinghausen beschrieb sie als Saftkanälchen, Casley-Smith als Tissue Channels = Gewebekanäle, bzw. Hauck funktionell gesehen als Low Resistance Pathways): Diese flüssige Phase der Grundsubstanz findet sich in stark verzweigten, feineren und größeren Kanälen und Räumen (wenige μm bis 50 μm und mehr). Ihr Anteil beträgt normalerweise ca. 1 % der ansonsten an die Gelmatrix gebundenen Flüssigkeit des Gewebes. Durch die Sol-Phase ist ein erleichterter Transport von Stoffen in den Geweben des Körpers möglich.

1.1.2 Aufbau und Funktion des Blutgefäßsystems

Aufbau

Aufgebaut ist das Blutgefäßsystem aus:
- Herz: Motor
- Arterien: Verteilersystem für Körper- und Lungenkreislauf
- Kapillaren: Stoffaustausch
- Venen: Blutrückleitung zum Herz

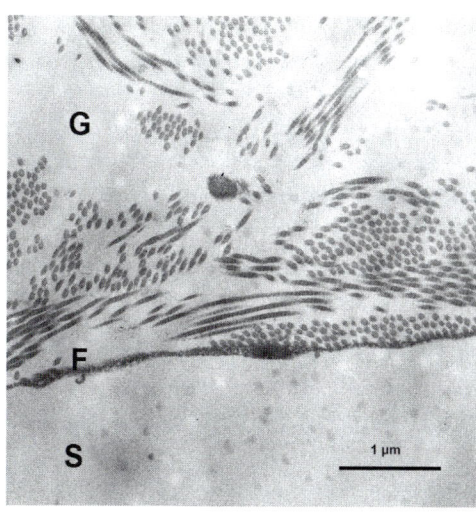

Abb. 1.1 Bindegewebe (Meerschweinchenuterus, Stratum vasculare) mit Gel-Phase (G) und Sol-Phase (S). F = Fibrozytenausläufer. [M873]

- Pfortadern: Venen, die sich erneut in Kapillargebiete aufzweigen → direkte Verbindung von 2 Kapillarsystemen

Man unterscheidet beim Gefäßsystem:
- **Hochdrucksystem:**
  - Bereich vom linken Ventrikel über die Arterien bis zum Ende der Arteriolen
  - Mitteldruck beträgt ca. 100 mmHg in der Aorta, 70 mmHg am Übergang der kleinen Arterien zu den Arteriolen und 30 mmHg am Übergang zu den Kapillaren
- **Niederdrucksystem:**
  - Bereich von den Venolen über die Venen zum rechten Vorhof, rechten Ventrikel, Lungenkreislauf und linken Vorhof
  - Mitteldruck beträgt ca. 17 mmHg, systolischer Maximaldruck 20–25 mmHg
  - Umfasst ca. 80 % des Blutvolumens des gesamten Kreislaufs
- **Mikrozirkulation:**
  - Bereich der Arteriolen, Kapillaren und Venolen
  - Bilden Austauschfläche mit Organen und Geweben

Transportfunktion

Vom Blutkreislauf werden **transportiert**:
- Nährstoffe
- Stoffwechselzwischen- und Stoffwechselendprodukte
- Atemgase
- Wasser und Salze (Regulierung des osmotischen Drucks)
- Verschiedene Moleküle (z. B. Signalstoffe)
- Zellen (z. B. Abwehrzellen)
- Wärme

Stoffaustausch zwischen Kapillaren und Interstitium

Von der Aorta bis zu den Kapillaren **vergrößert** sich der **Gesamtquerschnitt** des Gefäßbaumes von ca. 7 cm² auf 1.000 m². Dadurch bedingt sinkt auch der Druck in den Gefäßen. Im Bereich der Kapillaren stehen sich dabei 4 Kräfte gegenüber:
- **Hydrostatischer Druck** bzw. **Fließdruck**: verantwortlich für den Austritt von Wasser und darin befindlichen kleinen Molekülen aus den Kapillaren ins Interstitium und ein wesentlich geringerer hydrostatischer Druck im Interstitium
- **Kolloidosmotischer (onkotischer) Druck** des **Blutplasmas**: entsteht durch die großen Eiweißmoleküle im Blut (v. a. Albumin), bindet die Flüssigkeit an sich und wirkt dem hydrostatischen Druck entgegen sowie ein interstitieller kolloidosmotischer Druck ähnlicher Größenordnung

Am Beginn der Kapillaren überwiegt der hydrostatische Druck und es tritt Flüssigkeit mit den porengängigen Molekülen ins Interstitium aus (**Filtration**), am Ende der Kapillaren überwiegt der onkotische Druck und bedingt so theoretisch eine **Reabsorption** von Flüssigkeit ins Gefäßlumen. Durch die zunehmende Querschnittsvergrößerung fällt der hydrostatische Druck im Verlauf der Kapillaren von 30 mmHg auf ca. 15 mmHg, während der onkotische Druck mit seinen ca. 20 mmHg zwischen diesen Drücken liegt und damit am Ende der Kapillaren rein theoretisch eine Reabsorption bedingt (▶ Abb. 1.2). Allerdings ist auch das Schwerfeld der Erde zu berücksichtigen; insbesondere im Bereich der Beine findet so gut wie keine Reabsorption von Interstitialflüssigkeit in das Blutgefäßsystem statt. Insgesamt ca. **10 l/d** werden nicht rückresorbiert. Dies bildet die lymphpflichtige Last, die über das Lymphgefäßsystem aufgenommen werden muss.

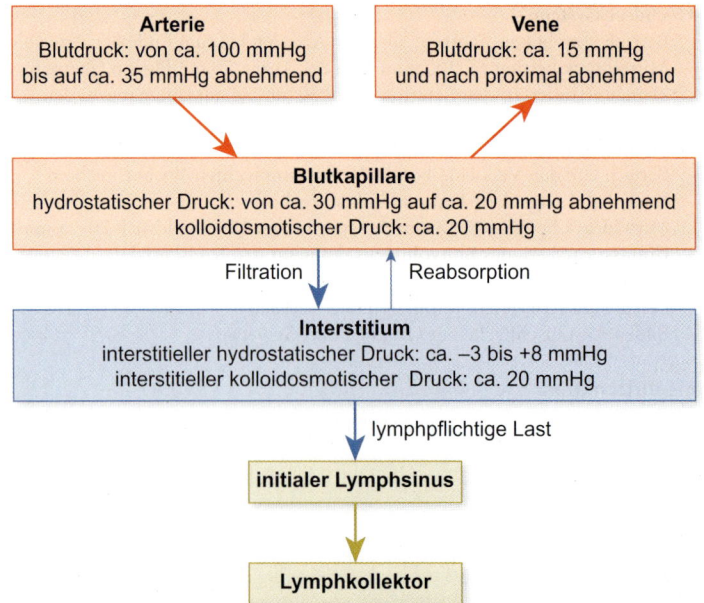

Abb. 1.2 Stoffaustausch zwischen Kapillare und interstitiellem Raum im Bein [M873/L231]

1.1 Anatomie des Lymphgefäßsystems

Merke
An der Kapillarwand erfolgen die Vorgänge der
- Filtration (arterieller Schenkel) und
- Reabsorption (venöser Schenkel) von Molekülen.

Dabei besteht ein Ungleichgewicht zu Gunsten der Filtration, das nur über die Eigenschaften des Lymphgefäßsystems ausgeglichen werden kann.

1.1.3 Aufbau und Funktion des Lymphgefäßsystems

Merke
Mit wenigen Ausnahmen (z. B. Nerven-, Knorpelgewebe, Augenlinse) finden sich in allen Körpergeweben Lymphgefäße.

Lymphe ist die Flüssigkeit, die sich im Lymphgefäßsystem befindet (ca. 10 l der Interstitialflüssigkeit werden pro Tag aufgenommen). Sie ist zusammengesetzt aus:
- Eiweißen, die kleiner als Albumin sind
- Fibrinogen und weitere Gerinnungsfaktoren → kann gerinnen
- Sämtlichen Ionen und kleinen Molekülen des Serums und Interstitiums (Glukose, Aminosäuren, Harnstoff, Harnsäure, Hormone usw.)
- Leukozyten
- Immunglobulinen
- Nahrungsfette und fettlösliche Vitamine in Form der Chylomikronen im Bereich des Darmes

Aufgaben von Lymphe und Lymphsystem
- Transportsystem: Drainage der interstitiellen Flüssigkeit und Aufnahme der in ihr befindlichen freien, beweglichen Stoffe und Zellen (lymphpflichtige Substanzen bzw. Lasten) und Transport zum Blutgefäßsystem
- Elimination schädlicher Substanzen aus Körperflüssigkeiten
- Verhinderung einer Ödembildung
- Aufrechterhaltung des inneren Milieus (Homöostase): Regulation der extrazellulären Flüssigkeit
- Immunologische Funktion
- Rezirkulation der Lymphozyten

Aufbau
- Initiale Lymphsinus (Durchmesser ca. 30–50 µm)
- Präkollektoren (Durchmesser ca. 50–200 µm)
- Kollektoren (Durchmesser 300–600 µm)
- Sammelgefäße
- Lymphstämme
- Lymphknoten

Initiale Lymphsinus
- Wirken **resorptiv**
- Dienen dem **Abtransport** aller lymphpflichtigen Stoffe aus dem Interstitium

1 Anatomie und Physiologie des Lymphgefäßsystems

- Weg für die in Richtung Lymphknoten bzw. Blutgefäßsystem zu transportierenden Zellen
- **Beginnen** entweder **blind** und **finger-** (▶ Abb. 1.3) oder netzförmig
- Wandung ist aus **spezialisierten Endothelzellen** aufgebaut, der Zellumriss lässt sich nach Silberimprägnation als eichenlaubförmiges Muster darstellen (▶ Abb. 1.4)
- Lymphendothel ist außerdem immunologisch aktiv und kann aktiven Stofftransport über das Phänomen der Vesikulation bewerkstelligen
- Haben meist einen relativ großen Abstand zu den Blutgefäßen
- Zell-Zell-Kontakte sind **adhärent**, mit Ausnahme der mehr oder weniger zahlreichen **Open-Junction-Systeme**, d. h., die Zellausläufer überlappen sich locker unter Bildung von Einlassklappen (▶ Abb. 1.5)

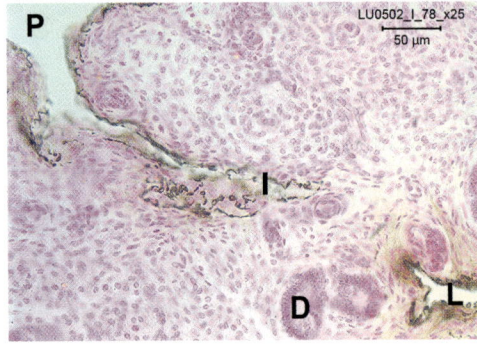

Abb. 1.3 Blind beginnender, fingerförmiger initialer Lymphsinus (Endometrium der Ratte). L = Uteruslumen, D = Endometriumdrüsen, I = initialer Lymphsinus (mit Open-Junction-Formationen), P = Präkollektor. [M873]

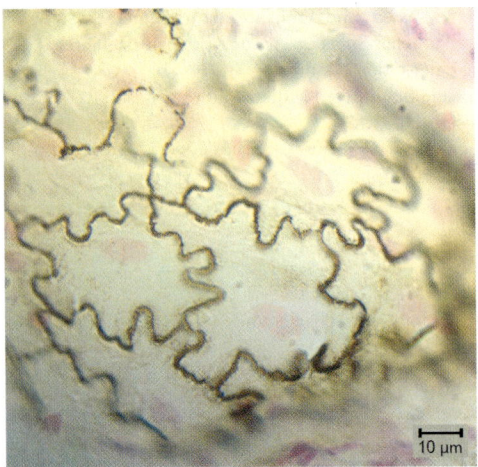

Abb. 1.4 Das Lymphendothel zeigt ein eichenlaubförmiges Muster (nach Silberimprägnation). [M873]

1.1 Anatomie des Lymphgefäßsystems

- Endothelzellen pro mm²: ca. 500
- Anzahl der Einlassklappen pro Zelle: ca. 15
- Durchmesser der Einlassklappen: 3–6 µm
- Spalt zwischen benachbarten Zellausläufern: meist ca. 1 µm
- Zahl der Open-Junction-Formationen pro mm²: ca. 3.750
- Anteil an der ungedehnten Oberfläche: 2,3 %
- Anteil an der gedehnten Oberfläche: bis zu 7 %
- Sind mit der abluminalen Seite (Seite, die vom Lumen weg zeigt) über Fasersysteme in das Bindegewebe eingebunden, sodass Scherkräfte im Bindegewebe (z. B. bei einer Volumenzunahme) zu einer Vergrößerung des Durchmessers der Lymphsinus führen und dadurch Sogkräfte in das Gefäß hinein entstehen (▶ Abb. 1.6)

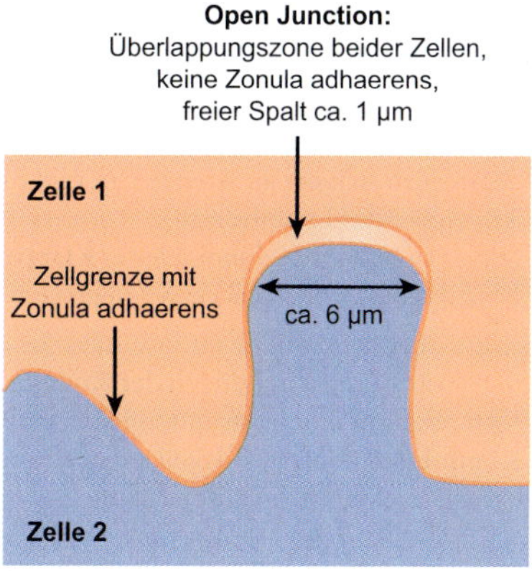

Abb. 1.5 Open-Junction-Formation [M873/L231]

Präkollektoren

- **Verbindungsgefäße** zwischen initialen Lymphsinus und Kollektoren
- Dieser Übergangsbereich kann unterschiedlich lang sein
- Wandaufbau ändert sich kontinuierlich, Endothel wird nach proximal rautenförmiger

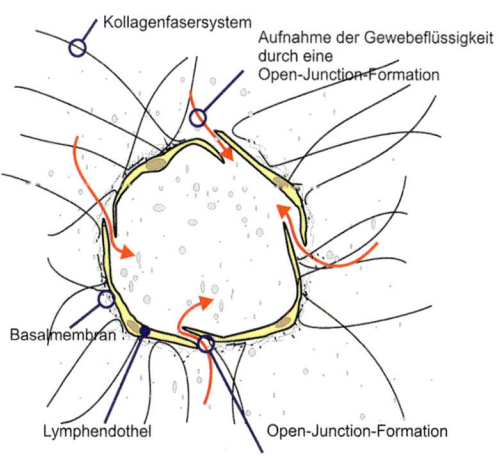

Abb. 1.6 Beziehung zwischen initialem Lymphsinus und umgebendem Bindegewebe [M873]

- Besitzen Eigenschaften beider Gefäßtypen (nahtloser Übergang zwischen initialem Lymphgefäß und Kollektor)
- Lumen oft von **Trabekeln** durchzogen, die wahrscheinlich der Verwirbelung der Lymphe und der Oberflächenvergrößerung im Dienste der immunologischen Aufgaben des Endothels dienen (▶ Abb. 1.7)
- Schmiegen sich oft an Arterien an und nutzen so die Pulsationsenergie für den Transport der Lymphe aus
- Durch ein z. T. noch **inkomplettes Klappensystem** ist der Lymphstrom mehr ein **Pendelstrom**, wobei das Pendel in proximale Richtung den größeren Ausschlag hat

Faktoren, die die Lymphe im Präkollektor bewegen:
- Saugkräfte aus dem Bereich der Kollektoren
- Kompression durch Ausnutzung der Pulsation von Arterien
- Kompression durch Muskelkontraktionen
- Saugkräfte durch Atembewegungen

Kollektoren, Sammelgefäße, Lymphstämme

- Unterscheidung zwischen Kollektoren, Sammelgefäßen und Lymphstämmen erfolgt in Abhängigkeit vom Durchmesser und zur Position im Körper, Eigenschaften sind jedoch die gleichen
- Größter Lymphstamm ist der Ductus thoracicus, der in den linken Venenwinkel von V. jugularis interna und V. subclavia mündet (darüber werden ca. 2 l Lymphe/d transportiert)
- Entsprechen den sichtbaren Bahnen bei einer Lymphangitis oder direkten Lymphografie
- Haben ausschließlich **Transportfunktion** (Transport der Lymphe in proximale Richtung)
- Bestehen aus hintereinander geschalteten Einheiten, den **Lymphangien** (▶ Abb. 1.8): Bezeichnung für den jeweiligen Abschnitt, der durch zwei

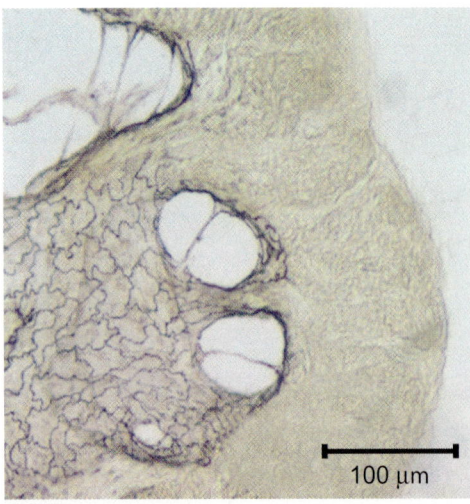

Abb. 1.7 Präkollektoren mit Trabekelbildung (Stratum vasculosum eines Meerschweinchenuterus; Silberimprägnation) [M873]

1.1 Anatomie des Lymphgefäßsystems

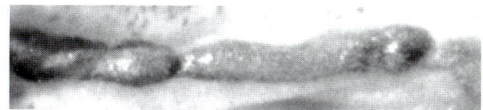

Abb. 1.8 Lymphkollektor mit Lymphangien (Länge zwischen den beiden Einziehungen = Klappen), die ca. 1 mm lang sind (Mesovar eines Meerschweinchens; Silberimprägnation) [M873]

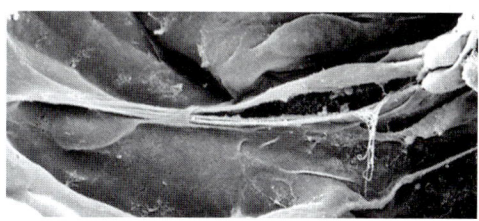

Abb. 1.9 Aufsicht auf eine bikuspidale Klappe im Lymphkollektor [M873]

bikuspidale Klappen begrenzt wird (▶ Abb. 1.9) und dazwischen eine mit glatter Muskulatur verstärkte Wandung besitzt → durch nacheinander folgende Kontraktionen kann die **Lymphe in proximaler Richtung** transportiert werden (▶ Abb. 1.10)
- Kontraktionsfrequenz in Ruhe: 6–10/Min. (bis 20/Min.)
- Intravasaler Druck bei Kontraktion: 3–5 mmHg (bis 25 mmHg)
- Aufrechterhaltung eines Grundtonus durch das vegetative Nervensystem
- Zusätzliche **Unterstützung** der Lymphangien durch:
  - Pulsation der Arterien
  - Peristaltische Bewegungen der Eingeweidemuskulatur
  - Muskelkontraktionen der Skelettmuskulatur
  - Atmung
- Organspezifische Verhältnisse und pathophysiologische Einflüsse wirken sich ebenfalls auf den Lymphtransport aus

 Merke
Die **manuelle Lymphdrainage** wirkt insbesondere auf die Transporteigenschaften der **Kollektoren:**
- **Druck von außen:**
  - Fördert die Aktivität der Lymphangien und erhöht so die Sogwirkung
  - Drückt die Lymphe in die Kollektoren und regt so zusätzlich die Lymphangiontätigkeit an
  - Schließt die Open-Junction-Systeme
  - Verschiebt die Gewebeflüssigkeit (nur die freie)
- **Entspannungsphase:**
  - Faserelastisches System bringt Lymphgefäß wieder in Ausgangslage
  - Relativer Unterdruck in den initialen Lymphgefäßen öffnet die Open-Junction-Formationen
  - Gewebeflüssigkeit wird wieder aufgesaugt

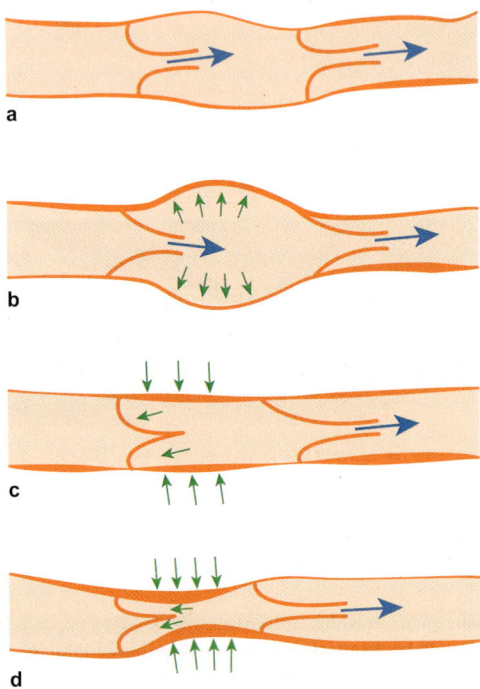

Abb. 1.10 Funktionsweise des Lymphangions. a) Kontinuierlicher Durchfluss der Lymphe bei beidseitig geöffneten Klappen. b) Füllungsphase mit Wanddehnung durch vermehrten Lymphstrom von distal. c) Beginnende Entleerungsphase bei einsetzender Kontraktion der Wand. d) Ausstoß der Lymphe nach proximal bei maximaler Wandkontraktion. [M873/L231]

Lymphknoten

Aufbau

- Menschen besitzen 600–700 Lymphknoten
- Gehäuftes Vorkommen in Leiste, Achsel, am Hals und im Magen-Darm-Bereich
- Größe liegt zwischen 0,2 und 30 mm Längsdurchmesser
- Form variabel, oft bohnenförmig
- Grundgerüst besteht aus **retikulärem Bindegewebe**
- **Gliederung** in Kapsel, Randsinus, Rinde, Mark und Hilus
- **Weg** der Lymphe durch den Lymphknoten: strömt über afferente Kollektoren in Randsinus → Trabekelsinus → Marksinus → Terminalsinus → verlässt über einen oder einige wenige efferente Kollektoren den Hilus (▶ Abb. 1.11)
- Lymphe wird beim Durchströmen des Lymphknotens im Randsinus und im Mark vorwiegend im Sinne der unspezifischen Abwehr überprüft, im Rindenbereich von den Zellen der spezifischen Abwehr (▶ Abb. 1.12)
- Über die **Hochendothelvenolen** der Blutstrombahn in der Rindenregion können Blutkörperchen (v. a. Lymphozyten) in den Lymphknoten einwandern → sind somit die Grundlage für die **Rezirkulation der Lymphozyten**

1.1 Anatomie des Lymphgefäßsystems

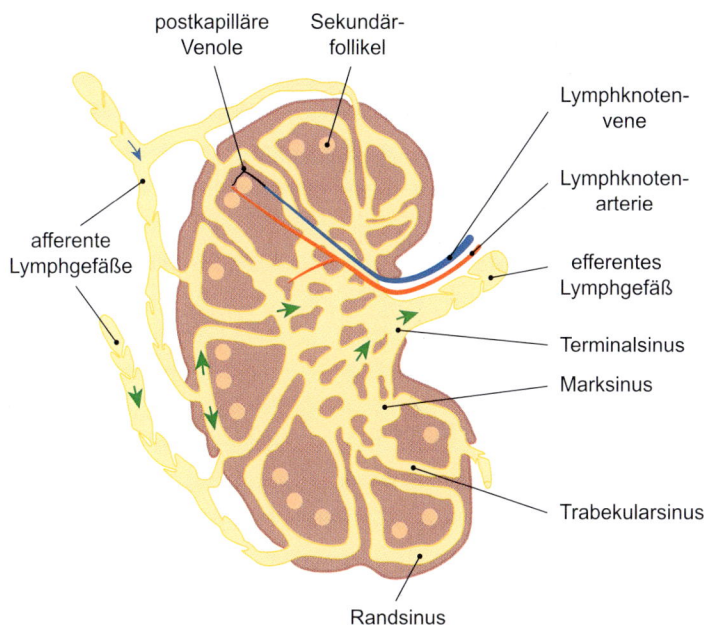

Abb. 1.11 Weg der Lymphe durch den Lymphknoten [M873/L232]

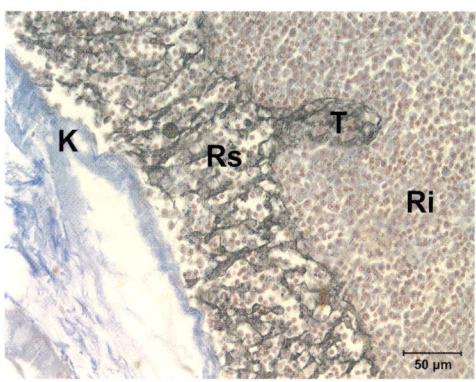

Abb. 1.12 Lymphknoten nach „Tätowierung" mit Tusche. Der Randsinus und ein Trabekelsinus sind deutlich markiert. K = Kapsel, Rs = Randsinus, T = Trabekelsinus, Ri = Rinde. [M873]

- Über die Blutstrombahn der Lymphknoten können wesentliche Mengen von Wasser aus der Lymphe aufgenommen werden (bis zu 8 l) → Aufkonzentrierung
- Zellen in den Sinus des Lymphknotens: 85–90 % Lymphozyten, 10–15 % Makrophagen (Langerhans-Zellen), Erythrozyten, Melanozyten, neutrophile und eosinophile Granulozyten

- Lymphozyten der efferenten Lymphe: 10 % aus afferenter Lymphe, 5 % in Lymphknoten generiert, 85 % aus Blut emigriert

Aufgaben
- Biologischer **Filter** zum Entfernen kleiner partikulärer Substanzen
- **Abwehr:**
  - Lymphozytendifferenzierung und -proliferation
  - Bildung von Antikörpern gegen eingedrungene Substanzen, Bakterien und anderes toxisches Material mit Antigeneigenschaften oder gegen von Makrophagen präsentierte Antigene
- Regulierung des Proteingehalts der Lymphe und damit des efferenten Lymphflusses
- **Rezirkulation der Lymphozyten:** transendotheliale Migration aus dem Blut über die Wand der postkapillären Venolen
- **Rückresorption von Wasser** (ca. 5–8 l/d)

1.1.4 Lymphbahnen des Körpers

Rechtes und linkes Lymphgefäßsystem

Der menschliche Körper verfügt über 2 Lymphgefäßsysteme, ein rechtes und ein linkes:
- **Rechtes Lymphgefäßsystem:**
  - Verantwortlich für den **rechten oberen Körperquadranten:** sammelt die Lymphe aus der rechten Thoraxseite, der rechten Kopf-Hals-Seite, dem rechten Arm und dem Truncus bronchiomediastinalis dexter (▶ Abb. 1.13, Quadrant 1)
  - Mündet als **Ductus lymphaticus dexter** in den **rechten Venenwinkel** von V. jugularis interna und V. subclavia (▶ Abb. 1.14)
  - Transportiert ca. 10 % der Gesamtlymphproduktion
  - Erhält ungefähr 20 % der Leberlymphe
  - Der Ductus lymphaticus dexter ist durchschnittlich 1 cm lang und relativ dünn (Durchmesser ca. 1 mm)
- **Linkes Lymphgefäßsystem:**
  - Verantwortlich für die beiden unteren und den linken oberen Körperquadranten (▶ Abb. 1.13, Quadranten 2, 3 und 4)
  - Die Lymphe aus den Beinen und dem Becken mündet im **Truncus lumbalis dexter und sinister**
  - Diese beiden Lymphgefäße vereinigen sich etwa auf Höhe von LWK 2 zur **Cisterna chyli,** in die außerdem der Truncus intestinalis mündet (▶ Abb. 1.14)
  - Die Cisterna chyli ist somit der meist leicht erweiterte Abschnitt am Beginn des Truncus thoracicus (Milchbrustgang), der hinter der Aorta und vor der Wirbelsäule die Lymphe nach kranial führt
  - Mit der Aorta zieht er durch den Hiatus aorticus durch das Zwerchfell
  - Mündet in den **linken Venenwinkel**
  - Transportiert ca. 90 % der Gesamtlymphproduktion
  - Ist ca. 40 cm lang bei einem Durchmesser von 2–4 mm
  - In seinem Verlauf liegen 5–10 Klappenpaare

Kollektoren

Die in die Hauptlymphstämme mündenden Kollektoren können in ihrem Verlauf **Bündel** bilden, die dann größere Gebiete drainieren. Innerhalb dieser Bündel können

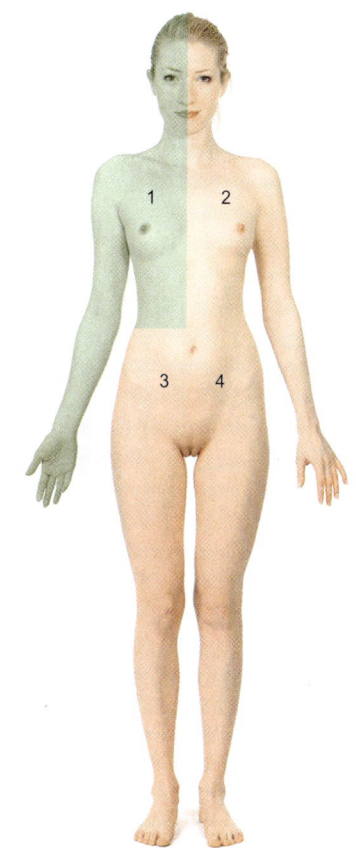

Abb. 1.13 Das rechte Lymphgefäßsystem drainiert den rechten oberen Körperquadranten (1), das linke den linken oberen (2) sowie den rechten und linken unteren Körperquadranten (3, 4). [M873/K354]

die Kollektoren untereinander vernetzt sein (**Anastomosen**). Während im initialen Bereich durch die meist netzförmige Anordnung eine Anastomosierung von vornherein gegeben ist, nimmt diese nach der Bildung der Bündel deutlich ab. Bezüglich der Nomenklatur werden nur die Bündel benannt; die einzelnen Kollektoren bleiben wegen der großen Variabilität ohne Namen.

Die Lage der Kollektoren kann an den **Extremitäten oberflächlich** (**epifaszial**) oder **tief** (**subfaszial**) sein, wobei die epifaszialen Kollektoren 80–90 % der jeweiligen Drainagekapazität bezüglich der Gesamtextremität besitzen. Zwischen beiden Systemen können Verbindungen in Form von **Perforansgefäßen** existieren, welche die Muskelfaszie durchbrechen. Der entsprechende Lymphabstrom verläuft immer **von innen nach außen**.

Am **Rumpf** werden **oberflächliche** (**Hautkollektoren**) von **tiefen** Kollektoren unterschieden und die **Organe** verfügen über entsprechende **Organlymphgefäße**.

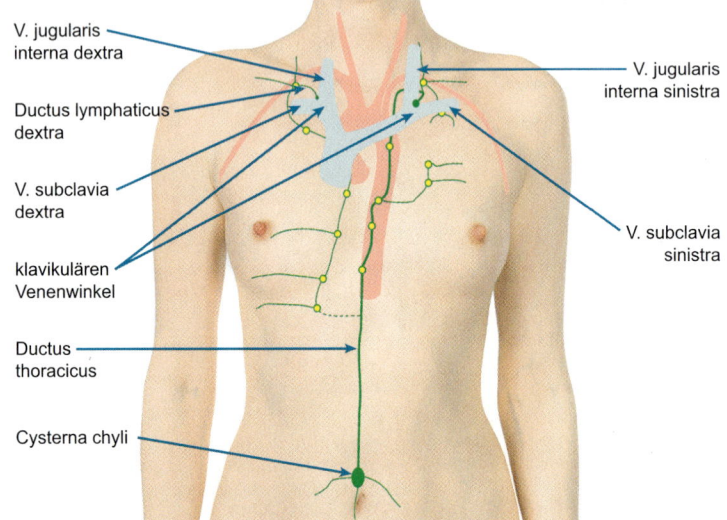

Abb. 1.14 Verlauf und Mündungsstellen der großen Lymphbahnen. Anastomosen zwischen Ductus thoracicus und Ductus lymphaticus dextra können individuell unterschiedlich existieren [M873/K354]

In den Verlauf der Kollektoren sind die **Lymphknoten eingeschaltet,** die in Gruppen, aber auch einzeln vorkommen (▶ Abb. 1.15). Die regionalen Lymphknoten nehmen Lymphgefäße einer bestimmten Region auf, die ersten Lymphknoten in einem bestimmten Abflussgebiet werden als **Wächterlymphknoten** (Sentinel Lymph Node) bezeichnet.

1.1.5 Lymphknotenstationen und Lymphbahnen

Lymphknoten und -bahnen von Kopf und Hals

- ▶ Abb. 1.16
- Hinterkopf und Nacken → Nll. occipitales (je 3) → Nll. cervicales profundi superiores
- Mittlere Kopfschwarte, Os parietale, Ohrmuschel, Mittelohr und Warzenfortsatz → Nll. retroauriculares (je ca. 2) → oberflächliche und tiefe Halslymphknoten
- Vordere Kopfschwarte, Stirn, Augenlider, Nasenwurzel, Augenbindehaut und äußerer Gehörgang → Nll. parotidei (je ca. 4) → oberflächliche und tiefe obere Halslymphknoten
- Wange, Nase, Oberlippe, Zähne, Zahnfleisch, Zunge, Mundhöhlenboden, Speicheldrüsen → z. T. über Nll. retropharyngei, z. T. über Nll. buccales (ca. 3) → Nll. submandibulares (7) → obere tiefe Halslymphknoten
- Unterlippe, Kinn, Zungenspitze → Nll. submentales → Nll. submandibulares → Nll. cervicales profundi superiores
- Auge vorne → Nll. praeauriculares und Nll. parotidei
- Auge hinten → Nll. retroauriculares → oberflächliche und tiefe Halslymphknoten

1.1 Anatomie des Lymphgefäßsystems

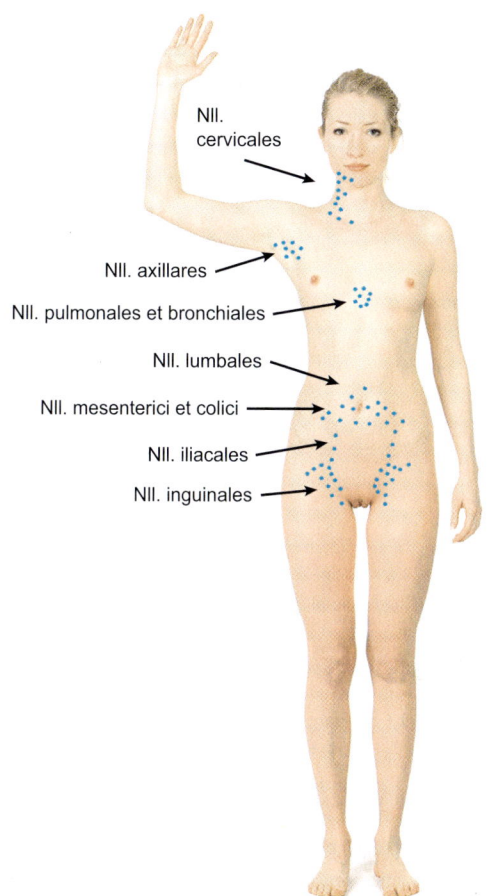

Abb. 1.15 Lymphknotengruppen [M873/K354]

- Rachen, Gaumen, Augen- und Nasenhöhlen → Nll. buccales → oberflächliche und tiefe obere Halslymphknoten, z. T. auch direkt zu unteren tiefen Halslymphknoten
- Hinterer Nasenanteil und oberer Rachen → Nll. retropharyngei (ca. 2) → obere tiefe Halslymphknoten
- Schädelhöhle, Mittelohr und Ohrtrompete → Nll. cervicales profundi superiores
- Gehirn (ist selbst lymphgefäßfrei): Gewebekanäle → Lymphbahnen der Blutgefäße (A. carotis, A. vertebralis und A. jugularis) und Lymphbahnen von N. opticus, N. olfactorius und Innenohr → Lymphbahnen des N. olfactorius über Nasen-Rachen-Raum und Gaumenbögen direkt zu tiefen Halslymphknoten
- Kehlkopf → Nll. praelaryngeales → tiefe Halslymphknoten

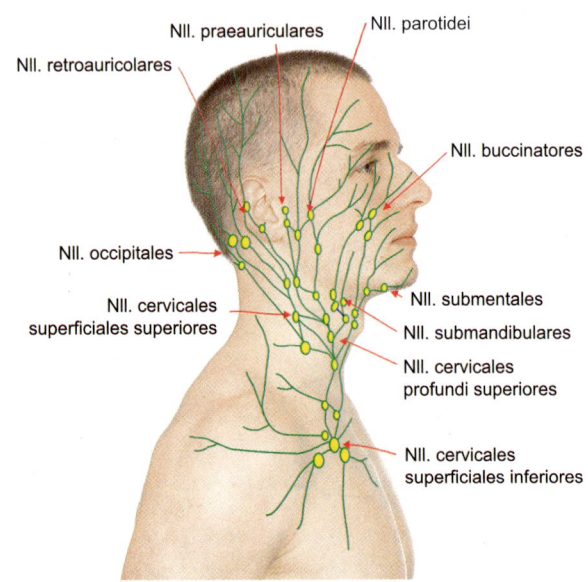

Abb. 1.16 Lymphknotenstationen von Kopf und Hals [M873/K354]

- Schilddrüse, obere Trachea und obere Speiseröhre → untere tiefe Halslymphknoten
- Nacken, Schulter (teilweise) und der Bereich oberhalb der Klavikula → Nll. cervicales superficiales inferiores (liegen supraklavikulär medial am Ansatz des M. sternocleidomastoideus)
- **Oberflächliche Halslymphknoten** (Nll. cervicales superficiales) → Nll. cervicales profundi
- **Tiefe Halslymphknoten** (Nll. cervicales profundi) → längs der tiefen Halsgefäße (A. carotis interna und V. jugularis interna) jeweils ca. 30 Lymphknoten der oberen und unteren Gruppe; Lymphfluss von oben nach unten; untere tiefe Halslymphknoten sammeln z. T. auch Lymphe von Arm, Schulter, Brustkorb und Brustorganen
- **Untere tiefe Halslymphknoten** (Nll. cervicales profundi) → Truncus jugularis → Venenwinkel

 Merke
Halslymphknoten und -lymphbahnen haben Verbindung zu Mediastinum, Tracheobronchialsystem und Ösophagus.

Lymphknoten und -bahnen des Arms

Die Extremitätenlymphgefäße liegen sowohl oberflächlich (epifaszial, 80–90 %) als auch tief (subfaszial, 10–20 %) (▶ Abb. 1.17):
- Oberflächliches epifasziales oder subkutanes System (Vasa lymphatica superficialia)

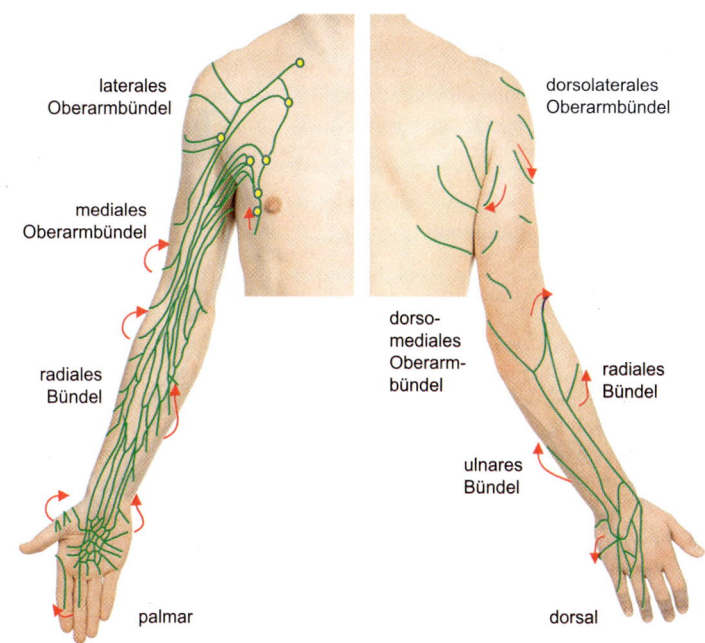

Abb. 1.17 Lymphknotenstationen des Arms [M873/K354]

- Tiefes subfasziales oder intrafasziales System (Vasa lymphatica profunda)

Zwischen beiden Systemen bestehen Anastomosen, welche die Muskelfaszie durchbrechen.

Oberflächliche Lymphbahnen (80–90 % der Transportkapazität)
- Handinnenfläche → Karpaltunnel → mittleres Unterarmgefäßbündel
- Handrücken und Finger → vorwiegend Unterarmrückseite (wenig in Richtung Handinnenseite; auf dem Handrücken fast kein subkutanes Fettgewebe und schwächeres straffes Bindegewebe als in der Handinnenseite → somit kann sich eventuell auch ein starkes Ödem des Handrückens bilden)
- Unterarmbeugeseite (lymphgefäßreich mit 3 Bündeln radial, medial und ulnar) → vereinen sich an Ellenbeuge zum basilaren Gefäßbündel
- Unterarmrückseite (wenige Lymphgefäße) → nach kranioventral (Beugeseite)
- Ellenbeuge und Bereich des Epicondylus humeri ulnaris → gelegentlich einzelne Lymphknoten (Nll. cubitales superficiales) im Verlauf der Lymphgefäße
- Oberarm →
  - Basiläres Lymphbündel (Fasciculus lymphaticus basilaris; Ellenzug): überwiegend parallel zur V. basilica, 4–10 Kollektoren, medial gelegen
  - Zephales Lymphbündel (Speichenzug): parallel zur V. cephalica, 1–2 Kollektoren, lateral gelegen; nur bei 60 % aller Menschen vorhanden und nur bei 20 % mit Anastomosen zum radialen Unterarmbündel (dieser zephaler Umgehungskreislauf kann bei Abflussbehinderung der axillären Lymphbahnen von Bedeutung sein)

Tiefe Lymphbahnen (10–20 % der Transportkapazität)
- Spärlicher als oberflächliche Lymphbahnen
- Liegen innerhalb der Muskelfaszie in Gefäßlogen des Arms
- Unterarm: neben A. ulnaris und A. radialis, in der Ellenbeuge teilweise mit 2–3 tiefen Lymphknoten (Nll. cubitales profundi)
- Oberarm → Tractus brachialis neben der A. brachialis → tiefe Achsellymphknoten

Lymphknoten und -bahnen der Achsel
- ▶ Abb. 1.18
- 20–60 Lymphknoten sind in die oberflächlichen und tiefen Lymphgefäße eingeschaltet
- Je mehr Lymphknoten es gibt, desto kleiner sind sie und umgekehrt
- Die Achsellymphknoten lassen sich in 9 Bereiche einteilen:
  - Lymphgefäße des Arms → **Nll. brachiales**
  - Lymphgefäße von Schulterblatt und hinterer Achsel → **Nll. subscapulares**
  - Lymphgefäße von vorderer Achsel, Brustdrüse, Brustwand bis zur Taille und Brustmuskulatur → **Nll. pectorales**

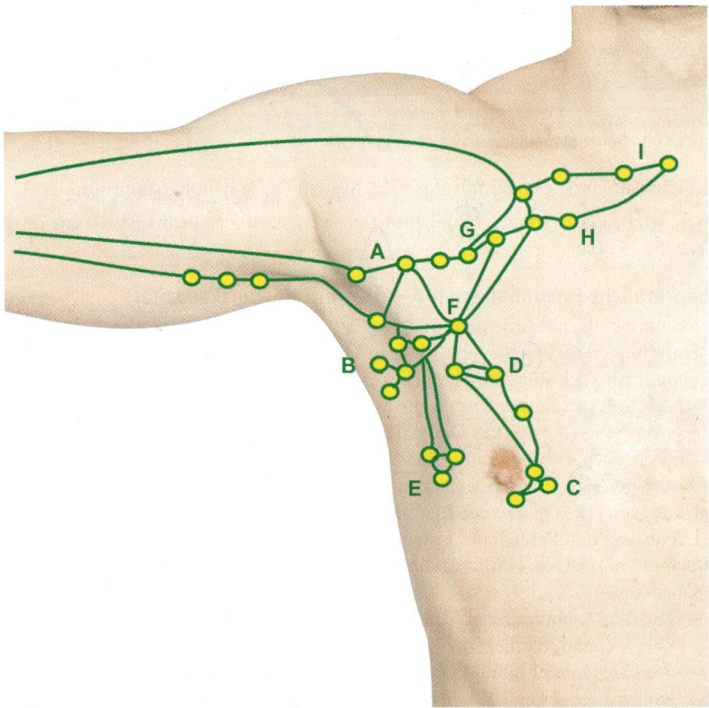

Abb. 1.18 Lymphknotenstationen der Achsel. A = Nll. brachiales, B = Nll. subscapularis, C = Nll. pectorales, D = Nll. subpectorales, E = Nll. thoracoepigastrici, F = Nll. intermedii, G = Nll. axillares profundi, H = Nll. infraclaviculares, I = Nll. supraclavicularis. [M873/K354]

- Lymphgefäße der tiefen Brustmuskulatur → **Nll. subpectorales**
- Lymphgefäße der seitlichen Brustwand und Bauchhaut → **Nll. thoracoepigastrici**
- **Nll. intermedii:** sammeln Lymphe von Nll. brachiales, Nll. subscapulares, Nll. pectorales, Nll. subpectorales und Nll. thoracoepigastrici → tiefe Lymphknoten
- **Nll. axillares profundi:** liegen in der Loge der A. axillaris
- **Nll. infraclaviculares:** sammeln Lymphe aus Nll. axillares profundi → Truncus subclavius oder Nll. supraclaviculares
- **Nll. supraclaviculares**
- Lymphgefäße, die in die axillären und infraklavikulären Lymphknoten münden:
  - Armlymphgefäße
  - Lymphgefäße der Schulter
  - Lymphgefäße des unteren Nackens
  - Lymphgefäße des Rückens bis zur Wirbelsäule
  - Lymphgefäße der Brusthaut bis zum Sternum
  - Lymphgefäße der Bauchhaut bis zur Taille
  - Lymphgefäße der lateralen Brustdrüsenanteile

Merke
Zusätzlich bestehen Verbindungen zwischen Achsellymphknoten und oberen sternalen, interkostalen und mediastinalen Lymphknoten und somit zu Lunge und Rippenfell.

Lymphknoten und -bahnen der Mamma
- ▶ Abb. 1.19
- Zum größten Teil Abfluss nach lateral (¾, inkl. Mamille) → Nll. pectorales → Nll. axillares
- Im oberen Teil existieren Lymphabflüsse zu den Nll. infraclaviculares
- ¼ wird nach medial zu den Nll. parasternales drainiert

Merke
Von den unteren Anteilen der Brustdrüse bestehen Verbindungen zu den Zwerchfelllymphknoten und somit zum abdominalen Lymphsystem

Lymphknoten und -bahnen der Brustwand und Brustorgane
▶ Abb. 1.19

Brustwand: parietale Lymphknoten und -bahnen
- Nur sehr spärlich vorhanden
- **Nll. parasternales:**
  - Neben Vasa thoracica innen und parallel zum Sternum gelegen
  - Nehmen Lymphe aus medialen Brustdrüsenanteilen auf
  - Nehmen Lymphe aus den vorderen Rippenanteilen auf
  - Leiten die Lymphe zu den infraklavikulären Lymphknoten
  - Besitzen Verbindungen zu den Zwerchfelllymphknoten (Nll. phrenici) und dadurch auch zum Lymphsystem des Abdomens

1 Anatomie und Physiologie des Lymphgefäßsystems

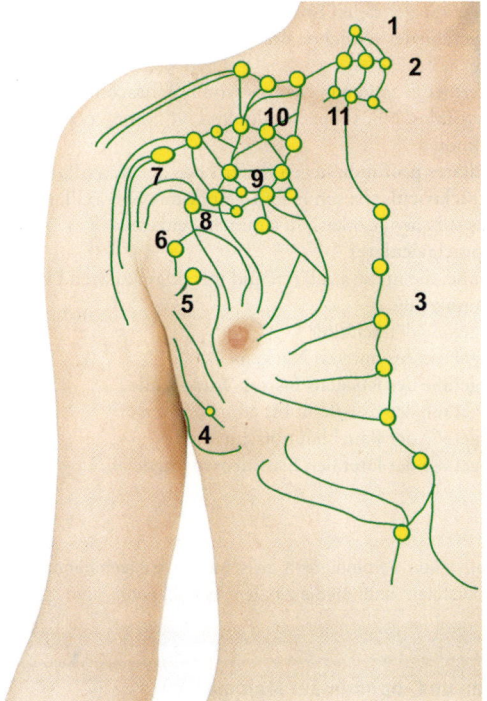

Abb. 1.19 Lymphknotenstationen von Mamma, Brustwand und Brustorganen. 1 = Nl. jugularis internus, 2 = Nll. supraclaviculares, 3 = Nll. parasternales, 4 = Nll. paramammares, 5 = Nll. pectorales, 6 = Nll. subscapulares, 7 = Nll. axillares laterales, 8 = Nll. axillares centrales, 9 = Nll. subpectorales, 10 = Nll. axillares profundi, 11 = Nll. infraclaviculares. [M873/K354]

- **Nll. intercostales:**
  - Parallel neben der Wirbelsäule im Bereich der Rippenköpfchen von innen an der Thoraxwand gelegen
  - In diese münden die interkostalen Lymphgefäße (Lymphe der hinteren und seitlichen Thoraxwand sowie der Wirbelsäule)
  - Efferente Gefäße münden meist direkt in Ductus thoracicus
- **Nll. phrenici:**
  - Nehmen Lymphe des Zwerchfells auf
  - Verbinden sich nach vorne mit den sternalen und nach hinten mit den mediastinalen Lymphbahnen

Mediastinum: viszerale Lymphknoten und -bahnen
- **Nll. mediastinales anteriores** (vordere mediastinale Lymphknotengruppe):
  - Einzugsgebiete: Schilddrüse, Thymus, Trachea, Herz, Perikard, linke Lunge und Pleura parietalis
  - Verbindungen von der mediastinalen Gruppe zu sternalen Lymphbahnen und zum Truncus bronchomediastinalis dexter
- **Nll. mediastinales posteriores** (hintere mediastinale Lymphknotengruppe):
  - Zahlreicher als die der vorderen Gruppe

- Einzugsgebiete: Ösophagus, Aorta bis Zwerchfell, Zwerchfell (Pleura diaphragmatica), Perikard, Basalsegmente der Lunge
- Nach oben mit Rachen- und Halslymphknoten verbunden
- Nach unten über die Zwerchfelllymphknoten mit dem Abdomen verbunden

Lymphknoten und -bahnen von Bauch, Becken und Genitalien
▶ Abb. 1.20

Parietale Lymphknotengruppen
- Sehr zahlreich vorhanden
- Liegen im Retroperitonealraum neben den großen Blutgefäßen sowie vor und seitlich der Wirbelsäule und sind geflechtähnlich angeordnet
- Nll. iliaci:
  - Unterste Lymphknotengruppe

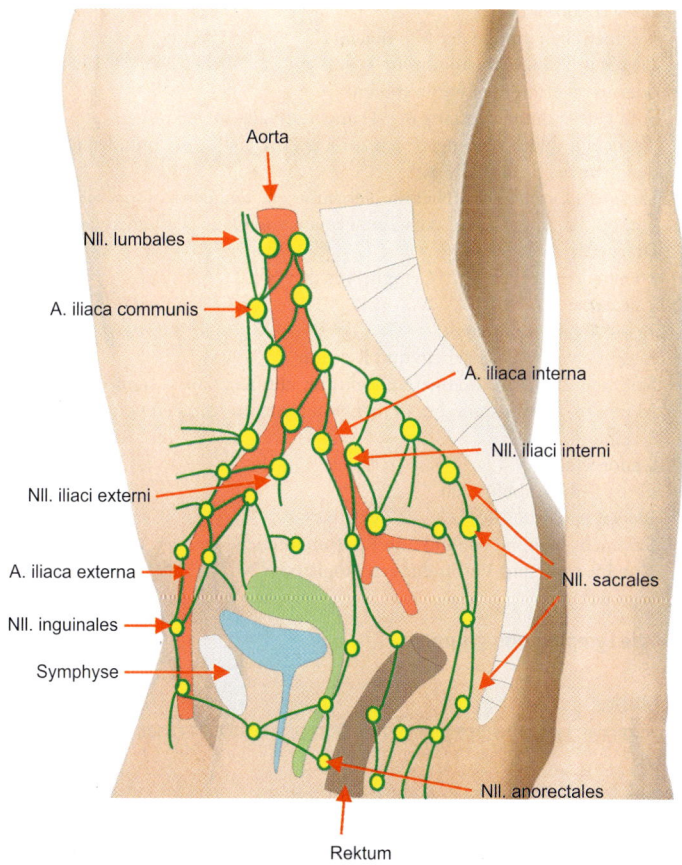

Abb. 1.20 Lymphknotenstationen von Bauch, Becken und Genitalien [M873/K354]

- Liegen um die Vasa iliaca
- Unterteilen sich in interne und externe Gruppe
- **Nll. iliaci externi:**
  - Je 8–12 relativ große Lymphknoten
  - Lage: vorne unten im Becken, direkt oberhalb des Leistenbandes
  - Nehmen Lymphe aus den Leistenlymphknoten auf
- **Nll. iliaci interni:**
  - Je 10–14 relativ große Lymphknoten
  - Lage: hinten oben, vor Rektum und Kreuzbein
  - Reichen bis zur Aortengabel
  - Sammeln Lymphe von Beckenorganen (außer Ovar und Tube), tiefer Gesäßgegend des Damms, hinteren Anteilen des äußeren Genitale, Harnblase, Teil der tiefen Oberschenkellymphgefäße, bei Frauen vom größten Teil der Uterus- und Vaginallymphgefäße, bei Männern von Ductus deferens, Bläschendrüse und Prostataanteilen
- **Nll. lumbales:**
  - 20–30 Lymphknoten
  - Nehmen die Lymphe der Nll. iliaci auf
  - Liegen um die Aorta abdominalis und vor der Wirbelsäule (= paraaortale oder paravertebrale Lymphknoten)
  - Sind kettenähnlich entlang der Trunci lumbales angehäuft
  - Trunci lumbales vereinigen sich zur Cisterna chyli (hier mündet auch noch der Truncus intestinalis ein)
  - Sammeln Lymphe von Nieren, Nebennieren, Teil des Kolons, bei Männern von Hoden und Nebenhoden, bei Frauen von Ovarien, Tuben und oberem Uterusteil
  - Nehmen zusätzlich noch Lymphe aus den Nll. sacrales auf
- **Nll. sacrales:**
  - Je 4–5 Lymphknoten
  - Liegen zwischen Kreuzbein und Rektum
  - Sammeln Lymphe von oberem Rektum, unterem Colon sigmoideum, bei Männern von Prostata, bei Frauen von hinteren Anteilen von Uterus und Vagina
- **Nll. anorectales:**
  - Circa 6–8 Lymphknoten
  - Liegen vorne und seitlich des Rektums
  - Sammeln Lymphe von unteren Rektumanteilen, Teil der Vagina
  - Von hier aus sind Verbindungen möglich zu Nll. sacrales, Nll. iliaci und Nll. inguinales

Viszerale Lymphknotengruppen

Merke
Die viszeralen Lymphbahnen fließen zum Truncus intestinalis zusammen.

- **Nll. mesenterici (Gekröselymphknoten):**
  - 100–150 Lymphknoten
  - Größte Lymphknotenansammlung des menschlichen Köpers
  - In mehreren Reihen angeordnet
  - Lage: kleinere mehr zum Darm, größere mehr zur Gekrösewurzel hin gelegen

- Nehmen Lymphe von Dünndarm und Blinddarm auf (Chylusgefäße)
- Führen zum Truncus intestinalis (mündet in Cisterna chyli)
- **Nll. (para-)colici:**
  - Liegen an Umschlagrändern des Mesokolons
  - Leiten Dickdarmlymphe über mehrere Lymphknoten in Nll. lumbales
- **Nll. gastrici:**
  - Rechte Gruppe an der kleinen Kurvatur gelegen
  - Linke Gruppe an der großen Kurvatur gelegen
  - Verbinden sich mit Nll. coeliaci (dorsale Lage) → Beziehung zu Zwerchfell- und Nierenlymphknoten
- **Nll. pancreaticolienales:**
  - 8–10 Lymphknoten
  - Kleine Lymphknoten ausgehend vom Milzhilus bis zum Pankreaskopf entlang der Milzgefäße
  - Sammeln Lymphe von Pankreas, Duodenum, Gallenblase, Milzkapsel und unteren Lungenanteilen
  - Verbindungen zu Lymphknoten der Pfortader und des Plexus coeliacus
- **Nll. hepatici:**
  - Relativ kleine Lymphknoten
  - Lage: an der Leberpforte und im Lig. hepatoduodenale des Omentum minus
  - Entsorgen den größten Teil der Leberlymphe
- **Nll. phrenici** und **Nll. diaphragmaticae:**
  - Entsorgen rechten oberen Leberanteil
  - Führen Lymphe zum Truncus bronchomediastinalis dexter bzw. über mediastinale Lymphbahnen direkt zum Ductus thoracicus

Lymphknoten und -bahnen des Beins

- ▶ Abb. 1.21
- Lymphgefäße sind sehr zahlreich vorhanden
- **Oberflächlich** epifaszial oder subkutan (Vasa lymphatica superficialia)
- **Tief** subfaszial oder intrafaszial (Vasa lymphatica profunda)
- **Anastomosen** zwischen beiden Systemen durchbrechen die Muskelfaszie

Oberflächliche Lymphbahnen

- 80–90 % der Transportkapazität
- **Ventromediales Lymphgefäßbündel** (Fasciculus lymphaticus ventromedialis):
  - 4–8 Lymphgefäße an der Vorder- und Innenseite des Unterschenkels: ziehen am Innenknie vorbei, dort gelegentlich sanduhrartige Bündelung (Flaschenhals)
  - 8–18 Lymphgefäße an der Vorderinnenseite des Oberschenkels: teilweise parallel zur V. saphena magna, oft am Oberschenkel untereinander vernetzt, längste Lymphgefäße des Körpers (bis 1 m lang), münden in Leistenlymphknoten (Nll. subinguinales superficiales)
- **Dorsolaterales Lymphgefäßbündel** (Fasciculus lymphaticus dorsolateralis):
  - 1 bis max. 3 Kollektoren an Unterschenkelrückseite, Kniekehle, Oberschenkelrückseite
  - Verlauf nach kranial und seitlich, parallel zum ventromedialen Bündel oder darin einmündend
  - Schmaler Längsstreifen von Außenknöchel zur Kniekehle wird in tiefe Beinlymphgefäße entleert

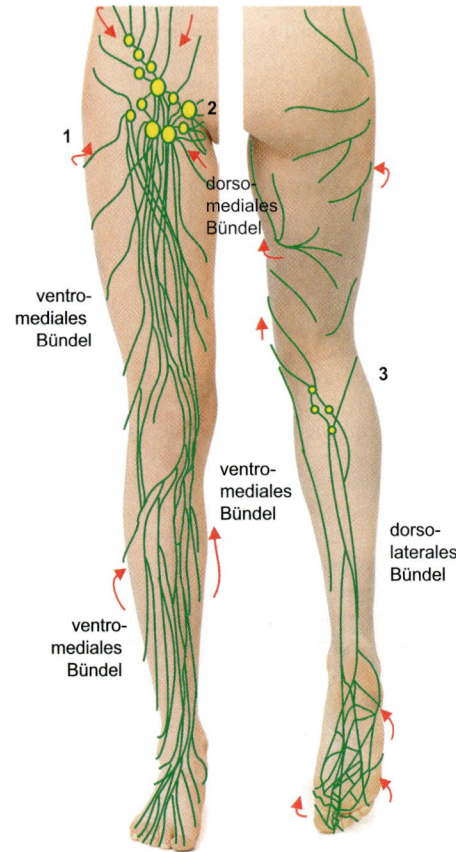

Abb. 1.21 Lymphknotenstationen des Beins. 1 = Nll. inguinales superficiales, 2 = Nll. inguinales profundi und Nll. iliaci externi, 3 = Nll. poplitei. [M873/K354]

Tiefe Lymphbahnen des Unterschenkels
- Verlaufen in den tiefen Gefäßlogen von A. tibialis anterior (ventral) sowie A. tibialis posterior und A. fibularis (dorsal)
- Entsorgen Lymphe von Unterschenkelmuskulatur, Vorderseite des Unterschenkels und Fußrücken
- Begleitende Lymphgefäße der A. tibialis anterior können unterhalb des Tibiakopfes ein oder zwei Nll. tibiales anteriores enthalten
- Die danach ableitenden Lymphbahnen führen in die Nll. poplitei (ca. 6 Lymphknoten)
- Liegen in der Tiefe der Kniekehle im Bereich der Vasa poplitea

Tiefe Lymphbahnen des Oberschenkels
- Verlaufen neben den Vasa femoralia
- Münden in Nll. inguinales profundi und z. T. direkt in Nll. iliaci

- Zwischen tiefen und oberflächlichen Lymphgefäßen bestehen Anastomosen und durch die Muskeltätigkeit findet normalerweise ein Lymphstrom zu den oberflächlichen Gefäßen statt

Lymphknoten und -bahnen der Leiste
Im Bereich der Leiste liegen ca. 90 % der Beinlymphknoten (▶ Abb. 1.22).

Oberflächliche Lymphknoten (Nll. inguinales superficiales)
- Untere Gruppe:
  - Hier mündet das oberflächliche ventromediale Bündel
  - Dazu gehört der Rosenmüller-Knoten, der medial der V. femoralis am Leistenband liegt (sehr großer und dadurch auffälliger Lymphknoten, wird gelegentlich mit einer Femoralhernie verwechselt)
- Obere Gruppe:
  - Mediale Gruppe: kontrolliert Lymphe von äußerem Genitale, darüber liegender Bauchhaut, Innenseite des Gesäßes, Analbereich und z. T. Uterus
  - Laterale Gruppe: kontrolliert Lymphe von äußerer Seite des Gesäßes, Hüftregion und lateraler Bauchhaut unterhalb der Taille

Tiefe Lymphknoten (Nll. inguinales profundi)
- Erhalten Lymphe aus den oberflächlichen Lymphknoten und den tiefen Lymphbahnen des Beins
- Lymphe fließt weiter zu Nll. iliaci externi → Nll. iliaci communes → Nll. lumbales

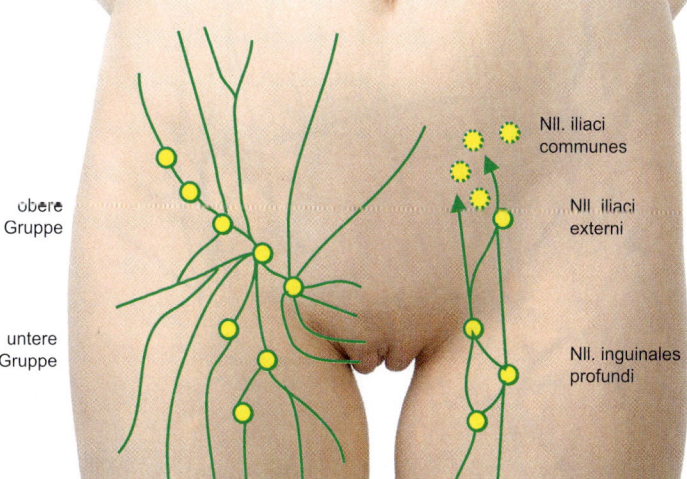

Abb. 1.22 Lymphknotenstationen der Leiste [M873/K354]

- Vereinzelt befinden sich auch Lymphgefäße in der Loge des N. ischiadicus (leiten Lymphe von Oberschenkelrückseite zu präsakralen Lymphknoten und dann zu Nll. iliaci oder Nll. lumbales interni): Bedeutung evtl. bei Unterbrechung der Leistenlymphbahnen

Lymphbahnen der Haut
- Die größeren Lymphgefäße der Haut verlaufen vorwiegend im basalen Bereich der Dermis bis in den Bereich der Subkutis (▶ Abb. 1.23).
- Die jeweiligen Abflussgebiete sind begrenzt durch sogenannte lymphatische **Wasserscheiden**. Über diese hinaus ist ein Flüssigkeitstransport nur durch das System der Tissue Channels möglich.
- **Verlauf der Hauptwasserscheiden der Haut** (▶ Abb. 1.24):
  - Horizontal um die Hüfte
  - Senkrecht in der Mittellinie des Körpers
  - Es ergeben sich grob 4 Quadranten: rechter oberer, linker oberer, rechter unterer und linker unterer Quadrant.
  - Obere Quadranten führen Lymphe zu Achsel- und supraklavikulären Lymphknoten.
  - Untere Quadranten führen Lymphe in Leistenlymphknoten.
  - Wasserscheiden verlaufen nicht exakt gerade, sondern oft geschlängelt und können bis zu 10 cm vom erwarteten Bereich abweichen. Sie sind nur unter physiologischen Verhältnissen Trennungslinien zwischen verschiedenen Lymphabflussgebieten.
- **Weitere Wasserscheiden der Haut** (▶ Abb. 1.24):
  - Brust: von Schulter zu Schulter und um das Sternum herum
  - Rücken: von Schulter zu Schulter

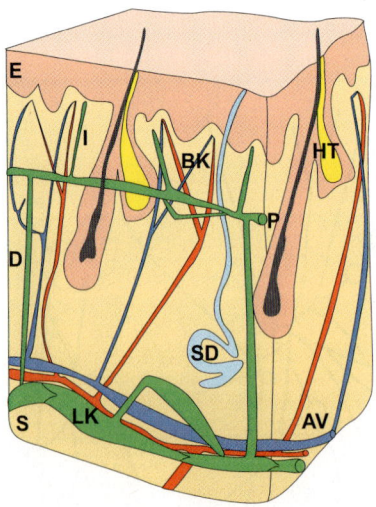

Abb. 1.23 Lymphgefäße der Haut. E = Epidermis, D = Dermis, S = Subkutis, I = initialer Lymphsinus, P = Präkollektorennetz zwischen Papillenschicht und Lederhaut, LK = Lymphkollektoren zwischen Kutis und Subkutis, BK = Blutkapillaren der Papillenschicht, AV = Arterie und Vene, HT = Haar mit Talgdrüse, SD = Schweißdrüse [M873/K354]

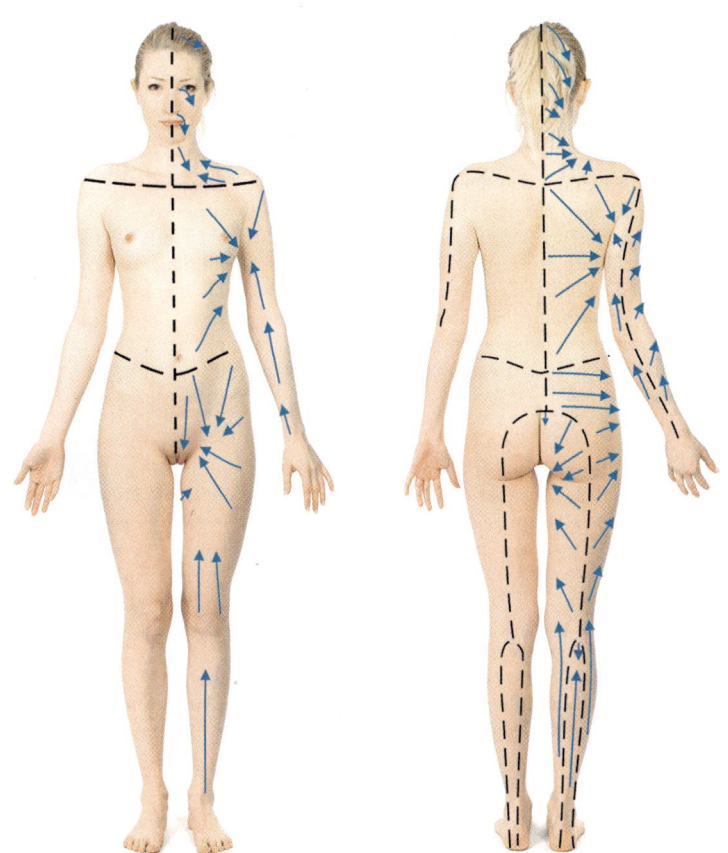

Abb. 1.24 Wasserscheiden der Haut [M873/K354]

- Rückseite von Armen und Beinen
- Wasserscheiden der Beine treffen sich über dem Gesäß
- An den Waden 2 Wasserscheiden relativ parallel

1.2 Physiologie und Pathophysiologie des Lymphgefäßsystems

Ursula Heine-Varias, Hellmuth Zöltzer

1.2.1 Lymphpflichtige Lasten

Die wesentlichen Aufgaben des Lymphgefäßsystems sind die Drainage der interstitiellen Flüssigkeit und die Aufnahme der in ihr befindlichen lymphpflichtigen Substanzen (Lasten). Dazu zählen:
- Eiweiße
- Wasser

- Zellen und Partikel
- Fette im Dünndarm
- Hyaluronsäure in Haut und Gelenken
- Liquor und intrazerebrale Flüssigkeit im ZNS

Eiweißlast
- Eiweißlast umfasst sämtliche im Gewebe anfallenden Proteine.
- Proteine können nur über das Lymphgefäßsystem abtransportiert werden.
- Da die geschätzte Menge schon unter Normalbedingungen mindestens die Hälfte des Blutplasmaeiweißes ausmacht, ist die **Rückführung** dieser Makromoleküle in die Blutbahn eine **lebenswichtige Aufgabe** des Lymphgefäßsystems. Eine Unterbrechung dieser Zirkulation führt zum Tod.
- Eiweißgehalt der Lymphe variiert organspezifisch entsprechend der Blutkapillardurchlässigkeit (Extremitäten 1–2 g/100 ml, Herz 3 g/100 ml, Leber 6 g/100 ml).

Merke
Das Lymphgefäßsystem hat eine **lebenswichtige Funktion** für die **Zirkulation der Eiweiße**. Eine schwerwiegende Minderfunktion führt immer zu eiweißreichen Ödemen.

Wasserlast
- Quantitativ die **größte Menge**
- Entspricht dem (Netto-)Ultrafiltrat aus den Blutkapillaren
- Fungiert unter physiologischen Bedingungen als **Lösungsmittel** für die wasserlöslichen Substanzen

Zelllast
- Dazu gehören körpereigene Zellen, Bakterien, Viren, Parasiten und unterschiedlichste abiotische Partikel. Die entsprechenden Antigene werden dann in den zu dieser Lymphbahn gehörenden Lymphknoten präsentiert.
- Über 90 % der Zellen in der Lymphe sind **Lymphozyten**: Sie gelangen im Rahmen der Ausbildung der Immunantwort vorwiegend in den Lymphknoten in die Lymphe.

Fettlast
- Fällt im Dünndarm an
- Der größte Teil der Nahrungsfette sind Triglyzeride
- Nahrungstriglyzeride enthalten zu über 90 % langkettige Fettsäuren, die wegen ihrer Größe von über 16 Kohlenstoffatomen lymphpflichtig sind
- Werden in Form von in den Dünndarmepithelzellen synthetisierten Chylomikronen resorbiert, die nach einer fettreichen Mahlzeit für die sahneartige Färbung der Darmlymphe verantwortlich sind, die deshalb Chylus (= Milchsaft) genannt wird
- Mittelkettige Fettsäuren können auch direkt von den Blutkapillaren der Dünndarmzotten resorbiert werden (→ lymphostatische Enteropathie ▶ Kap. 6.3.2, ▶ Kap. 7.3.10)

Hyaluronsäure

- Wichtiger Bestandteil der extrazellulären Matrix
- Vorkommen in Gelenkflüssigkeit, Kammerwasser des Auges und Haut
- Unterliegt v. a. in der Haut einem intensiven Katabolismus
- Wird teilweise lokal abgebaut und in Lymphknoten und Leber metabolisiert
- Verfügt über große Wasserbindungsfähigkeit

Liquor und zerebrale Flüssigkeit

- Abtransport des Liquors erfolgt nicht nur über die Arachnoidalzotten, sondern in erster Linie über das Lymphgefäßsystem.
- Da im ZNS jedoch keine Lymphgefäße angelegt sind, erfolgt die Drainage der interstitiellen zerebralen Flüssigkeit und ihrer Komponenten über ein prälymphatisches Kanalsystem, über leptomeningeale Manschetten an den Austrittsstellen der Hirnnerven (v. a. Riech-, Seh-, Hörnerv) und Spinalnerven sowie Bindegewebskanälchen in der Adventitia der Hirnarterien (Virchow-Robin-Räume) (→ lymphostatische Enzephalo- und Ophthalmopathie ▶ Kap. 6.3.2, ▶ Kap. 7.3.2).

1.2.2 Physiologie des Lymphgefäßsystems

Definitionen

- **Lymphpflichtige Last (LL):** alle lymphpflichtigen Substanzen
- **Lymphzeitvolumen (LZV):**
  - Pro Zeiteinheit transportierte Lymphmenge
  - Entspricht unter physiologischen Bedingungen der LL
  - Beträgt pro Tag in Ruhe ca. 3–10 l (durch die Resorptionsleistung der Lymphknoten reduziert sich diese Menge an der Einmündungsstelle des Ductus thoracicus am linken Venenwinkel auf 1–3 l pro Tag)
- **Transportkapazität (TK):**
  - Maximal mögliche Transportmenge des Lymphgefäßsystems pro Zeiteinheit = maximales LZV
  - Normal ist ca. das 10-fache des Ruhelymphzeitvolumens
- **Sicherheitsventilfunktion (SVF):** Anpassung der Leistung des Lymphgefäßsystems an einen verstärkten Anfall der Wasser- und Eiweißlast

Steuerung der Lymphbildung und lymphödemprotektive Mechanismen

- ▶ Abb. 1.25
- Die Aufnahme der lymphpflichtigen Last wird durch den Mechanismus der **Sicherheitsventilfunktion** gesteuert. Ein Anstieg der interstitiellen Flüssigkeit führt über die histomechanische Koppelung zwischen den initialen Lymphgefäßen und dem elastischen Fasernetz des Interstitiums zu einer bedarfsgerechten Lymphbildung und dem Lymphtransport über die Lymphangien. Je größer deren Füllungsmenge, desto mehr Volumen kann transportiert werden.
- Dies ist der wichtigste ödemprotektive Mechanismus. Diese Regulation ermöglicht eine automatische **Anpassung des Lymphzeitvolumens** an den Bedarf.
- **Erhöhter Gewebedruck:** führt zu verstärktem Lymphabtransport über die Lymphgefäße.
- **Verminderte Filtration:** Durch den erhöhten Gewebedruck wird weniger Ultrafiltrat gebildet.

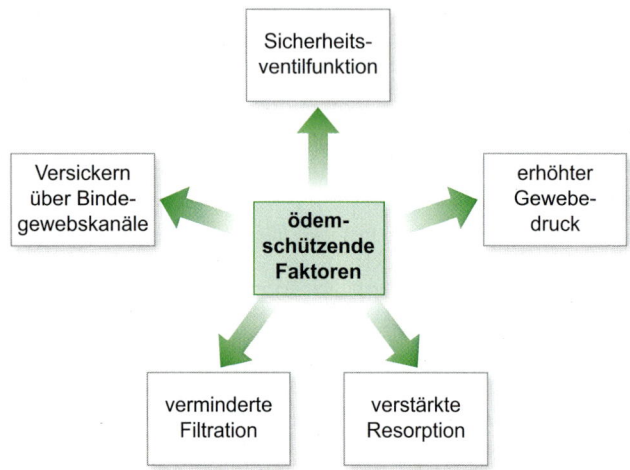

Abb. 1.25 Ödemprotektive Mechanismen [T726/L231]

- **Verstärkte Resorption:** durch die erhöhte Aufnahme der Gewebsflüssigkeit am initialen Lymphsinus.
- **Versickern über Bindegewebskanäle:** Durch das Interstitium und die Lymphgefäße der Blutgefäßwandungen (Lymphvasa vasorum) kann ein Teil der lymphpflichtigen Lasten abtransportiert werden.

1.2.3 Pathophysiologie des Lymphgefäßsystems

- Sobald die lymphpflichtigen Lasten (LL) die Transportkapazität (TK) übersteigen, ist kein bedarfsgerechter Abtransport der lymphpflichtigen Lasten mehr möglich.
- Es kommt zur Entwicklung eines **extrazellulären Ödems**.
- Dies zeigt sich als sichtbare, nach manuellem Druck Dellen hinterlassende Schwellung.
- Dieses Ödem kann eiweißarm oder eiweißreich sein, örtlich oder generalisiert auftreten.
- Aber: Nicht bei jedem Ödem liegt ein Lymphödem vor.

> **Merke**
> Jedes extrazelluläre Ödem ist Zeichen einer Überforderung des Lymphgefäßsystems **(LL › TK)**. Es sagt noch nichts über den Zustand der Lymphgefäße selbst aus.

Ursachen

Folgende Ursachen, die einzeln oder kombiniert vorliegen können, führen zu einem Ödem (▶ Abb. 1.26):
- **Verstärkte Durchblutung:** Durch den Anstieg des Blutkapillardrucks kommt es zu einer vermehrten Ultrafiltration, die bei Überschreitung der Transportkapazität des Lymphgefäßsystems zur Ödembildung führt.

1.2 Physiologie und Pathophysiologie des Lymphgefäßsystems

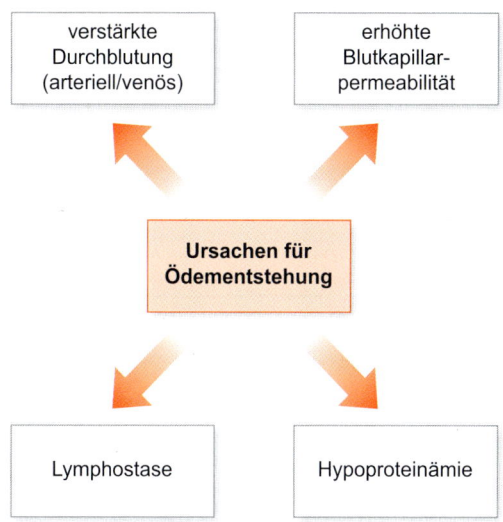

Abb. 1.26 Ursachen für eine Ödementstehung [T726/L231]

- **Erhöhte Kapillarpermeabilität:** Eine erhöhte Konzentration von Entzündungsmediatoren (z. B. Histamin) führt bereits in sehr kurzer Zeit zu einer erhöhten Durchlässigkeit der Blutkapillarwand. Auch ein längerfristiger Anstieg des Blutkapillardrucks führt zur Weitung der Interendothelialjunktionen in den Blutkapillaren und damit zu einer verstärkten Filtration und Durchlässigkeit gegenüber den Bluteiweißen und Erythrozyten (Phänomen der auseinander gezogenen Poren), wodurch die Menge aller lymphpflichtigen Lasten erhöht ist.
- **Hypoproteinämie:** Durch die Verminderung der Plasmaproteine im Blut verringert sich die resorbierende Kraft des Blutes. Dies führt zu generalisierten eiweißarmen Ödemen.
- **Lymphostase:** Durch Überbelastung oder bei Schädigung des Lymphgefäßsystems können die lymphpflichtigen Lasten nicht bedarfsgerecht abtransportiert werden.

1.2.4 Insuffizienzformen des Lymphgefäßsystems

Mechanische Insuffizienz

- Schwerwiegende **Einschränkung der Transportkapazität** → Lymphgefäßsystem ist mit der normal anfallenden lymphpflichtigen Last überfordert ($TK_{reduziert} < LL_{normal}$) ▶ Abb. 1.27)
- **Eiweißreiches Ödem**
- **Krankheitsbild:** Lymphödem

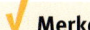

Merke

Bei der mechanischen Insuffizienz gilt: TK ↓ und LL normal → **Niedrigvolumeninsuffizienz.**

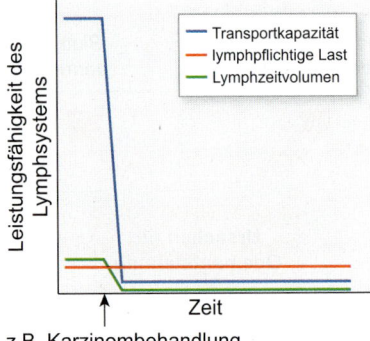

Abb. 1.27 Mechanische Insuffizienz (Niedrigvolumeninsuffizienz) des Lymphgefäßsystems ($TK_{reduziert} < LL_{normal}$) z. B. nach Krebsbehandlung [T726/L231]

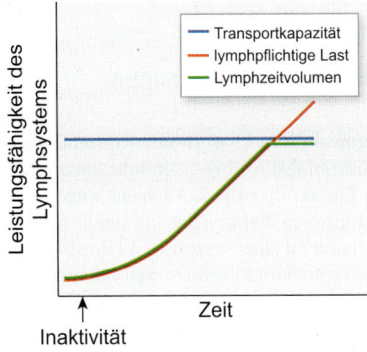

Abb. 1.28 Dynamische Insuffizienz (Hochvolumeninsuffizienz) des Lymphgefäßsystems ($TK_{normal} < LL_{stark\ erhöht}$), z. B. bei Inaktivitätsödem [T726/L231]

Dynamische Insuffizienz

- Das gesunde Lymphgefäßsystem ist überfordert durch die **extreme Erhöhung der lymphatischen Last** ($TK_{normal} < LL_{stark\ erhöht}$, ▶ Abb. 1.28) bei
  - Erhöhung der Vorlast = Erhöhung der lymphpflichtigen Last, die transportiert werden muss
  - Erhöhung der Nachlast = Erhöhung des Strömungswiderstands in den Lymphknoten oder Venenwinkeln
- Das Ausschöpfen der funktionellen Reserve ist zeitlich limitiert → organische Schädigung des Lymphgefäßsystems mit Reduktion der Transportkapazität
- In der Regel **eiweißarmes** Ödem
- Bei erhöhtem Anfall der Wasser- und Eiweißlast können jedoch auch eiweißreiche Ödeme entstehen
- **Krankheitsbilder:**
  - Chronisch venöse Insuffizienz (CEAP 1–3/Widmer I, ▶ Kap. 8)
  - Hypoproteinämisches Ödem

1.2 Physiologie und Pathophysiologie des Lymphgefäßsystems

- Linksherzinsuffizienz
- Hepatisches Ödem
- Renales Ödem
- Die meisten endokrinen Ödeme
- Schwangerschaftsbedingtes Ödem
- Ödem beim prämenstruellen Syndrom
- Orthostatisches Ödem

✓ Merke
Bei der dynamischen Insuffizienz gilt: TK normal und LL ↑↑ → **Hochvolumeninsuffizienz**.

! Achtung
Eine **dekompensierte Linksherzinsuffizienz** ist wegen der Erhöhung der Vorlast eine absolute Kontraindikation für den Einsatz der KPE.

Sicherheitsventilinsuffizienz
- **Kombination** der **mechanischen und dynamischen Insuffizienz** mit Reduktion der Transportkapazität bei gleichzeitiger Erhöhung der lymphpflichtigen Last (TK$_{reduziert}$ < LL$_{erhöht}$) (▶ Abb. 1.29)
- Ausgeprägtes Ödem kann zu Minderversorgung von Gewebe mit Nekrosen führen
- **Eiweißreiches** Ödem
- **Krankheitsbilder:**
  - Entzündliches Ödem
  - Phlebolymphödem (CEAP 3)

✓ Merke
Bei der Sicherheitsventilinsuffizienz gilt: TK ↓ und LL ↑.

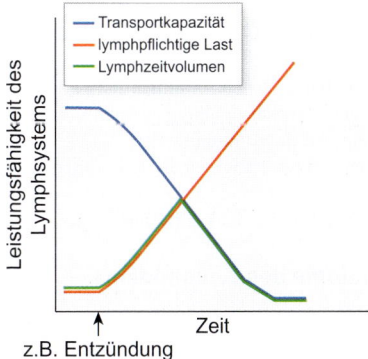

Abb. 1.29 Sicherheitsventilinsuffizienz des Lymphgefäßsystems (TK$_{reduziert}$ < LL$_{erhöht}$), z. B. bei Entzündung [T726/L231]

❗ Achtung
Akute Infektionen sind eine absolute Kontraindikation für die KPE. Bei einem Erysipel ist die KPE ab 2–3 Tage nach Beginn einer systemischen Antibiose möglich.

Hämodynamische Insuffizienz

- **Rechtsherzinsuffizienz** ist eine **Sonderform der Sicherheitsventilinsuffizienz** ($TK_{reduziert} < LL_{erhöht}$)
- Durch die gestörte Hämodynamik (es finden sich z. B. gestaute Halsvenen) im Körperkreislauf passive Hyperämie mit Anstieg der lymphpflichtigen Wasserlast
- Durch diesen erhöhten venösen Druck gleichzeitig auch Einflussstauung für die einmündenden Lymphstämme
- Über die verstärkte Ultrafiltration in den Lymphknoten Erhöhung des Drucks in den efferenten Lymphgefäßen
- **Eiweißarmes**, generalisiertes Ödem
- Langwierige und schwerwiegende Überlastung des Lymphgefäßsystems → strukturelle Veränderung der Lymphgefäße → eiweißreiches Ödem
- **Krankheitsbild:** kardiales Ödem

✓ Merke
Bei der hämodynamischen Insuffizienz gilt: TK ↓ und LL ↑.

❗ Achtung
Kardiale Ödeme sind bei Dekompensation eine absolute Kontraindikation für MLD bzw. KPE.
Bei gleichzeitig bestehender Herzinsuffizienz dürfen Lymphödeme und deren Kombinationsformen nur in enger Absprache mit dem behandelnden Arzt mit einer physikalischen Ödemtherapie behandelt werden.

Lymphostatische Hämangiopathie

- Schädigung der endothelialen Glykokalyx der Blutkapillaren mit verstärkter Durchlässigkeit
- An den kleinen Arterien und Venen: Volumen- und Längenzunahme mit geschlängeltem Verlauf, vermehrte Blutgefäß-Lymphkapillar-Shunts in der Dermis
- Perivasal Anhäufung von Entzündungszellen
- Schädigung sämtlicher Wandschichten an den großen Blutgefäßen mit Ödematisierung, Fibrosierung und Untergang elastischer Fasern
- Klinisch ggf. livide Verfärbung der Haut ohne Überwärmung

1.2.5 Pathophysiologie des Lymphödems

- Eine schwerwiegende lymphvaskuläre Drainagestörung, bedingt durch eine mechanische oder Sicherheitsventilinsuffizienz des Lymphgefäßsystems, ist Ursache der lymphostatischen Krankheitsbilder.
- Die Folgen sind fehlender Abtransport der Eiweiße, mangelnde Versorgung des Gewebes und eine lokale Immunschwäche.

1.2 Physiologie und Pathophysiologie des Lymphgefäßsystems

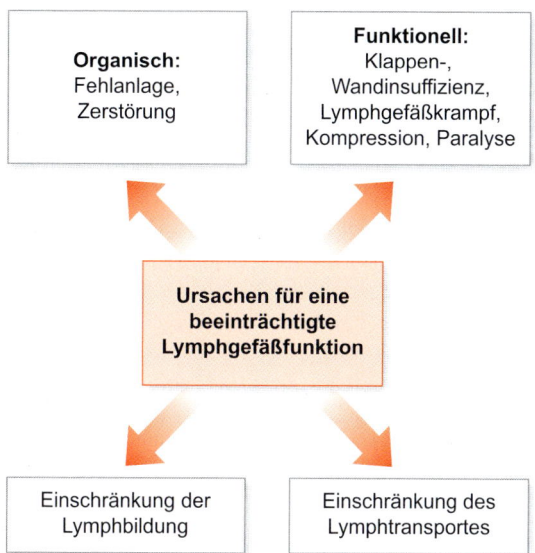

Abb. 1.30 Ursachen für eine beeinträchtigte Lymphgefäßfunktion [T726/L231]

- Das Lymphödem kann alle Körperteile betreffen; am häufigsten sind Lymphödeme der Extremitäten.

Ursachen

Mögliche Ursachen einer **beeinträchtigten Lymphgefäßfunktion** sind (▶ Abb. 1.30):
- Organische Ursachen: Fehlanlage, Zerstörung
- Funktionelle Ursachen: Klappeninsuffizienz, Wandinsuffizienz, Lymphgefäßspasmus, Kompression, Paralyse

Das führt zu:
- Einschränkung des Lymphtransportes
- Einschränkung der Lymphbildung

Lymphostatische Lymphangio- und Lymphonodopathie
- **Lymphostatische Lymphangiopathie:**
  - Polymerisationsstörung der elastischen Fasern
  - Perilymphovaskulärer fibrosklerotischer Umbau mit Erschwerung der Lymphbildung
  - Obliteration, Thrombosierung, Längen- und Volumenzunahme der Lymphgefäße sowie transmurale Fibrose der Lymphkollektoren mit Erschwerung des Lymphtransports
  - Folge: Reduktion von Lymphbildung und Lymphtransport
- **Lymphostatische Lymphonodopathie:**
  - Hautsächlich Fibrose der perinodalen, afferenten Lymphkollektoren und der Lymphknoten

- Gestörte Perfusion und Immunreaktion
- Folge: Verschlechterung der Immunantwort

Kompensationsmöglichkeiten des Körpers bei Entwicklung einer Lymphostase

- Sicherheitsventilfunktion
- Bildung von lympholymphatischen und lymphovenösen Anastomosen (Lymphangiogenese)
- Umleitung der Lymphe über bestehende Kollateralgefäße und Lymphsinus
- Versickern von interstitieller Flüssigkeit im prälymphatischen Kanalsystem
- Zellulärer Abbau der Gewebseiweiße durch Makrophagen

Erst wenn diese Kompensationsmöglichkeiten ausgeschöpft sind, kommt es zur Entwicklung eines Lymphödems.

Folgen persistierender eiweißreicher Ödeme

- Bei einem persistierenden eiweißreichen Ödem kommt es zu einer Gewebsveränderung, die einer **chronischen Entzündungsreaktion** entspricht.
- Der gestörte Abtransport freier Sauerstoffradikale und anfallender Lipoperoxide führt zur oxydativen Schädigung von Eiweißen, Zellmembranen, der Blutkapillarendothelzellen und der Glykokalyx der Blutkapillaren.
- Dies führt zur Aktivierung der Makrophagen mit Freisetzung der Zytokine IL1 und IL6, dem Anstieg von Wachstumsfaktoren und Matrixmetalloproteinasen.
- **Folgen** sind:
  - Zerstörung elastischer Fasern
  - **Gefäßproliferation**
  - Aktivierung der Fibroblasten → vermehrte **Kollagenbildung** und **Fibrosklerose**

In lymphödematös gestautem Gewebe finden sich **Vermehrungen** von:
- Makrophagen
- Gewebsmastzellen
- Plasmazellen
- Fibroblasten und Lymphozyten
- Blut- und Lymphgefäßen
- Fibrinogen
- Hyaluronsäure

Stadien

- **Stadium 0** (Latenz- oder Intervallstadium):
  - Lymphangiopathie mit noch suffizientem Lymphgefäßsystem.
  - TK ↓ > LL normal (▶ Abb. 1.31).
  - Welche Leistungsfähigkeit das Lymphgefäßsystem nach einer Schädigung wiedererlangt, hängt von seiner Regenerationsfähigkeit und vom vorbestehenden Zustand der TK ab.
- **Stadium I:** reversibles Stadium
- **Stadium II:** irreversibles Stadium
- **Stadium III:** lymphostatische Elephantiasis

Klassifikation des Lymphödems

- Die Einteilung der Lymphödeme (▶ Abb. 1.32) erfolgt in primäre (▶ Kap. 6) und sekundäre (▶ Kap. 7).

1.2 Physiologie und Pathophysiologie des Lymphgefäßsystems

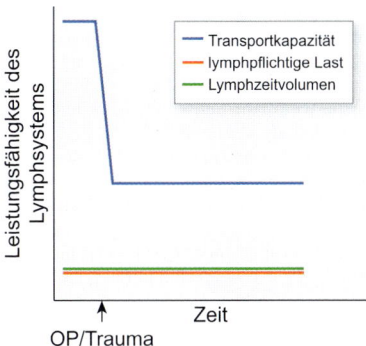

Abb. 1.31 Latenz- oder Intervallstadium (Stadium 0) des Lymphödems (TK$_{rediziert}$ > LL$_{normal}$) [T726/L231]

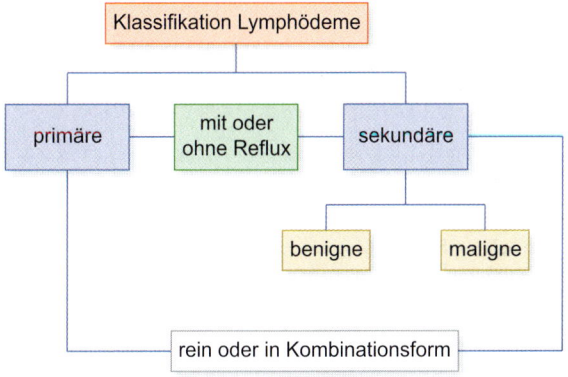

Abb. 1.32 Klassifikation des Lymphödems [T726/L231]

- Beim sekundären Lymphödem ist außerdem zu differenzieren, ob es benigne oder maligne ist.
- Primäres und sekundäres Lymphödem können mit oder ohne Reflux einhergehen.
- Sie können als reines (alleiniges) Lymphödem auftreten oder in Kombination mit anderen Dysplasien bzw. Erkrankungen.

 Merke
Da ein Lymphödem erstes Symptom einer malignen Erkrankung sein kann, diese Ursache als erstes ausschließen.

Literatur

Casley-Smith JR. The fine structure and functioning of tissue channels and lymphatics. Lymphology. 1980; 13(4), 177–183.

Castenholz A, Hauck G, Rettberg U. Light and electron microscopy of the structural organization of the tissue-lymphatic fluid drainage system in the mesentery: an experimental study. Lymphology. 1991; 24(2): 82–92.

Castenholz A, Zöltzer H. Funktionsmorphologische Mechanismen des Lymphtransportes. Z. Lymphologie. 1985; 9: 14–20.

Földi M, Kubik S (Hrsg.) Lehrbuch der Lymphologie. München/Jena: Urban & Fischer, 2002.

Gerli R, Solito R, Weber E, Agliano M. Specific adhesion molecules bind anchoring filaments and endothelial cells in human skin initial lymphatics. Lymphology. 2000; 33: 148–157.

Hall J, Morris B, Wooley G. Intrinsic rhythmic propulsion of lymph in the unaesthetized sheep. J. Physiol. 1965; 180: 336–349.

Hauck, G Zur Physiologie des Lymphgefäßsystems. Z. Lymphologie. 1989; 13: 32–36.

Hauck G, Castenholz A. [Contribution of prelymphatic structures to lymph drainage]. Z Lymphol. 1992; 16(1): 6–9.

Mislin HA. Die Motorik der Lymphgefäße und die Regulation der Lymphherzen. In: Altmann HW, Büchner F, Cottier H, et al. (Hrsg.). Handbuch der allgemeinen Pathologie, 3. Band.: Die Zwischensubstanzen, Gewebe, Organe, 6. Teil: Lymphgefäßsystem. Berlin: Springer, 1973.

Von Recklinghausen, FD. Die Lymphgefäße und ihre Beziehungen zum Bindegewebe. Nachdruck d. Originalausgabe von 1862. Bremen: University Press, 2013.

Schad H. Physiologie der Lymphbildung und der Lymphströmung. Phlebol .1996; 25: 213–221.

Weissleder H, Schuchhardt C. Erkrankungen des Lymphgefäßsystems. Köln: Viavital Verlag, 2015.

Zöltzer H. Das initiale Lymphendothel ist aktiv an der Lymphbildung beteiligt. LymphForsch. 2001, 5: 7–17.

Zöltzer H. Initiale Lymphsinus – Morphologie und Funktion der Endothelzellen. Neue Aspekte zur funktionellen Anatomie der initialen Lymphstrombahn. LymphForsch. 2001; 5: 53–64.

Zöltzer H, Suarez-Sabatés C. Ultrastrukturelle Besonderheiten des Lymphendothels – Eine transmissionselektronenmikroskopische Studie. LymphForsch. 2002; 6: 69–78.

Zöltzer H. Funktionelle Anatomie der Lymphbildung. LymphForsch. 2003; 7 (2): 60–68.

Zöltzer H, Linker I. Präkollektor und Randsinus des Lymphknotens – morphologisch ähnliche Abschnitte des Lymphgefäßsystems? LymphForsch. 2007; 11 (2): 74–81.

2 Diagnostik lymphangiologischer Erkrankungen

Wolfgang Justus Brauer

2.1	Allgemeines zu den diagnostischen Verfahren	40	2.4.4	Sonografie	48
2.2	Anamnese	40	2.4.5	Indirekte Lymphangiografie	49
2.3	Körperliche Untersuchung	41	2.4.6	Direkte Lymphografie	50
2.3.1	Inspektion	41	2.4.7	MRT	50
2.3.2	Palpation	42	2.4.8	Fazit apparative Diagnostik	52
2.3.3	Dokumentation	43	2.5	Diagnostischer Algorithmus	52
2.4	Apparative Diagnostik	43	2.5.1	Symmetrie	52
2.4.1	Volumenmessung	43	2.5.2	Asymmetrie	52
2.4.2	Labor	44	2.5.3	Lymphödem	53
2.4.3	Funktionslymphszintigrafie	44			

2.1 Allgemeines zu den diagnostischen Verfahren

Lymphödeme sind je nach Ausprägung mit klinischer bzw. bildgebender Diagnostik nachweisbar:

Klinisch manifeste Lymphödeme ab Stadium 2 lassen sich, sofern keine Komorbiditäten bestehen, in der Regel einfach und zuverlässig mit der **Basisdiagnostik** beurteilen: Anamnese, Inspektion, Palpation sowie Volumenmessung (▶ Kap. 2.2, ▶ Kap. 2.3). Die Basisdiagnostik sollte eine klinische Beurteilung hinsichtlich Ätiologie, patient-reported Outcome, Stadium und Lokalisation des Lymphödems ermöglichen.

Bei Vorliegen differenzialdiagnostisch relevanter Komorbiditäten, bei Lymphödemen im Frühstadium, bei Beteiligung innerer Organe oder bei gutachterlicher Fragestellung und bei Erwägung einer invasiven Therapie ist die alleinige Basisdiagnostik nicht ausreichend (S2k-Leitlinie Diagnostik und Therapie der Lymphödeme), hier kommt die **weiterführende Diagnostik** zum Einsatz. Darunter versteht man Funktionsdiagnostik, morphologische bildgebende Verfahren, spezielle Labordiagnostik sowie die genetische Diagnostik.

- **Funktionsdiagnostik:**
  - Funktionslymphszintigrafie (▶ Kap. 2.4.3)
  - Indocyanin-Grün-Fluoreszenz-Lymphografie
- **Morphologische Diagnostik:**
  - Statische Lymphszintigrafie (▶ Kap. 2.4.3)
  - Sonografie (▶ Kap. 2.4.4)
  - Indirekte Lymphangiografie (▶ Kap. 2.4.5)
  - Direkte Lymphangiografie (▶ Kap. 2.4.6)
  - Interstitielle MRT (▶ Kap. 2.4.7)
  - Indocyanin-Grün-Fluoreszenz-Lymphografie

Die bioelektrische Impedanzmessung ist ein experimentelles Verfahren zur Diagnostik von Ödemerkrankungen.

Subklinische Lymphödeme und teilweise auch Lymphödeme im Stadium 1 lassen sich zuverlässig nur mit der Funktionslymphszintigrafie diagnostizieren. Morphologische Bildgebung ist zur Frühdiagnostik nicht oder nur eingeschränkt geeignet, wohl aber zur Verlaufskontrolle. Indocyanin-Grün-Fluoreszenz-Lymphografie, direkte Lymphangiografie, MRT (und CT) kommen im Rahmen operativer oder interventioneller Eingriffe zum Einsatz.

2.2 Anamnese

- Beginn der Symptomatik:
  - Akuter oder schleichender Beginn?
  - Wann traten Schwellungen/Ödeme auf?
  - Traten Schwellungen/Ödeme auch vorher schon einmal auf?
- Verlauf
- Auslösendes Ereignis:
  - Verletzungen
  - Operationen im Gebiet der drainierenden Lymphgefäße
  - Schwangerschaft
  - Tropenaufenthalt (Hinweis auf Filariasis, Podoconiose?)
  - Begleiterkrankungen
- Gewichtsveränderungen

- Maligne Erkrankungen: Art der Operation, Bestrahlung (wo?)
- Lokalisation der Beschwerden
- Spannungs- und Schwellungsgefühl
- Druck- und Spontanschmerzen:
  - Lipödem: Druck- und/oder Spontanschmerzen
  - Primäres und sekundäres Lymphödem: meist schmerzfrei
- Ausbreitungsrichtung des Ödems (distal nach zentral vorwiegend beim primären Lymphödem, zentral nach distal häufiger beim sekundären Lymphödem bei zentral gelegener Schädigung)
- Erysipel: tritt bei Lymphtransportstörungen gehäuft auf und ist oft erster Hinweis auf ein (subklinisches) Lymphödem
- Medikamentenanamnese
- Familienanamnese
- Einschränkungen im Alltag
- Versorgung mit Hilfsmitteln: z. B. BH-Versorgung, Brustprothese, Kompressionsstrümpfe
- Bisher durchgeführte Therapien
- Bereits erfolgte Entstauungstherapie: klinische Symptomatik kann sich dadurch in einzelnen Fällen trotz fortbestehender Transportstörung erheblich bessern, was zu Fehleinschätzungen führen kann

2.3 Körperliche Untersuchung

2.3.1 Inspektion

- Ödemlokalisation
- Ödemabgrenzung
- Verformungen und Konturveränderungen (▶ Abb. 2.1)
- Volumenzunahme
- Asymmetrie
- Kastenzehen: Zehen mit rechteckigem Querschnitt (▶ Abb. 2.1)
- Verstrichenes oder balloniertes, eingeschränkt dellbares Relief des Fußrückens (▶ Abb. 2.1)
- Ausgefüllte oder ballonierte, eingeschränkt dellbare Area retromalleolaris
- Fettgewebeverteilungsstörung
- Nach Lymphonodektomie Beachtung der Tributargebiete bezüglich Ödemzeichen (z. B. beim sekundären Armlymphödem: Beachtung auch der Mamma, Brustwand und der Rückenweichteile)
- Vertiefte natürliche Hautfalten (▶ Abb. 2.1)
- Hautfarbe
- Hautfurchen durch einschnürende Kleidung
- Hämatome: Lokalisation
- Entzündungszeichen
- Varizen
- Papillomatose: flächige verruköse Hautveränderungen (▶ Abb. 2.1)
- Hyperkeratose: Verhornungen der Haut
- Hyperpigmentierung
- Ulkus
- Rhagaden
- Mykosen

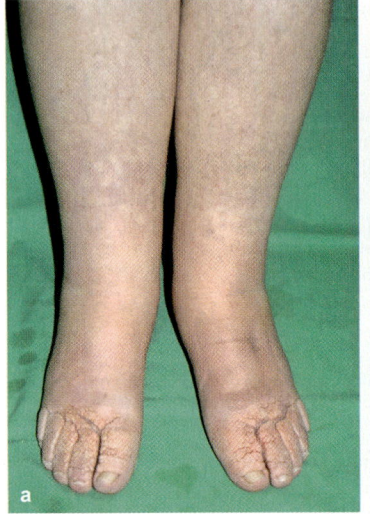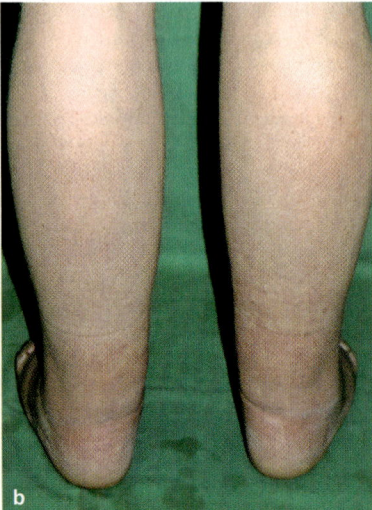

Abb. 2.1 Lymphödem Stadium 3. a) Säulenförmige Deformierung der Unterschenkel, verstrichenes Sprunggelenksrelief, ballonierte Fußrücken (links noch dellbar), vertiefte natürliche Hautfalten, Kastenzehen und Papillomatose. b) Ballonierte Area retromalleolaris [M874]

- Lymphangiektasie (erweiterte Lymphgefäße)
- Lymphfisteln
- Narben

2.3.2 Palpation

- **Gewebekonsistenz:** Mit zunehmender Fibrosklerose und Fettgewebsproliferation nehmen die Konsistenz zu und die Dellbarkeit ab.
- **Hautfaltentest:** Zur Prüfung der Gewebekonsistenz eine Hautfalte abheben. Mit zunehmender Fibrosklerose und/oder Fettgewebsproliferation nimmt die Konsistenz der Haut und Unterhaut zu und die Dellbarkeit ab, die Hautfalten sind verbreitert.
- **Stemmer-Zeichen:** Zur Prüfung der Gewebekonsistenz über dem Grundglied der 2. Zehe oder, analog, des Zeigefingers eine Hautfalte abheben.
  - **Negatives** Stemmer-Zeichen: Es lässt sich eine schmale Hautfalte abheben. (▶ Abb. 2.2a)
  - **Positives** Stemmer-Zeichen: Es lässt sich nur eine verbreiterte oder gar keine Hautfalte abheben (▶ Abb. 2.2b).

 Merke
Ein eindeutiges positives Stemmer-Zeichen, ein verstrichenes oder balloniertes eingeschränkt dellbares Relief des Fußrückens und eine ausgefüllte oder ballonierte eingeschränkt dellbare Area retromalleolaris sind zuverlässige Zeichen für ein Lymphödem, ein Fehlen dieser Symptome schließt ein Lymphödem nicht aus.

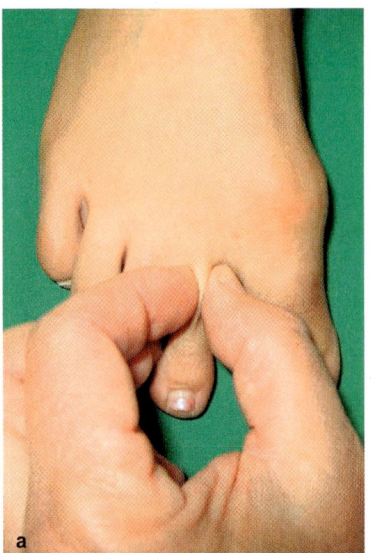 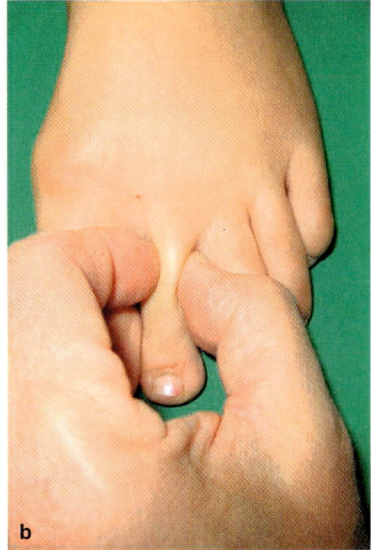

Abb. 2.2 Lymphödem beidseits. a) Rechts negatives Stemmer-Zeichen und verstrichener Fußrücken. b) Links positive Stemmer-Zeichen und ballonierter Fußrücken mit verdickter Kutis [M874]

- Hautverschieblichkeit, Hautelastizität.
- Hauttemperatur, -feuchtigkeit.
- Gelenkbeweglichkeit, Bewegungsausmaß.
- **Lymphknoten:** bei onkologischen Fragestellungen überall, sonst regional einschließlich Gegenseite.

2.3.3 Dokumentation

- Umfangsmessungen (▶ Kap. 2.4.1)
- Fotodokumentation:
    - Standardisierte Aufnahmeparameter mit gleichbleibendem Abstand von 4 Seiten
      Optimal vor dunkelblauem oder dunkelgrünem Hintergrund
    - Vor und nach Entstauung des Ödems

2.4 Apparative Diagnostik

2.4.1 Volumenmessung

- Volumenmessung mit standardisiertem Messprotokoll mit Maßband nach Kuhnke: Messungen mit einem Maßband alle 4 cm (Scheibenmethode)
- Optoelektronisch
- Ödemmessung durch Umfangsmessung mittels Maßband an definierten Messpunkten, vorwiegend zur Verlaufskontrolle

2.4.2 Labor

Laboruntersuchungen sind bei folgenden Ödemformen **nicht erforderlich**:
- Unkompliziertes primäres und sekundäres Lymphödem
- Phlebolymphödem
- Posttraumatisches Lymphödem
- Postoperatives Lymphödem
- Inaktivitätsödem

Laboruntersuchungen sind hingegen **erforderlich** bei:
- Verdacht auf Mitbeteiligung innerer Organe (lymphostatische Enteropathie)
- Chylösem Reflux
- Entzündlichen Erkrankungen (Erysipel, Mastitis)
- Rheumatisch bedingtem Ödem
- Internistisch bedingtem Ödem (kardial, renal, hepatisch oder durch Hypoproteinämie)
- Endokrin bedingtem Ödem
- Schwangerschaftsbedingtem Ödem
- Abklärung zyklisch-idiopathischer Ödeme

2.4.3 Funktionslymphszintigrafie

Die Funktionslymphografie ist eine nuklearmedizinische Untersuchung zur Quantifizierung des **Lymphtransports** der Extremitäten. Sie besteht aus 2 Komponenten:
- **Dynamische Studie** (▶ Abb. 2.3a)
- **Statische Lymphszintigrafie** (▶ Abb. 2.3b, ▶ Abb. 2.4)

Ermittelt wird der Uptake eines in der Peripherie injizierten, radioaktiv markierten Tracers, der ausschließlich durch das Lymphgefäßsystem abtransportiert wird. Dabei kommen die regionalen Lymphknoten zur Darstellung und die Transportzeit für den Tracer kann bestimmt werden. Die Messungen der radioaktiven Strahlung und die Bildgebung erfolgen mit einer Gamma-Kamera.

Indikationen

- Funktionsbeurteilung des peripheren Lymphgefäßsystems
- Objektivierung des Lymphödems vorwiegend bei primären und sekundären Lymphödemen im subklinischen Stadium und Stadium 1 sowie bei Extremitätenschwellungen unklarer Genese
- Planung und Therapiekontrolle bei (mikro-)chirurgischen oder interventionellen Eingriffen am Lymphgefäßsystem

Methodik

Als **Tracer** werden ^{99m}Tc-Nanokolloide verwendet, in Deutschland vorwiegend ^{99m}Tc-Human-Serum-Albumin-Nanokolloid. Tracer von verschiedenen Herstellern lassen sich nicht austauschen.

Die **Injektion** des Tracers erfolgt subkutan in den distalen Fußrücken zwischen 1. und 2. Zehenstrahl bzw. in den distalen Handrücken zwischen 2. und 3. Fingerstrahl. Eine Einzeldosis von ca. 37 MBq in < 0,1 ml Volumen ist ausreichend.

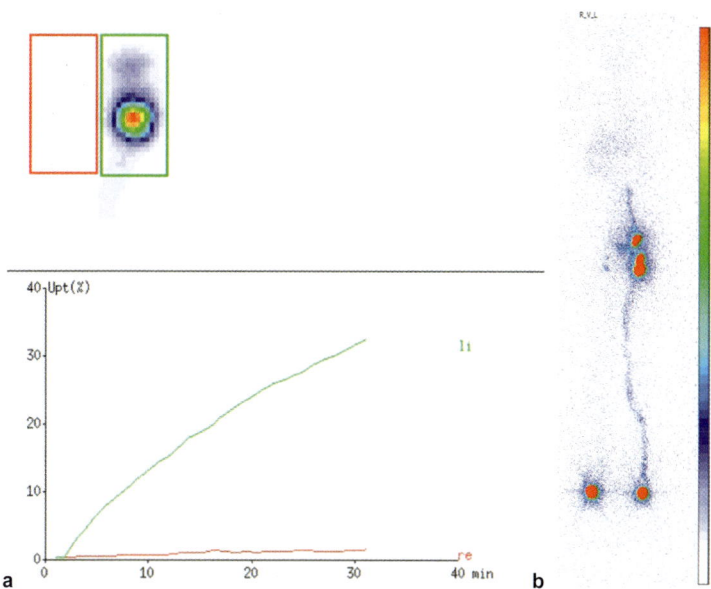

Abb. 2.3 Lymphödem rechtes Bein, Normalbefund linkes Bein. a) Funktionslymphszintigrafie. Inguinoiliakaler Lymphknoten-Uptake während der Belastung durch Gehen auf dem Laufband. Gleichmäßiger Kurvenanstieg. Nach 30 Min. links (grün markiertes Messfeld) regelrechter Uptake (32,9 %), rechts (rot markiertes Messfeld) erniedrigter Uptake (1,41 %) (pathologisch < 7,5 %, Normbereich > 8,4 %). b) Statische Lymphszintigrafie, Tracerdepots in den Füßen. Links Radioaktivitätsanreicherung im Verlauf der Lymphkollektoren des vorderen präfaszialen Längsbündels und der inguinoiliakalen Lymphknoten, rechts im Verlauf der Lymphkollektoren fehlende Aktivitätsbelegung, minimale Aktivitätsanreicherung in den inguinalen Lymphknoten [F666]

Dynamische Lymphszintigrafie

Unter Ruhebedingungen ist der Lymphfluss für eine quantitative Erfassung zu langsam. Deshalb ist es erforderlich, die dynamische Studie zur **Aktivierung der Pumpfunktion** der Lymphangien unter standardisierter körperlicher Belastung durchzuführen.

Durchführung

- Bei der Untersuchung der **Beine** hat sich das Gehen auf dem Laufband mit definierter Belastungszeit, Gehgeschwindigkeit und Schrittfrequenz als optimal erwiesen. Ersatzweise kann mit metronomgesteuertem und durch Schrittzähler kontrolliertem Gehen belastet werden. Andere Formen der Belastung sind weniger zuverlässig.
- Die Untersuchung der **Arme** erfolgt am liegenden Patienten. Belastet wird durch metronomgesteuerten rhythmischen Faustschluss.

Auswertung

- **Bestimmung der Transportzeit:** Die Transportzeit ist die Zeitdifferenz zwischen Belastungsbeginn und dem ersten Radioaktivitätsnachweis in den regionalen Lymphknoten.

2 Diagnostik lymphangiologischer Erkrankungen

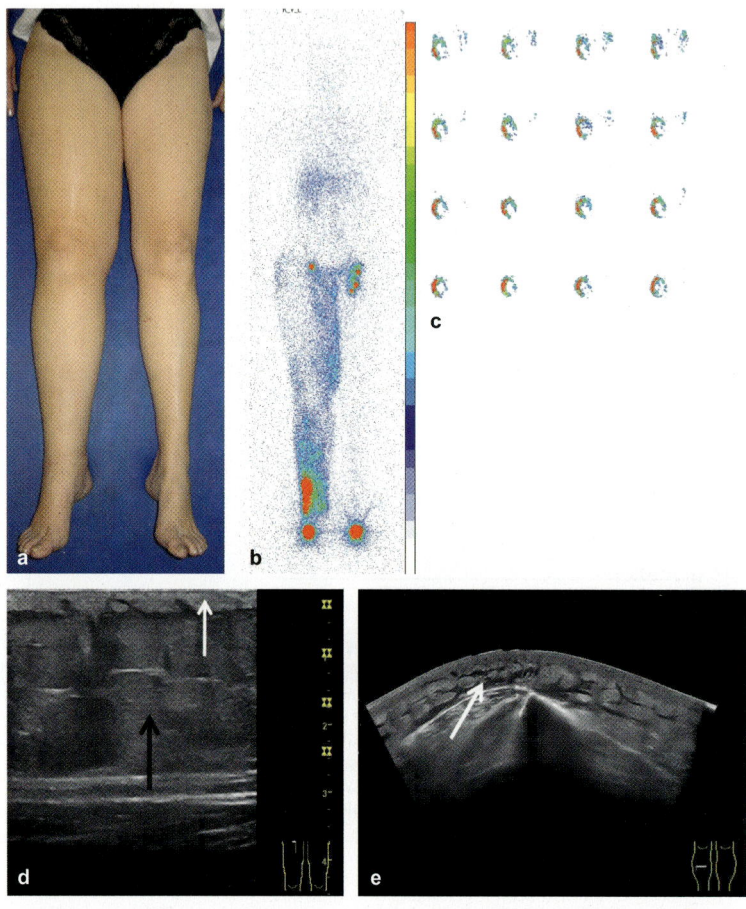

Abb. 2.4 a) Sekundäres Lymphödem rechts > links nach Operation eines Zervix- und Vulvakarzinoms und Radiatio. Statische Lymphszintigrafie (b) und SPECT (c) der Unterschenkel. Rechts ausgeprägter manschettenförmiger Dermal Backflow. Links fehlende Aktivitätsbelegung im Verlauf der vorderen präfaszialen Längsbündel. Minimale Aktivitätsanreicherung in den inguinalen Lymphknoten beidseits. d) Sonografie des rechten Oberschenkels. Man erkennt eine verdickte Kutis (weißer Pfeil) und Subkutis (schwarzer Pfeil), eine diskrete feindisperse Struktur, aber keine liquiden Strukturen. e) Sonografie des rechten Unterschenkels transversal mit dreidimensionalen netzförmigen liquiden Strukturen (Pfeil). [M847]

- **Schwächungskorrektur:** Zur Berechnung des Lymphknoten-Uptakes ist neben der Zerfallskorrektur eine Schwächungskorrektur erforderlich. Die Strahlung aus den radioaktiv markierten Lymphknoten wird von dem darüber liegenden Gewebe geschwächt. Die Schwächung nimmt exponentiell mit der Lymphknotentiefe zu. Die Tiefen liegen für die inguinalen Lymphknoten bei bis zu einer Halbwertschichtdicke (45 mm) und für die iliakalen und axillären Lymphknoten bei bis zu 3 Halbwertschichtdicken (135 mm). Somit kann im ungünstigsten Fall nur ein Achtel der gespeicherten Aktivität gemessen werden.

Zur Berechnung der Schwächungskorrektur muss in der Regel die Lymphknotentiefe bestimmt werden.
- Die SPECT (Singlephoton Emission Computed Tomography) ist ein genaues, aber auch zeitaufwändiges und kostenintensives Schnittbildverfahren zur Ermittlung der Lymphknotentiefe.
- Die Ultraschalluntersuchung ist zur Lymphknotentiefenbestimmung sehr ungenau.
- Die Schwächungskorrektur mit der BMI-Korrekturformel ist ein einfaches und genaues Verfahren zur Bestimmung quantitativer Lymphknoten-Uptake-Werte bei der Funktionslymphszintigrafie der Beine. Für die oberen Extremitäten wurde noch keine BMI-Schwächungskorrekturformel entwickelt.
- **Norm- und pathologische Werte des Lymphknoten-Uptakes:**
  - Bei den **Beinen** liegt der pathologische Bereich des Lymphknoten-Uptakes nach standardisierter, 30-minütiger Belastung durch Gehen < 7,48 %, der Graubereich zwischen 7,48 % und 8,39 %, der Normbereich > 8,39 %.
  - Bei den **Armen** überlappen sich die Messbereiche für Normalkollektive und Lymphödeme geringfügig. Der Normalbereich des Lymphknoten-Uptakes liegt nach 60 Min. zwischen 5,1 % und 17,4 % und der Uptake bei Lymphödemen < 5,3 %.

Interpretation

Der Lymphknoten-Uptake-Wert hängt von patientenbedingten Faktoren und der Untersuchungsmethode ab. Das Verhältnis von lymphpflichtiger Last zum Ausmaß der Einschränkung der Transportkapazität bestimmt, ob der Uptake erhöht, (scheinbar) normal oder erniedrigt ist.
- **Erniedrigter Uptake:**
  - Lymphtransportstörung
  - Unzureichende Aktivierung der Pumpfunktion der Lymphangien durch ungenügende Belastung
- **Erhöhter Uptake:**
  - Erhöhte lymphpflichtige Last bei dynamischer Insuffizienz:
    - Bei jungen Lipödempatientinnen
    - Frühformen der CVI (chronisch-venöse Insuffizienz)
    - Medikamentöses Ödem
  - Bei kombinierter Insuffizienz, abhängig von der Relation von Transportkapazität und lymphpflichtiger Last:
    - CVI Stadium ab Stadium 3 (CEAP)
    - Mechanische fluidstatische Insuffizienz
- **Uptake-Werte im Normbereich:**
  - Ungestörter Lymphtransport, abhängig von der Relation von Transportkapazität und lymphpflichtiger Last
  - Kombinierte Insuffizienz
- **Transportzeit:** Normale Transportzeiten schließen eine Lymphtransportstörung nicht aus, verzögerte Transportzeiten beweisen bei korrekter Injektionstechnik ein Lymphödem

Merke
Das subklinische Lymphödem lässt sich zuverlässig nur mit der Funktionslymphszintigrafie nachweisen.

Statische Lymphszintigrafie

Sie wird als ventrale Ganzkörper- oder als Teilkörperszintigrafie im Anschluss an die dynamische Studie durchgeführt. Lymphkollektoren stellen sich als bandartige Radioaktivitätsanreicherungen dar. Die Speicherung des Radiopharmakons in den Lymphknoten führt zur fokalen Radioaktivitätsanreicherung unterschiedlicher Größe und Intensität (▶ Abb. 2.4). Eine Differenzierung der Lymphgefäßzahl oder ihres Lumens ist ebenso wenig möglich wie eine Beurteilung der Lymphknotengröße oder -struktur.

Durchführung
Ventrale Ganzkörper- oder Teilkörperszintigrafie.

Auswertung und Interpretation
Abhängig vom Maß der Transportstörung beim Lymphödem sind Lymphkollektoren und Lymphknoten der betroffenen Region schwächer und kleiner, teilweise weniger deutlich sichtbar oder nicht mehr abgrenzbar.
- Pathologisch lokalisierte Radioaktivitätsanreicherungen können Ausdruck von Lymphozelen und Lymphzysten oder einer lokalen Schädigung des Lymphgefäßsystems sein (▶ Abb. 2.4b)
- Flächige Anreicherungen des Radiopharmakons entsprechen einem Dermal Backflow infolge einer Abflussstörung und einer Klappeninsuffizienz. Durch ergänzende Untersuchungen mit der SPECT lässt sich die Ausbreitung eines Dermal Backflows besser als mit der planaren Szintigrafie beurteilen (▶ Abb. 2.4c).

2.4.4 Sonografie

Die Sonografie ist ein morphologisches Untersuchungsverfahren. Systemvoraussetzung für eine lymphologische Diagnostik ist ein Ultraschallgerät mit hochauflösendem Schallkopf. Spezielle Bildverarbeitungssoftware, insbesondere Speckle Reduction Imaging und Tissue Harmonic Imaging, erhöhen die Ortsauflösung und die Sensitivität des Ultraschalls beim Erkennen von interstitieller Flüssigkeit.

Indikationen
- Beurteilung ödematöser Strukturveränderungen beim Lymphödem
- Beurteilung sekundärer Gewebsveränderungen
- Diagnostik ursächlicher Pathologien beim sekundären Lymphödem
- Therapie- und Verlaufskontrolle des Lymphödems

Vorteile der Sonografie:
- Klärung lokaler Befunde: Form, Menge und Verteilung flüssiger Strukturen
- Differenzierung zwischen Erysipel, Fasziitis, Phlegmone oder Abszedierungen
- Unverzichtbar bei lymphologisch-phlebologischen Fragestellungen

Nachteile der Sonografie:
- Keine Differenzierung der interstitiellen Flüssigkeit
- Unterscheidung von Lymphzysten, Lymphozelen und Seromen in der Regel nicht möglich
- Beweis eines Lymphödems allein sonografisch meist nicht möglich
- Erweiterte Extremitätenlymphgefäße stellen sich als tubuläre Strukturen dar, die keine Perfusionssignale aufweisen; normale Lymphkollektoren sind kaum zu erkennen

- Subklinische Lymphödeme sind nicht zu erkennen, im Stadium 1 ist die Sonografie häufig unauffällig
- Fehlende Durchblutungssignale in Gefäßstrukturen bei der farbcodierten Duplexsonografie oder Power-Mode-Sonografie beweisen kein Lymphgefäß

Auswertung und Interpretation

Mögliche sonografische Kriterien eines Lymphödems sind:
- Verdickung der Kutis (▶ Abb. 2.4d)
- Verdickung der Subkutis (▶ Abb. 2.4d)
- Fehlende Differenzierbarkeit von Kutis und Subkutis
- Feindisperse Struktur (▶ Abb. 2.4d): kann verursacht werden durch Ödem, entzündliches Ödem, Strahlenfibrose oder Fibrosen beim fortgeschrittenen Lymphödem
- Erhöhte Echogenität
- Dreidimensionale netzartige flüssige Strukturen (▶ Abb. 2.4e): Unspezifisches Kriterium vermehrter interstitieller Flüssigkeit unterschiedlicher Art

Merke
Zur **Therapie- und Verlaufskontrolle** des Lymphödems ist die Sonografie geeignet, der Beweis eines Lymphödems ist dagegen allein sonografisch meist nicht möglich.

2.4.5 Indirekte Lymphangiografie

Die indirekte Lymphangiografie ist ein morphologisches radiologisches Verfahren zur Darstellung **epifaszialer Lymphgefäße** im Bereich der Körperoberfläche.

Methodik

Ein nichtionisches dimeres Röntgenkontrastmittel wird langsam und unter hohem Druck intrakutan infundiert. Es bildet sich eine Kontrastmittelquaddel, von der aus Lymphgefäße über eine Distanz von ca. 30 cm zur Darstellung kommen. Lymphknoten lassen sich nicht darstellen.

Indikationen

- Präoperative Planung bei plastischen lymphologischen Eingriffen
- Uneindeutige Ergebnisse bei der Funktionslymphszintigrafie
- Lymphödemdiagnostik bei Patienten, bei denen eine Funktionslymphszintigrafie nicht durchführbar ist (z.B. Körperstamm, Kopf-Hals-Bereich, immobile Patienten)

Auswertung und Interpretation

Diagnostische Kriterien sind:
- Form des Kontrastmitteldepots
- Erkennen initialer (und damit pathologisch erweiterter) Lymphgefäße (▶ Abb. 2.5)
- Weite und Verlauf der Kollektoren
- Gefäßabbrüche
- Atypische Drainagewege (▶ Abb. 2.5)
- Dermal Backflow (▶ Abb. 2.5)
- Extravasate

✓ Merke
Eine unauffällige indirekte Lymphangiografie schließt eine Lymphtransportstörung nicht aus.

2.4.6 Direkte Lymphografie

Die direkte Lymphografie ist ein röntgenologisches Verfahren zur detaillierten Darstellung von Lymphkollektoren und Lymphknoten im Rahmen interventioneller oder operativer Eingriffe in das Lymphgefäßsystem.

Methodik

Direkte pedale Lymphangiografie nach Präparation eines Lymphgefäßes am Fuß oder direkte Lymphangiografie über punktierte Lymphknoten (intranodale Lymphangiografie) und anschließender langsamer Infusion eines öligen jodhaltigen Kontrastmittels.

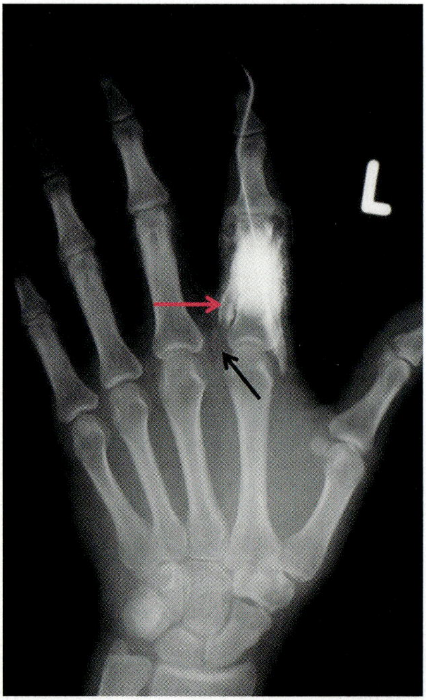

Das Verfahren ist invasiv, zeitaufwändig und mit gewissen Risiken (Letalität 1 : 1.800) behaftet. Für die Lymphödemdiagnostik ist die direkte Lymphografie kontraindiziert, weil sie zu einer Verschlechterung des Lymphödems führen kann.

Abb. 2.5 Indirekte Lymphangiografie bei einem kongenitalen Lymphödem. Man erkennt die erweiterten initialen Lymphgefäße mit Dermal Backflow (schwarzer Pfeil) und einen atypischen Abfluss über die adventitiellen Lymphgefäße der Fingerarterien (roter Pfeil) [M874]

Indikationen

Therapieplanung und Therapie von Leckagen des Lymphgefäßsystems, meist nach Verletzungen oder Operationen intrathorakaler oder abdominaler Lymphgefäße oder bei zentralem Aufstau mit chylösem Reflux durch externe Verlegung beziehungsweise Anlagestörung.

2.4.7 MRT

Bei der Magnetresonanztomografie (MRT) basiert die Bilderzeugung auf der Verteilung von Protonen (Wasserstoffkernen) im Körper. Liquide und ödematöse Veränderungen in der Haut und in der Tiefe sowie Fettgewebe und damit Fettgeweberverteilungsstörungen lassen sich ohne Verwendung eines Kontrastmittels darstellen (▶ Abb. 2.6). Die **interstitielle Magnetresonanztomografie** ist ein morphologisches Untersuchungsverfahren zur Darstellung von Lymphkollektoren, Lymphstämmen

2.4 Apparative Diagnostik

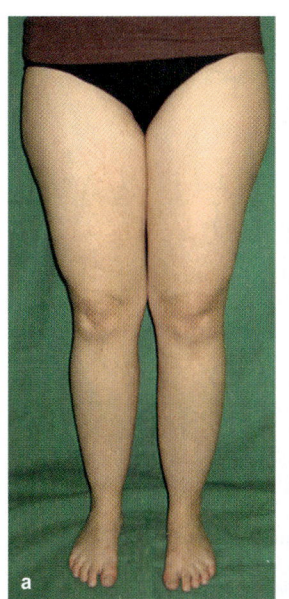
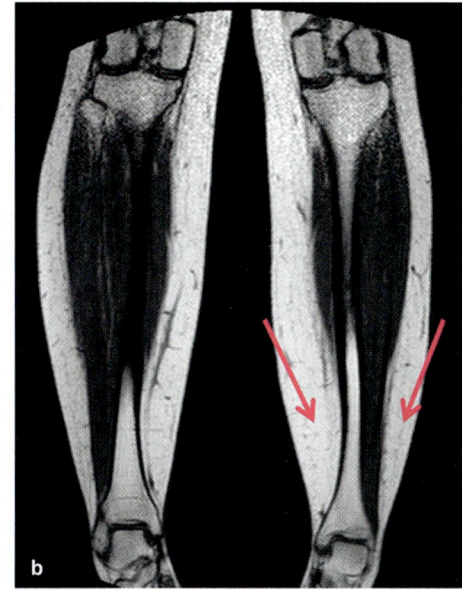
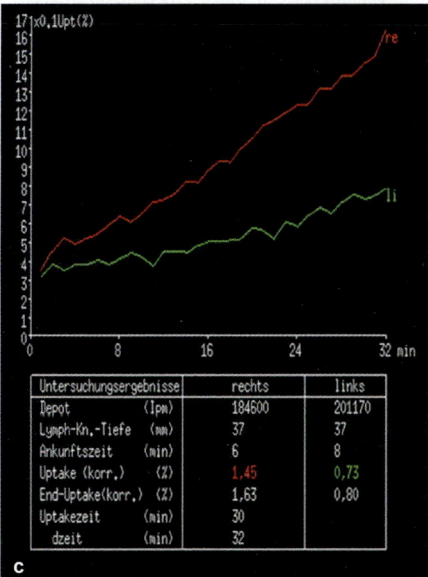

Abb. 2.6 a) Lipödem mit sek. Lymphödem bei einer 29-jährigen Patientin. b) Im MRT erkennt man das prominente subkutane Fettgewebe (hyperintens) mit typischer Fettgewebeverteilungsstörung (Pfeile), kein Ödemnachweis. c) Lymphszintigrafie mit verzögerter Transportzeit links > rechts, erniedrigtem inguinoiliakalem Lymphknoten-Uptake (rechts 1,45 %, links 0,73 %; pathologisch < 7,6 %) [M874]

und Lymphknoten. Nach interstitieller Applikation eines wasserlöslichen, gadoliniumhaltigen Kontrastmittels lassen sich normale und pathologisch veränderte Lymphgefäße und Lymphknoten darstellen. Native und mit intravenöser Kontrastmittelgabe durchgeführte MRT-Untersuchungen sind zur Beurteilung früher Stadien des Lymphödems nicht geeignet (▶ Abb. 2.6).

Indikationen

- Diagnostik auslösender Prozesse sekundärer Lymphödeme
- Beurteilung von Malformationen
- Beurteilung von Folgeschäden und Begleiterkrankungen beim Lymphödem
- Onkologische Diagnostik bei Verdacht auf malignes Lymphödem
- Chylöse Refluxerkrankungen

2.4.8 Fazit apparative Diagnostik

- In der Regel ist ein klinisch **manifestes** Lymphödem mit der **klinischen** Diagnostik einfach, schnell und zuverlässig zu diagnostizieren.
- Das **subklinische** Lymphödem lässt sich nur mit der **Funktionslymphszintigrafie** diagnostizieren.
- Die Funktionsdiagnostik kommt außerdem bei unklaren Krankheitsbildern bei Kombinationserkrankungen zum Einsatz.
- Morphologische Bildgebung, hier vorwiegend der Ultraschall, ist zur Frühdiagnostik eines Lymphödems nicht geeignet, wohl aber zu Verlaufskontrollen.
- MRT und CT sind für die Diagnostik einer Lymphtransportstörung nicht indiziert.

2.5 Diagnostischer Algorithmus

2.5.1 Symmetrie

Bei symmetrischen Veränderungen, insbesondere wenn gut dellbare Ödeme nachweisbar sind und keine für das Lymphödem typische Spätveränderungen vorliegen, sollte differenzialdiagnostisch zuerst gedacht werden an:
- **Internistische** Erkrankungen mit Ödemsymptomatik
- **Medikamentöse** Ödeme
- **Idiopathische** Ödeme

Dies gilt besonders dann, wenn die Ödeme generalisiert auftreten.

Davon ausgenommen sind Patienten mit symmetrischer Lipohypertrophie oder Lipödem, bei denen eine internistische Diagnostik nicht indiziert ist. Die Differenzierung eines Lipödems zum Lipödem mit sekundärem Lymphödem ist gelegentlich nur mit der Funktionslymphszintigrafie möglich.

2.5.2 Asymmetrie

Bei asymmetrischer Volumenzunahme sind im Vorfeld als Ursachen auszuschließen:
- Solide Raumforderungen
- Lokalisierter Riesenwuchs
- Weichteilhypertrophie
- Asymmetrische Ausbildung der Muskulatur

2.5.3 Lymphödem

Lassen sich Ödeme und zu einem Lymphödem (Stadien 2 und 3) passende Gewebs- und/oder Hautveränderungen nachweisen, ist ein Lymphödem wahrscheinlich.

- Primär muss eine ursächliche maligne Erkrankung (Kompression, Invasion, neoplastische Lymphangiose) ausgeschlossen werden.
- **Klassifikation** des Lymphödems:
  - **Benigne** Form: primär oder sekundär
  - **Maligne** Form
- **Primäre** Lymphödeme: Bisher sind über 20 genetische Entitäten bekannt. Noch gebräuchlicher ist die Einteilung nach:
  - Sporadisch auftretende Formen (> 90 %)
  - Hereditäre Erkrankungen
  - Teil eines Syndroms (z. B. Klippel-Trenaunay-Weber-Syndrom)
- Bei den **sekundären** benignen Lymphödemen ist vorwiegend an folgende Ursachen zu denken:
  - Chronisch-venöse Insuffizienz ab Stadium C3 (CEAP-Klassifikation)
  - Iatrogen, z. B. nach Lymphonodektomie, Radiatio, Venenentnahme bei Bypassoperationen, Durchtrennung von Lymphgefäßen bei anderen operativen Eingriffen
  - Posttraumatisch
  - Zustand nach Erysipel
  - Filariasis
  - Adipositas permagna
  - Diabetes mellitus
  - Artifiziell
- Lymphödeme bei Kombinationserkrankungen oder multimorbiden Erkrankungen, die oft mit vielen verschiedenen Medikamenten behandelt werden, stellen eine besondere diagnostische Herausforderung dar, die sich nur individuell lösen lässt.

Literatur
Arbeitsgemeinschaft der Wissenschaftlichen Medizinischen Fachgesellschaften e. V: S2k-Leitlinie Diagnostik und Therapie der Lymphödeme AWMF Reg.-Nr. 058–001. Aus: https://www.awmf.org/uploads/tx_szleitlinien/058-001l_S2k_Diagnostik_und_Therapie_der_Lymphoedeme_2019-07.pdf (letzter Zugriff: 4. August 2020).

3 Konservative lymphologische Therapie

Els Brouwer, Oliver Gültig, Susanne Helmbrecht, Michael Jung, Bettina Kleinschmidt, Jörg Kleinschmidt, Michaela Knestele, Erik Küppers, Anya Miller

3.1	**Komplexe physikalische Entstauungstherapie (KPE)**	56
3.1.1	Fünf-Säulen-Konzept der KPE	56
3.1.2	Therapieversagen	58
3.2	**Manuelle Lymphdrainage (MLD)**	58
3.2.1	Wirkungen	58
3.2.2	Grundgriffe	59
3.2.3	Spezialgriffe	63
3.2.4	Behandlungsaufbau	64
3.2.5	Kontraindikationen	66
3.2.6	Verordnung und Erstattung	67
3.3	**Hautpflege**	67
3.3.1	Gründe	67
3.3.2	Anforderungen	67
3.3.3	Externa	67
3.3.4	Verordnung und Erstattung	70
3.4	**Lymphologischer Kompressionsverband (LKV)**	70
3.4.1	Anforderungen	70
3.4.2	Aufbau und Anlage	71
3.4.3	Wirkungen	71
3.4.4	Kontraindikationen	71
3.4.5	Armverband	72
3.4.6	Beinverband	74
3.4.7	Verordnung und Erstattung	75
3.5	**Medizinische Kompressionsstrümpfe (MKS)**	76
3.5.1	Anforderungen	76
3.5.2	Kompressionsklassen	77
3.5.3	Varianten medizinischer Kompressionsstrümpfe (MKS)	78
3.5.4	Rundgestrickte medizinische Kompressionstrümpfe (MKS)	79
3.5.5	Flachgestrickte medizinische Kompressionsstrümpfe (MKS)	82
3.5.6	Indikationen und Kontraindikationen für die Therapie mit MKS	89
3.5.7	An- und Ausziehhilfen	89
3.5.8	Verordnung und Erstattung	90
3.6	**Konservative lymphologische Therapie**	91
3.6.1	Grundlagen und wichtige Empfehlungen	91
3.6.2	Aufklärung und Motivation	93
3.6.3	Manuelle Lymphdrainage (MLD)	95
3.6.4	Hautpflege	95
3.6.5	Kompression als Therapiegrundlage und Selbstbandage	96
3.6.6	Intermittierende pneumatische Kompression	97
3.6.7	Selbstmanagement mit justierbaren Klettverschluss-Systemen	101
3.6.8	Bewegung in Kompression	104
3.6.9	LymphCycling®	105
3.6.10	Geeignete Sportarten	107
3.6.11	Eingeschränkte Leistungsfähigkeit akzeptieren	109
3.6.12	Verordnung und Erstattung	109
3.7	**Bedeutung der KPE bei Wunden**	110
3.7.1	Akute postoperative und posttraumatische Wunden	110
3.7.2	Chronische Wunden	111
3.7.3	Palliativmedizinisch versorgte Wunden	116

3.1 Komplexe physikalische Entstauungstherapie (KPE)

Oliver Gültig, Anya Miller

3.1.1 Fünf-Säulen-Konzept der KPE

In den 30er-Jahren des vorigen Jahrhunderts entwickelte Emil Vodder die manuelle Lymphdrainage (MLD) und beschrieb Griffreihenfolgen zur Behandlung gesunder Körpergebiete. Später wurden durch Johannes Asdonk, Michael Földi und Eberhard Kuhnke die ersten medizinisch-wissenschaftlichen Belege erarbeitet. Auf Beschreibungen von Alexander von Winiwarter und anderen aufbauend entwickelte sich mit Johannes Asdonk, später auch durch Michael Földi, die komplexe physikalische Entstauungstherapie (KPE), die heute aus **fünf Säulen** besteht (▶ Abb. 3.1):

- **Manuelle Lymphdrainage** (MLD, ▶ Kap. 3.2): eine die Lymphangiomotorik anregende Massagetechnik, mit der zusätzlich im Ödemgebiet interstitiell gestaute Flüssigkeit verschoben werden kann.
- **Hautpflege** (▶ Kap. 3.3): ist als Infektionsprophylaxe bei allen lymphostatischen Ödemen besonders wichtig, da diese Patienten durch die Folgen des Lymphödems in der Haut ein höheres Infektionsrisiko haben und alle Kompressionsmaterialien Feuchtigkeit und Fett entziehen.
- **Kompression** mit Kompressionsverband (▶ Kap. 3.4) bzw. Kompressionsstrümpfen (▶ Kap. 3.5): Sie verhindert das Zurückfließen von Flüssigkeit in vorher entstautes Gewebe und fördert die weitere Entstauung. In den unterschiedlichen Phasen der KPE (▶ Kap. 3.1.2) wird sie entweder als **lymphologischer Kompressionsverband (LKV)** in Phase I oder als **maßgefertigte medizinische Kompressionsbestrumpfung, meist als Flachstrick,** in Phase II durchgeführt. Neuere, adjustierbare Klettverschluss-Systeme (Wrap-Systeme) können ggf. auch eingesetzt werden (▶ Kap 3.6.5). Nur in Verbindung mit der konsequenten Kompressionstherapie kann der Behandlungserfolg der KPE erreicht bzw. das Behandlungsergebnis erhalten werden.
- **Bewegung:** Durch die Muskelaktion wird der Lymphtransport angeregt und unterstützt. Die Übungen bzw. Bewegungen **sollten in der Kompression** durchgeführt werden, damit der lymphatische und venöse Rückfluss bei den Bewegungen verbessert wird. Bei Bewegung im Wasser wird die Kompression durch den Druck unter Wasser ausgeübt. Alle Beteiligten sollten die Patienten zur Eigenaktivität anregen.
- **Selbstbehandlung, Selbstmanagement:** unterstützt und gewährleistet den Therapieerfolg über die direkte therapeutische Anwendung hinaus. Patienten sollten zentrale Entstauungen, Atemübungen und die Anlage von Kompressionsverbänden lernen und durch mehr

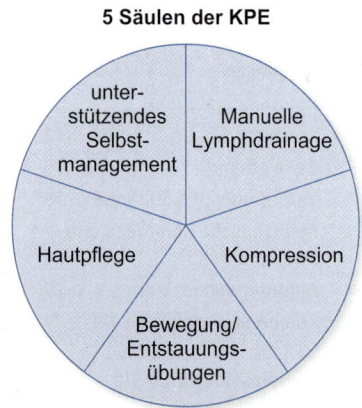

Abb. 3.1 Die fünf Säulen der komplexen physikalischen Entstauungstherapie (KPE) [T726/L231]

3.1 Komplexe physikalische Entstauungstherapie (KPE)

Eigenverantwortung unabhängiger von Therapeuten und Ärzten werden. Durch Aufklärung lernt der Patient, mehr Verantwortung für die Behandlung zu übernehmen.

Merke
Therapeutisch sind immer alle fünf Anwendungen durchzuführen, da sie nur in ihrer Gesamtheit zum Erfolg führen.

Seit über 30 Jahren ist die KPE die Therapie der Wahl bei allen lymphostatischen Ödemformen. Adjuvant kann die KPE auch im Bereich der **Traumatologie** und **Rheumatologie** eingesetzt werden.

Rechtzeitig, ggf. schon zu Beginn der KPE, sollte die ärztliche Verordnung einer medizinischen Kompressionsbestrumpfung erfolgen und ein lymphkompetentes Sanitätshaus eingebunden werden, um die lückenlose Versorgung mit einem medizinischen Kompressionsstrumpf nach der Entstauungsphase zu gewährleisten.

Behandlungsphasen der KPE

Bei der Behandlung eines lymphostatischen Ödems wird in **zwei Phasen** vorgegangen (▶ Tab. 3.1):
- **Entstauungsphase** (Phase I): weitgehende Entödematisierung des lymphostatischen Ödems. Die Dauer ist unter ambulanten Bedingungen sehr individuell (durchschnittliche 2–4 Wochen).
- **Erhaltungs- und Optimierungsphase** (Phase II): Der entödematisierte Zustand wird erhalten. Die KPE wird bedarfsgerecht durchgeführt.

Bei guter Kompetenz des Lymphdrainagetherapeuten, Arztes und Sanitätshauses sowie Mobilität des Patienten ist die Entstauungsphase der KPE unter ambulanten Bedingungen möglich. Bei Ausbleiben eines Erfolges, bei ausgeprägten Formen des lymphostatischen Ödems, aggravierender Komorbidität und fehlendem lymphologisch geschulten Team oder notwendiger Lösung aus dem sozialen Umfeld ist eine akutstationäre Behandlung oder ein Aufenthalt in einer lymphologisch spezialisierten Rehaklinik erforderlich.

Der Einsatz der beiden unterschiedlichen **Kompressionsmethoden** lässt sich mit den jeweiligen verschiedenen **Wirkungen** begründen.

Tab. 3.1 Phasen der Entstauungstherapie

Phase der KPE	Behandlung
Phase I: Entstauungsphase	• Täglich MLD, evtl. mehrmals • Hautpflege • 22–23 Std. täglich lymphologischer Kompressionsverband • Bewegungsübungen in Kompression • Anleitung zur Selbstbehandlung
Phase II: Erhaltungs- und Optimierungsphase	• MLD nach Bedarf • Hautpflege • Kompression mit maßgefertigter, meist flachgestrickter Kompressionsbestrumpfung • Bewegungsübungen in Kompression • Eigenbehandlung des Patienten • Ggf. apparative Kompression

Kompression mit LKV: wird individuell und täglich auf das Ödemvolumen angepasst mit einem individuell und täglich veränderbaren Kompressionsdruck
- Verhinderung eines Refluxes
- Verbesserung der Wirkung der Muskel- bzw. Gelenkpumpe
- Erhöhung der lymphatischen und venösen Fließgeschwindigkeit
- Reduktion des venösen Pools
- Reduktion der pathologisch erhöhten Ultrafiltration
- Spezifische Fibroselockerung

Kompression mit maßgefertigter Kompressionsbestrumpfung: zumeist flach gestrickt, selten auch Rundstrick oder Kombinationen. Stiffness, Gewebedicke und Passform haben entscheidenden Einfluss auf die Wirksamkeit. Muss wegen nachlassendem Kompressionsdruck spätestens nach 6 Monaten erneuert werden.
- Verhinderung der Tendenz zur Reödematisierung
- Unterstützende Wirkung auf die Muskel- bzw. Gelenkpumpe
- Unterstützende Wirkung durch interstitielle Druckerhöhung
- Unterstützende Wirkung zur Fibroselockerung
- Erhält den erzielten Behandlungserfolg nach einer erfolgreichen Phase I der KPE

Die **Mitarbeit des Patienten** bei lymphostatischen Ödemen ist die wichtigste Voraussetzung für einen dauerhaften Erfolg der Therapie. Diese ist insbesondere bei der täglichen und oft lebenslangen Kompressionstherapie unerlässlich. Die **umfassende Aufklärung** des Patienten über seine Erkrankung und die Wirkungsweise der Kompressionstherapie soll seine Motivation fördern, um so den weiteren Verlauf der Erkrankung möglichst günstig beeinflussen zu können.

Merke
- Die Kompression ist sowohl in Phase I als auch in Phase II der KPE eine unverzichtbare Maßnahme für eine erfolgreiche Therapie.
- Ein korrektes Vorgehen führt bei konsequenter Durchführung immer zum Erfolg.
- Komplikationen können eine erfolgreiche Behandlung verhindern und bedürfen einer ärztlichen Abklärung.

3.1.2 Therapieversagen

Ursachen für ein Therapieversagen können beim Patienten, Arzt oder Therapeuten liegen (▶ Tab. 3.2). Therapieversagen muss grundsätzlich **immer abgeklärt** werden.

3.2 Manuelle Lymphdrainage (MLD)
Oliver Gültig, Anya Miller

3.2.1 Wirkungen

Die Wirkung der MLD bei lymphostatischen Ödemen auf das Gewebe ist wissenschaftlich nachgewiesen. Ihre **Hauptwirkungen** sind:
- Beseitigung oder Reduktion der eiweißreichen interstitiellen Flüssigkeit und der begleitenden interstitiellen Volumenvermehrung
- Vermeidung bzw. deutliche Reduktion der damit verbundenen entzündlichen Reaktionen und Bindegewebsproliferation

Die Wirkung der MLD **basiert** dabei **auf:**

3.2 Manuelle Lymphdrainage (MLD)

Tab. 3.2 Ursachen für Therapieversagen

Patient	• Maligner Prozess • Strahlenschaden • Begleiterkrankung • Ödem anderer Ursache • Keine bzw. mangelnde Compliance • Verordnete Behandlungsfrequenz wird nicht eingehalten • Ödem artifiziell herbeigeführt

Arzt	• Falsche Diagnose
	• Alleinige diuretische Therapie
	• Alleinige intermittierende pneumatische Kompression (IPK)
	• Verordnungen nicht ausreichend:
	  – Falsche Behandlungsfrequenz
	  – Falsche Behandlungszeit
	  – Kein Kompressionsverband
	• Falsche Kompressionsbestrumpfung

Therapeut	• Falscher Behandlungsaufbau • Keine bzw. mangelhafte zentrale Vorarbeit • Kein oder falscher Kompressionsverband • Komplikation nicht erkannt

- Verbesserung der Lymphbildung
- Steigerung der Lymphangiomotorik
- Steigerung des Lymphzeitvolumens erkrankter Lymphgefäße
- Verschiebung von Lymph- und Gewebeflüssigkeit
- Lockerung von proliferiertem Bindegewebe

Zusätzlich konnten folgende **Reaktionen** auf eine regelmäßig durchgeführte MLD im Gewebe nachgewiesen werden:
- Verbesserte Bildung von kollateralen Abflusswegen über Lymphgefäße
- Gesteigerte Neoangiogenese von Lymphgefäßen in einem Schädigungsbereich
- Gesteigerte extra- bzw. lymphvaskuläre zelluläre Plasmaproteinbewältigung

3.2.2 Grundgriffe

Emil Vodder beschrieb die Grundgriffe der MLD. Aus ihnen entwickelten sich durch die klinische Anwendung bei lymphologischen Krankheitsbildern Griffmodifikationen und Spezialgriffe zum lokalen Verschieben der Haut. **Grundgriffe** der MLD nach Vodder sind:
- Stehender Kreis
- Pumpgriff
- Schöpfgriff
- Drehgriff

Grundlegende **Anwendungskriterien** bzw. **Charakteristika** der Griffe der MLD sind:
- Die Anwendung erfolgt je nach Zielsetzung und richtet sich ausschließlich nach dem Befund und der Reaktion der zu behandelnden Region.
- Eine optimale Wirkung wird durch einen stetigen **Wechsel der Grundgriffe** erreicht.
- Die Griffe können **mit einer Hand oder beiden Händen** sowie deren Teilbereichen ausgeführt werden. Sie werden mit der größtmöglichen Kontaktfläche durchgeführt.

- Der **Auflagedruck** richtet sich nach Gewebeverschieblichkeit, -festigkeit und Grad der Hautbeschaffenheit (auch der der Therapeutenhand). Durch diese unterschiedlichen Parameter kann ein allgemeiner Massagedruck nicht angegeben werden, da auch physiologisch deutliche Unterschiede in der Hautverschieblichkeit der einzelnen Körperregionen bestehen.
- Möglichst minimaler Kraftaufwand bei größtmöglicher Hautverschiebung (ohne zu rutschen).
- Die Griffe werden stehend, stehend-alternierend und alternierend-fortschreitend appliziert.
- Wenn die Griffe kreisförmig ausgeführt werden, dann in Lymphabflussrichtung.
- Alle Grifftechniken der MLD werden innerhalb der nichtödematisierten Gebiete im Sekundenrhythmus durchgeführt. Im lymphödematösen Gebiet wird deutlich langsamer behandelt.
- Die Schubphase erfolgt in Richtung der Abflussregion (Verschieben von Flüssigkeit).
- Die Entspannungsphase ist ein passives Zurücktragenlassen der vorher maximal verschobenen Haut, damit sich die vorher entstauten Gewebe und Gefäße erneut mit der distal vom Behandlungsgebiet gelegenen Ödemflüssigkeit füllen können.
- Es werden keine Gleit- oder Kontaktmittel eingesetzt, da sonst der notwendige direkte Hautkontakt nicht mehr gewährleistet wäre.
- Keine Hyperämie erzeugen, da es sonst zur Zunahme der vorliegenden Ödematisierung kommen würde (Ausnahme: bei lymphostatischen Fibroselockerungsgriffen).

Stehender Kreis

Kreisförmiger Universalgriff, der an **allen Körperregionen** angewendet werden kann. Er hat neben dem Effekt der **verstärkten Lymphbildung** auch einen **entstauenden Charakter** in den Gefäßen und dem Gewebe (▶ Abb. 3.2).

Durchführung
Die Durchführung orientiert sich an der jeweiligen Körperregion (▶ Abb. 3.3).

Pumpgriff

Ein flüssigkeitsverschiebender Griff, der hauptsächlich an **Arm**, **Bein** und **Flanke** zum Einsatz kommt.

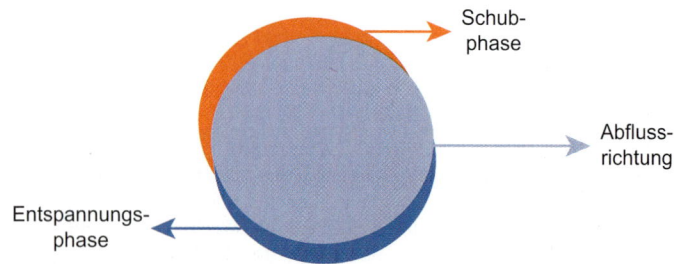

Abb. 3.2 Funktionsprinzip des stehenden Kreises. Die Schubphase erfolgt immer in Lymphabflussrichtung. [T726/L231]

3.2 Manuelle Lymphdrainage (MLD)

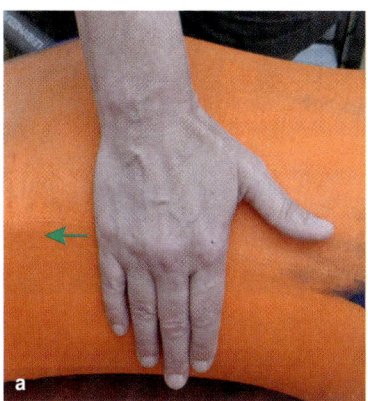 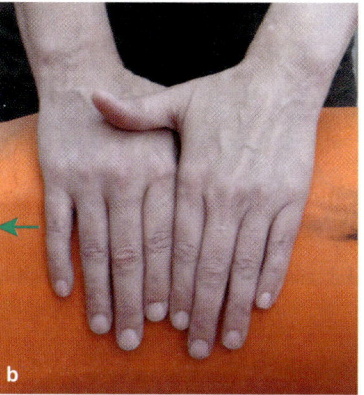

Abb. 3.3 a) Stehender Kreis mit einer Hand, b) stehender Kreis mit beiden Händen. [M872]

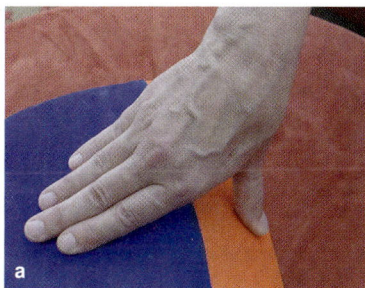 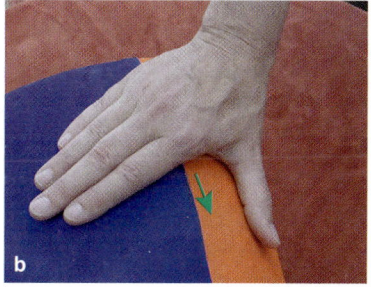

Abb. 3.4 Pumpgriff. a) Ausgangsstellung mit Aufsetzen der Hand. b) Ablegen der Hand. [M872]

Durchführung

Die Hand bzw. die Finger im rechten Winkel zum Lymphgefäßverlauf positionieren. Bei flektierter Hand den Spann des Daumens und des Zeigefingers auf die Haut aufsetzen (▶ Abb. 3.4a). Zum Ablegen der Hand das Handgelenk über eine extensorische Bewegung in Normalstellung bringen, bis die gesamte Handfläche aufliegt (▶ Abb. 3.4b). Danach den Schub in Abflussrichtung über den Unterarm gesteuert durchführen. Mit der flächigen Hand dabei das Gewebe verschieben. Es folgt die Entspannungsphase, wobei das Gewebe die Hand „zurückträgt". Anschließend die Hand über eine Flexion in die Ursprungsstellung aufrichten. Die Hand wandert dabei nach proximal oder distal.

> **✓ Merke**
> Der Pumpgriff wird in Kombination mit dem stehenden Kreis als **Pumpen-Weiterschieben** bezeichnet.

Schöpfgriff

Weicher, epifaszial wirkender, die **Lymphbildung anregender** Griff. Er kann nur an den **Extremitäten** durchgeführt werden.

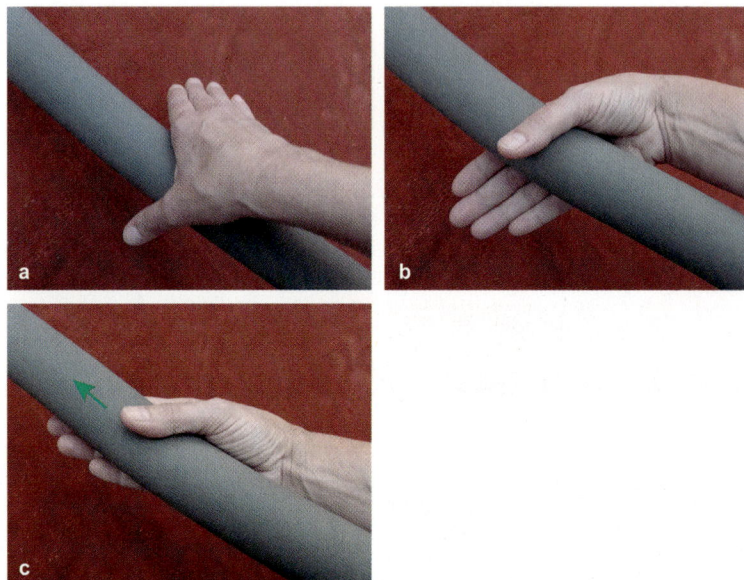

Abb. 3.5 Schöpfgriff. a) Ausgangsstellung mit Aufsetzen der Hand. b) Anmodellieren der Hand. c) Ablegen der Hand mit Schubphase. [M872]

Am Anfang des Griffs steht die Hand quer zum Gefäßverlauf, in der Endphase des Griffs liegt die Hand flächig im Gefäßverlauf. Bei diesem Griff gibt es keine getrennt durchgeführte Ablege- und Schubphase.

Durchführung
Die Hand bzw. die Finger im rechten Winkel zum Lymphgefäßverlauf positionieren. Bei flektierter Hand den Spann des Daumens und des Zeigefingers auf die Haut aufsetzen (▶ Abb. 3.5a). Die flektierte und aufgestellte Hand schwingt über das Zeigefingergrundgelenk als „Drehpunkt" in Abflussrichtung ein (▶ Abb. 3.5b). Die Hand langsam ablegen und sie so der Kontur des Gewebes anschmiegen. Bei diesem Vorgang wird das Gewebe sanft mitgenommen und so leicht quer und längs gedehnt. Am Ende des Griffs steht die Hand in Abflussrichtung (▶ Abb. 3.5c). Es folgt eine Entspannungsphase, in der sich die gedehnte Haut ungehindert wieder in ihre Ausgangsposition begibt, bevor die Hand wieder in der Grundposition aufgestellt wird. Durch das Aufstellen wandert die Hand (wie beim Pumpgriff) nach proximal oder distal.

Drehgriff
Der Drehgriff ist ein **flüssigkeitsverschiebender** Griff, der wirkungsvoll in kleinen oder großen Schritten die Ödemflüssigkeit über **größere Entfernungen** verschiebt. Der Drehgriff wird an allen großflächigen Körpergebieten angewendet (Rücken, Lende, Bauch, Brust, Bein).

Durchführung
Die Hand auf den Fingerspitzen und der Daumenspitze aufstellen. Der Daumen steht dabei im Winkel von 90° zur Hautoberfläche und im Winkel von 90° zum Zeigefinger.

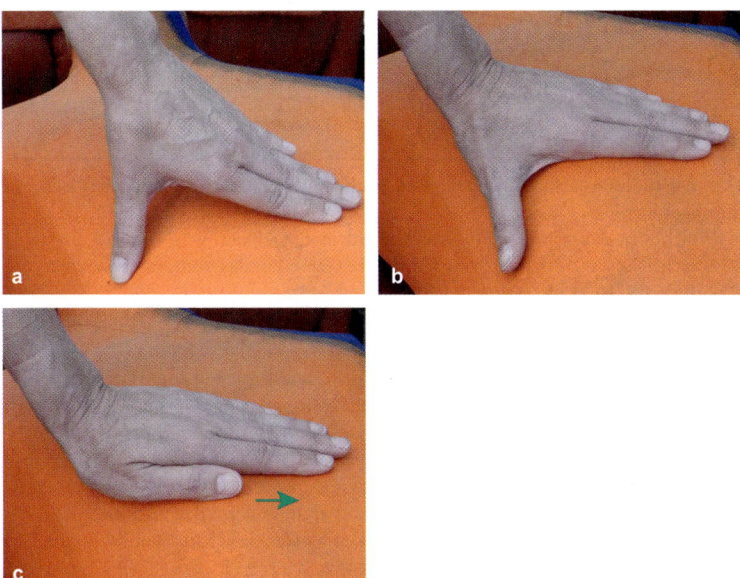

Abb. 3.6 Drehgriff. a) Ausgangsstellung mit Aufsetzen der Hand. b) Ablegen der Hand.
c) Adduktionsbewegung des Daumens in Verbindung mit der Schubphase in Lymphabflussrichtung über die gesamte Fläche der Hand. [M872]

Die Hand steht dadurch mit den Fingerspitzen in Abflussrichtung, d. h. parallel zu den Gefäßen (▶ Abb. 3.6a). Danach in der Ablegephase die Hand über die Kleinfingerseite ablegen. Dabei weicht die Hand geringfügig nach ulnar aus und der Daumen gleitet leicht über die Haut in eine Repositionsstellung (▶ Abb. 3.6b). Sobald die Hand flächig und parallel zu den Gefäßen auf der Haut aufliegt, erfolgt aus dem Unter- und Oberarm heraus gesteuert der Schub in Abflussrichtung. Dabei den Daumen mit leichter Streichung über die Haut in eine Adduktionsposition bewegen (▶ Abb. 3.6c). In der Entspannungsphase wird die Hand vom Gewebe wieder zurückgetragen. Dann die Hand wieder mit gestrecktem Daumen in die Startposition aufrichten, wobei die Fingerspitzen über die Haut in Abflussrichtung gleiten.

3.2.3 Spezialgriffe

Spezialgriffe nach Johannes Asdonk werden bei Gewebeveränderungen in Form von **Bindegewebsproliferationen** angewendet. Sie dienen der **Lockerung** des proliferierten oder geschädigten Gewebes und werden an dessen Konsistenz und den pathologischen Zustand angepasst.
- **Harter Ödemgriff:** wird ringförmig mit Betonung auf Daumen, Interdigitalhaut und Zeigefingern eingesetzt und beginnt im proximalen Bereich der lymphostatischen Veränderung. Durch anhaltenden Druck wird die Flüssigkeit aus dem umschlossenen Bereich verdrängt und der dadurch entstehende Ring wird nach proximal verschoben. Danach wird distal von dem verschobenen Ring neu angesetzt und der Vorgang wiederholt. Dieser Spezialgriff wird innerhalb der fibrosklerotischen Ödematisierung angewandt.

- **Weicher Ödemgriff:** wird großflächig ringförmig angelegt und beginnt an der proximalen oder distalen Begrenzung des Lymphödems. Eingesetzt wird er bei einem noch relativ gut verschieblichen, weichen lymphostatischen Ödem.

3.2.4 Behandlungsaufbau

Der Behandlungsaufbau wird immer nach einem klinisch erarbeiteten Schema durchgeführt:
- Welches ist das lymphangiologisch insuffiziente Gebiet?
- Welches ist das nächstgelegene suffiziente Gebiet, in das abdrainiert werden kann?
- Welche Gebiete müssen vorbehandelt werden?

Nur die konsequente Umsetzung gewährleistet den Erfolg.
- **Krankheitsbildbezogene Vorbehandlung:**
  – Die Behandlung beginnt immer mit der **Kontaktaufnahme am Hals (Schulterkreisen, Nll. supraclaviculares).** Mithilfe stehender Kreise in den Supraklavikulargruben und dem langsamen Durchbewegen des Schultergürtels (Protraktion, Elevation, Retraktion, Depression im Sternoklavikulargelenk) die Lymphangiomotorik unmittelbar an und um den zentralen Lymphabflüssen am rechten bzw. linken Venenwinkel anregen (V. jugularis interna, V. subclavia dextra bzw. sinistra).
  – Dann **alle angrenzenden bzw. benachbarten gesunden Bereiche** (angrenzende Territorien, Körperstamm, proximaler Abschnitt der Extremität) vorbehandeln (siehe Behandlungsaufbauten der unterschiedlichen Krankheitsbilder), dabei zentral bzw. proximal beginnen, z. B. in Form des therapeutischen Dreiecks (▶ Abb. 3.7). Das therapeutische Dreieck ist der Bereich des suffizienten Lymphabflussgebietes, der vorbehandelt werden muss, um eine effektive Lymphödementstauung zu gewährleisten. Dabei stellt die Grenze zwischen dem suffizienten und dem insuffizienten Gebiet die Basis dar. Die Ziellymphknotengruppe, in die abdrainiert wird, bildet die Spitze des therapeutischen Dreiecks. Dadurch wird eine Sogwirkung auf die lymphostatischen Staugebiete ausgelöst.
  – Die Übergangsbereiche zwischen suffizientem und insuffizientem Gebiet intensiv behandeln, z. B. in Form von Anastomosenarbeit.
  – Die Behandlung des betroffenen Körperbereichs erfolgt erst nach der Vorbehandlung aller Abflussmöglichkeiten und nach deutlich sicht- bzw. tastbarer Reaktion des lymphostatischen Ödems. Aus diesem Grund wird dieser Arbeitsschritt **zentrale Vorbehandlung** genannt und ist der entscheidende Schlüssel zur erfolgreichen Behandlung.
- Häufig ist die **Bauchtiefdrainage** (Kombination aus MLD und Atemtherapie) als zentrale Vorbehandlung therapeutisch wichtig. Die Bauchtiefdrainage ist ein Zusammenspiel aus verstärkter Bauchatmung und Grifftechniken der MLD. Mit dieser speziellen Technik wird das Lymphzeitvolumen des Ductus thoracicus in seinen abdominalen und thorakalen Abschnitten sowie sämtlicher Lymphabflüsse aller Organe im Bauchraum erhöht. Bei suffizienten Lymphabflüssen aus den Beinen bewirkt sie eine Sogwirkung auf die Lymphabflüsse der unteren Extremität und stellt daher eine wichtige Therapiemaßnahme im Rahmen der zentralen Vorbehandlung dar.

Diese Technik ist bei Schwangerschaft, Anfallsleiden (Epilepsie), Darmverschluss, Divertikulose, Bauchaortenaneurysma, Arteriosklerose, entzündlichen Darm-

erkrankungen, Z. n. akuter Beckenvenenthrombose, Z. n. Strahlentherapie im Bauchraum und allgemeinen, ärztlich nicht abgeklärten Schmerzzuständen im Bauchraum kontraindiziert.
Falls Kontraindikationen für die Bauchtiefdrainage vorliegen, wird diese Behandlung im Sinne einer physiotherapeutischen Atemtherapie durchgeführt (ohne MLD-Grifftechniken), die ebenfalls eine sanft anregende Wirkung auf alle abdominalen und thorakalen Lymphgefäßabschnitte bewirkt.

- **Behandlung des betroffenen Körperbereichs:** Innerhalb der Ödematisierung von proximal nach distal entsprechend der Reaktion des Ödems behandeln. Der krankheitsbildbezogene Behandlungsaufbau ist entsprechend der jeweiligen lymphostatischen Ödematisierung sehr individuell.

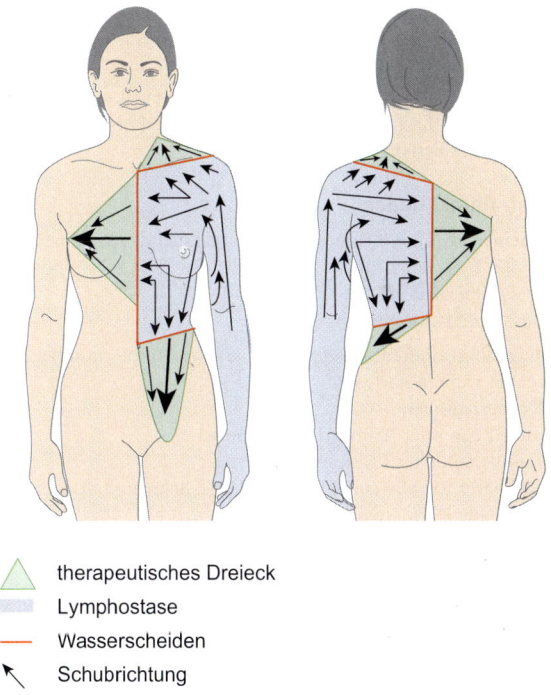

△ therapeutisches Dreieck
▭ Lymphostase
— Wasserscheiden
↖ Schubrichtung

Abb. 3.7 Beispiel für die systematische Arbeit bei einem einseitigen Armlymphödem ohne Komplikationen. Blau = Stauungsgebiet, in dem sich das lymphostatische Ödem bildet bzw. vorhanden ist, grün = therapeutisches Dreieck, d. h. die angrenzenden gesunden Körperabschnitte und entsprechenden Lymphknoten, die therapeutisch vorbehandelt werden (wohin die Ödemflüssigkeit abtransportiert werden soll), Pfeile = Behandlungs- bzw. Schubrichtung, in die der Therapeut mit den lymphologischen Griffen hinarbeiten soll, rot = Wasserscheiden, die Gebiete eingrenzen, die bei einem gesunden Menschen den Verlauf der (meisten) Lymphbahnen in einem Quadranten zu den zugehörigen Lymphknoten darstellen (weil die axillären Lymphknoten in diesem Beispiel entfernt sind, werden andere Lymphknotengruppen genutzt und dorthin der Schub gerichtet. a) Ansicht von vorne. b) Ansicht von hinten. [T726/L231]

- **Regelmäßiges Nachbearbeiten aller Abflussbereiche:** Dieser Schritt ist besonders am Ende jeder MLD-Behandlung notwendig, da die stimulierten Lymphgefäße ihre dadurch gesteigerte Aktivität noch 2–3 Std. nach der Behandlung beibehalten.
- Die **Überprüfung** erfolgt mit dem vergleichenden Hautfaltentest: Die kleinste abhebbare Hautfalte z. B. im ödematisierten Rumpfquadranten abheben. Nimmt sie an Breite zu, muss erneut die zentrale Vorbehandlung im Vordergrund der Therapie stehen.

Merke

In Stauungsgebieten therapeutisch immer nach dem **Prinzip Angebot und Nachfrage** vorgehen. Das heißt: Immer nur so viel Ödemflüssigkeit aus dem Stauungsgebiet in die Abflussbereiche verschieben (manuell und mit dem lymphologischen Kompressionsverband), wie auch problemlos abfließen kann. Obligatorisch müssen daher die angrenzenden Rumpfquadranten ausreichend entstaut sein.

3.2.5 Kontraindikationen

Kontraindikationen müssen beachtet werden, um eventuell schwerwiegende Komplikation zu vermeiden. Es werden dabei absolute und relative bzw. allgemeine und lokale Kontraindikationen unterschieden.

Absolute Kontraindikationen

Zu den **allgemeinen** absoluten Kontraindikationen, bei denen keine MLD erfolgen darf, zählen:
- Kardiale Dekompensation
- Akute fieberhafte Erkrankungen

Lokale absolute Kontraindikationen, bei denen in einem bestimmten Bereich keine MLD angewendet werden darf, sind:
- An allen Körperregionen:
  - Akute tiefe Bein- oder Armvenenthrombose
  - Akutes, unbehandeltes Erysipel
  - Lokoregionäres Rezidiv eines Tumors (Cave: Schmerzhaftigkeit)
  - Akute nässende Dermatosen
  - Akute Strahlenschäden bis zu 6 Wochen nach der letzten Bestrahlung
- Im Halsbereich:
  - Überempfindlichkeit des Sinus caroticus
  - Herzrhythmusstörungen
- Am Bauch:
  - Bauchaortenaneurysma
  - allgemeine akute entzündliche und schmerzhafte Erkrankungen
  - Entzündliche Darmerkrankungen
  - Schwangerschaft

Relative Kontraindikationen

Ein **malignes Lymphödem** (Lymphangiosis carcinomatosa, Lymphödem durch Metastasen oder malignen Tumor) ist eine relative Kontraindikation. In Rücksprache mit dem verantwortlichen Arzt kann jedoch eine Palliativbehandlung durchgeführt werden.

3.2.6 Verordnung und Erstattung

- Für die Verordnung gelten bei in Deutschland gesetzlich versicherten Patienten die Heilmittel- und Hilfsmittelrichtlinien (www.g-ba.de).
- Lymphödeme ab Stadium II, hereditäre/primäre Lymphödeme und Lymphödeme nach Karzinomerkrankung gelten als langfristiger Heilmittelbedarf und werden in Deutschland derzeit nicht im Heilmittelbudget berechnet.
- Bei Vorlage einer Langfristgenehmigung werden die Verordnungen nicht in das Budget des Arztes mit eingerechnet.
- Die Anforderungen an die Verordnung, Budgetierung und Honorierung unterliegen einem stetigen Wandel. Aktuelle Informationen sind bei den Krankenversicherungen, Kassenärztlichen Vereinigungen und den Fachgesellschaften (Deutsche Gesellschaft für Lymphologie [DGL] und Gesellschaft Deutschsprachiger Lymphologen [GDL]) zu erhalten.
- Bei privaten Krankenversicherungen hängt die Kostenübernahme vom individuellen Vertrag ab.

3.3 Hautpflege
Anya Miller

3.3.1 Gründe

Chronische Lymphödeme führen zu Veränderungen der Haut, die die Abwehrfunktion beeinträchtigen können. Infektionen können wiederum eine Progredienz des Ödems verursachen. Die Pflege der Haut gehört deshalb zur Basistherapie der KPE.

- Durch den **erhöhten Gewebedruck** besteht eine Minderversorgung bei gleichzeitiger ständiger Überdehnung der Dermis und Epidermis. Nach Ödemreduktion ist die Haut schlaff und weniger elastisch. Der Bereich in den entstehenden Falten bietet, ebenso wie intertriginöse Regionen unter Wammen oder bei Papillomatose, ein Milieu, in dem sich Bakterien und Pilze stark vermehren können.
- Die proteininduzierte Fibroblastenaktivierung führt zu Fibrosierung der Dermis, Hyperkeratose und Pachydermie. In trockener, hyperkeratotischer Haut entstehen leicht **Rhagaden**.
- Hyperkeratosen, Rhagaden und Abrieb der Epidermis durch die Kompressionstherapie führen zu einer physikalischen **Reduktion der Barriere** gegenüber pathogenen Keimen auf der Haut. Rupturierte Lymphbläschen stellen als **Lymphfisteln** den direkten Kontakt in die Dermis her. Beide Veränderungen können wegbereitend für bakterielle und virale Infektionen sowie Mykosen sein.

3.3.2 Anforderungen

- Die Hautpflegeprodukte sollten der Haut Fett und Feuchtigkeit geben und eventuelle Schuppung gut ablösen.
- Individuell sind Allergien und Hautkrankheiten zu beachten.

3.3.3 Externa

Grundregeln für die Anwendung

Prinzipiell muss bei Externa zwischen Grundlage und Wirkstoff unterschieden werden. Die **Grundlage** entscheidet dabei maßgeblich, ob die Produkte fetten, austrocknen oder kühlen und wirken als Transporteur der Wirkstoffe (▶ Tab. 3.3). Mit den eingearbeiteten **Wirkstoffen** kann die individuelle Problematik behandelt werden (▶ Tab. 3.4). **Zusatzstoffe** wie Konservierungs- oder Duftstoffe bergen ein Allergierisiko, sind aber manchmal erforderlich (▶ Tab. 3.5, ▶ Tab. 3.6). Dabei sind folgende Grundregeln zu beachten:

- Die Haut ist an den verschiedenen Körperstellen **unterschiedlich aufgebaut** und hat damit unterschiedliche Bedürfnisse. So sind im Gesicht mehr Talgdrüsen und an den Handinnenflächen und Fußsohlen mehr Schweißdrüsen.
- An den **Beinen** meist **fettendere** Externa anwenden.
- Eine **Lotion** wirkt zwar angenehm kühlend und zieht schnell ein, ist aber auf Dauer austrocknend und wirkt nur sehr oberflächlich. Eine Ausnahme sind **Lipolotionen**.

Tab. 3.3 Grundlagen der Externa und deren Wirkungen

Grundlage	Zusammensetzung	Eigenschaft
Puder	Feststoff (Pulver)	• Austrocknend • Cave: Sekretstau
Schüttelmixtur (Lotio)	Feststoff in Wasser oder Äthanol-Wasser-Gemisch	• Kühlend • Austrocknend • Cave: Sekretstau
Gel, Hydrogel, Lipogel	• Wasser mit Carboxymethyl-Zellulose und Polyacrylat (Gel, Hydrogel) • Wasserfrei aus fettartigen Grundstoffen (Lipogel)	• Kühlend • Entzündungshemmend • Nicht fettend (Hydrogel) • Fettend (Lipogel)
Paste	Salbe mit pulverförmigen Bestandteilen	• Kühlend • Entzündungshemmend • Sekretaufnehmend • Cave: Wärmestau
Öl	• Mineralische Öle: Kohlenwasserstoff-Verbindungen aus Erdöl (Paraffin) • Pflanzliche Öle: Triglyceride von Ölsäure (Olivenöl)	• Fettend • Oberflächlich entzündungshemmend • Bei Zusatz von Zinkoxid austrocknend
Fettsalbe	Wasserfreie lipophile und hydrophobe, stark fettende Grundlage, z. B. Unguentum paraffini oder Vaselin	• Wärmeretinierend • Wasserretinierend • Aufweichend • Penetrationsfördernd • Entzündungsfördernd bei akuter Entzündung
Salbe	Halbfeste Zubereitung ohne wässrigen Anteil	• Fettend • Aufweichend • Cave: Okklusion, Sekretstau
Creme	• Zwei-Phasensystem aus salbenartigem Bestandteil (Öl-in-Wasser- und Öl-in-Wasser-Emulsion) • Hoher Konservierungsbedarf	• Entzündungshemmend • Kühlend • Austrocknend bei langer Anwendung
Milch, Lotion	• Hydrophile Emulsion vom Öl-in-Wasser-Typ • Emulgatoren • Viel Wasser, wenig Fettstoffe	• Nur sehr oberflächlich wirkend • Kühlend • Austrocknend bei langer Anwendung

Tab. 3.4 Wirksubstanzen der Externa

Substanz	Eigenschaft	Bemerkung
• Shea-Butter • Pflanzenöle	Fettend	Unterstützt Lipidschicht
• Urea • Glyzerin	Feuchtigkeitsspendend	• Urea unterstützt die Penetration anderer Stoffe • Steigerung des Wassergehaltes im Stratum corneum
• Ceramide • Cholesterin	• Immunabwehr stützend • Epidermale Differenzierung fördernd	• Wichtige „Kittsubstanz" der Epidermis • Ceramide sind reduziert bei Neurodermitis
Aluminiumhydroxid	Hemmt die Schweißbildung	Bei Hyperhidrose an Händen, Füßen, axillär
Panthenol	• Steigert Fibroblastenproliferation • Fördert Wundheilung	Allergenes Potenzial
Kamillenextrakt	• Antiinflammatorisch • Fördert Wundheilung	Cave: hohes allergenes Potenzial
Salizylsäure	Dosisabhängig keratolytisch	Antioxidative Wirkung

Tab. 3.5 Zusatzstoffe von Externa

Substanz	Eigenschaft	Bemerkung
Parfüme	Duftstoff	Beeinflussen die Akzeptanz der Behandlung
Cetylstearylalkohole	Emulgator	Beeinflussen Konsistenz des Externums
Makrogele	Emulgator	Beeinflussen Konsistenz des Externums

Tab. 3.6 Konservierungssubstanzen

Substanz	Eigenschaft	Bemerkung
• Parabene (Methyl-, Propyl-, Hydroxybenzoat) • Benzoesäure • Sorbinsäure	• Konservierend • Antimikrobiell	Allergenes Potenzial
• Tocopherol (Vitamin E) • Ascorbinsäure (Vitamin C) • Butylhydroxytoluol • Propyl- und Dodecylgallat	Antioxidativ	Bedeutung auch als Anti-Aging-Produkt

- Die Grundlage der **Umgebungstemperatur** anpassen. Stark fettende Substanzen können bei Wärme okklusiv wirken und Infektionen auslösen.
- Prinzipiell auf Allergien und das **allergene Potenzial** der Bestandteile der Externa achten. Naturkosmetik mit Korbblütlern, wie Kamille und Ringelblumen, und Wollwachsalkohol beinhalten ein erhöhtes Sensibilisierungsrisiko.

Grundlagen

Die Grundlage (▶ Tab. 3.3) bestimmt die **Wirkung,** die man erzielen möchte. Puder verbleibt z. B. oben auf der Haut und entzieht Feuchtigkeit, gleichzeitig kann er mit Sekret eine Kruste bilden und darunter kann eine infektionsfördernde Kammer entstehen. Eine fetthaltige Salbe fördert das Eindringen des Wirkstoffs in die Epidermis.

Wirkstoffe

Wirkstoffe (▶ Tab. 3.4) werden **individuell** in die Grundlage hinzugegeben und können den Säureschutzmantel unterstützen oder Erkrankungen behandeln.

Sonstige Zusatzstoffe

Zusatzstoffe dienen der **Konsistenz** und dem **Geruch** des Externums. Damit sind sie ein wichtiger Bestandteil für die Akzeptanz der Pflege (▶ Tab. 3.5).

Konservierungsmittel und Antioxidantien

Konservierungsstoffe (▶ Tab. 3.6) dienen der **Haltbarkeit** und haben durchaus positive Effekte, wie z. B. die antioxidative Wirkung von Vitamin C.

3.3.4 Verordnung und Erstattung

Rein pflegende Produkte werden in Deutschland nur in Ausnahmen von den gesetzlichen Krankenversicherungen erstattet. Das gilt auch für Wirkstoffzusätze, die antimykotisch oder desinfizierend wirken. Lokale Antimykotika sind frei verkäuflich. Bei Ekzemen und lokalen Infektionen der Haut ist der Dermatologe der erste Ansprechpartner.

3.4 Lymphologischer Kompressionsverband (LKV)
Oliver Gültig

3.4.1 Anforderungen

- Anlage in **Phase I** (Entstauungsphase) individuell mit lymphologischen Kompressionsverbänden und Polsterungen
- Hautfreundliches Material mit guter Druckverteilung
- **Moderater Kompressionsdruck** von **max. 30 mmHg am Arm und max. 40 mmHg am Bein** ist durch die verbesserte Beweglichkeit und Compliance des Patienten höheren Kompressionsdrücken deutlich überlegen
- Sollte über **24 Stunden** problemlos getragen werden können
- **Hoher Arbeitsdruck** (Andruck bei Bewegung) durch den Einsatz von textilelastischen Kurzzugbinden (Bindenmaterial wird ohne Einarbeitung elastischer Fasern hergestellt und ist nur aufgrund der Webart elastisch; Dehnfähigkeit beträgt maximal 60 %)
- **Geringer Ruhedruck** (Andruck in Ruhe), dadurch lange Tragfähigkeit
- Die Basisverbände (Arm- und Beinverband) individuell an den Ödempatienten anpassen und ggf. modifizieren
- Zur Kompression während der KPE Phase I haben sich neben dem LKV die adaptiven Kompressionsbandagen mit Klettverschluss bewährt. Deren Druckverlauf muss mit einem Messsystem justierbar sein (▶ Kap. 3.6.7)

Merke
- Kurzzugbinden haben einen hohen Arbeitsdruck gegenüber einem geringen Ruhedruck.
- Der lymphologische Kompressionsverband muss alltagstauglich sein und darf die Beweglichkeit so wenig wie möglich einschränken.

3.4.2 Aufbau und Anlage

- Der lymphologische Kompressionsverband besteht immer aus **mindestens 3 Schichten**. Bei modernen Materialien sind baumwollener Schlauchverband und Schaumstoffbinde stabil miteinander verbunden:
  - **Hautschutz**, z. B. durch Schlauchverband
  - **Polsterung** mit Watte oder Schaumstoff
  - **Kompressionsbinden** (in der Regel Kurzzugbinden)
- Als **Anlagetechnik** haben sich verschiedene Möglichkeiten etabliert. Alle diese Techniken beruhen auf dem gleichen **Grundprinzip**:
  - Durchgehendes **Druckgefälle**: von distal hoch nach proximal niedrig, damit die Ödemflüssigkeit in Abflussrichtung verschoben wird.
  - Ausreichende **zylindrische Polsterung** (La-Place-Prinzip): Der äußere Druck eines elastischen Kompressionsverbandes wirkt direkt proportional zur Spannung eines elastischen Gewebes (Kompressionsbinde) und umgekehrt proportional zum Krümmungsradius des umspannten Fläche ist (Druck = Kraft ÷ Radius). In der praktischen Anwendung bedeutet dies, je zylindrischer der Aufbau eines LKVs ausgeführt wird (gezieltes Aufpolstern), desto gleichmäßiger verteilt sich der Druck.
- Es dürfen **keine Schmerzen** und **keine Parästhesien** auftreten.
- Der LKV darf **keine Abschnürungen** und keine Durchblutungsstörungen verursachen.
- **Gelenkbeweglichkeit** muss erhalten bleiben.
- Größtmögliche **Alltagstauglichkeit** soll gewährleistet sein.

3.4.3 Wirkungen

Neben der Wirkung auf die Ödematisierung und das Lymphgefäßsystem kommt es auch zu einer deutlichen Wirkung auf das Venensystem.

Wirkungen auf das **Lymphgefäßsystem** und die **Ödematisierung**:
- Senkung des effektiv ultrafiltrierenden Drucks
- Beschleunigung und Steigerung des lymphatischen Abstroms
- Verbesserung der Muskel- und Gelenkpumpe
- Verschiebung interstitieller Flüssigkeit aus dem Staugebiet
- Vergrößerung der Reabsorptionsfläche
- Lockerung von fibrotisch verändertem Gewebe
- Stabilisation geschädigter Gewebsstrukturen
- Erhaltung des Behandlungserfolgs

Wirkungen auf das **Venensystem**:
- Venöse Strömungsbeschleunigung
- Thromboseprophylaxe
- Zentrale hämodynamische Wirkung
- Reduktion des venösen Poolings
- Verbesserter Schluss insuffizienter Venenklappen

3.4.4 Kontraindikationen

Es werden absolute und relative Kontraindikationen unterschieden.

Absolute Kontraindikationen

- pAVK III/IV
- Kardiale Ödeme

Relative Kontraindikationen

- Arterielle Hypertonie
- Herzrhythmusstörungen
- Verengung der Herzkranzgefäße (KHK)
- Chronische Polyarthritis
- Sympathische Reflexdystrophie (CRPS)
- Progressive systemische Sklerose/Sklerodermie
- Patienten im Endstadium einer Krebserkrankung

3.4.5 Armverband

Materialbedarf

- 2–3 Mollelastbinden 4 cm breit
- 1 Schlauchverband
- 1 Schaumstoffbinde zur lokalen Aufpolsterung
- 2 Polsterwatten 6 oder 10 cm breit
- Alternativ statt Schlauchverband und Polstermaterial 2 kaschierte Schaumstoffbinden 10 cm breit, die gleichzeitig als Binde den Ruhedruck erhöhen
- 1 Kurzzugbinde 6 cm breit
- 1 Kurzzugbinde 8 cm breit
- 2–3 Kurzzugbinden 10 cm breit
- Abweichungen nach individueller Armform möglich

Anlagetechnik

- Beim Anlegen der Kompressionsbinden keinen maximalen, sondern nur **mittleren Zug** ausüben.
- Die hohe Wandstabilität des LKV und der hohe Arbeitsdruck werden durch die Anzahl der Bindenlagen erreicht.

Handverband

- Die Finger mit 2–3 Mollelastbinden einzeln wickeln (▶ Abb. 3.8a).
- Den Schlauchverband neben den Arm legen und anmessen. In jedem Fall sollte dieser ca. 5 cm länger als das nachher angelegte Polstermaterial sein, um über die Polsterung eingeschlagen werden zu können (▶ Abb. 3.8a).
- Individuelle, lokal einsetzbare Druckpolster aus der Schaumstoffbinde zuschneiden, z. B. im Handtellerbereich (▶ Abb. 3.8a).
- Arm mit Polsterwatte polstern, zusätzlich im Bereich des Handrückens und in der Ellenbeuge auspolstern (▶ Abb. 3.8b).
- Alternativ zu Schlauchverband und Polstermaterial zur gleichzeitigen Erhöhung des Ruhedrucks kaschierte Schaumstoffbinde anlegen.
- Hand mit einer 6-er Kurzzugbinde bandagieren. Die Finger müssen dabei gespreizt und das Handgelenk in Neutralnullstellung sein (▶ Abb. 3.8c).

Armverband

- Der Patient sitzt beim Anlegen des Armverbandes.

3.4 Lymphologischer Kompressionsverband (LKV)

- Der Patient soll die Armmuskulatur während der Bandagierung anspannen, damit es in der Arbeitsphase des Verbandes nicht zu überhöhten Druckspitzen auf den Muskelbäuchen kommt und um eine Ödemverdrängung nach distal zu verhindern.
- Darauf achten, dass sich der zu bandagierende Arm in der Funktionsstellung befindet (Handgelenk Neutralnullstellung, Ellenbogengelenk leichte Flexion).
- Den Unterarm mit einer 8-er Kurzzugbinde bandagieren. Die Faust sollte dabei geschlossen und die Muskulatur angespannt sein.
- Unter- und Oberarm mit 2–3 10-er Kurzzugbinden bandagieren. Die Binden sollten gegenläufig beginnen. In Achtertouren für erhöhte Stabilität wickeln (▶ Abb. 3.8d, ▶ Abb. 3.8e)
- Der LKV sollte bis mindestens zur Mitte des M. deltoideus reichen und ausreichend abgeklebt werden (▶ Abb. 3.8f).

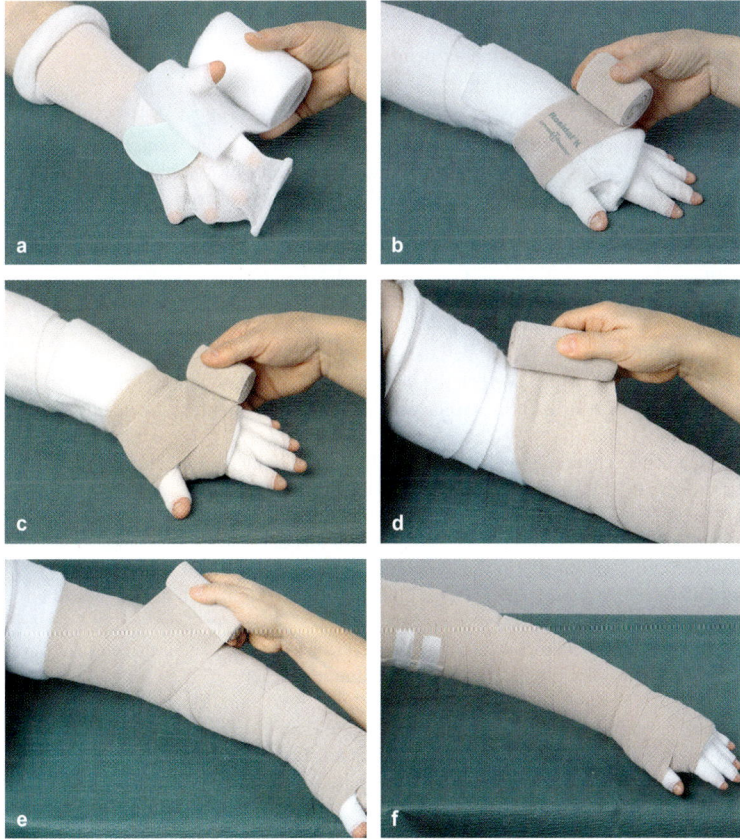

Abb. 3.8 Anlegen eines Armverbands. a) Wickeln der Finger mit Mollelastbinden, Anmessen des Schlauchverbands und Zuschneiden von Druckpolstern. b) Polsterung mit Watte. c) Bandage der Hand mit Kurzzugbinden. d) Bandage des Unterarms mit Kurzzugbinden in Achtertouren. e) Bandage des Oberarms mit Kurzzugbinden in Achtertouren. f) Fertiger Armverband. [V597]

3.4.6 Beinverband

Materialbedarf

- 1 Mollelastbinde 4 cm breit
- 1 Schlauchverband
- 1 Schaumstoffbinde zur lokalen Aufpolsterung
- 2 Polsterwatten 6 und 10 cm breit
- Alternativ statt Schlauchverband und Polstermaterial 1 kaschierte Schaumstoffbinde 10 cm breit und 2 kaschierte Schaumstoffbinden 15 cm breit, die gleichzeitig als Binde den Ruhedruck erhöhen
- 1–3 Polsterbinden 10 und 15 cm breit
- 1 Idealbinde 20 cm breit
- 1 Kurzzugbinde 6 cm breit
- 1 Kurzzugbinde 8 cm breit
- 2–3 Kurzzugbinden 10 cm breit
- 2–3 Kurzzugbinden 12 cm breit

Abweichungen nach individueller Beinform möglich

Anlagetechnik

- Beim Anlegen der Kompressionsbinden keinen maximalen, sondern nur **mittleren Zug** ausüben. Die hohe Wandstabilität des LKV und der hohe Arbeitsdruck werden durch die Anzahl der Bindenlagen erreicht.
- Das Anlegen des Fuß- und Unterschenkelverbandes wird im Liegen durchgeführt.
- Beim Anlegen des Knie- und Oberschenkelverbandes steht der Patient nach Möglichkeit.

Fußverband

- Die Zehen mit einer doppelt gelegten Mollelastbinde (6 cm breit) einzeln einwickeln (▶ Abb. 3.9a). Meist muss die kleine Zehe nicht gewickelt werden.
- Den Schlauchverband neben das Bein legen und anmessen. In jedem Fall sollte dieser ca. 5 cm länger als das nachher angelegte Polstermaterial sein, um über die Polsterung eingeschlagen werden zu können (▶ Abb. 3.9a).
- Individuelle lokal einsetzbare Druckpolster aus der Schaumstoffbinde zuschneiden, z. B. „Nierchen" für den Retromalleolarbereich (▶ Abb. 3.9a).
- Fuß mit Polsterwatte oder Polsterbinden polstern, zusätzlich über den Sehnen am Fußrücken auspolstern (▶ Abb. 3.9a).
- Alternativ zu Schlauchverband und Polstermaterial zur gleichzeitigen Erhöhung des Ruhedrucks kaschierte Schaumstoffbinde anlegen.
- Fuß mit einer 6-er Kurzzugbinde im Bereich von Ferse und Fessel bandagieren. Den Fuß dabei in maximaler Dorsalextension und Pronation halten (▶ Abb. 3.9b).
- Fuß mit einer 8-er Kurzzugbinde in Achtertouren bandagieren. Diese Binde umschließt den kompletten Fuß (▶ Abb. 3.9c).

Beinverband

- Polsterung mit Polsterwatte oder Polsterbinden bis zur Leiste fortführen. Zusätzlich die Kniekehle auspolstern (▶ Abb. 3.9d, ▶ Abb. 3.9e).
- Die Polsterung des Oberschenkels mit einer 20-er Idealbinde stabilisieren, um ein späteres Abrutschen zu verhindern (▶ Abb. 3.9e).

3.4 Lymphologischer Kompressionsverband (LKV)

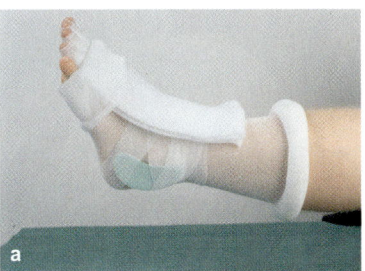
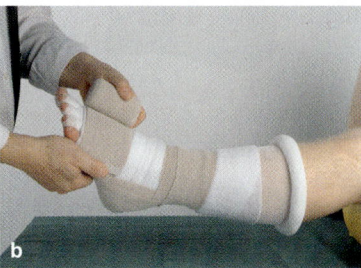
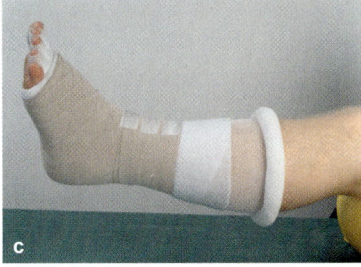

Abb. 3.9 Anlegen eines Beinverbands. a) Wickeln der Zehen mit Mollelastbinden, Anmessen des Schlauchverbands, Zuschneiden von Druckpolstern und Polsterung. b) Bandage von Ferse und Fessel mit Kurzzugbinden. c) Bandage des gesamten Fußes mit Kurzzugbinden in Achtertouren. d) Polsterung bis zur Leiste. e) Stabilisierung der Polsterung mit einer Idealbinde. f) Fertiger Beinverband. *(Fortsetzg. nächste Seite)* [V597]

- Den Unterschenkel mit 2 10-er Kurzzugbinden bandagieren. Die Binden sollten gegenläufig beginnen. In Achtertouren für erhöhte Stabilität wickeln (▶ Abb. 3.9d, ▶ Abb. 3.9e).
- Den Übergang zwischen Unter- und Oberschenkel mit einer 10-er oder 12-er Kurzzugbinde als „Kreuztour" durch die Kniekehle erreichen.
- Den Oberschenkel mit 2–3 12-er Kurzzugbinden in Achtertouren wickeln. Der Verband muss bis oberhalb des Trochanter major reichen, um einen anatomischen Aufhänger zu haben. Den Verband ausreichend abkleben (▶ Abb. 3.9f).

3.4.7 Verordnung und Erstattung

Das benötigte Kompressionsmaterial wird vom behandelnden **Arzt als Heilmittel verordnet.** Da die für einen Arm- oder Beinverband notwendige Materialmenge bei jedem Patienten variieren kann, ist eine genaue Absprache mit dem verordnenden Arzt wichtig. Neben der Möglichkeit, die Binden einzeln zu verordnen, haben viele Hersteller komplette Lymphsets zusammengestellt, die das Verordnen dieser Heilmittel deutlich erleichtern. Die Kosten der für den LKV notwendigen Bindenmaterialien (Schaumstoffbinde, Kurzzugbinde) werden laut der geltenden Heilmittelrichtlinien von allen gesetzlichen Krankenkassen übernommen. Polstermaterial ist vom Therapeuten zu stellen. Die Kostenübernahme von kompletten Sets ist deshalb unterschiedlich. Die Kostenübernahme durch private Krankenversicherungen ist individuell vertragsabhängig.

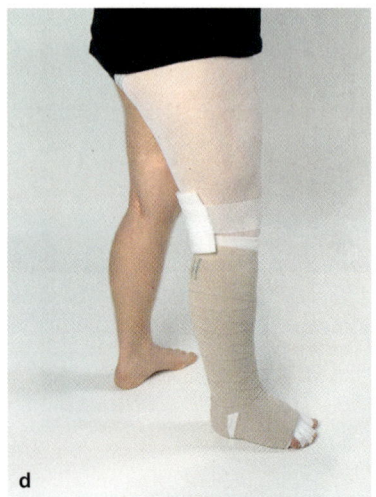
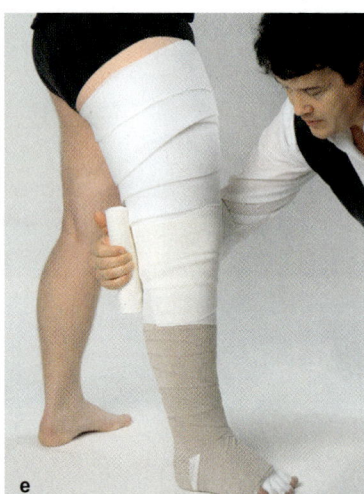
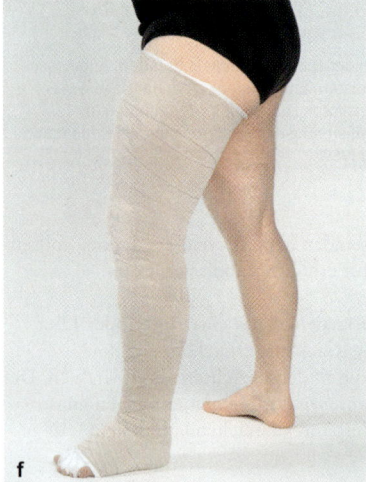

Abb. 3.9 Anlegen eines Beinverbands. a) Wickeln der Zehen mit Mollelastbinden, Anmessen des Schlauchverbands, Zuschneiden von Druckpolstern und Polsterung. b) Bandage von Ferse und Fessel mit Kurzzugbinden. c) Bandage des gesamten Fußes mit Kurzzugbinden in Achtertouren. d) Polsterung bis zur Leiste. e) Stabilisierung der Polsterung mit einer Idealbinde. f) Fertiger Beinverband. [V597]

3.5 Medizinische Kompressionsstrümpfe (MKS)
Els Brouwer

3.5.1 Anforderungen

Für alle Hersteller von medizinischen Kompressionsstrümpfen in Deutschland gelten die Richtlinien der Güte- und Prüfbestimmungen für medizinische Kompres-

3.5 Medizinische Kompressionsstrümpfe (MKS)

sionsstrümpfe, festgesetzt durch die Gütezeichengemeinschaft Medizinische Kompressionsstrümpfe e. V. Im Einzelnen sind dies die RAL-GZ 387/1 für medizinische Kompressionsstrümpfe und die RAL-GZ 387/2 für medizinische Kompressionsarmstrümpfe. In den genannten Richtlinien werden unter anderem Strumpfgrößen, Kompressionsklassen, Druckverlauf, Druckverhalten und Material geregelt.

Aufgrund unterschiedlicher Stricktechniken unterscheidet man zwei Arten von medizinischen Kompressionsstrümpfen:
- Rundgestrickte medizinische Kompressionsstrümpfe (▶ Kap. 3.5.4)
- Flachgestrickte medizinische Kompressionsstrümpfe (▶ Kap. 3.5.5)

Beide müssen in einem standardisierten Verfahren hergestellt werden und unterliegen genauen Normen. Das RAL-Gütezeichen garantiert schließlich die Qualität der MKS.

Haltbarkeit medizinischer Kompressionsstrümpfe

MKS sind hinsichtlich ihrer medizinischen Wirksamkeit (Kompressionswirkung) i. d. R. für eine Nutzungsdauer von sechs Monaten vorgesehen. Dies hängt von der richtigen Handhabung (z. B. der Pflege, dem An- und Ausziehen) und der Nutzung der Produkte im gewöhnlichen Umfang ab.

Für die korrekte Pflege der MKS ist auf die Angaben des jeweiligen Herstellers zu achten. Moderne MKS können bei 40 °C in der Waschmaschine gewaschen und im Schontrockengang im Wäschetrockner getrocknet werden.

Merke
- Ziel der Therapie mit MKS ist die Erhaltung und Optimierung des Therapieerfolgs aus der Entstauungsphase sowie die Steigerung des venösen und lymphatischen Rückflusses.
- Die Verordnung einer Wechselversorgung ist, sofern medizinisch sinnvoll und notwendig, möglich und nicht zuletzt aus hygienischen Gesichtspunkten anzuraten

3.5.2 Kompressionsklassen

MKS werden in vier Kompressionsklassen (KKL) eingeteilt (▶ Tab. 3.7). Der Druck wird in den Einheiten kPa und/oder in mmHg angegeben. Im Bereich der Beine gibt es die KKL I–IV, wobei rundgestrickte MKS i. d. R von KKL I–III angeboten werden. Flachgestrickte MKS sind in den KKL I–IV verfügbar. Für medizinische Armkompressionsstrümpfe werden nur die KKL I–III vorgegeben.

Druckverlauf

MKS weisen einen streng definierten Druckverlauf auf, wobei der graduierte Druckabfall von distal nach proximal kennzeichnend ist. Bei den Beinversorgungen ist

Tab. 3.7 Kompressionsklassen von MKS

KKL	Druck in kPa	Druck in mmHg
I	2,4–2,8	18–21
II	3,1–4,3	23–32
III	4,5–6,1	34–46
IV	> 6,5	> 49

dabei der Druck mit 100 % an der Fessel (Messpunkt B) am höchsten, verringert sich unterhalb des Knies (Messpunkt D) dann auf höchstens 70 % Restdruck und liegt am Oberschenkel (Messpunkt G) nur noch bei 40 % Restdruck.

Ruhe- und Arbeitsdruck
Ruhedruck: Druck, der ständig von einem Kompressionsmittel in Ruhe ohne Anspannung der Muskulatur ausgeübt wird. Er entspricht der Kompressionsklasse.
Arbeitsdruck: Druck, der durch das Kompressionsmittel während der Anspannung der Muskulatur ausgeübt wird. Er entspricht der jeweiligen Kompressionsklasse plus den Widerstand, der durch das Kompressionsmaterial ausgeübt wird.

Merke
Je kräftiger das Material, desto höher der sogenannte Arbeitsdruck!

Im Rahmen der Therapie mit MKS sind sowohl der Druck der KKL als auch die Stabilität des Materials, also die Materialeigenschaften, für die Wirksamkeit entscheidend. So werden sowohl rundgestrickte als auch flachgestrickte MKS in leichter, mittlerer und kräftiger Materialstärke angeboten. Je höher die Wandstabilität eines Materials ist, desto höher ist der Arbeitsdruck bei einem konstant bleibenden Ruhedruck. In der Versorgung ist es wichtig, einen möglichst niedrigen Ruhedruck und einen hohen Arbeitsdruck zu gewährleisten.

Die Wahl des Materials hängt von der Indikation und patientenindividuellen Kriterien ab, wie z. B. der Gewebestruktur, Gewicht/BMI, der Ödemkonsistenz, der Ausprägung von Haut- und Gewebefalten sowie eventuell bestehenden Komorbiditäten

Merke
Eine starre Zuordnung einer KKL zu einer Diagnose ist nicht sinnvoll. Es soll immer die niedrigste wirksame KKL bevorzugt werden. Dies unterstützt die Adhärenz in der Kompressionstherapie. Die Bestimmung der KKL obliegt alleinig dem behandelnden Arzt.

3.5.3 Varianten medizinischer Kompressionsstrümpfe (MKS)

In der Therapie mit MKS stehen verschiedene Längenvarianten zur Verfügung, die durch Abkürzungen definiert werden. Dahinter verbergen sich die durch die RAL vorgegebenen Messpunkte, wie z. B.:
- Messpunkt A = Fuß
- Messpunkt D = unterhalb des Knies
- Messpunkt G = Oberschenkel
- Messpunkt T = Taille

Die Abkürzungen geben Anfangs- und Endpunkt einer Strumpfvariante an. Somit beschreibt die Variante AD einen Kniestrumpf, AG einen Oberschenkelstrumpf und AT eine Strumpfhose.

Strumpfvarianten der unteren Extremität:
- Kniestrümpfe (AD)
- Halbschenkelstrümpfe (AF)
- Schenkelstrümpfe (AG)
- Strumpfhosen (AT)

Strumpfvarianten der oberen Extremität:
- Handteil kurz mit/ohne Finger (AC1)
- Handteil lang mit/ohne Finger (AD oder AE)
- Armstrumpf inkl. Handteil mit/ohne Finger (AG)
- Armstrumpf (CG)

Die Variantenvielfalt ist abhängig vom Herstellungsverfahren. Aufgrund der komplexeren Anforderungen im Bereich der lymphologischen Versorgungen gibt es flachgestrickte medizinische Kompressionsstrümpfe in vielen weiteren Varianten, wie z. B. mit Zehenkappen (AA1), als Leggins (BT), Caprihosen (CT), Bermudas (ET), Radlerhosen (FT) und zudem verschiedene Bein- und Armstücke.

Zur Befestigung können unterschiedliche Varianten von Silikonhaftbändern angebracht werden (▶ Abb. 3.10). Alternativ stehen Hüftbefestigungen und Schulterkappen mit unterschiedlichen Gurtvarianten zur Verfügung. Einen zusätzlichen Halt bieten spezielle Klebelotions für MKS sowie Haftbandstücke und Anti-Rutsch-Noppen.

3.5.4 Rundgestrickte medizinische Kompressionstrümpfe (MKS)

Indikationen

Rundgestrickte MKS werden i. d. R. bei **Erkrankungen des Venensystems** eingesetzt. Voraussetzung dafür ist das Vorliegen regelrechter anatomischer Proportionen der betroffenen Extremität. Bei schweren phlebologischen Indikationen und/oder hohen Umfangsdifferenzen, sogenannten Kalibersprüngen, kann die Versorgung mit flachgestrickten MKS indiziert sein.

Herstellungsverfahren

Rundgestrickte Strümpfe werden schlauchförmig rund gestrickt und haben somit keine Naht (▶ Abb. 3.11). Auf einem Nadelzylinder befindet sich eine feste Anzahl von Maschen. Auf diesen Nadeln werden rundlaufend die Maschen gestrickt. Die Maschenanzahl bleibt dabei immer gleich. Aufgrund dessen sind der Formgebung des rundgestrickten medizinischen Kompressionsstrumpfes Grenzen gesetzt.

Auf dem Nadelzylinder können gleichzeitig mehrere verschiedene elastische Fäden mit unterschiedlicher Spannung verstrickt werden. Diese Fäden verlaufen spiralförmig von unten nach oben (▶ Abb. 3.12). Durch die veränderte Vorspannung nimmt der Druck von distal nach proximal ab woraus ein graduierter Druckverlauf resultiert.

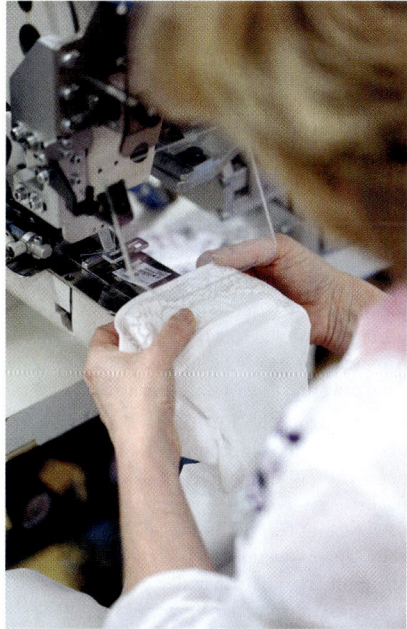

Abb. 3.10 Haftrand wird am Rohling eines Rundstrickstrumpfes angenäht [V481]

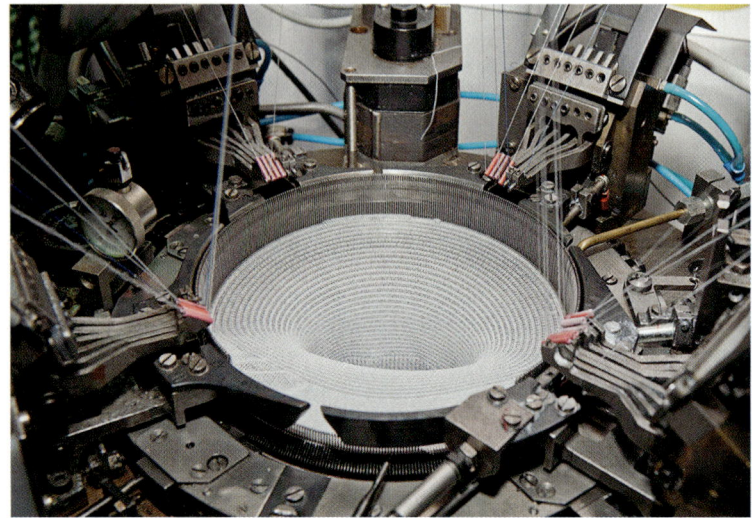

Abb. 3.11 Rundstrickmaschine

Die anatomische Form des rundgestrickten MKS entsteht durch eine kontinuierliche Veränderung der Maschengröße – von distal nach proximal werden die Maschen größer. Dadurch wird der Strumpf von unten nach oben immer transparenter. Rundgestrickte MKS verhalten sich in der Regel längszügiger als flachgestrickte MKS.

Versorgung

Es ist zwingend erforderlich, dass der Fachhandel, zusätzlich zur Bereitstellung des Hilfsmittels, weitere Leistungen wie Beratung, Anpassung sowie eine umfassende Anleitung und Einweisung erbringt.

Voraussetzungen für eine gute Passform und optimale therapeutische Wirksamkeit sind zunächst das korrekte Anmessen des Strumpfes und im Nachgang die Auswahl des geeigneten Strumpfmaterials sowie der geeigneten Ausführung der Versorgung. Rundgestrickte MKS werden in Seriengröße oder nach Maß gefertigt.

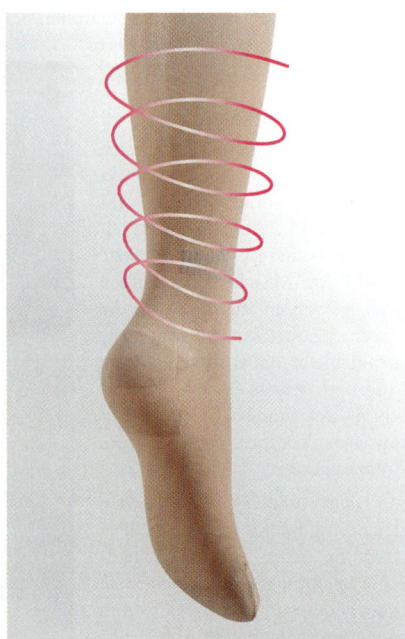

Abb. 3.12 Fadenverlauf und Effekt eines rungestrickten Kompressionsstrumpfes. Der Druck auf die Venen wird erhöht, die Venenklappen schließen wieder besser und das Blut kann nicht absacken. [V481]

Hierzu müssen alle Körpermaße an den durch die RAL definierten Messpunkten ermittelt werden (▶ Abb. 3.13). Fällt ein Umfangsmaß aus dem für die jeweilige Seriengröße vorgegebenen Größenkorridor heraus, setzt das eine Maßanfertigung voraus.

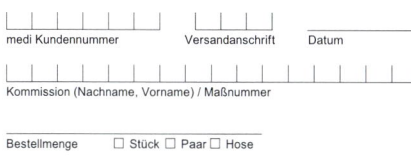

Abb. 3.13 Messpunkte für eine Rundstrickversorgung [V481]

Wird die Bestrumpfung nicht passgerecht abgegeben, hat der Patient bei rechtzeitiger Mitteilung ein Anrecht auf Ersatz.

Variante und Länge des MKS hängen von Diagnose, Lokalisation der Abflussstörung, klinischem Befund und Schwere der Beschwerden ab.

3.5.5 Flachgestrickte medizinische Kompressionsstrümpfe (MKS)

Indikationen

Flachgestrickte MKS werden in der Regel bei **Erkrankungen des Lymphgefäßsystems** eingesetzt.

Aufgrund ihrer Strickart weisen sie eine durchgängige Flächenstabilität und einen höheren Arbeitsdruck als rundgestrickte MKS auf. Diese Eigenschaften sind Voraussetzung bei der Versorgung von Patienten mit Lymph- oder Lipödem, bei schwerer chronisch-venöser Insuffizienz (CVI) und Adipositas sowie um konische Arm- oder Beinformen, hohe Umfangsdifferenzen (Kalibersprünge) und Extremitäten mit tiefen Hautfalten therapiegerecht versorgen zu können.

Herstellungsverfahren

Flachgestrickte MKS werden auf einer Maschine mit zwei dachziegelartig angeordneten Nadelreihen Reihe für Reihe gestrickt (▶ Abb. 3.14). Die Anzahl der Maschen kann dabei flexibel variiert werden. Durch eine Zunahme der Maschen von unten nach oben erhält der Strumpf seine anatomische Form, die Maschengröße bleibt dabei durchgehend konstant (▶ Abb. 3.15). Dies stellt sicher, dass der Strumpf durchgehend die gleiche „Wandstabilität" aufweist.

Flachgestrickte medizinische Kompressionsstrümpfe erhalten ihren individuellen Charakter durch das Verstricken verschiedener Strickfäden in verschiedenen Stricksystemen. Dabei können mehrere Fäden verstrickt werden. Der Kompressionsfaden wird in jede Reihe lose eingelegt.

Durch die Möglichkeit der Maschenzu- und abnahme können auch über sogenannte Einkehren individualisierte Zusätze wie z.B. Erhöhungen und Schrägen eingestrickt werden. Somit kann die Versorgung individuell an die anatomischen Anforderungen eines Patienten angepasst werden.

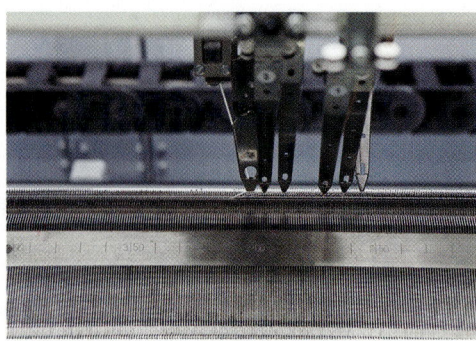

Abb. 3.14 Flachstrickmaschine [V481]

3.5 Medizinische Kompressionsstrümpfe (MKS)

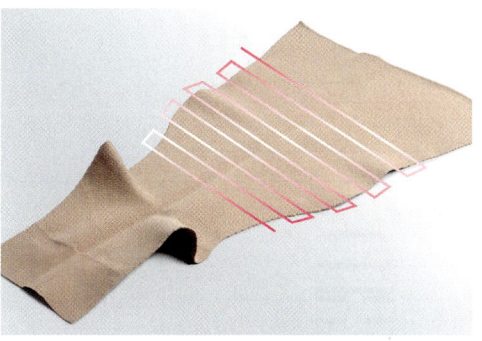

Abb. 3.15 Fadenverlauf eines flachgestrickten Kompressionsstrumpfes [V481]

Flachgestrickte MKS verhalten sich in der Regel kurzzügiger als rundgestrickte MKS, sie lassen sich also weniger verdehnen.

Versorgung

Es ist zwingend erforderlich, dass der Fachhandel, zusätzlich zur Bereitstellung des Hilfsmittels, weitere Leistungen wie Beratung, Anpassung sowie eine umfassende Anleitung und Einweisung erbringt.

Wird die Bestrumpfung nicht passgerecht abgegeben, hat der Patient bei rechtzeitiger Mitteilung ein Anrecht auf Ersatz.

Um eine gute Passform und somit eine optimale therapeutische Wirksamkeit zu gewährleisten, sind die Auswahl des geeigneten Materials, der passenden Strumpfvariante, erforderlicher patientenindividueller Zusätze sowie das korrekte Anmessen Voraussetzung. Flachgestrickte MKS werden nach Maß angefertigt. Hierzu müssen alle Körpermaße an den durch die RAL definierten Messpunkten ermittelt werden.

Die Maße für flachgestrickte MKS werden in der Regel unter Zug ermittelt (▶ Abb. 3.16, ▶ Abb. 3.17). Die Intensität ist abhängig von Messpunkt, Material, Indikation sowie patientenindividuellen Kriterien. Das Gewebe der Extremität wird während des Messvorgangs durch Spannung des Maßbandes komprimiert und die eigentlichen Umfangsmaße somit reduziert. Dabei ist darauf zu achten, dass die zu versorgende Extremität zum Messzeitpunkt bestmöglich entstaut ist.

Variante und Länge der Versorgung sind abhängig von Diagnose, Lokalisation der Abflussstörung, klinischem Befund und Schwere der Beschwerden (▶ Abb. 3.18, ▶ Abb. 3.19, ▶ Abb. 3.20, ▶ Abb. 3.21, ▶ Abb. 3.22).

Die Versorgung des Patientenklientels mit flachgestrickten MKS stellt in der Regel besonders hohe Ansprüche. Dies liegt unter anderem am Krankheitsbild selbst, welches häufig mit eingeschränkter Mobilität und Komorbiditäten einhergeht, sowie an den oftmals besonderen anatomischen Gegebenheiten. Das erfordert eine hohe Flexibilität hinsichtlich der Versorgungsvarianten. Häufig finden mehrteilige Versorgungen ihren Einsatz, um die medizinische Kompressionstherapie im Alltag handhabbar zu machen oder bei großen Umfängen und konischen Beinformen zum Halten zu bringen.

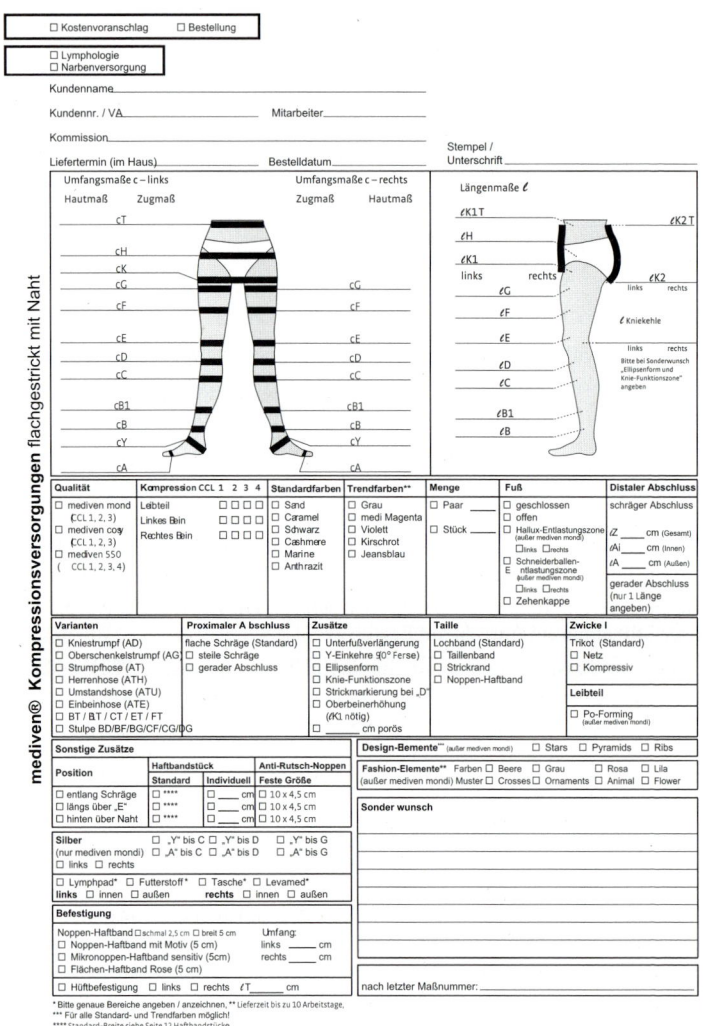

Abb. 3.16 Maßblatt für eine Flachstrickversorgung [V481]

Gängige Versorgungsvarianten der unteren Extremitäten sind z. B.:
- Kniestrümpfe (AD) + Caprihose (CT)
- Schenkelstrümpfe (AG) + Bermuda- oder Radlerhose (ET/FT)
- Kniestrümpfe (AD) + Leggins (BT)

Gängige Versorgungsvarianten der oberen Extremitäten sind z. B.:
- Armstrumpf (CG) + Handteil kurz (AC1)
- Armstrumpf (CG) + Handteil lang (AD/AE)

3.5 Medizinische Kompressionsstrümpfe (MKS)

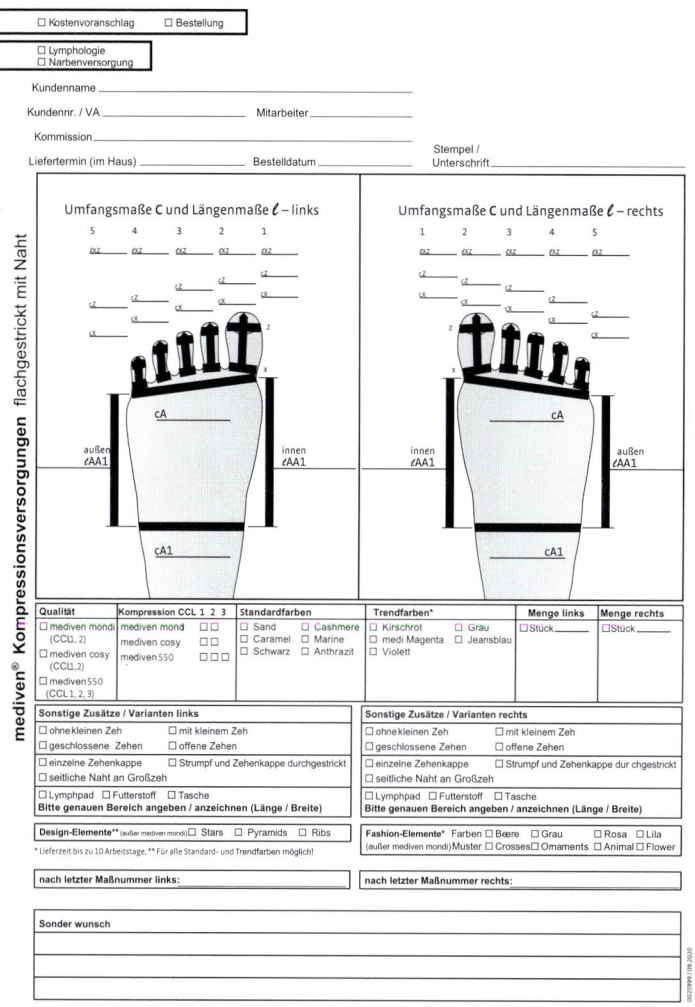

Abb. 3.17 Maßblatt für flachgestrickte Zehenkappen [V481]

Die verschiedenen Versorgungsvarianten können patientenindividuell mit unzähligen Zusätzen ausgestattet werden, z. B.:
- Schräge Abschlüsse am Fuß oder proximal an der Versorgung
- Y-Einkehren, 90°-Ferse, T-Ferse
- Funktionszonen
- Oberbeinerhöhung

Ergänzend werden verschiedene An- und Ausziehhilfen angeboten, der Handhabung unbedingt mit dem Patienten eingeübt werden sollte (▶ Abb. 3.23, ▶ Abb. 3.24).

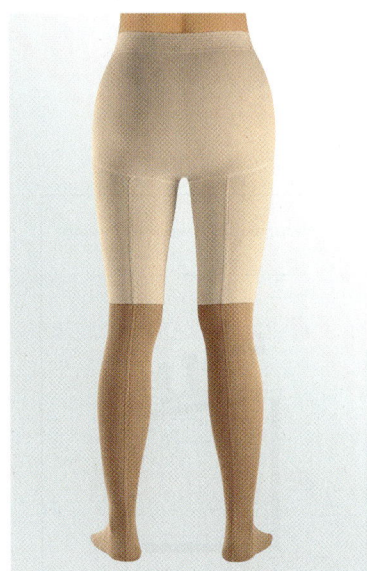

Abb. 3.18 Kombinationsversorgung von Flachstrickkompressionsstrümpfen mit einer Bermuda [V481]

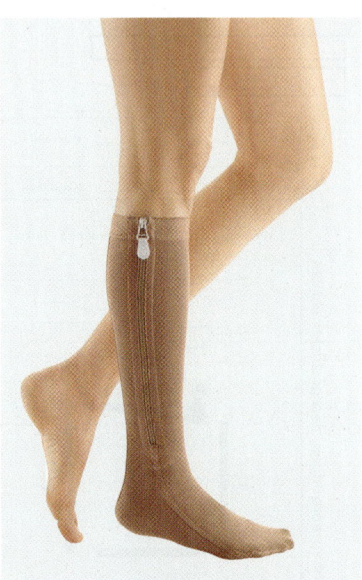

Abb. 3.19 Wadenstrumpf mit Reißverschluss, z. B. bei Versorgung von Wunden [V481]

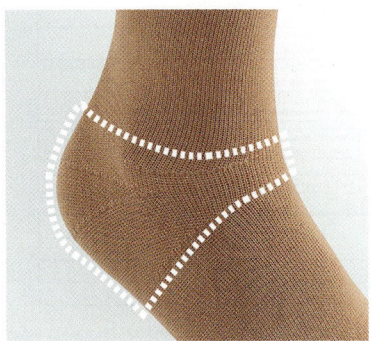

Abb. 3.20 Y-Einkehrung im Ristbereich, die eine Faltenbildung verhindert [V481]

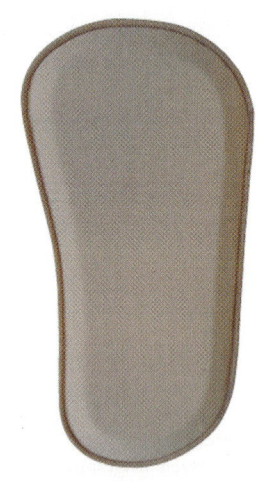

Abb. 3.21 Handpelotte [V481]

3.5 Medizinische Kompressionsstrümpfe (MKS)

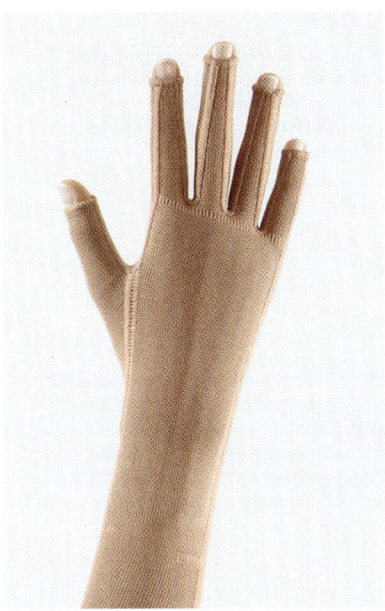

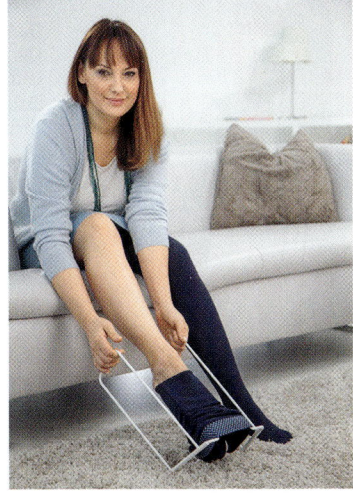

Abb. 3.23 Anziehhilfe für Kompressionsstrümpfe [V481]

Abb. 3.22 Flachstrickhandteil mit eingelegter Pelotte [V481]

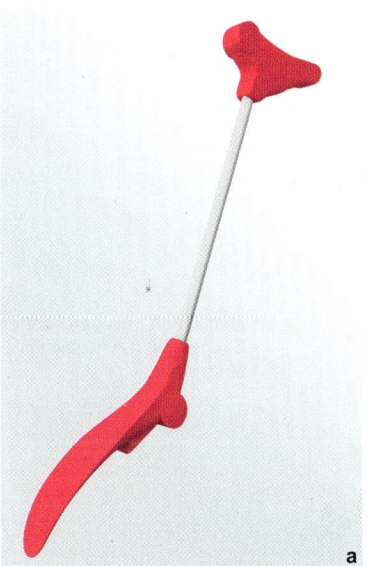

Abb. 3.24 a) Ausziehhilfe für Kompressionsstrümpfe [V481/V601]

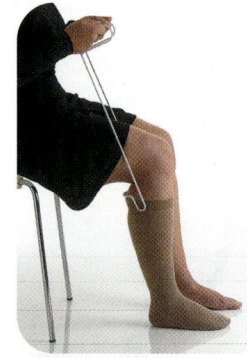

Den Strumpf bis zur Wade herunterstreifen. Die Ausziehhilfe mit beiden Händen fassen und wie gezeigt ans Bein anlegen.
Dabei den **„Löffel" eng an der Wade in den Strumpf schieben**.

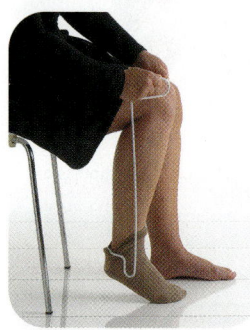

Den Fuß vollständig auf den Boden aufsetzen. Wade und Ferse müssen eine gerade Linie bilden. Den Strumpf mit der Ausziehhilfe **langsam nach unten schieben**, bis der „Löffel" die Ferse erreicht. Achten Sie darauf, dass der „Löffel" immer am Bein anliegt.

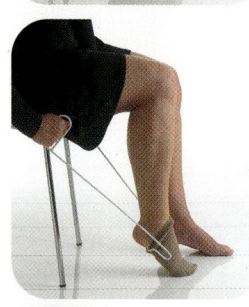

Die **Griffe** der Ausziehhilfe nach und nach **zum Körper ziehen**. Den Fuß leicht anheben, damit der „Löffel" um die Ferse gleiten kann.

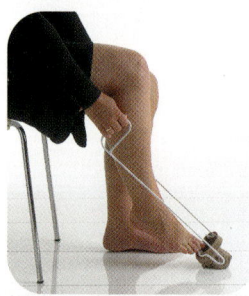

Zuletzt den **Fuß ganz anheben** und den Strumpf mit der Ausziehhilfe **komplett abstreifen**.

Abb. 3.24 b) Handhabung der Ausziehhilfe [V481/V601]

Kopflymphödem

Das Anmessen einer medizinischen Kompressionsbestrumpfung beim sekundären Kopflymphödem erfordert große Erfahrung und sollte möglichst im Beisein des behandelnden Lymphtherapeuten erfolgen. Für eine optimale Kompressionstrumpfversorgung ist es besonders wichtig, millimetergenau zu messen und präzise die tatsächlichen Körpermaße zu ermitteln. Es wird nicht unter Zug gemessen!

Thoraxwandlymphödem

Beim Vermessen der Thoraxkompressionsbandage wird präzise ein lockeres Hautmaß ermittelt. Wird zu stramm angemessen, kann es zu Behinderung der Atmung und zu Beklemmungsgefühlen kommen.

3.5.6 Indikationen und Kontraindikationen für die Therapie mit MKS

Viele Indikationen, bei denen die Therapie mit MKS indiziert ist, werden in diesem Buch angesprochen. Jedoch ist darauf hinzuweisen, dass es auch Kontraindikationen und Risiken bei der medizinischen Kompressionstherapie gibt.

Kontraindikationen

- Fortgeschrittene pAVK, wenn einer dieser Parameter zutrifft: ABPI (Knöchel-Arm-Druck-Index) < 0,5, Knöchelarteriendruck < 60 mmHg, Zehendruck < 30 mmHg oder tcpO$_2$ < 20 mmHg Fußrücken; bei Verwendung unelastischer Materialien kann eine Kompressionsversorgung noch bei einem Knöchelarteriendruck zwischen 50 und 60 mmHg unter engmaschiger klinischer Kontrolle versucht werden
- Dekompensierte Herzinsuffizienz (NYHA III + IV)
- Septische Phlebitis
- Phlegmasia coerulea dolens
- Ausgeprägte nässende Dermatosen
- Unverträglichkeit auf Kompressionsmaterial
- Schwere Sensibilitätsstörungen der Extremität
- Fortgeschrittene periphere Neuropathie (z. B. bei Diabetes mellitus)
- Primär-chronische Polyarthritis

In diesen Fällen sollte die Therapieentscheidung unter Abwägen von Nutzen und Risiko sowie der Auswahl des am besten geeigneten Kompressionsmittels getroffen werden.

3.5.7 An- und Ausziehhilfen

Häufig benötigen Patienten Unterstützung beim An- und Ausziehen ihrer MKS. Spezielle An- und Ausziehhilfen ermöglichen Patienten mit Bewegungseinschränkung und/oder Kraftminderung ein erleichtertes An- und Ausziehen der Versorgung. Auf dem Markt sind unterschiedliche Modelle erhältlich, so z. B. Gestelle aus Metall oder Gleiter aus Textilien Diese können für verschiedene Strumpfvarianten und bei unterschiedlichen Einschränkungen eingesetzt werden.

Das An- und Ausziehen von MKS erfordert Training und eine spezielle Technik, die dem Patienten vom medizinischen Fachpersonal vermittelt werden muss.

Eine Möglichkeit beim An- und Ausziehen das Gestrick zu schützen und gut an der Extremität zu verteilen, bieten Gummi- oder Textilhandschuhe, deren Handinnenflächen mit einer Gummischicht bezogen sind.

An- und Ausziehhilfen für MKS können bei folgenden Indikationen vom Arzt verordnet werden:
- Lähmungen
- Altersbedingte Kraftminderung
- Arthrose/Rheuma
- Adipositas permagna
- Weitgehende Wirbelsäulen-/Hüft-/Knieversteifungen
- Degenerative Erkrankungen der Hände
- Folgen von Verletzungen/Amputationen

3.5.8 Verordnung und Erstattung

Alle MKS können bei medizinischer Notwendigkeit für gesetzlich versicherte Patienten in Deutschland **als Hilfsmittel** zu Lasten der gesetzlichen Krankenkasse verordnet werden.

MKS sind hinsichtlich ihrer medizinischen Wirksamkeit (Kompressionswirkung) bei täglichem Gebrauch für eine Nutzungsdauer von in der Regel sechs Monaten vorgesehen. Diese hängt von der richtigen Handhabung (z. B. bei der Pflege, dem An- und Ausziehen) und der Nutzung der Produkte im gewöhnlichen Umfang ab. Durch berufliche oder krankheitsbedingte Belastungen können aber erhebliche Unterschiede in der Haltbarkeit auftreten. Bei vorzeitigem oder krankheitsbedingtem Verschleiß und bei ausgeprägter Formänderung des Beins kann eine vorzeitige erneute Verordnung eines MKS erforderlich sein.

Der behandelnde Arzt sollte die entsprechende Begründung (z. B. „wesentliche Gewichtsreduktion") schriftlich auf dem Rezept festhalten.

Im Rahmen der Erstversorgung sollte aus hygienischen Gründen immer eine Zweitverordnung erfolgen. Der zusätzliche Vermerk „Wechselversorgung" sollte auf dem Rezept abgebildet werden.

Die Kostenübernahme durch private Versicherungen hängt von den individuellen Verträgen ab.

Merke
Die Verordnung von MKS (Hilfsmittel) belastet das Budget des Arztes **nicht,** sollte aber zweckmäßig und wirtschaftlich sein.

Bei der Verordnung von MKS sind folgende **Fragen** zu klären:
- Wie ist das zu behandelnde Krankheitsbild bei eventuellen Komorbiditäten optimal zu versorgen?
- Ist eine Serienversorgung ausreichend oder ist die Versorgung nach Maß erforderlich?
- Welche Kompressionsklasse sollte eingesetzt werden?
- Welche Ausführung ist notwendig?

Auf der **Verordnung** vom Arzt müssen alle relevanten Angaben vermerkt werden:
- Diagnose
- Anzahl der Strümpfe
- Länge bzw. Ausführung
- Kompressionsklasse
- Materialqualität

- Zusätze wie Pelotten oder andere Individualisierungen (ggf. mit Begründung, warum diese medizinisch notwendig sind)

Bei **flachgestrickten** Versorgungen für gesetzlich versicherte Patienten ist in Deutschland immer eine **Genehmigung der Kostenübernahme** der Krankenkasse erforderlich. Maßblatt und Kostenvoranschlag des Herstellers werden bei der Krankenversicherung eingereicht. Es wird in jedem Einzelfall geprüft, ob eine Flachstrickversorgung erforderlich ist und durch die Krankenkasse erstattet wird.

Bei den **rundgestrickten** MKS wurden mit den gesetzlichen Krankenkassen in Deutschland Festbeträge vereinbart.

3.6 Konservative lymphologische Therapie

3.6.1 Grundlagen und wichtige Empfehlungen

Susanne Helmbrecht

Patienten haben großen Anteil am Erfolg oder Misserfolg ihrer Therapie und sind gefordert, ihren Alltag an die Erfordernisse der Erkrankung anzupassen. Die unterstützende Selbstbehandlung (uSB) ermöglicht den Betroffenen bzw. deren Angehörigen, ihren Anteil an der Therapie selbstbestimmt zu leisten. Hauptziele sind die Progression der Erkrankung zu verhindern und eine positive Auseinandersetzung mit dem eigenen Körper zu erreichen. Deshalb ist es grundlegend, allen Patienten Informationen hierzu zur Verfügung zu stellen und die nötigen Fertigkeiten zu vermitteln.

Dazu gehören:
- Gesunde Körperwahrnehmung durch erhöhte Selbstaufmerksamkeit
- Überlastungen grundsätzlich vermeiden (▶ Kap 3.6.11)
- Stressbewältigung
- Übergewicht vermeiden
- Schutz vor Verletzungen, sofortiges Desinfizieren (▶ Kap 3.6.4)
- Keine Injektionen, Akupunktur und Schnitte im Ödemgebiet
- Weite bequeme Kleidung; geeignete, passende Schuhe

Lymphatische Erkrankungen wie sekundäre oder primäre Lymphödeme begleiten den Patienten sein Leben lang. Wichtigstes Ziel ist es, die **Progression** der Erkrankung zu **verhindern** und im besten Fall auf ein niedrigeres Stadium zu verbessern (Restabilisierung).

Voraussetzung dafür ist das Erspüren von körperlichen Veränderungen, z.B. die Verhärtung des Gewebes im betroffenen Gebiet, und das sichere (Er-)Kennen der eigenen Grenzen. Durch erhöhte Selbstaufmerksamkeit und Aufzeichnen von objektiven Parametern kann die subjektive Körperwahrnehmung verbessert werden (z.B. Umfangsmessungen in einem Lymphtagebuch festhalten oder mit Pulsuhr Aktivitäten überwachen.)

Stressbewältigung: Physischer bzw. mehr noch psychischer Stress hemmen das Lymphsystem und den erholsamen Schlaf. Richtig entspannen können ist eine Kunst, die man erlernen kann (▶ Kap. 3.6.10). Wo es möglich ist, sollte ein Zuviel an Stress durch Anpassen des Umfelds vermieden werden. Schlafstörungen wiederum führen zu Heißhungerattacken und in der Folge zur Gewichtszunahme.

Jedes Kilo mehr belastet den Lymphfluss, deshalb ist ein wichtiges Ziel, **Übergewicht zu vermeiden**. Gesund essen, vielfältige Bewegung, emotionales Wohlbefinden, Wohlfühlen im eigenen Körper und eventuell eine Gewichtsreduktion spielen auch für Lymphödem-Betroffene eine nicht unwesentliche Rolle. Patienten stehen ihrem Übergewicht stets ambivalent gegenüber. Gewichtsreduktion ist meist emotional aufgeladen. Diäten mit dem berühmten Jo-Jo-Effekt nehmen den Patienten ihre Zuversicht, die bisherigen erfolglosen Versuche hinter sich zu lassen (▶ Kap. 3.6.2).

Merke
Meist startet eine Gewichtsabnahme leichter, wenn in einem anderen Bereich (Alltag oder Therapie) ein Erfolgserlebnis erreicht wurde. Deshalb ist es günstiger, dies nicht als erstes Ziel in den Fokus zu stellen. Weitere Voraussetzungen sind gesunder Schlaf und Stressabbau.

Schutz vor Verletzungen: Injektionen, Akupunktur, Operationen und Verletzungen im Ödemgebiet können Entzündungen auslösen und das Ödem verstärken bzw. zu weiteren Komplikationen führen. Falls Operationen notwendig sind, sollte die MLD perioperativ intensiviert werden.

Bequeme Kleidung: Damit die Lymphgefäße nicht abgeschnürt werden, sollte die Kleidung weit und bequem sein. Vor allem BHs und Gürtel bzw. zu enge Hosen führen zu einem Abdrücken. Hohe Absätze bei Schuhen können das Fußskelett überlasten, verhindern das Abrollen und reduzieren dadurch die „Sprunggelenkspumpe", die für den Abtransport des venösen Blutes und den Lymphabfluss benötigt wird.

Unterstützung durch andere:
- Fachkundiger Arzt/Physiotherapeut
- Unterstützender Partner, Familie oder Netzwerk vorhanden?
- Psychotherapie/Partnerschaftsberatung angezeigt?
- Selbsthilfegruppe und Selbstmanagement-Workshops der Lymphselbsthilfe e. V.

Um das Selbstmanagement langfristig durchzuhalten, benötigen die meisten Patienten, neben dem Facharzt und Physiotherapeuten, zusätzlich Unterstützung. Dies kann der Partner oder die Familie sein. Bei Berührungen und in einer liebevollen Partnerschaft wird Oxytocin im Gehirn aktiviert, es fördert die Paarbindung, vermindert gleichzeitig das generelle Angstverhalten, beruhigt Stresssysteme und steigert das allgemeine Wohlbefinden. Doch die Partnerschaft leidet oft unter den körperlichen Veränderungen beim Lip- und Lymphödem, was wiederum zu einem negativen Selbstbild und einem Rückzug der Patienten führt. Hier kann eine Paartherapie Unterstützung bieten. Manchmal sind auch Haustiere ein guter Ausgleich für die Seele.

Nicht alle Patienten können auf die Unterstützung eines liebevollen Partners zählen. Einsamkeit in und außerhalb der Partnerschaft ist ein nicht zu unterschätzendes Thema. Hier kann, neben einem Netzwerk aus Familie und Freunden, die **Selbsthilfegruppe** (www.lymphselbsthilfe.de) ansetzen. Der Austausch mit Gleichbetroffenen bietet emotionale Unterstützung sowie fachlichen Austausch, kann eine Ressource in der Auseinandersetzung mit der eigenen Erkrankung darstellen und fördert die informierte Entscheidungsfindung.

Etwa zwei Drittel der Patienten sind psychisch belastet, davon ist etwa die Hälfte behandlungsbedürftig. Hier ist eine **psychotherapeutische Mitbehandlung** notwendig und befähigt erst zur uSB. Psychologisch mitbetreute Rehabilitanden zeigen signifikant bessere Rehabilitationsergebnisse (Flaggl et al. 2010).

Ferner bietet der Bundesverband Lymphselbsthilfe e. V. **Selbstmanagement-Workshops** zum Thema „Gesund und aktiv Leben mit Lip- und Lymphödem".

3.6.2 Aufklärung und Motivation

Susanne Helmbrecht

Als Basis der unterstützenden Selbstbehandlung benötigt der Patient Informationen über die medizinischen Zusammenhänge in allgemeinverständlicher Sprache, die ihn nicht überfordern und die es ihm ermöglichen, eigene Entscheidungen zu treffen; auch zum Nachlesen, denn die vielen, komplexen Informationen kann niemand beim ersten Mal verarbeiten. Vor allem nicht, wenn der Patient sich noch unter Schock oder in der Phase der Restabilisierung befindet und erst verarbeiten muss, von einer chronischen Erkrankung betroffen zu sein (▶ Tab. 3.8). Ziel ist es, dass **Patienten zu Experten ihrer Erkrankung** werden (Gesundheitskompetenz).

Die Aufklärung von Patienten im Stadium 0 (Verletzung der Lymphgefäße nach Operationen oder Traumata) oder im Stadium 1 kann eine Progression der Lymphödeme langfristig verhindern. Teilweise gelingt die Rückführung in ein früheres Stadium. Das Wissen über Hochlagerung, regelmäßige Bewegung, Vermeiden von Verletzungen etc. sollte jedem Patienten mit dem Risiko ein Lymphödem zu entwickeln frühzeitig zur Verfügung gestellt werden.

Informationen zum Nachlesen auf Websites und in Form von Broschüren werden von Kompressionsherstellern und anderen Organisationen zur Verfügung gestellt. Die Lymphselbsthilfe e. V. (www.lymphselbsthilfe.de) bietet **Informationsbroschüren** und ein Lymphselbsthilfe-**Magazin** an. Das Lymphologicum Deutsches Netzwerk e. V. (www.lymphologicum.de) bringt 4 x jährlich das Patientenmagazin Lympholife heraus, zusätzlich sind zum Lymphödem und zu venös bedingten Ödemen hilfreiche Patientenratgeber erhältlich.

Lebensstiländerung: Lymphologische Erkrankungen erfordern vom Patienten eine Vielzahl an Verhaltensänderungen, viele davon sind unangenehm, wie Kompression zu tragen, oder widersprechen ihren Angewohnheiten. Alles auf einmal ändern zu wollen, wird nicht gelingen. Der Patient muss eine Entscheidung treffen, **was am wichtigsten** ist und **womit er anfangen** möchte. Mit der richtigen **Unterstützung** kann ein Thema nach dem anderen bearbeitet und in den Alltag integriert werden.

- Ungünstige Faktoren wie z. B. Übergewicht/Stressfaktoren ansprechen
- Zuhören und wertschätzende Äußerungen stärken die Ressourcen der Patienten
  - Was ist Ihnen derzeit wichtig?
  - Wo sind Sie zuversichtlich, dass Ihnen eine Änderung gelingt?
  - Wie ist es Ihnen gelungen, …?
  - Stärken reflektieren

Tab. 3.8 Bewältigung chronischer Erkrankungen (Schäffer und Moers, 2008)

Phase	Krankheitserleben
Vor Diagnose	Irritation, Beunruhigung
Manifestation, Chronizität	Schock, Handlungsunfähigkeit
Restabilisierung	Vorsichtige Entspannung
Leben im Auf und Ab	Reparaturversuch
Abwärtsentwicklung	Beharrlichkeit der Bewältigungsstrategien, Ernüchterung, Verunsicherung, Verzweiflung, Überforderung

- Defizite nicht herausstellen
- Immer eins nach dem anderen

Patienten sind oft erfolglose Selbstveränderer und stehen ihrem ungünstigen Lebensstil ambivalent gegenüber. Studien haben gezeigt, dass konfrontatives Vorgehen den Widerstand erhöht und eine Verhaltensänderung unwahrscheinlicher werden lässt.

Am meisten Erfolg haben Experten, die **ungünstiges Verhalten** konkret **ansprechen** und ihre Patienten fragen, **wie wichtig es ihnen ist und wie zuversichtlich sie sind**, ihr Ziel zu erreichen. Der Arzt/Therapeut/Kompressionsversorger ist der Experte für die richtige Therapie und sollte seine Unterstützung anbieten. Am besten ist es, zu empfehlen, was anderen Patienten geholfen hat. Ein Rat wird dann eher umgesetzt, wenn sich der Patient nicht bereits in einer Verteidigungshaltung befindet.

Die **Selbstverantwortung** bleibt beim Patienten und damit auch die Entscheidungsgewalt. Denn entschließt er sich, „nichts" bzw. nicht das objektiv Sinnvolle zu tun, dann lebt er mit den Konsequenzen. Deshalb ist es günstiger, die subjektiv schwierigsten Ziele nicht als erstes in den Fokus zu stellen. Der Patient kann sich neue Ziele setzen, wenn in einem anderen Bereich in Alltag oder Therapie bereits ein Erfolgserlebnis erreicht wurde.

Unterstützende Experten **hören zu** und **reflektieren** die **Stärken** Ihrer Patienten. Dies kann sehr schwierig sein, weil wir oft stärker auf Defizite achten. Gewichtsreduktion und andere ungünstige Lebensstile sind meist emotional aufgeladen. Veränderungen gelingen signifikant häufiger, wenn der Patient sich zutiefst verstanden und akzeptiert fühlt. Wenn der Druck zu groß wird, muss er seinen Lebensstil verteidigen.

Die Aufgabe des Experten ist, beim Patienten Hoffnung zu wecken und die Überzeugung zu stärken, dass er tatsächlich in der Lage ist, sich zu verändern. **Wertschätzende Äußerungen** über gelungenes Verhalten bringen Patienten wieder mit den für Veränderungen erforderlichen Ressourcen in Kontakt.

Patienten haben ein Interesse daran, ihren eigenen Wert positiv einzuschätzen. Diese positive Selbstsicht beruht darauf, dass Menschen sich für kompetent, verantwortungsvoll und anpassungsfähig halten (Steele 1988). Verhalten sie sich hingegen auf eine Art, die diesem Bestreben zuwiderläuft, erleben sie eine Form kognitiver Dissonanz und müssen deshalb auf eine Weise reagieren, die ihr psychisches Unbehagen verringert. Dies bedeutet konkret, dass sie eine Botschaft, die für sie persönlich bedrohliche Informationen beinhaltet, als unwichtig abtun. Diese Defensivtendenz kann man verringern, indem man auf eine Stärkung des Selbstwertgefühls der Patienten hinarbeitet, statt ihr Selbstwertgefühl infrage zu stellen.

Merke
Mit wertschätzenden Äußerungen fördern Sie die uSB Ihres Patienten!

3.6.3 Manuelle Lymphdrainage (MLD)

Susanne Helmbrecht

Abflusswege eröffnend und aufrechterhaltend

Ziel der manuellen Lymphdrainage ist es, die Lymphknoten zu entlasten, also sie „frei zu machen", um den Widerstand für den Abfluss zu verringern. Lymphgefäße, die ihre Arbeit eingestellt haben, beispielsweise wegen Schmerzen und Entzündungen, können angeregt werden und ihre Funktion wiederaufnehmen. Es hält den Abfluss des Ödems unter der Kompression aufrecht. Dies ist in erster Linie die Aufgabe des Therapeuten in der manuellen Lymphdrainage (MLD Phase II der KPE).

Planung zur Ergänzung der ambulanten Therapie

Zusätzlich sind Verklebungen und Verhärtungen im Gewebe mit entsprechenden Fibrosegriffen zu lösen. Die Fibrosebehandlung ist zeitaufwendig und in der verordneten Therapiezeit oft nicht zu leisten. Hier kann der Patient in Zusammenarbeit und Absprache mit seinem Therapeuten vor- oder nachbereiten.

Selbstbehandlung

Einzelne Griffe wie den stehenden Kreis und Fibroselockerungstechniken werden dem Patienten vom Physiotherapeuten vermittelt und können auch in speziellen **Selbstmanagement-Workshops** (z. B. der Lymphselbsthilfe e. V.) von den Patienten erlernt werden. Mit entsprechender Übung kann sich der Patient bei fehlender Therapie in Urlaubs- und Krankheitszeiten unterstützend selbst helfen. Ziel ist immer eine verbesserte Lebensqualität. Selbstverständlich sind sie kein Ersatz für die professionelle Behandlung im Sinne der KPE-Phasen I + II.

- Schulungsinhalte sind:
- Schulterkreisen
- Atemtherapie/-gymnastik
- Mobilisierende Übungen für den Brustkorb
- Einüben „Stehender Kreis"
- Freimachen der Lymphknotenstationen von Hals/Leiste/Achsel/tiefem Bauchraum
- Anregen des Lymphflusses
- Ödem- und Fibroselockerung (Fibrose- und Hautfaltengriffe)

3.6.4 Hautpflege

Susanne Helmbrecht

Trockene, rissige Haut und Nägel sind Einfallstore für Viren und Bakterien, deshalb ist die **wichtigste Erysipelprophylaxe** eine gesunde, saubere und eingecremte Haut (▶ Kap. 3.3).
- Reichhaltige Cremes abhängig vom Hauttyp
- Kein Trockenbürsten
- Mundschleimhautpflege beim Kopflymphödem

Alle Hautveränderungen müssen sehr ernst genommen werden. Im Zweifel sollte immer ein Hautarzt aufgesucht werden.
- Verletzungen vermeiden: u. a. Insektenstiche, Hitze, Sonne
- Nicht ohne Schuhe im Freien
- Nicht ohne Handschuhe arbeiten
- Vorsichtiger Umgang mit Haustieren

- Desinfektionen bei kleinsten Verletzungen, Desinfektionsmittel gehört in die Handtasche
- Evtl. Antibiotikum auf Vorrat rezeptieren
- Fuß- und Nagelpflege
- Pilzinfektionen konsequent behandeln

3.6.5 Kompression als Therapiegrundlage und Selbstbandage

Susanne Helmbrecht

- Medizinischer Kompressionsstrumpf nach erfolgter Phase I der KPE passt und wird täglich getragen: Kompressionsklasse? Mehrteilig?
- Anziehen wird (im Sanitätshaus) eingeübt
- Anziehhilfen, Partner einbeziehen oder Pflegedienst einschalten
- Nicht passende Bestrumpfung wird nachgebessert: Schmerzen sind nicht zu tolerieren
- Selbstverband (wird vom Lymphtherapeut vermittelt und geübt), falls Bestrumpfung nicht ausreichend oder nicht vorhanden
- Kompressionsmaterial mit Polstermaterial zur Selbstbandage ausreichend vorhanden?
- Verbandskenntnisse vorhanden oder Schulung möglich?

Eine indizierte, passende und körperlich zu bewältigende Kompression zu tragen, ist der wichtigste Faktor: Bei der Erstversorgung oder bei körperlichen Einschränkungen kann es sinnvoll sein, eine **Kompressionsklasse** weniger zu wählen bzw. nicht zu eng zu messen.

Zeitgleich ist zu klären, ob der Patient diese allein anziehen kann oder ob es einen **Partner** gibt, **der unterstützt.** Falls nicht, ist ein **Pflegedienst** einzuschalten. Zur Unterstützung können **Anziehhilfen** oder **mehrteilige Versorgungen** verschrieben werden. Am Ende zählt, dass die Kompression ge- und ertragen wird.

Das **Anziehen** wird **im Sanitätshaus** qualifiziert **eingeübt** und von diesem bei Bedarf die Kompression solange **nachgebessert,** bis die Bestrumpfung passt. Dies kann vor allem bei der ersten Versorgung auch mehr als einmal nötig sein. Der Patient muss die Mitarbeiter im Sanitätshaus informieren, wenn die Kompressionsbestrumpfung nicht passt oder in der Form nicht angezogen werden kann. Dies muss der Patient wissen, sonst landet die Kompression entweder in der Schublade oder führt zu weiteren Abschnürungen und Komplikationen oder Progredienz.

Merke
Schmerzen sind nicht zu tolerieren!

In lymphbelastenden Situationen, wie z.B. bei Langstreckenflügen, könnte die Extremität trotz Kompressionsbestrumpfung stärker anschwellen. Dann ist es von Vorteil, wenn der Patient sich zumindest zeitweise **selbst bandagieren** kann.

Auch wenn die Entstauung ambulant durchgeführt wird, könnte der Verband rutschen, einschnüren oder zur Körperhygiene abgenommen werden. Dann sollte der Patient in der Lage sein, sich selbst zu bandagieren oder es sollte geklärt sein, ob jemand im Umfeld dies erlernen könnte.

Selbstbandagierung wird derzeit nur in wenigen Rehakliniken, von engagierten Physiotherapeuten oder in Tageskursen geschult. Wichtig ist, danach weiter zu üben, um das Wissen zu vertiefen. Dies ist in erster Linie eine **Übungssache**, falls der Patient beweglich genug ist oder ein Angehöriger hilft. Wichtig ist auch, dass der Patient **Schmerzen** wahrnehmen kann und ernst nimmt. Sobald diese auftreten, ist der Verband abzulegen oder es wird neu bandagiert. Zur Selbstbandagierung ist ausreichendes Bandagematerial inklusive Schaumstoffbinden nötig, sonst treten schon in kurzer Zeit Hautveränderungen auf, die das Risiko von Komplikationen erhöhen.

Zusätzlich zur manuellen Lymphdrainage kann die **intermittierende pneumatische Kompression (IPK)** vom Arzt verschrieben werden. IPK-Systeme zur Behandlung von lymphatischen Erkrankungen bestehen grundsätzlich aus einem mehrstufigen Kompressionsgerät mit überlappenden Luftkammern. Dadurch entsteht eine dynamische Kompression, die zum Abtransport der angesammelten Lymphe führt und die Durchblutung anregt. Empfohlen wird, vor Beginn der Therapie die Abflusswege an Hals, Schlüsselbein, Bauch und Leiste frei zu machen, was die Entstauung nochmals erhöht. Dies sollte mithilfe des Therapeuten erlernt werden.

Sekundäre Lymphödeme nach Lymphknotenentfernungen gelten als relative Kontraindikation der IPK. Da wichtige Abflusswege vor allem in der Leiste nicht mehr vorhanden sind, kann es zum Beispiel zu Genitalödemen und gestauten Abflusswegen kommen. Der Patient sollte über die besonderen Risiken aufgeklärt sein und bei den ersten Anzeichen seinen Arzt informieren und die Behandlung unterbrechen.

Literatur

Flaggl F, Melcher M, Döller W. Auch die Seele braucht Bandagen! Was bringt die klinisch psychologische Mitbehandlung von psychisch belasteten Patienten in der lymphologischen Rehabilitation. Lymphol Forsch und Prax 2010; 14 (2): 85–89.

Schaeffer D, Moers M. Überlebensstrategien – ein Phasenmodell zum Charakter des Bewältigungshandelns chronisch Erkrankter. Pflege & Gesellschaft. 2008; 13, (1), 6–31.

Steele CM. The Psychology of Self-Affirmation: Sustaining the Integrity of the Self. In: L. Berkowitz (Hrsg.). Advances in Experimental Social Psychology. 1988; Vol. 21, 261–302.

3.6.6 Intermittierende pneumatische Kompression

Erik Küppers

Die intermittierende pneumatische Kompression (IPK) ist eine Form der dynamischen Kompressionstherapie. Sie imitiert die Aktivität der Muskulatur. Während der dynamischen Kompressionsbehandlung ist der Patient immobil. Im Gegensatz dazu verlangt die statische Kompression mit Kompressionsstrümpfen oder Kompressionsverbänden zur Entfaltung ihrer Wirksamkeit die Mobilität des Anwenders. Statische Kompressionssysteme bilden ein Widerlager für die Muskelbewegung und steigern so die Aktivität der Muskelpumpe. Besonders bei hypomobilen und immobilen Patienten, bei denen eine Kompressionstherapie mit Strümpfen oder Kompressionsbinden aufgrund der kaum vorhandenen Eigenbewegung nicht adäquat wirken kann, ist die IPK eine wichtige Unterstützung zur Aktivierung der eingeschränkten bzw. fehlenden Funktion der Muskelpumpen (Deutsche Gesellschaft für Phlebologie 2018; Dissemond et al. 2016).

Merke
Die besten Ergebnisse erzielt die IPK in Kombination mit anderen Formen der Entstauungstherapie wie z. B. der manuellen Lymphdrainage (MLD) im Rahmen der KPE.

Steuergeräte

Die in der heutigen Art bekannten IPK-Geräte werden bereits seit den 1970er Jahren erfolgreich in der Ödemtherapie eingesetzt. Bei der IPK werden über ein Steuergerät Manschetten intermittierend mit Luft befüllt. Es gibt ein- und mehrstufige (meist zwölfstufige) Steuergeräte. Bei manchen IPK-Geräten können mehrere Manschetten gleichzeitig angeschlossen und betrieben werden.

Der genau einstellbare und somit dokumentierbare Kompressionsdruck wird in definierten Zeitabständen von distal nach proximal sequenziell auf- und abgebaut. Bei einigen Systemen wird zusätzlich ein Druckgradient erzeugt, wobei der Druck von distal nach proximal abnimmt. Druckwerte von über 100 mmHg können erreicht werden. Da dies intermittierend geschieht, werden auch hohe Druckwerte von den Patienten gut toleriert. Eine Behandlung dauert meist 30–60 Minuten und kann mehrfach täglich wiederholt werden.

Neben Geräten für den Einsatz in Klinik und Praxis sind verordnungsfähige Heimgeräte erhältlich, deren Bedienung einfach ist. Der Druck wird vom Patienten reguliert und langsam gesteigert, bis ein angenehmer Druckwert erzielt wurde. Der Therapieverlauf wird vom Arzt oder Therapeuten mit dem Patienten gemeinsam abgestimmt und überwacht.

Merke
Die IPK ist sowohl in der Entstauungsphase als auch in der Erhaltungsphase der KPE ein wichtiger Bestandteil des Selbstmanagements durch den Patienten.

Manschetten

Es werden Bein-, Arm-, Hüft- oder Hosenmanschetten über Schlauchverbindungen an die Steuergeräte angeschlossen. Bei Manschetten mit mehreren Kammern (Luftzellen) sind diese überlappend angeordnet. Hierdurch erreicht man eine gleichmäßige und für den Patienten gut verträgliche Entstauung ohne Rückflusseffekt und vermeidet das Risiko von Einschnürungen und Kompartimentierungen.

Der Umfang der Manschetten kann durch Einsätze erweitert oder verringert werden. Die Einsätze müssen luftbefüllt sein, um eine Kompressionswirkung zu erzielen.

Anwendungsbereiche & Wirkungsweise

Die IPK mit Mehrstufensystemen dient der Entstauung venöser und lymphatischer Ödeme, der Verbesserung der Mikro- und Makroperfusion sowie der Therapie des Lipödems. Außerdem kann sie bei arteriellen Durchblutungsstörungen eingesetzt werden.

Einstufige Systeme werden in der Chirurgie prä-, intra- und postoperativ solange zur Thromboembolie-Prophylaxe verwendet, bis der Patient wieder mobil ist.

Die Steigerung der Fibrinolyse durch die IPK erklärt sich durch die Freisetzung von Gewebeplasminogenen aus den Zellen der inneren Gefäßwände. Zusätzlich wird das gefäßaktive Gas Stickstoffmonoxid (NO) aus dem Gefäßendothel freigesetzt, was zu einer Vasodilatation und damit zu einer Absenkung der Nachlast des Herzens und des Blutdrucks führt. Das Gewebe wird mit mehr Sauerstoff und Nährstoffen versorgt und Stoffwechselendprodukte werden besser abtransportiert. Der biochemische Effekt ist in der Stärke abhängig von der Größe der komprimierten Fläche.

Sportler verwenden die IPK zur Verbesserung der Regeneration und zur Vorbereitung auf Wettkämpfe. Der positive Effekt der Kompressionstherapie besonders auf inflammatorische Prozesse wird diskutiert. Die pathophysiologischen Veränderungen im Gewebe und in den Blutgefäßen bei Sportlern nach Belastung sind gleichzusetzen mit denen bei Lymphödem, PTS (postthrombotisches Syndrom) und TVT (tiefe Venenthrombose).

Über Indikationen und Kontraindikationen berichtet sehr detailliert die aktuelle AWMF-Leitlinie zur IPK. Sie bezieht sich neben Expertenmeinungen auf 128 Studien und Veröffentlichungen zur IPK und kommt zu dem Fazit, dass die Geräte bei korrekter Anwendung eine effektive und sichere Therapiemaßnahme darstellen (Deutsche Gesellschaft für Phlebologie, 2020).

Merke
Die IPK kann bei Lymphödemen, Phlebödemen und Lipödemen angewendet werden. PAVK ist keine Kontraindikation

Verordnung
Das aktuelle deutsche Hilfsmittelverzeichnis stellt für die Verordnung von IPK-Steuergeräten besondere Qualitätsanforderungen, die unbedingt einzuhalten sind. So muss vor der Verordnung ein Nachweis für die Wirksamkeit der IPK-Therapie erbracht werden. Die Hilfsmittel müssen mindestens die im Hilfsmittelverzeichnis nach § 139 Absatz 2 festgelegten Anforderungen an die Qualität der Versorgung und der Produkte erfüllen (Gesetz zur Stärkung der Heil- und Hilfsmittelversorgung, 2017). Die IPK-Produkte können dann patientenbezogen und spezifisch verordnet werden. Die gesetzlichen Krankenversicherungen in Deutschland übernehmen die Kosten für diese Therapieform im Sinne einer Einzelfallentscheidung. Die Geräte werden dem Patienten überlassen oder vom Kostenträger gemietet. Des Weiteren müssen die IPK-Steuergeräte der europaweit harmonisierten strengen Norm EN 60601-1-11 entsprechen, welche die Sicherheit der Patienten und Anwender im häuslichen Bereich sicherstellt (DKE 2020).

Grundsätzlich ist in Deutschland das Wirtschaftlichkeitsgebot nach § 9 der aktuellen Richtlinie des Gemeinsamen Bundesausschusses (GBA) über die Verordnung von Heilmitteln in der vertragsärztlichen Versorgung zu beachten. Vor jeder Verordnung von Heilmitteln soll der Vertragsarzt prüfen, ob entsprechend dem Gebot der Wirtschaftlichkeit das angestrebte Behandlungsziel auch durch eine Hilfsmittelversorgung unter Abwägung der jeweiligen Therapierisiken qualitativ gleichwertig und kostengünstiger erreicht werden kann. Dann haben Hilfsmittelversorgungen Vorrang gegenüber einer Heilmittelverordnung. Idealerweise erfolgen zunächst Behandlungen unter Aufsicht in einer Praxis und der Verordner kann sich von der Wirksamkeit und Verträglichkeit überzeugen. Patient und ggf. Angehörige erhalten eine Einweisung und müssen in der Lage sein, die Manschetten an- und auszuziehen und das Gerät zu bedienen.

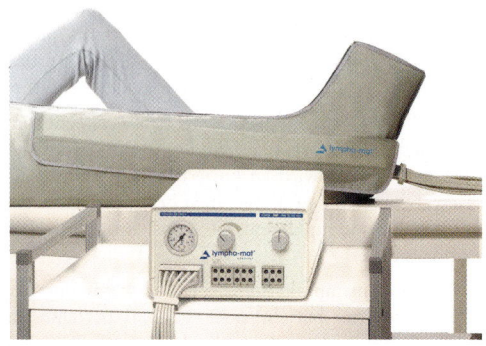

Abb. 3.25 Zwölfstufiges IPK-Gerät für die Heimtherapie mit angeschlossener Beinmanschette [P812]

Anwendung

Die Ausdehnung des Ödems und sowie mögliche Begleiterkrankungen sind entscheidend für die Auswahl der Manschetten. Bei inguinaler Vernarbung, z. B. durch Lymphknotenentfernung, sollte eine Hosenmanschette gewählt werden.

Vor der IPK-Behandlung wird das Lymphgefäßsystem durch den Patienten/Physiotherapeuten/Pfleger zentral manuell angeregt. Die Manschetten werden über der sauberen, unbekleideten Haut, Kompressionsbestrumpfung, Kompressionsbandagierung oder Schaumstoffunterpolsterung (IPK Plus) angelegt. Offene Wunden müssen abgedeckt und ggf. mit einer hochabsorbierenden Wundauflage bedeckt werden.

Behandlungsdauer und Druck werden individuell gewählt. Die Manschetten werden anschließend mit handelsüblichem Desinfektionsmittel gereinigt. Die Reduzierung der Ödeme, die durch den Einsatz der IPK erreicht wird, sollte durch anschließendes Tragen von Kompressionsstrümpfen erhalten werden (Erhaltungstherapie).

Die IPK kann ergänzend zur MLD jeden Tag durch den Patienten in der häuslichen Umgebung eingesetzt werden. (▶ Abb. 3.25). Bei Flugreisen ist die Mitnahme der Geräte möglich und in Abhängigkeit von der Fluggesellschaft kostenfrei. Ggf. ist ein ärztliches Attest erforderlich.

Wichtig ist die regelmäßige Dokumentation der Umfangreduzierung der behandelten Extremitäten sowie die Rücksprache mit dem behandelnden Arzt und Lymphtherapeuten.

Die IPK ist oft eine sinnvolle Ergänzung der Ödembehandlung und im Selbstmanagement der Patienten anzuwenden.

 Merke
Die Kompression „gehört" dem Patienten! Er/sie hat auch die Verantwortung für die korrekte Anwendung.

Literatur

Berliner E, Ozbilgin B, Zarin DA. A systemic review of pneumatic compression for treatment of chronic venous insufficiency and venous ulcers. J Vasc Surg. 2003; 37: 539–544.

Chen AH, et al. Intermittent pneumatic compression devices – physiological mechanisms of action. Eur J Vasc Endovasc Surg. 2001; 21: 383–392.

Deutsche Gesellschaft für Phlebologie e. V. (DGP). S1-Leitlinie Intermittierende pneumatische Kompression (IPK, AIK). www.awmf.org/leitlinien/detail/ll/037-007.html (letzter Zugriff: 18. August 2020).

Dissemond J. et al. Kompressionstherapie bei Patienten mit Ulcus cruris venosum. J Dtsch Dermatol Ges. 2016; 14(11): 1.073–1.089.

Dissemond J, et al. Patientengerechte Versorgung – Ein Konzept der individualisierten Kompressionstherapie. Aus: www.der-niedergelassene-arzt.de/fileadmin/user_upload/zeitschriften/vasomed/Artikel_PDF/2017/05-2017/Dissemond_MDI.pdf (letzter Zugriff: 18. August 2020).

DKE Deutsche Kommission Elektrotechnik Elektronik Informationstechnik in DIN und VDE: DIN EN 60601-1-11; VDE 0750-1-11:2016–04 Medizinische elektrische Geräte – Teil 1–11: Besondere Festlegungen für die Sicherheit einschließlich der wesentlichen Leistungsmerkmale – Ergänzungsnorm: Anforderungen an medizinische elektrische Geräte und medizinische elektrische Systeme für die medizinische Versorgung in häuslicher Umgebung. https://www.din.de/de/mitwirken/normenausschuesse/dke/normen/wdc-beuth:din21:246942223 (letzter Zugriff: 21. August 2020).

Gemeinsamer Bundesausschuss: Richtlinie des Gemeinsamen Bundesausschusses über die Verordnung von Heilmitteln in der vertragsärztlichen Versorgung (Heilmittel-Richtlinie/HeilM-RL). BAnz AT 28.07.2020 B3. 2020a.

Gemeinsamer Bundesausschuss: Richtlinie des Gemeinsamen Bundesauschusses über die Verordnung von häuslicher Krankenpflege (Häusliche Krankenpflege-Richtlinie). BAnz AT 16.07.2020 B4. 2020b.

Gesetz zur Stärkung der Heil- und Hilfsmittelversorgung (Heil- und Hilfsmittelversorgungsgesetz – HHVG). Bundesgesetzblatt, 2017. Teil I Nr. 19. www.bgbl.de/xaver/bgbl/start.xav?startbk=Bundesanzeiger_BGBl&jumpTo=bgbl117s0778.pdf#__bgbl__%2F%2F*%5B%40attr_id%3D%27bgbl117s0778.pdf%27%5D__1597765535147 (letzter Zugriff: 18. August 2020).

Johannsson K, et al. A randomized study comparing manual lymph drainage with sequential pneumatic compression for treatment of postoperative arm lymphedema. Lymphology. 1998; 31: 56–64.

Kraemer WJ, French DN, Spiering BA Compression in the treatment of acute muscle injuries in sport. review article. Int Sport Med J. 2004; 5(3): 200–208.

Rabe E. Apparative intermittierende Kompressionstherapie. Köln: Viavital Verlag, 2003.

www.aikinfo.de/ (letzter Zugriff: 18. August 2020).

3.6.7 Selbstmanagement mit justierbaren Klettverschluss-Systemen

Els Brouwer

Frank Shaw entwickelte vor mehr als 35 Jahren das erste Klettverschluss-System (englisch: adjustable compression wrap, ACW) nachdem er beobachtet hatte, dass Giraffen niemals ein (Lymph-)Ödem entwickeln, obwohl sie fast 24 Stunden am Tag auf den Beinen sind. Seine Frau Hertha litt unter einem sekundären Lymphödem und hatte nicht genug normale Kurzzugverbände oder MKS. Durch die Entwicklung des

Klettsystems war sie in der Lage, ihr Ödem unabhängig zu kontrollieren und normal am Arbeits- und Familienalltag teilzunehmen (▶ Abb. 3.26, ▶ Abb. 3.27).

Klettverschluss-Systeme werden als Kompressionsverbände bei phlebologischen und lymphatischen Erkrankungen wie Ulcus cruris, Veneninsuffizienz, Thrombose und Lymphödem eingesetzt. Sie sind in unelastischen und elastischen Varianten erhältlich. Je elastischer, desto niedriger der Arbeitsdruck und desto höher der Ruhedruck. In der Erhaltungsphase ist nach aktueller Studienlage die gering-elastische Kompression (hohe Stiffness) bei lymphostatischen Ödemen die Methode der Wahl.

Wenn Klettverschluss-Systeme eingesetzt werden, ist das Justieren der Verschlussteile besonders wichtig. In vielen Fällen können diese vom Patienten selbst angelegt werden. Sie wirken nur in Verbindung mit Bewegung optimal.

Manche Klettverschluss-Systeme enthalten eine Messvorrichtung, mit deren Hilfe der Patient den korrekten Druckverlauf für die Extremität einstellen kann (▶ Abb. 3.28).

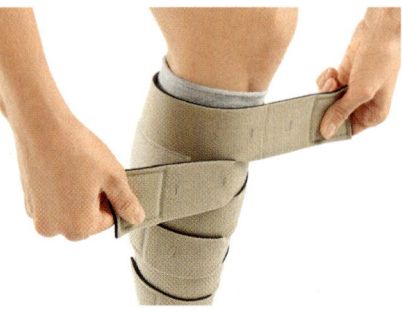

Abb. 3.26 Anlage verordnungsfähige adaptive Kompressionsbandage [V481]

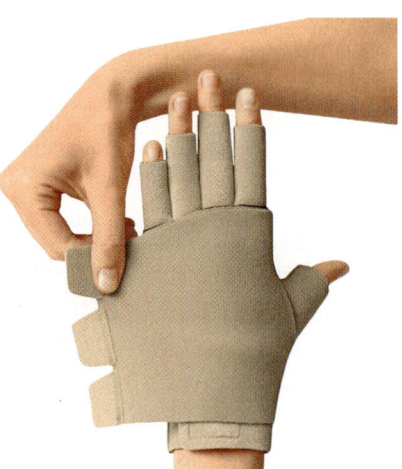

Abb. 3.27 Adaptive Kompressionsbandage mit Kompression der Finger [V481]

 Merke
Kompressionsklettverschluss-Systeme mit integriertem Messsystem sichern die korrekte Anwendung.

Indikationen
- CVI (sofern medizinische Kompressionsstrümpfe keine Option sind)
- Lymphödem
- Inaktivitätsödem
- Verbrennungen

 Merke
Klettverschluss-Systeme sind bei vielen Ödemkrankheiten einsetzbar.

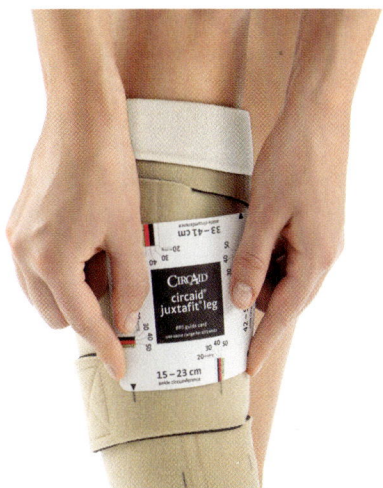

Abb. 3.28 Mit der Messschablone justierter Druckverlauf [V481]

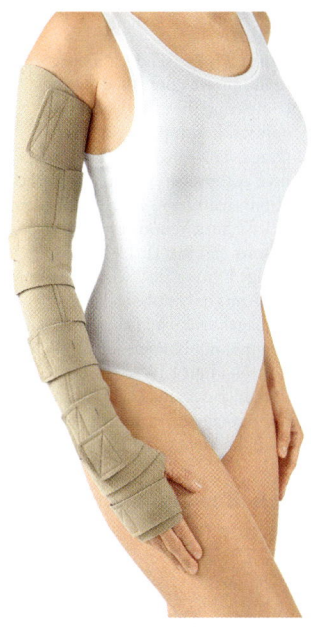

Abb. 3.29 Adaptive Kompressionsbandage des gesamten Arms [V481]

Produktbeschreibung und Anwendung

ACW bestehen in der Regel aus atmungsaktivem Nylon, Polyethylen, Polyurethan und Spandex. Die Auswahl des passenden Systems und geeigneten Materials sowie die Anmessung und Anlage erfordern Schulung und Erfahrung von den Mitarbeitern des Sanitätshauses. Das Wissen um die korrekte Anlage wird dem Patienten von den kompetenten Mitarbeitern vermittelt und mit ihm geübt.

Die meisten Hersteller bieten verschiedene Fußoptionen sowie Klettverschluss-Systeme für Unterschenkel, Knie und Oberschenkel, Hand, Unter- und Oberarm an. (▶ Abb. 3.29, ▶ Abb. 3.30)

> **Merke**
> Im Gegensatz zu MKS sind die Standardgrößen für viele Patienten geeignet. Maßgeschneiderte Klettverschluss-Systeme sind nur bei einzelnen Herstellern erhältlich.

Klettschluss-Systeme werden vereinzelt schon in Phase 1 eingesetzt, überwiegend aber erst in Phase 2, wenn Kompressionsstrümpfe nicht getragen werden können. Aufgrund des unelastischen Materials sind sie für das nächtliche Tragen geeignet, da sie nur einen geringen Ruhedruck aufbauen. Das Schlafen mit angelegter Kompression verhindert die Tendenz der Reödematisierung.

Literatur

Damstra RJ, Partsch H. Prospective, randomized, controlled trial comparing the effectiveness of adjustable compression Velcro wraps versus inelastic multicomponent compression bandages in the initial treatment of leg lymphedema .J Vasc Surg Venous Lymphat Disord. 2013; 1(1): 13–19.

Mullings J. Juxta-Fit™ compression garments in lymphoedema management. The British Journal of Community Nursing. 2012; 17(10).

Linnitt N, Hunt K. Use of Juxta-Fit™ to reduce oedema and promote self-management. Journal of Lymphoedema. 2011; 6(2).: 94–100.

3.6.8 Bewegung in Kompression

Els Brouwer

Bewegung in Kompression unterstützt die Entstauung und die Lockerung von Fibrosen. Durch Spannung/Entspannung der Muskeln wird der Lymphtransport gefördert. Diese Kenntnisse und Techniken werden vom Physiotherapeuten vermittelt.

- Bewegungen langsam, geführt und endgradig
- Muskel- und Gelenkpumpe aktiv nutzen
- Passive Dehnungen vermeiden
- Ermüdung/Überlastung/ Verletzung vermeiden
- Intervalle und Pausen konsequent planen
- Berücksichtigung der eingeschränkten Beweglichkeit

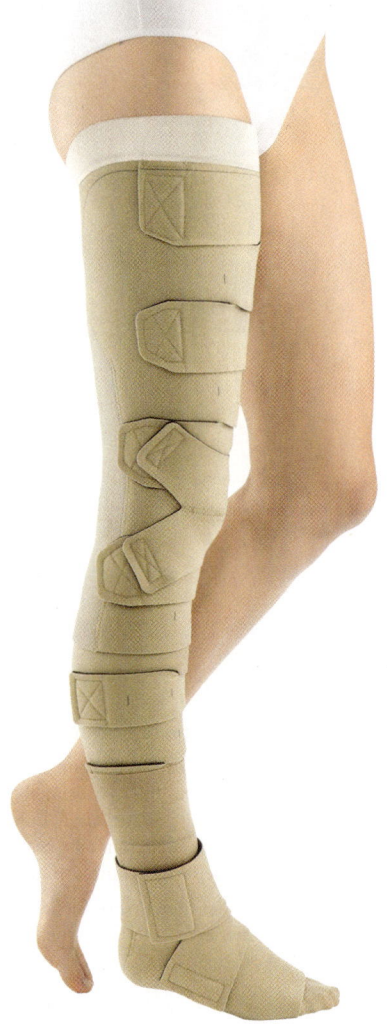

Abb. 3.30 Adaptive Kompressionsbandage des gesamten Beins [V481]

Jede Tätigkeit im Alltag und beim Sport sollte an das verminderte Leistungsniveau angepasst werden. Die persönliche Leistungsgrenze sollte nicht überschritten werden. **Muskelkater, Überwärmung und Verletzungen sind zu vermeiden.**

Machen Sie Ihren Patienten auf eventuelle Schädigungen des Gewebes durch Narben oder Strahlenschäden aufmerksam, die zu Einschränkungen und Verletzungsgefahr führen können.

✓ Merke
Bewegung lieber kurz und oft als lang und selten!

3.6.9 LymphCycling®

Jörg Kleinschmidt, Bettina Kleinschmidt, Michael Jung

Durch die Linderung der Schmerzen und die Aktivierung des Lymphflusses beim Training im Wasser wird die Lebensqualität speziell für an Lymphödem, Lipödem sowie deren Kombinationsformen leidende Patienten stark erhöht. Allen Lipödempatienten fehlt der **arteriovenöse Reflex** und gerade der hydrostatische Druck in Verbindung mit Bewegung mindert die Tendenz des **venösen Poolings** (Stößenreuther 2001). Eine Studie aus dem Jahr 2010 (Karnahl 2010) belegt, warum Aqua-Cycling (Radfahren im Wasser, ▶ Abb. 3.31) diese Wirkung verstärkt.

Um beim AquaCycling einen erhöhten Lymphfluss und Harndrang zu erreichen, müssen folgende Kriterien erfüllt sein:
- Die optimale Eintauchtiefe muss gegeben sein.
- Die Belastung muss dem Krankheitsbild entsprechend gewählt werden.
- Hohe Bewegungsfrequenzen bei niedrigen Belastungen.

Hintergrund
Basierend auf diesen Erkenntnissen wurde das LymphCycling® entwickelt, es stellt die **sanfteste Trainingsform** des AquaCyclings dar. Bei keiner anderen Bewegungsform können ähnlich **hohe Lymphfluss-, Ketonbildungs- und Muskelaktivierungsraten** erzielt werden (Karnahl 2010, Becker 2009). Fakten zum LymphCycling:
- Ziel ist eine Entstauung.
- Ideale Ergänzung zur MLD und KPE.
- Effektivste Bewegungsform für das Selbstmanagement.
- Intensives Training bei Stau-Risiko-Minimierung.

Die **Entstauung** wird durch die aufrechte Körperhaltung im Wasser und die dadurch bedingte **ANP-Ausschüttung** (atriales natriuretisches Peptid) angeregt.

Um diesen Effekt noch zu verstärken, erlernen die Teilnehmer schrittweise und didaktisch strukturiert eine neue Atemtechnik. Einzelne Atemübungen wechseln

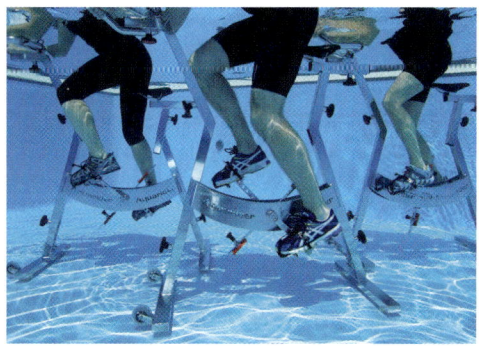

Abb. 3.31 Eingetauchte Körper beim LymphCycling [P811]

sich immer wieder mit kurzen leichten Ausdauer-Trainingseinheiten ab, in denen die Atemtechnik bei zunehmender körperlicher Betätigung trainiert wird. **Ziel ist es, diese Atemtechnik in den Alltag zu integrieren.**

Atemtechnik

Die Atemtechnik wird durch das untere Diaphragma angesteuert und initiiert und danach wie ein **peristaltisches System** nach oben aktiviert. Im weiteren Verlauf des Kurses wird durch Mobilisierung des gesamten Schultergürtels und die Fixierung der Schulterblätter eine aufrechte Haltung eingeübt. Am Ende der Kursstaffel hat der Teilnehmer eine neue Atemtechnik erlernt und automatisiert, sodass diese auch bei höheren Belastungen eingesetzt werden kann. Das unter erleichterten Bedingungen Erlernte soll innerhalb des Kurses automatisiert und in zunehmendem Maße auch im Alltag eingesetzt werden.

Die im LympCycling® erlernte „HO-Atmung" basiert auf der üblichen Bauchatmung. Durch Einflüsse aus fernöstlichen Kampfkünsten, dem Kraftdreikampf, GYROTONIC®, Apnoetauchen und Qi Gong wurde sie so weit verändert, dass eine ganz eigene und neue Atemtechnik entstanden ist (Chaitow, Bradley und Gilbert 2014). Beim Ausatmen wird der Laut „HO" erzeugt und hilft dabei, die „Lippenbremse" zu reduzieren. Dadurch wird weniger Gegendruck durch die Lippen erzeugt und mehr Kohlendioxid ausgeatmet.

Körperhaltung

Diese Atemtechnik wird kombiniert mit einer **Hüftaufrichtung, Aktivierung der Core-Muskulatur** (zwischen Zwerchfell und Hüfte), Vergrößerung der **Schultermobilität** und Stärkung der **Schulterblattfixierung**.

Durch die Schulterblattfixierung wird der **Bewegungsradius der Schulter** und Schulterblätter vergrößert und die Kraft der Mm. rhomboideus major et minor sowie anderer an der Schulterblattfixierung beteiligter Muskeln gestärkt. Hieraus resultiert eine **Aufrichtung** der **Brustwirbelsäule (BWS)**. So wird Druck von der Lunge genommen und die Möglichkeit einer größerer Lungenaktivität geschaffen. Außerdem entsteht ein größerer Spielraum für die Venenwinkel und der Lymphfluss kann verbessert werden. Zusätzlich wird die Nackenmuskulatur entlastet, sodass Verspannungen abgebaut werden können.

Wirkung auf den Stoffwechsel

ANP (atriales natriuretisches Peptid) wird durch eine volumenbedingte Vorhofkammerdehnung vermehrt gebildet. Diese **reflektorische Mehrbildung** verändert das Blutvolumen des Körpers, um den Salz- und Wasserhaushalt zu regulieren, und beeinflusst dadurch den Blutdruck. Beim Bewegen im Wasser kann die Ausschüttung dieses Hormons 65 % höher sein als beim normalen Radfahren (Sheldahl et al. 1992). ANP spielt eine entscheidende Rolle im Renin-Angiotensin-Aldosteron-System (RAAS) zur Steuerung der Wasserregulation im Körper. Wird Angiotensin II nun in seiner Wirkung auf die Nebennierenrinde gehemmt, sinkt der Blutdruck und die Salz- und Wasserausscheidung wird stimuliert, da weniger Flüssigkeit im Interstitium zurückgehalten wird.

Auch die Niere hält weniger Wasser zurück, da es durch die Aktivierung der Dehnungsrezeptoren gleichzeitig zu einer Hemmung der Ausschüttung des **antidiuretischen Hormons (ADH)** aus dem Hypophysenhinterlappen kommt. Dies führt ebenfalls zu einer zusätzlich verstärkten Diurese. Zu diesen beiden diuresesteigernden Faktoren kommt die hohe Bewegungsgeschwindigkeit auf dem Aquarider, die einen intensiven, der MLD ähnlichen Mikromassageeffekt erzeugt ▶ Abb. 3.32.

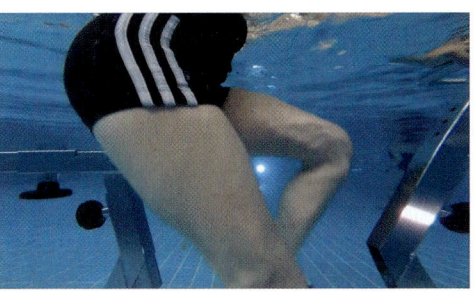

Abb. 3.32 Bewegung des subkutanen Gewebes und Wirkung auf die Beinlymphe [P811]

Beim Sport im Wasser wird durch die gesteigerte ANP-Konzentration eine hohe **Ketonkonzentration** erzeugt, die durch Wassertemperaturen über 29–30 °C weiter unterstützt wird. Dies hat einen lipolytischen Effekt zur Folge, der die Verstoffwechselung der Fettsäuren in den Muskeln steigert und vermehrt freie Fettsäuren aus dem Fettgewebe abtransportiert (Birkenfeld et al. 2005). Somit ist das Lymph-Cycling die ideale Bewegungsform zur ketogenen Ernährung (Faerber 2017a, Faerber 2017b, Faerber 2018).

Literatur
Stößenreuther RHK. Lipödem und Cellulitis. Köln: WVP. Wirtschafts- und Praxisverlag, 2001.
Karnahl B. Vergleichende Untersuchung von Leistungs- und Stoffwechselparametern im ergometrischen Test an Land und im Wasser. Dissertation zur Erlangung des akademischen Grades Dr. phil. im Fach Sportwissenschaft. Potsdam: Humanwissenschaftliche Fakultät, 2010.
Becker BE. Aquatic Therapy: Scientific Foundations and Clinical Rehabilitation Applications. PM&R. 2009; 1(9): 859–872.
Chaitow L, Bradley D, Gilbert C. Recognizing and treating breathing disorders. 2nd ed. Edinburgh: Churchill Livingston, 2014.
Sheldahl LM et al. Fluid-regulating hormones during exercise when central blood volume is increased by water immersion. Am J Physiol. 1992; 262(5 Pt 2): R779–R785.
Birkenfeld AL et al. Lipid Mobilization with Physiological Atrial Natriuretic Peptide Concentrations in Humans. The Journal of Clinical Endocrinology & Metabolism. 2005; 90(6): 3.622–3.628.
Faerber G. Ernährungstherapie bei Lipödem und Adipoistas – Ergebnisse eines leitliniengerechten Therapiekonzepts. Vasomed. 2017a; 29(4): 122–123.
Faerber G. Antiinflammatorische Ernährung, was ist das und was bringt sie uns beim Lipödem? Vasomed. 2017b; 29(5): 2–3.
Faerber G. Adipositas und Inflammation bei phlebologischen und lymphologischen Erkrankungen. Phlebologie. 2018; 47(2): 55–65.

3.6.10 Geeignete Sportarten

Susanne Helmbrecht

Wichtig ist, eine Sportart zu finden, die dem Patienten Freude macht und zu ihm passt:
- Aquafitness, Aquacycling und andere Bewegungen im Wasser
- Ausdauersport

- Entstauungsgymnastik
- Fitnessübung zum Muskelaufbau
- Entspannungsübungen zum Stressabbau
- Keine schnellen, ruckartigen Bewegungen

Mehr als konkurrenzbetonte Wettkampfsportarten, die schnell zu Überforderung führen können, stehen naturgemäß die Sportarten im Vordergrund, die über ein Stoffwechseltraining langsam und dosiert eine bessere Regeneration und Verbesserung der Leistungsfähigkeit erreichen. Deswegen eigenen sich oft keine normalen Kurse in Fitnessstudios.

Der Druckverlauf bei Bewegung im Wasser ist im Stehen in Brusttiefe ideal. Deshalb sind **Aquajoggen, -cycling und -fitness** dem sportlichen Schwimmen vorzuziehen (zu wenig Druckverlauf nach proximal).

Ausdauersportarten sollten ohne zu hohe sportliche Erwartungen und in passender Kompressionsversorgung oder Bandage ausgeführt werden, dazu eignen sich vor allem **Spazierengehen, (Nordic) Walken** oder **Wandern,** je nach Fitnessgrad.

Bei Adipositas und Achsenfehlstellung der Gelenke kann das normale Gehen bereits schwerfallen, dann sind **Fahrradfahren, Crosstrainer** sowie **Fitnesstraining** zum Muskelaufbau zu empfehlen.

Entstauungsgymnastik ist die ideale Ergänzung zu jeder Sportart und sollte täglich in den Alltag eingebaut werden. Übungen, die den Abfluss der Lymphe fördern, betreffen in erster Linie die großen Gelenke, wie Schulter- und Hüftgelenk. Hier finden sich die Lymphknotenstationen des Körpers. Der Patient sollte **großräumige Bewegungen langsam und zielgerichtet ausführen** und immer individuell und **schmerzfrei dehnen**. Wünschenswert wäre es, den gesamten Körper durchzubewegen und dabei vielfältige Bewegungen auszuprobieren: mit den Fingern, mit den Händen, im Halsbereich, im Rumpfbereich, im Bereich der Arme und Beine.

Entstauender **Rehasport** ist empfehlenswert und wird in immer mehr Städten angeboten.

Je stärker das Lymphabflusssystem beeinträchtigt ist, desto höher ist der Stellenwert der Lymphgymnastik, denn ein ausgeprägtes Lymphödem vermindert die Erholungsfähigkeit und damit den Leistungserhalt beziehungsweise Leistungszuwachs.

Kräftige Muskeln forcieren den Abfluss der Lymphe aus dem Ödem. Bei Kräftigungsübungen bietet es sich an, mit dem eigenen Körpergewicht zu arbeiten und langsam die Wiederholungszahl der Übungen zu steigern. **Krafttraining** sollte **sehr vorsichtig dosiert** werden, da ein Anschwellen des Ödems durch den Trainingsreiz ein erfolgreiches Weitertrainieren unmöglich machen kann.

Stress, körperlich wie psychisch, lässt das Lymphsystem verlangsamen bis hin zum Stillstand. Patienten tun ihrer Psyche etwas Gutes, wenn sie zur Ruhe kommen. Bei manchen ist der Schlaf gestört, auch hier helfen entspannende Übungen wie Thai Chi, Qi Gong, Yoga, progressive Muskelentspannung oder autogenes Training.

 Merke
Stress wirkt sich negativ auf den Lymphfluss aus.

Joggen, Skifahren und **Ballsportarten** sind daher nur im **niedrig-intensiven Bereich geeignet**. Sie müssen jedoch nicht unbedingt aufgegeben, aber an die individuelle Regenerationsfähigkeit angepasst werden. Mannschaftssport und Wettkämpfe sind wegen der Verletzungsgefahr und der Gruppendynamik schwierig.

3.6.11 Eingeschränkte Leistungsfähigkeit akzeptieren

Susanne Helmbrecht

- Risiken von Überlastung und Verletzungsgefahr einschätzen
- Sitzen und Gehen/Stehen abwechseln
- Gehen/Liegen besser als Stehen/Sitzen
- Kurze Anstrengung, Pausen vor der Erschöpfung planen
- Hochlagern der ödematisierten Extremität in den Pausen und beim Sitzen
- Längere Erholungszeiten einplanen
- Aktive Pause mit langsamen Bewegungen

Erfahrene Lymphpatienten berichten über eine **eingeschränkte Leistungsfähigkeit**. Sie ermüden schneller und benötigen **mehr Erholungszeit**. Die Regenerationszeit ist nach Belastungen durch Stoffwechselabbauprodukte, die im Gewebe verbleiben, verlängert. Dies sollte dem Patienten bekannt sein, damit er sich nicht zu viel zumutet und ausreichend Pausen einplant. Im Alltag und im Sport wird dem meist zu wenig und zu spät Aufmerksamkeit geschenkt.

Haushalt und Gartenarbeiten sollten zeitlich in diesem Sinne eingeteilt werden. Kann der Partner einige Arbeiten übernehmen oder ist eine Haushaltshilfe zur Unterstützung finanzierbar? Diese Fragen sollten geklärt sein.

Während der Nacht, nach körperlicher Anstrengung und langem Stehen oder Sitzen sollte das betroffene Ödemgebiet hochgelagert werden. Für Arme hilft ein Keil, Beine liegen gut auf einem Venenkissen, das Bett kann insgesamt um 4 cm am Fußende angehoben werden. Hochlagern kann auch mit entstauenden Übungen kombiniert werden. Aktive Pausen sind besonders nach längerer sitzender Tätigkeit und auf Reisen sinnvoll, z. B. dynamisch vom Sitzen in den Stand kommen, sich leicht tänzelnd hin und her bewegen.

Eine **erhöhte Selbstaufmerksamkeit** hilft den Patienten, frühzeitig Ermüdungssymptome zu erkennen, denn Erschöpfung erfordert eine überproportionale Erholungszeit. Außerdem sollten die **Tätigkeiten sich häufig abwechseln**. Erfahrene Patienten beschreiben anstrengendere Arbeitsbelastungen von 20 bis 45 Min. meist als optimal.

3.6.12 Verordnung und Erstattung

Susanne Helmbrecht

Qualitätsgesicherte Patientenschulungen als Leistungen zur medizinischen Rehabilitation sollen Patienten zum Selbstmanagement befähigen und Beeinträchtigungen, aber auch Folgeerkrankungen vermeiden helfen. Derzeit (2020) werden in Deutschland keine Patientenschulungen nach § 43 Abs. 1 Nr. 2 SGB V von den gesetzlichen Krankenversicherungen erbracht. Alle geförderten Selbstmanagement-Workshops werden von Selbsthilfeinstitutionen wie der Lymphselbsthilfe e. V. oder Selbsthilfegruppen ausgerichtet und stehen deshalb nur sehr eingeschränkt zur Verfügung. Ein Eigenanteil ist von den Patienten zu bezahlen.

Rehabilitationssport ist in Deutschland im Sozialgesetzbuch als „ergänzende Leistung zur medizinischen Rehabilitation" (§ 64, Abs.1 Nr. 3 SGB IX) gesetzlich festgeschrieben. Damit ist der Rehasport eine Pflichtleistung, auf die behinderte oder von Behinderung bedrohte Menschen und chronisch Kranke Anspruch haben. Konkrete Umsetzungsrichtlinien dazu liefert die zugehörige Rahmenvereinbarung vom 01.01.2011. Das Anerkennungsverfahren ist bundesweit einheitlich.

- Befristete, ergänzende Maßnahme zur stationären Rehabilitation
- Budgetfrei, zuzahlungsfrei
- Kostenträger: Krankenkassen, Rententräger
- Vorabgenehmigung: Antrag auf Kostenübernahme bei der Krankenkasse
- Regelfall: 50 Einheiten von mind. 45 Min. in höchstens 18 Monaten
- Rehabilitationssportverordnung vom Arzt (Muster 56) bzw. von Rehabilitationsklinik (Muster G 850)

Voraussetzung für Übungsleiter ist der besondere Qualifizierungsnachweis gemäß der „Qualifikationsanforderungen Übungsleiter Rehasport" der BAR vom 01.01.2012. Die Ausbildung Rehabilitation B-Lizenz Innere Medizin erlaubt Entstauungsgymnastik als eigenständige Rehabilitationssportgruppe zu leiten.

3.7 Bedeutung der KPE bei Wunden
Michaela Knestele

Soll die Bedeutung der komplexen physikalischen Entstauungstherapie bei der Wundtherapie bewertet werden, muss unterschieden werden zwischen der Behandlung von:
- Akuten postoperativen oder traumatischen (nichtinfektiösen) Wunden (▶ Kap. 3.7.1)
- Chronischen Wunden (▶ Kap. 3.7.2)
- Palliativ versorgten Wunden (▶ Kap. 3.7.3)

3.7.1 Akute postoperative und posttraumatische Wunden

Nach chirurgischen Eingriffen und einem Trauma **bewirken** die Maßnahmen der **KPE** in der Abheilungsphase bei postoperativen oder posttraumatischen Wunden:
- Schnelleren Abbau der postoperativen akuten Schwellung
- Schnelleren Abbau postoperativer Hämatome
- Sicherung der angestrebten primären Wundheilung
- Bessere Beweglichkeit der Gelenke (v. a. in der Traumatologie und Endoprothetik nützlich)

Der nach der manuellen Lymphdrainage angelegte **lymphologische Kompressionsverband** (KPE Phase I) wird von den Patienten durch die Unterpolsterung gut toleriert, verleiht durch seine stützende Funktion bei der Mobilisierung Sicherheit und reduziert die Bewegungsschmerzen. Unabdingbar ist eine Verbindung der Therapie mit einer **physiotherapeutischen Übungsbehandlung**, um durch Aktivierung der Muskel-Gelenk-Pumpe den venösen und lymphatischen Abfluss zu steigern.

Bei Patienten mit vorbestehendem **Lymphödem** ist die KPE im Rahmen der prothetischen Chirurgie **unerlässlich**, um im postoperativen Verlauf einen prolongierten Verbleib der Wunddrainagen bei anhaltender Wundsekretion sowie eine Bildung von subkutanen Seromen zu vermeiden. Im Idealfall erfolgt bereits präoperativ eine ausreichende Entödematisierung und eine Fortsetzung der Therapie direkt postoperativ im Aufwachraum (Unterstützung durch Anwendung von Lymph-Tapes, ▶ Abb. 3.33).

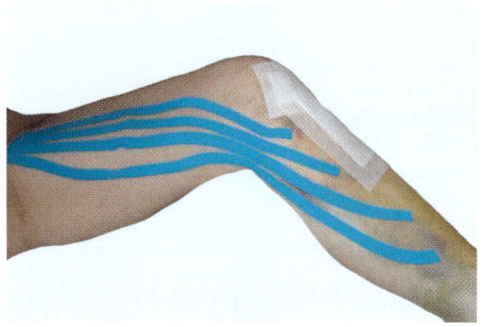

Abb. 3.33 Anwendung von Lymph-Tapes bei postoperativem Hämatom nach Kniegelenksendoprothese [T726]

3.7.2 Chronische Wunden

Hauptprobleme einer chronischen Wunde beim lymphostatischen Ödem sind die **vermehrte Wundsekretion** und die **Infektneigung**. Zumeist handelt es sich um ein seröses, klares, farbloses bis bernsteinfarbenes Sekret. Erst im Rahmen eines Infektes wird das Sekret trüb und viskös, gelblich bis grünlich. Die Menge kann stark variieren, bei Lymphfisteln können sich durchaus mehrere 100 ml/d entleeren.

Ursachen

Wunden bei Patienten mit chronischen lymphostatischen Ödemen treten entweder im Rahmen von **Komplikationen** (z. B. nach einem blasenbildenden oder nekrotisierenden Erysipel) oder bei **Komorbiditäten** (z. B. einem diabetischen Fußsyndrom) auf. In beiden Fällen ist die **Wundheilung** durch wundheilungshemmende Eigenschaften der Lymphostase **eingeschränkt** (▶ Abb. 3.34).

Bei Erstuntersuchung einer chronischen Wunde steht die **Ursachensuche** im Vordergrund. Da chronische Wunden häufig **multifaktoriell** bedingt sind, ist es wichtig, nicht nur die augenscheinliche Ursache – z. B. ein lymphostatisches Ödem – zu sichern. Insbesondere im Rahmen einer geplanten Kompressionstherapie gilt es, eine arterielle Verschlusskrankheit auszuschließen. Gefordert wird dazu die routinemäßige dopplersonografische Darstellung der peripheren Pulse und Verschlussdruckmessung bei Ulcus cruris.

Wundheilungsphasen

Durch eine exakte Beurteilung der Wunde und ihrer Umgebung unter Einbeziehung der Wundlokalisation erfolgt eine Einstufung in Wundheilungsphasen, um aus der Vielzahl der zur Verfügung stehenden Wundtherapeutika dasjenige auszuwählen, das phasengerecht die weitere Wundheilung effektiv unterstützt.

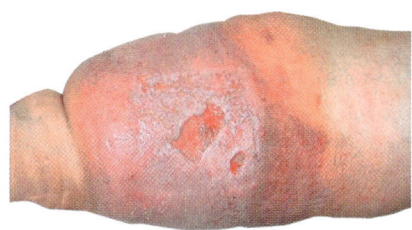

Abb. 3.34 Ausgeprägtes lymphostatisches Ödem mit chronischer Wunde [M876]

Die Wundheilung wird in **3 Phasen** je nach Gewebebild unterteilt, die idealerweise ohne Verzögerung aufeinanderfolgend ablaufen:
- **Exsudationsphase:** Gewebenekrosen, Fibrinbeläge, meist mit Zeichen der Infektion oder Inflammation, vermehrte Sekretion (▶ Abb. 3.35).
- **Granulationsphase:** nach Ablauf der Autolyse anfangs noch überzogen von Fibrin, im Idealfall vital rot granulierend durch ausreichende Kapillarisierung. Durch die Bildung von Kollagenfasern kommt es im Verlauf der Wundheilung zur Geweberetraktion und damit zu einer zusätzlichen Verkleinerung der Wundfläche.
- **Epithelisierungsphase:** Von den Wundrändern her wandern Keratinozyten ein und bilden die mehrschichtige Epidermis neu.

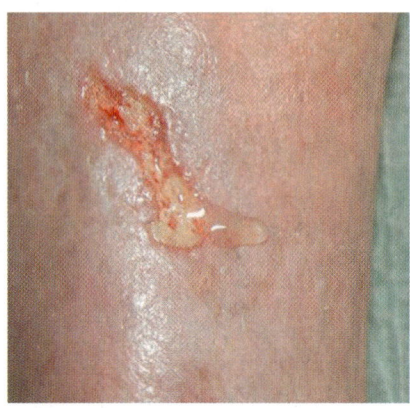

Abb. 3.35 Sekretionsphase. Selbst kleine Ulzerationen können zu einer erheblichen Sekretion führen. [M876]

Die drei Phasen laufen nicht zwangsläufig in dieser Reihenfolge ab, sondern können in einer Wunde auch parallel erscheinen.

Das Management der Wunde wandelt sich im Laufe der Wundheilung:
- **Exsudationsphase/Entzündungsphase:** Anfangs sind die **Unterstützung der Autolyse** durch genügend Feuchtigkeit, aber auch die **Bindung des entstehenden Zelldetritus** und der freigesetzten Wundsekrete notwendig. Da häufig eine überschießende bakterielle Besiedelung besteht, gilt es, die Wunde **antiseptisch bzw. antibakteriell** zu behandeln, um einen Infekt zu therapieren oder vor einem Infekt zu schützen.
- **Granulationsphase:** Die Weichen für die Wundheilung sind bereits gestellt, die Wunde braucht **Ruhe** sowie **Schutz gegen Austrocknung und Verunreinigungen** von außen. Ein Defekt wird durch Gewebeneuentstehung aufgefüllt.
- **Epithelisierungsphase:** Das Gewebe sollte durch möglichst wenig Manipulation nicht am Ausreifen gehindert werden. Durch ausreichendes **Sekretmanagement wird ein Zuviel an Feuchtigkeit** vermieden.

Je schneller eine Wunde von der Exsudations- in die Granulationsphase übergeht, umso zügiger kann sie abheilen. Unterstützt wird dies durch ein lokales Wunddebridement.

Therapie

Die kurative Behandlung chronischer Wunden ist geprägt durch die **Lokaltherapie**. Hauptziel ist jedoch die Behandlung der **Wundursache**.

 Merke
Ohne Beseitigung der wundauslösenden oder -heilungsverzögernden Faktoren kommt es zu keinem zeitgerechten oder sicheren Wundverschluss.

Spürbare **Effekte** der Entödematisierung durch die KPE:
- Beschleunigte Wundheilung
- Reduzierung des Wundschmerzes
- Verringerung der Wundsekretion
- Sichtbare Granulationsneubildung

Dies führt insgesamt zu einer **gesteigerten Lebensqualität** des Patienten. Durchnässende Verbände stigmatisieren den Patienten, er vermeidet soziale Kontakte, denn an diesem sich nach außen abzeichnenden Verband erkennt jeder in seinem Umfeld sein Problem. Durch Sekretentwicklung (▶ Abb. 3.35), konsekutive Fibrinablagerung und Keimbesiedelung kommt es häufig zur Geruchsbildung, die der Patient niemandem zumuten möchte. Die Reduktion des Ödems und die Verbesserung der lokalen Wundsituation können diese Situation wirkungsvoll verbessern.

Manuelle Lymphdrainage

Bei der MLD auf die notwendigen Hygienemaßnahmen im Rahmen der Therapie und eine sterile Wundabdeckung am Ende der Therapie (i. d. R. mit zeitgemäßen interaktiven Wundauflagen) achten.

Lokaltherapie

Zu Beginn der lokalen Wundbehandlung steht die Beseitigung von Belägen und Nekrosen, d. h. abgestorbenen Gewebeanteilen sowie eingetrockneter Sekret- und Verbandsreste. Dieses **Debridement** kann erreicht werden durch:
- Förderung der körpereigenen Autolyse durch Aufrechterhaltung eines feuchten Wundmilieus im Rahmen der Verbandsstoffauswahl
- Spülung und Auswischen mit sterilen Kompressen
- Reinigung mit offenporigen Schäumen
- Biochirurgisches Debridement („Maden-Therapie")

Die effektivste und schnellste Methode bleibt jedoch das **chirurgische Debridement**, bei dem der Fibrinbelag mit einem sterilen Instrument vorsichtig abgehoben wird, bzw. Nekrosen mit Skalpell oder Ringkürette abgetragen werden (▶ Abb. 3.36).

Anschließend erfolgt eine antiseptische Reinigung der Wunde mit z. B. Octenidin oder polyhexanidhaltigen Desinfektionslösungen. Dies ist besonders wichtig bei Patienten mit lymphostatischen Ödemen und **ausgeprägter Papillomatose** (▶ Abb. 3.37). In den Papillomzwischenräumen staut sich Zelldetritus, der sich bakteriell superinfiziert und zu erheblicher Geruchsbildung führen kann. Außerdem kommt es bei diesen Patienten im Umgebungsbereich der Wunde zumeist zu ausgeprägten Mazerationsflächen, die durch das vermehrte Wundsekret ausgelöst werden (▶ Abb. 3.38). Die **Mazeration** entspricht einer epidermalen Defektzone, bei der durch die Feuchtigkeit oder

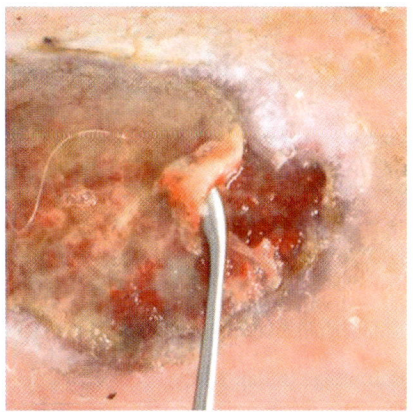

Abb. 3.36 Chirurgisches Debridement [M876]

3 Konservative lymphologische Therapie

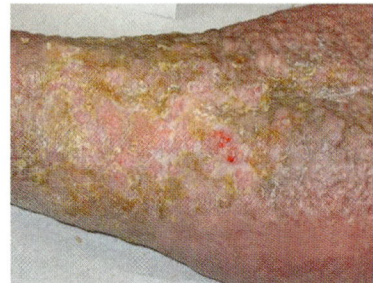
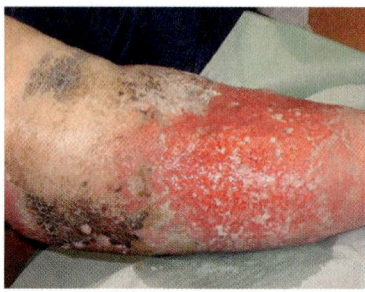

Abb. 3.37 Eingetrocknetes Wundsekret auf papillomatös veränderter Haut [M876]

Abb. 3.38 Großflächige Mazeration [M876]

durch körpereigene Proteasen die Oberhaut angegriffen oder abgelöst wurde (nicht verwechseln mit der weißlichen Verfärbung der Waschfrauenhaut, die durch vermehrte Wassereinlagerung, sprich Quellung der Hornhautschicht, entsteht). Durch Entödematisierung, antiseptische Reinigung und Hautpflege kann sich im Verlauf wieder ein nahezu normaler Hautzustand ausbilden, der auch für einen Rückgang des Infektionsrisikos sorgt.

Durch eine direkte **Behandlung der Wundumgebung** während der manuellen Lymphdrainage kann auch ein Wundrandödem schnell reduziert werden.

> **Merke**
> Die Lokal- und Wundumgebungsbehandlung in jedem Fall mit dem behandelnden Arzt absprechen.

Bei der **Verbandsstoffwahl** unterscheidet man zunächst zwischen
- **Primärem Wundverband,** der in direktem Kontakt mit der Wund tritt, und
- **Deck- oder Fixierverband.**

Zur Abdeckung der Wundflächen steht eine Vielzahl von Verbandsstoffen zur Verfügung, deren Anwendung an die Wundphase gebunden ist. Alle Materialien, die direkt mit der Wunde in Berührung kommen, müssen steril sein. In der Exsudationsphase liegt das Hauptaugenmerk auf der Bindung des Wundsekretes, der Wundreinigung sowie der Infektbehandlung. Der Verband wird meist täglich gewechselt. In der Granulationsphase unterstützen feuchtigkeitserhaltende Verbände das körpereigene Wachstum. Um die Wundruhe zu gewährleisten, wird der Verband nicht mehr täglich gewechselt. In der Epithelisierungsphase verlängern sich die Verbandsintervalle nochmals.

Der Deckverband kann einerseits eine zusätzliche Sekretspeicherung erzielen, ist aber v. a. zur sicheren Fixierung des Wundverbandes notwendig. Es ist darauf zu achten, dass der Patient den Kompressionsstrumpf anlegen kann, ohne dass sich dabei der Verband verschiebt – eventuell unter Zuhilfenahme einer Anziehhilfe. Im Rahmen einer Pflasterfixierung immer auf Zeichen einer Allergisierung achten.

Hautpflege (▶ Kap 3.3)
Ein unverzichtbarer Teil der Therapie ist die individuelle Hautpflege und regelmäßige Kontrolle der Wundumgebung. Gerade die konsequente Kompressionstherapie führt

zur Hauttrockenheit, der durch tägliche Hautpflege entgegengewirkt werden muss. Auch allergisierende Faktoren müssen vermieden werden. Dies können nichtpflanzliche Fette wie Lanolin oder Pflanzenextrakte wie Kamille oder Teebaumöl sein. Auch Allergien gegen Konservierungsstoffe sind zu berücksichtigen.

Kompression

Die Kompression stellt einen wesentlichen Pfeiler der Behandlung venöser und lymphostatischer Ulzera dar. Zu Beginn einer Behandlung erfolgt diese durch den lymphatischen Kompressionsverband mittels **Kurzzugbinden** mit Unterpolsterung oder Pelottierung. Die meisten Patienten tolerieren dies nur ungern. Durch die vorausgehende Behandlung mit der MLD und die Verwendung von unterpolsterten Verbänden werden Patienten besser an die Kompression gewöhnt.

Nach Rückgang der Ödeme erfolgt die rasche Umstellung auf die medizinische **Kompressionsbestrumpfung** mit entsprechender Kompressionsklasse, wobei die noch fortlaufende Wundbehandlung keine Kontraindikation darstellt.

Weitere Möglichkeiten der Kompression bieten justierbare Klettverschluss-Systeme mit variabler Einstellung (▶ Kap. 3.6.7).

Unterstützende Selbstbehandlung

Patienten sollten hinsichtlich der **Hautpflege** (▶ Kap. 3.3) geschult werden, um nach Abheilung der Läsion in Eigenverantwortung zur Rezidivprophylaxe beizutragen. Gerade bei venöser und lymphostatischer Ursache hängt der Therapieerfolg nicht unwesentlich von der Mitarbeit des Patienten ab. Diese kann nur durch Schulung und Aufklärung des Patienten über das Krankheitsbild und eine unterstützende Selbstbehandlung verbessert werden.

Ein wichtiger Aspekt ist die Mobilität des Patienten. Häufig besteht bei langjähriger Ulkusanamnese bereits eine deutliche Bewegungseinschränkung des Sprunggelenks. Da der Beweglichkeit des Sprunggelenks und der Muskelpumpe eine tragende Bedeutung beim venösen Abfluss zukommt, muss parallel zur Kompressionstherapie ein **Bewegungsprogramm** mit krankengymnastischer Übungsbehandlung und Gangschulung erfolgen.

Hygienemaßnahmen

Bei Behandlung von Patienten mit chronischen Wunden muss auf ein ausreichendes Hygieneregime geachtet werden. Notwendig und wünschenswert ist die Kenntnis der Keimkontamination, insbesondere bei Risikopatienten, bei denen das Robert-Koch-Institut (www.rki.de) ein **MRSA-Screening** (MRSA = *Methicillin-resistenter Staphylococcus aureus*) empfiehlt. Bei Besiedelung mit multiresistenten Keimen sollte auf eine Abnahme der Wundabdeckung und lokale Drainage der direkten Wundumgebung verzichtet werden. Es ist im Rahmen der Terminplanung im Praxisablauf möglichst darauf zu achten, Patienten mit bekannter MRSA-Besiedelung ans Ende der Praxissprechstunde zu setzen. Zum Schutz weiterer Patienten und zum Eigenschutz müssen die vorgeschriebenen Hygienemaßnahmen des RKI eingehalten werden.

Risiken, bei denen vom RKI bei stationärer Behandlung ein MRSA-Screening **empfohlen** wird:
- Patienten mit bekannter MRSA-Anamnese

- Verlegung aus Einrichtungen mit bekannter hoher MRSA-Prävalenz oder Zuverlegung aus Ländern mit hoher MRSA-Prävalenz (Süd- und Osteuropa, USA, England)
- Dialysepatienten
- Patienten mit einem stationären Krankenhausaufenthalt > 3 Tage in den zurückliegenden 12 Monaten
- Patienten, die regelmäßig direkten (beruflichen) Kontakt zu MRSA haben, wie z. B. über landwirtschaftliche Nutztiere
- Patienten, die Kontakt zu MRSA-Trägern hatten
- Patienten mit chronischen Hautläsionen
- Patienten mit chronischer Pflegebedürftigkeit und einem der folgenden Kriterien:
  - Antibiotikatherapie in den zurückliegenden 6 Monaten
  - Liegende Katheter (z. B. Harnblasenkatheter, PEG-Sonde)

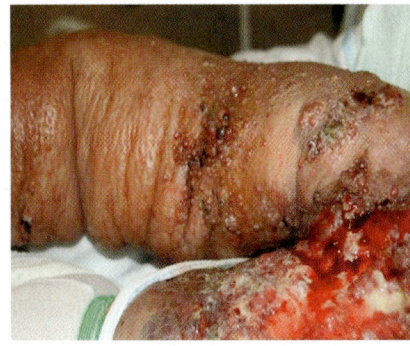

Abb. 3.39 Armlymphödem mit exulzerierendem Lokalrezidiv bei metastasierendem Mammakarzinom [M876]

3.7.3 Palliativmedizinisch versorgte Wunden

Die Palliativbehandlung stellt eine symptombezogene Therapie dar. In der palliativen Wundtherapie tauchen häufig **ulzerierende Tumoren** auf (▶ Abb. 3.39). Im Rahmen der Therapie geht es hier v. a. darum, die Lebenssituation der Patienten zu **erleichtern**. Wundsekretion, Geruchsbildung und Unbeweglichkeit durch die ödematisierte Extremität belasten den Patienten.

Neben der Reduktion der häufig nur noch geringfügig beeinflussbaren Ödematisierung mit Verbesserung der Beweglichkeit und Rückgang der Wundsekretion kommt hier der manuellen Lymphdrainage in isolierter Form auch ein **psychologisches Moment** zu. Oft wird der Patient mit seinem Leiden über eine längere Zeit begleitet. Dass dadurch entstehende Vertrauensverhältnis und die menschliche Zuwendung helfen dem Patienten auf seinem letzten Lebensweg.

4 Operative Interventionen beim Lymphödem

Gunther Felmerer

4.1	Ableitendende Verfahren, lymphovenöse Shunts 118	4.2.2	Lymphknotentransplantation 120
4.2	Rekonstruktive Verfahren 119	4.3	Resektionsverfahren 121
4.2.1	Lymphgefäßtransplantation 119	4.4	Management von Komplikationen 122

Operative Korrekturen beim chronischen Lymphödem können eine Verbesserung des Lymphabflusses herbeiführen. Eine vollständige Heilung ist durch einen chirurgischen Eingriff nicht möglich, jedoch kann das Lymphödem in ein Latenzstadium zurückgeführt werden. Nach erfolgreichem lymphchirurgischem Eingriff sollte der Patient deshalb ein Leben lang Vorsichtsmaßnahmen gegen eine Verschlechterung eines Lymphödems ergreifen.

Voraussetzungen:
- Patient, der medizinisch für einen mehrstündigen Eingriff geeignet und narkosefähig ist.
- Es sollte eine lokale Lymphabflussstörung für einen derivativen oder rekonstruktiven Eingriff vorhanden sein.

Indikation:
- Sekundäres Lymphödem
- Für einen resektiven Eingriff mit Entfernung von Hautfalten und ausgeprägtem (ehem. elephantiastischem) Lymphgewebe kommen auch primäre Lymphödeme infrage.

Einteilung lymphchirurgischer Eingriff:
- Ableitende Verfahren (derivativ)
- Rekonstruktive Verfahren
- Resektionsverfahren (Entfernung von überschüssigem Haut- und Subkutangewebe)

Theoretischer Hintergrund:

Bei den häufigsten Lymphödemformen (isolierte Blockade in Becken, Axilla, Leiste) schaffen ableitende und rekonstruktive Verfahren einen neuen Lymphabfluss. Entweder überbrücken sie den vorher bestehenden Defekt im Lymphgefäß oder die Lymphe wird direkt in die Venen abgeleitet.

Bei den resezierenden Verfahren wird in sehr fortgeschrittenen Stadien mit extremen Veränderungen die Form korrigiert und somit die lymphpflichtige Last reduziert. Störende Zysten, Papillomatosen und Hyperkeratosen können entfernt werden.

> **! Achtung**
> Keine Operation von Minimallymphabflussstörungen, die den Patienten kaum beeinträchtigen, oder sogenannte prophylaktische lymphatische Eingriffe einige Wochen bis Monate nach dem vorherigen onkologischen Eingriff. Jeder chirurgische Eingriff kann Komplikationen verursachen, einen völlig risikolosen Eingriff gibt es nicht. Es gilt das Prinzip: Primum non nocere (erst einmal nicht schaden).

4.1 Ableitendende Verfahren, lymphovenöse Shunts

An Stellen des maximalen Lymphstaus wird eine Verbindung zwischen Lymphgefäß und Vene geschaffen.

Indikation: Lymphödeme mit Blockaden über eine längere Distanz, zum Beispiel im Beckenraum. **Ideale Indikation:** Zustand nach onkologischer Operation, Lymphadenektomie im Becken bzw. paraaortal.

Durchführung:
- Patentblau- oder ICG-Färbung
- Über kleine Schnitte Aufsuchen der Lymphbahnen unter dem OP-Mikroskop

- Präparation einer passenden Vene
- Verbindung derselben mit feinstem chirurgischem Nahtmaterial

Vorteil:
Minimale Patientenbelastung, vergleichbar mit einer Varizen-Seitenast-Operation.

Nachteile:
Begrenzte Wirksamkeit, in der Regel ergibt sich eine Verbesserung handtellerbreit um die Anastomosenstelle. Technisch schwierig, da supermikrochirurgischer Eingriff.

4.2 Rekonstruktive Verfahren

4.2.1 Lymphgefäßtransplantation

An einem gesunden Spenderbein werden zwei bis drei Lymphgefäße an der Innenseite des Oberschenkels entnommen (▶ Abb. 4.1) und zur Überbrückung in der Leiste als Crossover-Bypass oder in der Axilla als einfacher Bypass verwendet.

Durchführung:
- Anfärbung der Lymphbahnen durch Injektion von Patentblau in ersten und zweiten Zwischenzehenraum
- Über einen längeren Schnitt an der Innenseite des Oberschenkels nach entsprechender Durchfärbung der Lymphbahnen und Lymphknoten des Oberschenkels Entnahme von zwei bis drei Lymphbahnen
- Nach Tunnelierung Einsatz dieser Lymphbahnen in den Defekt
- Verbindung der Lymphbahnen unter dem Mikroskop

Vorteil:
Bewährtes Verfahren mit guter Wirksamkeit, insbesondere im Armbereich.

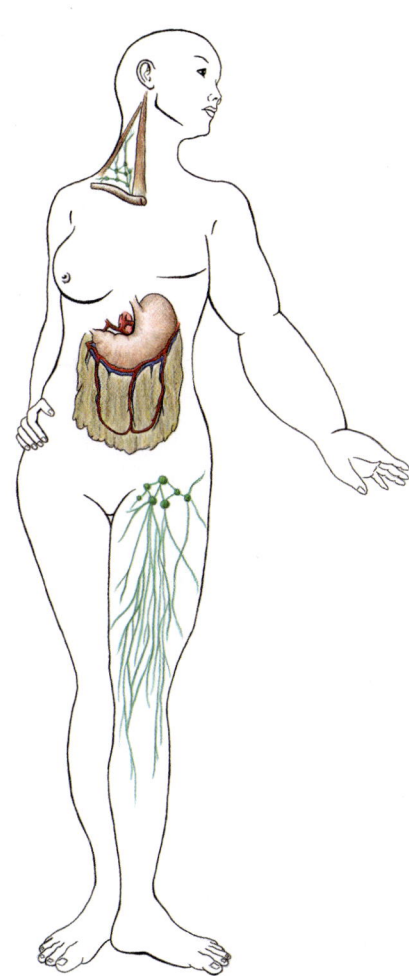

Abb. 4.1 Übersicht über mögliche Spenderregionen: Am Bein sieht man schematisch die Spenderregion an der Innenseite der Oberschenkel für die Lymphgefäßtransplantation, am Magen die Spenderregion des Omentums (großes Netz) für die Entnahme der Lymphknoten, am Hals die Entnahmestelle für die zervikale Lymphknotentransplantation. [L314]

Nachteile:

Lange Narbe an der Oberschenkelinnenseite, theoretisches Risiko einer Lymphabflussstörung am Spenderbein, jedoch statistisch nicht belegt.

4.2.2 Lymphknotentransplantation

Bei der Lymphknotentransplantation (LKT) werden von einer ödemfreien Spenderstelle Lymphknotenpakete mit Arterie und Vene entnommen und an der erkrankten Stelle (z. B. Axilla oder Leiste) an die Empfängergefäße angeschlossen. Ein Anschluss der Lymphgefäße muss nicht erfolgen, da durch Lymphangiogenese in den nächsten Wochen ein Lymphanschluss erfolgt. In mehreren Tierversuchsmodellen wurde gezeigt, dass der Körper hierzu in der Lage ist.

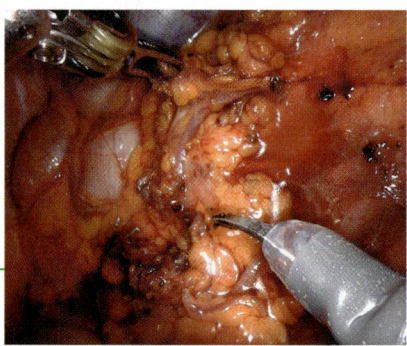

Abb. 4.2 Blick durch das Operationsmikroskop eines Da-Vinci-Roboters bei einer Hebung der Lymphknoten des Omentums: links oben grau die Magenwand, einige Lymphknoten sowie Fettgewebe des großen Netzes. [P810]

Indikation:

Isolierte, meist iatrogene Entfernung von externen Lymphknoten, z. B. in Axilla oder Leiste.

Durchführung:

- Zervikale Lymphknotentransplantation:
  - Durchtrennung der Haut knapp oberhalb der Klavikula
  - In der Tiefe Entnahme eines Lymphknotenpakets bis hin zum Nervengeflecht des Arms (Plexus brachialis)
  - Begleitgefäße: A. und V. transversa colli
- Omentum-Lymphknotentransplantation:
  - Roboterassistierte Entnahme von Lymphknoten vom großen Netz unterhalb des Magens (▶ Abb. 4.2)
  - Begleitgefäße: A. und V. gastroepiploica dextra.
- Lymphknotentransplantation aus der Leiste:
  - Entnahme von Lymphknoten aus der Leiste
  - Durch vorheriges Lymph-Mapping wird ausgeschlossen, dass hierbei Lymphknoten vom Bein mit entfernt werden.

Vorteile:

Die Lymphknoten werden ersetzt und die Defektstrecke wird überbrückt. Das Narbengewebe in der Axilla oder Leiste wird durch gesundes, weiches und gut durchblutetes neues Gewebe mit immunologischer Funktion ersetzt.

Nachteile:

Technisch sehr aufwendige Operation, insbesondere bei der Entnahme der Lymphknoten aus der Leiste Risiko der Einblutung oder Lymphozelenentstehung. Damit besteht die Möglichkeit, ein Lymphödem zu verursachen. Die roboterassistierte Lymphknotentransplantation erfordert eine technisch aufwendige und teure Infrastruktur.

4.3 Resektionsverfahren

Extremitäten

Resektion der Haut bei ausgeprägtem (elephantiastischem) Lymphödem mit starker Hautfaltenbildung nach vorheriger Entstauung (kombinierte integrative Entstauungstherapie mit chirurgischem Eingriff).

 Merke
Eine Resektionsoperation ohne vorherige Entstauung birgt ein erheblich höheres Risiko für Wundheilungsstörungen. Auch eine postoperative KPE ist zwingend erforderlich!

Das **Maximalgewicht** der Patienten sollte unter 150 kg liegen, da sonst das operative Risiko exponentiell ansteigt. Ein vorheriger bariatrischer Eingriff oder eine konsequente Gewichtreduktion sind anzuraten. Bei ausgeprägten Befunden kann eine mehrmonatige stationäre Behandlung in einer lymphologischen Fachklinik notwendig sein.

Lymphzystenentfernung

Lymphzysten, gerade im Genitalbereich, sind bei chronischen Lymphödemen recht häufig und werden mitunter mit Condylomata verwechselt. Lymphzysten sind nicht ansteckend und können gut operativ behandelt werden (▶ Kap. 7).

Durch **Lasertherapie** (CO_2-Laser) können kleine, oberflächliche Lymphzysten sicher verödet werden. Die Behandlung ist risikoarm und kann wiederholt werden. Die KPE sollte vor und nach der Behandlung intensiviert werden.

Bei größeren Lymphzysten empfiehlt sich die mikrochirurgische Resektion mit Verödung des zuführenden Lymphgefäßes.

Genitale Lymphödeme bei der Frau

Bei der Frau treten genitale Lymphödeme im Bereich der äußeren und inneren Schamlippen auf, seltener auch im Schamhügelbereich. Nach entsprechender Entstauungstherapie können die überschüssigen Areale reseziert und die Haut von der Seite und von innen verwendet werden, um einen sicheren Wundverschluss herbeizuführen.

Genitale Lymphödeme beim Mann

Bei massiver Adipositas und Stadium III im Schamhügelbereich kann es zur trichterförmigen Eingrabung des Penis kommen. Hygienische Probleme sowie ein hoher Leidensdruck der Patienten sind die Folgen.

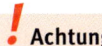 **Achtung**
Vorher Gewichtsreduktion, da bei Auftreten von Wundheilungsstörungen sonst monatelange protrahierte Verläufe zu erwarten sind!

Nach entsprechender Entstauung und Gewichtsabnahme kann eine Reduktionsplastik zur Wiederherstellung der Funktion beim Urinieren und den Sexualfunktionen beitragen. Oberstes Ziel sollte ein normales Aussehen der äußeren Genitale sein.

Postoperatives Management nach Resektionsverfahren

Hautnaht lange belassen (mindestens drei Wochen), da ein hohes Risiko von Wunddehiszenzen besteht! In der Regel werden Resektionsverfahren nicht mit subkutanem Nahtmaterial versorgt, da es wegen der Kontamination der Haut mit Bakterien zu einem Infekt kommen kann. Abszesse und Wundheilungsstörung sind dann die Folge. Daher lastet auf der Hautnaht im Wesentlichen die gesamte Spannung. Am besten durch den Operateur ziehen lassen.

Postoperative Durchblutungskontrolle beim genitalen Lymphödem und insbesondere am ersten postoperativen Tag Kontrolle auf Nachblutung.

Lymphdrainage nach mikrochirurgischen Eingriffen unbedingt mit dem Operateur absprechen. In der Regel kann zehn Tage nach der Operation eine manuelle Lymphdrainage im Operationsgebiet durchgeführt werden. Zentrale Lymphdrainage ist bereits am ersten postoperativen Tag möglich. Bei Resektionsverfahren ist die extremitätenferne Lymphdrainage unmittelbar postoperativ möglich, ideal ist die Kompressionsbandagierung von einem erfahrenen Therapeuten unmittelbar postoperativ oder sogar im OP.

4.4 Management von Komplikationen

Lymphozelen

Lymphozelen sind Ansammlungen von Lymphflüssigkeit in einem anatomisch nicht vorgegebenen Raum und ohne Endothel. Bei Auftreten einer Lymphozele oder Lymphzyste (umschriebene Ausweitung von Lymphgefäßen) im Operationsgebiet sollte die Lymphozele nach ca. drei Wochen abpunktiert werden. Dies sollte in der weiteren postoperativen Zeit einmal pro Woche erfolgen, bis die Lymphozele nur noch 30 ml oder weniger fördert, der Rest wird in aller Regel resorbiert. Unterstützend sollten in dieser Zeit manuelle Lymphdrainage und Kompression erfolgen. Bei Persistenz der Lymphozele kann eine mikrochirurgische Lymphozelenresektion erfolgen.

> **! Achtung**
> Die früher angewendete Bestrahlung der Lymphozele ist obsolet, weil dadurch ein Lymphödem verursacht werden kann.
> Die Punktion erfolgt immer unter sterilen Bedingungen, ein Erysipel kann ebenfalls zu einer Verschlechterung der Situation beitragen.

Wunddehiszenzen nach Resektionsoperation

Bei Resektionsoperation kann durch die mögliche bakterielle Kontamination und die erhebliche Fibrose von Haut und Subkutangewebe eine postoperative Wunddehiszenz auftreten. Kleinere Formen können konservativ behandelt werden und heilen sekundär. Bei größeren Wunddehiszenzen empfiehlt sich eine erneute Naht.

Merke

Jeder lymphchirurgische Eingriff sollte bis zum Fadenzug antibiotisch (z. B. Cephalosporin der ersten oder zweiten Generation) abgedeckt werden. Das Auftreten eines postoperativen Erysipels führt zu einer hochgradigen Verschlechterung der Lymphabflusssituation.

Zusammenfassung

- Resektionsverfahren werden bei erheblichen Verdickungen des Subkutangewebes, Stadium III, Lymphzysten sowie bei genitalen Lymphödemen angewendet.
- Mikrochirurgische Eingriffe eignen sich für sekundäre Lymphödeme, in Ausnahmefällen auch für primäre Lymphödeme als ultima ratio (oft findet man beim primären Lymphödem keine geeigneten Gefäße).
- Die Resektionsverfahren sollten in Kombination mit konservativer Therapie durchgeführt werden. Nach den mikrochirurgischen Eingriffen kann einige Wochen abgewartet werden, wie das Gewebe sich verhält. Bei Wiederauftreten eines Lymphödems sollte möglichst zeitnah mit der konservativen Therapie begonnen werden. Eine Kompression der unteren Extremitäten ist postoperativ immer notwendig, beim Arm kann jedoch zunächst einige Wochen darauf verzichtet werden.
- Die operative Behandlung des Lymphödems ist kein Ersatz der konservativen Therapie, sondern wird mittlerweile als Ergänzung gesehen.

Literatur

Felmerer G. Microsurgical procedures: Lymphatic Grafting techniques In: Cheng MH, Chang DW, Patel KM. Principles and Practice of Lymphedema Surgery. München: Elsevier; 2015; 180–191.

Klingelhoefer E, Hesse K, Taeger CD, Prantl L, Stepniewski A, Felmerer G. Factors affecting outcomes after supermicrosurgical lymphovenous anastomosis in a defined patient population. Clin Hemorheol Microcirc. 2019; 73(1): 53–63.

5 Management des lymphologischen Patienten

Oliver Gültig, Anya Miller, Hans Pritschow †, Kirsten Pritschow

5.1	**Aufgaben der einzelnen Berufsgruppen**	**126**	5.2	**Management und Zusammenarbeit**	**128**
5.1.1	Aufgaben des Arztes	126	5.2.1	Ziele	128
5.1.2	Aufgaben der lymphologisch weitergebildeten physiotherapeutischen Berufe	126	5.2.2	Anwendungsplanung	128
			5.2.3	Die Versorgungskette	130
			5.2.4	Ärztliches Management	131
			5.2.5	Lymphdrainagetherapeut	133
5.1.3	Aufgaben des lymphkompetenten Sanitätshauses	127	5.2.6	Lymphkompetentes Sanitätshaus	136
5.1.4	Aufgaben der pflegenden Berufe	127	5.2.7	Patient	136
			5.2.8	Dokumentation	136

5.1 Aufgaben der einzelnen Berufsgruppen

Oliver Gültig, Anya Miller

Für die erfolgreiche Behandlung akuter und chronischer lymphostatischer Ödeme ist eine besonders **enge und interprofessionelle Zusammenarbeit** der medizinischen Berufsgruppen mit ihren jeweils zugewiesenen Kompetenzen und Zuständigkeiten notwendig. Unnötige Aufenthalte in lymphologischen Fachkliniken können eingespart und die Behandlung der Phase I der KPE in einer physiotherapeutischen Praxis durchgeführt werden. Bei manchen Patienten ist eine Entstauung in der Fachklinik (akut oder im Rahmen einer Reha) erforderlich, dann ist der Austausch mit dem ambulanten Betreuungsteam wichtig. Die Weiterbehandlung der Patienten während der Phase II der KPE ist die Domäne der Ambulanz.

Basis der Zusammenarbeit ist dabei die bestehende **Aufgabenteilung** der beteiligten Berufsgruppen. Durch die z. T. zertifizierten Fort- und Weiterbildungen der physiotherapeutischen Berufe, Ärzte, lymphkompetenten Sanitätshäuser und Pflegeberufe haben sich in vielen Regionen Deutschlands **lymphologische Netzwerke** etabliert.

5.1.1 Aufgaben des Arztes

- Gesicherte **Diagnose** stellen und bei Änderung der Situation anpassen.
- **Verordnung** entsprechend der Heilmittelrichtlinien mit Leitsymptomatik, ICD-Codes und Behandlungsfrequenz ausstellen:
  - In der Entstauungsphase der KPE (Phase I) ist eine zeitlich begrenzte Behandlungsfrequenz von mindestens 5-mal wöchentlich unabdingbar.
  - In der Erhaltungs- und Optimierungsphase der KPE (Phase II) muss bei chronisch lymphostatischen Ödemen eine bedarfsgerechte Weiterverordnung der KPE erfolgen; die Behandlungsfrequenz ist in dieser Phase sehr individuell und regelmäßig anzupassen.
  - Schon während der Phase I der KPE erfolgt die Verordnung der medizinischen Kompressionsstrümpfe, um die nahtlose Versorgung nach dieser Phase zu sichern.
- Den Patienten aufklären und Zielvereinbarungen mit ihm treffen.
- Behandlungs- bzw. Versorgungsablauf **überwachen**, dazu ist ggf. Kontakt mit Lymphtherapeuten und Sanitätshaus erforderlich.
- Therapiedokumentation **archivieren**.

5.1.2 Aufgaben der lymphologisch weitergebildeten physiotherapeutischen Berufe

- Bei **akuten** lymphostatischen Ödemen (postoperativ, traumatisch) sollte die Behandlung des betroffenen Patienten innerhalb von 2 Tagen nach Verordnung begonnen werden.
- Bei **chronischen** lymphostatischen Ödemen mit länger andauerndem Behandlungsbedarf sollte die Therapie innerhalb der von den Kostenträgern angesetzten Frist von 28 Tagen ab Ausstellung des Rezeptes beginnen.
- In der Phase I (Entstauungsphase) der KPE muss die physiotherapeutische Praxis in der Lage sein, die manuelle Lymphdrainage in Verbindung mit dem lymphologischen Kompressionsverband, der entstauenden Übungsbehandlung und der Hautpflege umzusetzen sowie die lymphologische Versorgungskette

für den Patienten zu planen. In die KPE-Behandlung integriert ist die Vermittlung und das Training der Maßnahmen zur unterstützenden Selbstbehandlung.
- In der Phase II (Erhaltungsphase) der KPE muss nach der manuellen Lymphdrainage immer darauf geachtet werden, dass der Patient seine medizinische Kompressionsbestrumpfung kontinuierlich trägt sowie die unerlässliche Hautpflege und die entstauenden Übungsbehandlungen durchführt.
- Vor Therapiebeginn ist ein physiotherapeutischer **Befund** zu erheben.
- Standardisierte **Erstdokumentation** erstellen (Gewebebefund, Umfangsmaße, Bilder etc.).
- Spätestens nach der erfolgreichen Phase I der KPE an den verordnenden Arzt eine **Abschlussdokumentation** mit Einschätzung der ggf. notwendigen Weiterbehandlung im Sinn der Erhaltungs- und Optimierungsphase (Phase II) zuleiten. Alle erforderlichen Dokumentationen sind inzwischen auch über digitale Systeme möglich.
- In den letzten Tagen der Phase I der KPE das **Maßnehmen** durch das lymphkompetente Sanitätshaus für den bereits beantragten medizinischen Kompressionsstrumpf veranlassen, damit dieser am Ende der Phase I der KPE zur Verfügung steht.

5.1.3 Aufgaben des lymphkompetenten Sanitätshauses

- Nach Verordnung des medizinischen **Kompressionsstrumpfes** diesen schon zu Beginn der Phase I der KPE mit den noch nicht endgültigen Umfangsmaßen bei den Kostenträgern zur **Bewilligung** beantragen.
- In der Endphase der Entstauung die **endgültigen Maße** für die medizinischen Kompressionsbestrumpfung erfassen.
- Am Ende der Phase I der KPE den medizinischen Kompressionsstrumpf an den Patienten übergeben.
- Ein **An- und Ausziehtraining** mit dem Patienten durchführen und diesen ggf. auf die verordnungsfähigen An- und Ausziehhilfen hinweisen.
- Den Patienten auf die notwendige Pflege der medizinischen Kompressionsstrümpfe hinweisen.
- Passform nach Tragezeit kontrollieren.

5.1.4 Aufgaben der pflegenden Berufe

- Insbesondere bei der häuslichen Pflege von Patienten mit chronischen lymphostatischen Ödemen oder offenen Wunden mit den physiotherapeutischen Berufen absprechen.
- Lymphologische Verbände anlegen; im Einzelfall müssen die pflegenden Berufe ein Training dafür erhalten.
- Dem verordnenden Arzt kontinuierlich eine Dokumentation über den Verlauf der Wundheilung zukommen lassen.
- Auf regelmäßige Hautreinigung und Pflege achten.

Merke
Nur bei kontinuierlicher Versorgung mit Kompression und ggf. Wundmanagement sind optimale Erfolge zu erzielen.

5.2 Management und Zusammenarbeit

Hans Pritschow †, Kirsten Pritschow, Anya Miller

5.2.1 Ziele

Das Management der Ödemtherapie umfasst alle administrativen und therapeutischen Maßnahmen, die in irgendeiner Weise dazu beitragen, die **Entödematisierung** zu erreichen. Übergeordnetes Ziel ist es, die **Qualität** in der Diagnostik, der Therapie und der Versorgung von Lymphödempatienten zu steigern. Problemzonen sollen dokumentiert und durch die Verbesserung der interdisziplinären Zusammenarbeit und die Einführung von Behandlungsstandards abgebaut werden. Die mit der Therapie zu erreichenden **Teilziele** der Ödemtherapie sind:

- Interdisziplinäre Zusammenarbeit der verschiedenen Berufsgruppen als Folge der lymphologischen Kompetenz, Transparenz und Offenheit
- Zufriedenheit von Patient, Therapeut, Arzt und Bandagist als Folge der erfolgreichen Entödematisierung
- Zufriedenheit der Kostenträger als Folge der Wirtschaftlichkeit und Nachhaltigkeit der Leistungserbringung
- Einhaltung der Rahmenverträge in der Physiotherapie und des Heilmittelkatalogs

Diese Teilziele sind allerdings nur dann erreichbar, wenn sie konkret, messbar, von allen Beteiligten akzeptiert, realistisch und zeitlich bestimmbar umgesetzt werden. Deshalb sind **spezifische Zielsetzungen** notwendig, die für die einzelnen Bereiche formuliert und zwischen allen Beteiligten der Versorgungskette einschließlich des Patienten abgestimmt werden müssen. Beispiele für spezifische Zielsetzungen sind:

- Verkürzung der administrativen Durchlaufzeiten in der ambulanten Praxis → Erhöhung der Patientenzufriedenheit
- Terminvergabe bei posttraumatischen und postoperativen Ödemen innerhalb von 24 Std., bei erstmaligem Auftreten eines Lymphödems innerhalb von 48 Std.
- Aufmerksame Betreuung des Patienten → Beschleunigung und Verbesserung der Therapieergebnisse
- Reduzierung der Fehlbestrumpfung → Verbesserung der Rentabilität der Leistungserbringung
- Reduktion von Bandagematerial → Verbesserung der Bandagetechnik, Einschätzung der Wirksamkeit und Wirtschaftlichkeit
- Entwicklung von Routinen in der administrativen Zusammenarbeit der Leistungserbringer → Verbesserung der Wirtschaftlichkeit und Rentabilität
- Individuelle Beratung, Informationen und Edukation der Ödempatienten → ermöglicht dem Patienten, stärker und aktiv am Behandlungsprozess mitzuwirken

Der Grad der Erreichung dieser Ziele wird **dokumentiert,** womit die Grundlage gegeben ist, am Ende der Versorgungskette die Wirksamkeit der Behandlung zu **bewerten.** Außerdem können mittels des damit gewonnen Überblicks jederzeit **Korrekturmaßnahmen** eingeleitet werden.

5.2.2 Anwendungsplanung

Für jeden einzelnen Patienten mit seinem individuellen Krankheitsbild muss die komplexe physikalische Entstauungstherapie krankheitsbildspezifisch geplant und durchgeführt werden. In (▶ Tab. 5.1) finden sich Vorschläge für den Lymphdrainagetherapeuten zu Therapieziel, Therapiebeginn, Behandlungsintervall und Behandlungsdauer.

Tab. 5.1 Spezifische Krankheitsbilder und deren Zielsetzung

Krankheitsbild	Therapieziel	Behandlungsverlauf
Ödem bei Rheuma, Inaktivität, orthopädischen Erkrankungen, posttraumatisches, postoperatives Ödem	• Intensivbehandlungsziel: – Entödematisierung – Schmerzreduktion – Verbesserung der Beweglichkeit – Vorbereitung für die weiterführende Physiotherapie – Rekonvaleszenzverkürzung • Physiologischen Lymphabfluss nutzen	• **Beginn:** innerhalb von 24 Std. nach Auftreten des Ödems • **Behandlungsintervall:** 1 Woche tgl. • **Behandlungsdauer:** MLD etwa 15–25 Min., LKV mit ruhiger Polsterung ca. 5–10 Min., Übungsbehandlung und Patientenedukation 10–15 Min.
Primäres und sekundäres Lymphödem, phlebolymphostatische Ödeme, u. U. mit Ulcus cruris venosum	• **Phase I KPE:** – Entödematisierung – Lockerung von Bindegewebeproliferationen – Verhinderung sekundärer Gewebeveränderungen – Kompressionsstrumpfversorgung – Krankheitsselbstmanagement – Vermeidung von Invalidität und maligner Veränderungen im Ödembereich	• **Beginn:** so früh wie möglich • **Behandlungsintervall:** 1–6 Wochen lang tgl. KPE je nach Stadium • **Dauer:** MLD ca. 45–60 Min., LKV ca. 5–15 Min. pro Extremität mit ruhiger oder unruhiger Polsterung, Übungsbehandlung und Patientenedukation 10–15 Min. • Anmessung der Kompressionsversorgung bei maximaler Entödematisierung
	• **Phase II KPE:** – Ergebnis der Entödematisierung erhalten – Reduktion der Bindegewebsproliferationen • Ödemreduktion	• **Beginn:** zeitnah bei Ödemzunahme • **Behandlungsintervall:** abhängig vom Ödemschweregrad • **Behandlungsdauer:** MLD ca. 45–60 Min., LKV ca. 5–15 Min. mit ruhiger oder unruhiger Polsterung, regelmäßige Überprüfung Patientenselbstmanagement, ggf. Wiederholung Patientenedukation 10–15 Min. • Kompressionsversorgung neu nach 6 Monaten, vor Abmessung je nach Ödemschweregrad 2–5 Tage Wiederholung der Phase I KPE

5.2.3 Die Versorgungskette

Durch die Kooperation und Einbindung aller Dienstleister in die medizinische Versorgungskette (Hausärzte, Fachärzte, Krankenhäuser, Lymphdrainagetherapeuten, Orthopädietechniker, ggf. Wundmanager, häuslicher Pflegedienst, Selbsthilfeorganisationen) wird die ganzheitliche Betreuung von Patienten mit Lymphödemerkrankungen nachhaltig gefördert. Die administrativen Zuständigkeiten (Organisation der sinnvollen Abfolge von therapeutischen Schritten) sind deutschlandweit unterschiedlich und müssen innerhalb der Versorgungskette geklärt sein.

Im Zentrum der Versorgungskette steht die **ambulante Praxis**. Die niedergelassene Arztpraxis und die Massage- oder Physiotherapiepraxis können dabei hinsichtlich unterschiedlicher lymphologischer Spezialisierungsgrade (hoch und niedrig) unterschieden werden (▶ Abb. 5.1). Das Schema dient der Verdeutlichung des Beziehungsgeflechts und ist nicht wertend zu verstehen. Ziel ist es, den erforderlichen Kompetenztransfer zwischen den verschiedenen Praxen darzustellen.

Im Behandlungsverlauf eines lymphostatischen Ödems stellt der **Arzt** die Diagnose und das Rezept aus. Der **Lymphdrainagetherapeut** führt – je nach Spezialisierungsgrad – Phase I und/oder Phase II der KPE aus. Bisher wurde die Phase I beinahe ausschließlich in der lymphologischen Fachklinik durchgeführt, die Phase II dann in der niedergelassenen physiotherapeutischen oder Massagepraxis. Ist der Grad der lymphologischen Spezialisierung hoch, kann die Phase I in enger Zusammenarbeit der Beteiligten in der Versorgungskette auch ambulant durchgeführt werden.

Einheitliche Standards für den **Grad der Spezialisierung** existieren derzeit nicht, weshalb hier nur Orientierungen gegeben werden können. Für die **ärztliche Praxis** steht in den Leitlinien der Gesellschaft Deutschsprachiger Lymphologen: „Wenn der Arzt

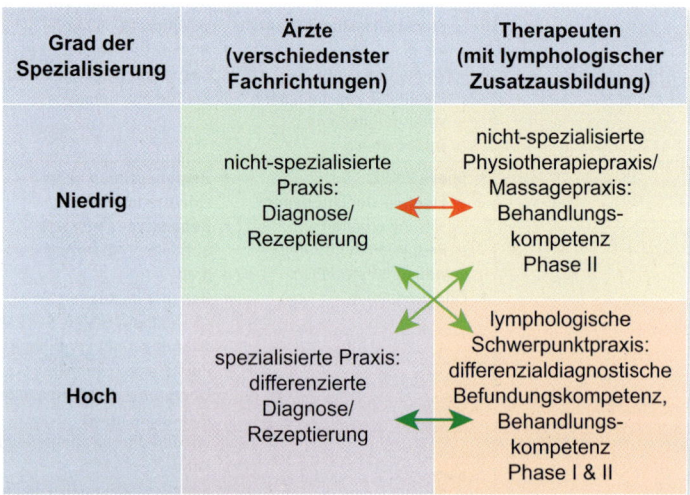

Abb. 5.1 Lymphologisches Kompetenzgefälle in der Versorgungskette. Rote Pfeile = KPE Phase I nicht möglich, hellgrüne Pfeile = KPE Phase II und ggf. Phase I möglich, dunkelgrüne Pfeile = für KPE Phase I und II optimal. [M877/L231]

hinreichend lymphologisch versiert ist, kann er meist mittels Basisdiagnostik (Anamnese, Inspektion und Palpation) die Diagnose klinisch stellen." Darüber hinaus können die Ausbildung zum ärztlichen Lymphdrainage-Fachlehrer oder spezielle, von der Kassenärztlichen Vereinigung zertifizierte Fortbildungen zur Spezialisierung beitragen. Der Grad der Spezialisierung in der **lymphologisch-physiotherapeutischen Praxis** ist in der Regel hoch, wenn mindestens 150 Lymphödempatienten pro Jahr oder mindestens 2.000 Behandlungen von Patienten mit lymphologischen Krankheitsbildern pro Jahr nachgewiesen werden können. In Zusammenarbeit mit den Weiterbildungsträgern für KPE können solche Praxen die Zusatzbezeichnung lymphologische Schwerpunktpraxis von der GKV in Berlin erhalten. Unter der Schirmherrschaft der Deutschen Gesellschaft für Lymphologie wird ein „Spezialisierungskurs Phase I KPE in der ambulanten physiotherapeutischen Praxis" angeboten. Weitere Standardisierungen bzw. Zertifizierungen für die ärztliche wie physiotherapeutische lymphologische Arbeit in der Lymphödemtherapie werden angestrebt.

5.2.4 Ärztliches Management

Allgemeine Anforderungen

- Die Diagnostik und Therapie lymphostatischer Ödeme erfordert eine enge Zusammenarbeit zwischen Patient, Arzt, Therapeut und Kompressionsversorger. Für die **erste Kontaktaufnahme** des Patienten mit einem lymphologisch fortgebildeten Facharzt oder Allgemeinmediziner sollte der Patient Vorbefunde wie OP-Berichte und Entlassungsberichte aus Kliniken sowie – falls vorhanden – seine Kompressionsbestrumpfung mitbringen.
- Es erfolgen:
  - **Anamnese** ▶ Kap. 2.2
  - **Körperliche Untersuchung** (Inspektion, Palpation) ▶ Kap. 2.3
  - **Apparative Diagnostik** ▶ Kap. 2.4

Merke
Alle Ergebnisse ausführlich **dokumentieren.**

- Vor Einleitung der Phase I der KPE sollten **Begleiterkrankungen,** welche die Ödemsituation zusätzlich verschlechtern, behandelt werden. Hierzu ist die Zusammenarbeit mit weiteren betreuenden fachspezifischen Kollegen unbedingt erforderlich. Beispiele:
  - **Herzinsuffizienz:** Rücksprache mit dem betreuenden Kardiologen halten, inwieweit die Maßnahmen der KPE möglich sind.
  - **Diabetes mellitus:** Blutzuckerwerte optimieren. Liegt eine begleitende Polyneuropathie vor?
  - **Adipositas:** Ernährungsberatung, Gewichtsreduktion durchführen.
  - **Hauterkrankungen:** Ekzeme, Mykosen, Ulcus cruris venosum behandeln.
  - **Maligne Erkrankungen:** Aktuellen Befund und geplante onkologische Behandlungen erfragen. Ist der Patient in der Lage, regelmäßige Termine beim Arzt und Physiotherapeuten wahrzunehmen?
- Den Patienten ausführlich über die Ödemerkrankung und die erforderlichen Behandlungen aufklären.
- Nur bei ausreichender Motivation und Fähigkeit des Patienten zur Mitarbeit sind die KPE und der Kosten- und Zeitaufwand gerechtfertigt.

Aufgaben während Phase I der KPE

- Vor Behandlungsbeginn ist sicherzustellen, dass die physiotherapeutische Praxis die Kompetenz und die Kapazität für die Umsetzung der Phase I KPE hat. Die **Planung** sollte gemeinsam mit dem betreuenden Physiotherapeuten erfolgen.
- Für 1–3 Wochen ist 5–6-mal/Woche mit den Maßnahmen der KPE zu behandeln.
- Ist die Berufsausübung mit Kompressionsbandagierung nicht möglich, evtl. eine **Arbeitsunfähigkeitsbescheinigung** (AU) ausstellen.
- Eine **Verordnung für MLD, Kompressionsbandagierung** entsprechend den Vorgaben des Heilmittelkataloges ausstellen, ggf. mit Wärmetherapie, Übungsbehandlung und Krankengymnastik sowie Hinweis auf Langfristgenehmigung.
- Eine **Verordnung** der **Kompressionsverbandsmaterialien** nach Rücksprache mit dem behandelnden Physiotherapeuten ausstellen.
- Die **Kompressionsbestrumpfung** (meist Flachstrick) verordnen. Die Passform der Kompressionsbestrumpfung nach einem Trageversuch kontrollieren.

Merke
Alternativ ist die Phase I der KPE auch im Rahmen einer Reha-Maßnahme in einer lymphologischen Spezialklinik möglich.

Aufgaben während Phase II der KPE

- Voraussetzungen für die Einleitung der Phase II der KPE sind eine weitgehende Entstauung des lymphostatischen Ödems und eine gut angepasste Kompressionsstrumpfversorgung.
- Den Einsatz der manuellen Lymphdrainage in der Phase II entsprechend der individuellen Ausprägung des Ödems anpassen.
- Eine **Verordnung** für MLD entsprechend dem Heilmittelkatalog ausstellen, ggf. mit Kompressionsbandagierung, Wärmetherapie, Übungsbehandlung und Krankengymnastik.
- Eine **Kompressionsbestrumpfung** (Wechselversorgung) verordnen. Die Passform der Kompressionsbestrumpfung nach dem Trageversuch überprüfen.

Betreuung der Patienten im Verlauf

- Nach jeder Verordnung bzw. Neuverordnung den **Therapieerfolg kontrollieren**. Entscheidend für die Beurteilung des Erfolges sind
  - Lokalbefund,
  - Adhärenz des Patienten und
  - Einbeziehung und Behandlung zusätzlicher Erkrankungen.
- Die Notwendigkeit einer weiteren Behandlung prüfen.
- Den Therapiebericht des behandelnden Therapeuten durchsehen.
- **Zwischenanamnese** durchführen: Änderungen des Ödems, Änderungen des Allgemeinzustands?
- Gewicht und Bauchumfang messen.
- Standardisierte Fotodokumentation durchführen.
- Bei guter Anleitung durch den Lymphtherapeuten zur unterstützenden Selbstbehandlung kann die erforderliche Behandlungsfrequenz oftmals reduziert werden.

- In ausgewählten Einzelfällen kann der zusätzliche Einsatz **intermittierenden pneumatischen Kompression (IPK)** in der ärztlichen Praxis oder als Heimgerät angezeigt sein. Dabei ist auf hochwertige Mehrkammergeräte zu achten. Beim Einsatz der IPK sicherstellen, dass der Patient für den verantwortungsbewussten Umgang mit dem Gerät vom Arzt bzw. Hersteller geschult wird. Die Verordnung erfolgt mit einem Sonderantrag gegenüber dem Kostenträger.

5.2.5 Lymphdrainagetherapeut

Allgemeine Anforderungen

- **KPE-Ausbildung:** In Deutschland berechtigt ein Vierwochenkurs (170 Unterrichtseinheiten plus Prüfung) zur Abrechnung mit Kostenträgern nach § 70 Abs. 1 SGB V.
- Der Umfang der Leistungen, die der medizinische Masseur oder Physiotherapeut in seiner Praxis zu erbringen hat, sind in der Leistungsbeschreibung Physiotherapie verbindlich beschrieben.
- Die **Mindestanforderungen** an räumliche und materielle Ausstattung der **Massage- bzw. Physiotherapiepraxis** sind definiert. Die ambulante Lymphdrainagepraxis muss spezielle Lagerungsmaterialien, Befundschemata, Maßband, Markierungsstift (Kajal), Maßblätter, Digitalkamera und Computer für Befunderhebung und Dokumentation bereithalten.
- Der Lymphdrainagetherapeut ist in der Phase I der KPE täglich über eine Stunde mit dem Patienten und den Ergebnissen seiner Therapie konfrontiert und herausgefordert, adäquat auf die aktuelle Ödemsituation zu reagieren. Neben den klassischen therapeutischen Aufgaben braucht er daher vermehrt **Systemkompetenz** (Verständnis von der bzw. Übersicht über die Prozesskette). Außerdem muss er über die **kommunikative Kompetenz** verfügen, um die erforderlichen physiotherapeutischen Maßnahmen gegenüber dem Arzt, Orthopädietechniker und/oder der Krankenkasse zu vermitteln und den qualitativen Anforderungen der Phase I der KPE gerecht zu werden.
- Als Hauptansprechpartner für den Patienten ist der Therapeut **Bindeglied** zu den anderen Berufsgruppen wie Arzt, weiteren spezialisierten Physiotherapeuten und/oder Orthopädietechniker.
- Entsprechend den unterschiedlichen Anforderungen der Ödemtherapie sind regelmäßige **Fortbildungen** erforderlich (▶ Tab. 5.2). Lernprozesse aus der praktischen Erfahrung des Therapeuten müssen im Austausch mit anderen Kollegen konstruktiv aufgearbeitet werden. Diese Art der Zusammenarbeit ist insbesondere für Praxen, die mit den Anforderungen der Phase I der KPE konfrontiert sind,

Tab. 5.2 Fortbildungsmaßnahmen zur Erhöhung der Spezialisierung

Methode	Zielsetzung
• Refresher • DGL-Spezialisierungskurs Phase I KPE • Kongresse • Fachtagungen • Literaturlektüre	• Aktualisierung und Festigung der wissenschaftlichen Seite der Ödemtherapie • Erweiterung der Fachkompetenz
Kontinuierliche Anwendung des Gelernten im therapeutischen Alltag	Reflexion der Wirksamkeit der praktischen Tätigkeit zur Festigung des Gelernten

Tab. 5.3 Kollegiale Fortbildung

Methode	Inhalt	Zielsetzung
• Kurzvortrag • Diskussion • Rollenspiel • Kollegiale Intervision	• Spezielle oder neue Therapie- und Behandlungsformen • Therapieprognosen und evtl. Anpassungen • Besondere Erfahrungen im Praxisalltag	• Einheitliche Qualitätsvorstellung • Training schwieriger Situationen • Teambildung • Erhaltung der Therapiequalität bei Ausfall eines Therapeuten (Krankheit, Urlaub)

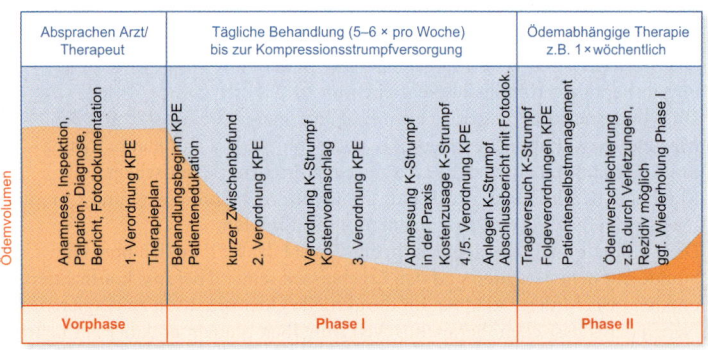

Abb. 5.2 Anforderungsprofil und Prozesskette der ambulanten Ödemtherapie. Rot = Zeitverlauf und Phasen der KPE, orange = Ödemverhalten. [L231]

wichtig. Da die Form der **kollegialen Fortbildung** ein neues und effektives Instrument der Weiterbildung ist, ist sie hier gesondert aufgeführt (▶ Tab. 5.3).

Aufgaben während Phase I der KPE

▶ Abb. 5.2
- Den ärztlichen **Befundbericht** ergänzen.
- Das **Therapieziel** im Gespräch mit dem Patienten erarbeiten und dokumentieren.
- Unter Berücksichtigung des Behandlungsziels die Therapieprognose hinsichtlich Aufwands, Behandlungsdauer und -frequenz sowie Materialbedarfs verfassen und einen **Therapieplan** erarbeiten, der die persönliche Situation (chronisches oder akutes Krankheitsbild, Anfahrtsweg, Mobilität etc.) des Patienten berücksichtigt.
- Befundergebnis und ggf. Rezeptierung mit dem Arzt abstimmen.
- Den Behandlungsverlauf dokumentieren und einen **Zwischenbericht** erstellen.
- Die **Kompressionsstrumpfversorgung** vom Kostenvoranschlag und der Abmessung bis zur Anpassung in enger Zusammenarbeit mit dem lymphkompetenten Sanitätshaus organisieren und kontrollieren.
- Eine **kommunikative Patientenbeziehung** gestalten und den Patienten über die Maßnahmen der KPE informieren.

- Den Patienten in die Behandlung einbeziehen und zur unterstützenden MLD-Selbstbehandlung und Selbstbandagierung anleiten.

Aufgaben während Phase II der KPE
▶ Abb. 5.2
- Die KPE und das Behandlungsintervall je nach Ödemform mit dem Arzt absprechen.
- Das Krankheitsselbstmanagement überprüfen und ggf. die Patientenschulung wiederholen.
- Die Kompressionsstrumpfqualität beurteilen. Ist sie ausreichend oder neue erforderlich?
- Die Reödematisierungstendenz in Rücksprache mit dem Arzt beurteilen. Bei Verschlechterung der Ödemsituation die Behandlungsfrequenz erhöhen und ggf. Phase I der KPE wiederholen.
- Den Behandlungsverlauf dokumentieren.

Qualitätsregelkreis
Eine schematische Darstellung des Untersuchungsablaufs und der Therapie für die Phase I der KPE ist im Qualitätsregelkreis (nach Pritschow) dargestellt (▶ Abb. 5.3). Besondere Bedeutung kommt der Selbst- und Behandlungsreflexion des Therapeuten zu. Diese impliziert, dass der Therapeut im Verlauf der Entödematisierung tastend (palpatorisch), beobachtend (inspizierend) und befragend die Wirkung seiner Behandlung hinterfragt und ggf. durch Umfangsmessung objektiviert.

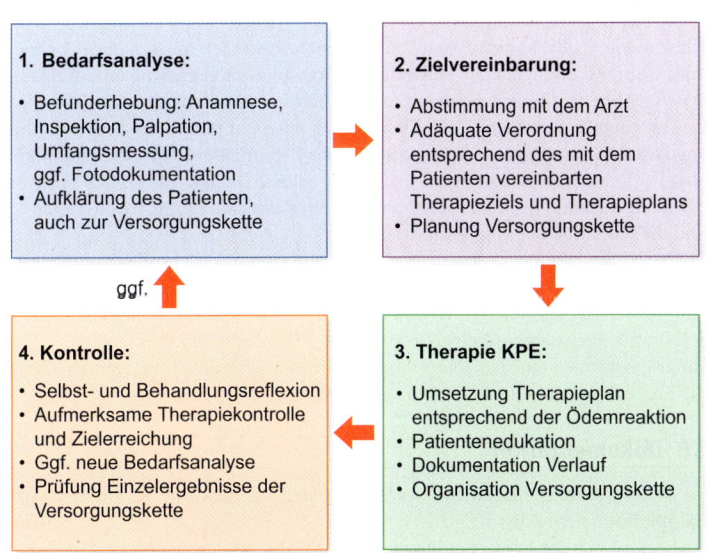

Abb. 5.3 Qualitätsregelkreis und Aufgaben des Lymphdrainagetherapeuten [L231]

5.2.6 Lymphkompetentes Sanitätshaus

- In der Versorgungskette des Lymphödempatienten tritt das lymphkompetente Sanitätshaus **während Phase I** der KPE auf. Die Anforderungen, um passformgerechte Kompressionsstrümpfe anzumessen, sind festgelegt und zertifiziert.
- Die Kompressionsstrumpfanmessung erfolgt in der Physiotherapiepraxis. Der Therapeut bandagiert direkt nach der Abmessung den Patienten erneut, um eine „Kompressionslücke" zu vermeiden.
- Den Patienten über Kosten, Bestrumpfungsarten (Flach-, Rundstrick) und -möglichkeiten informieren und **beraten;** es gibt – je nach Indikation – Kompressionsstrümpfe für Arm, Bein oder Unterschenkel, Zehenkappen, Bolero, Bermuda, Capri-Hose und Kopfmasken.
- Den **Kostenvoranschlag** aufgrund der Flachstrick-Kompressionsstrumpfrezeptierung zur Genehmigung **an die Krankenkasse** schicken.
- Nach Genehmigung des Kostenvoranschlags den Kompressionsstrumpf nach Maß mit Naht fertigen, **liefern** und dem Patienten das An- und Ausziehen sowie die Pflege erklären.
- Der **Trageversuch** dauert mindestens 4 Tage. Die Wirksamkeit der medizinischen Kompressionsstrümpfe überprüft der verordnende Arzt bzw. Therapeut während des Trageversuchs. Passt die Kompressionsversorgung nicht, muss neu angemessen und angefertigt werden.

5.2.7 Patient

- Er ist **Hauptperson** der gemeinsamen Bemühungen der einzelnen Glieder in der Versorgungskette. Seine Gesundheit wiederherzustellen und ihm einen Alltag ohne Einschränkungen zu ermöglichen, ist das vorrangige Ziel der Lymphdrainagebehandlung.
- Er ist Teil der Versorgungskette.
- Die Patientenrolle ist nicht passiv zu verstehen. Patienten müssen daher bereit sein, während und nach der Behandlung **aktiv** an ihrer Genesung mitzuarbeiten.
- Das **Krankheitsselbstmanagement** und die **Selbstbehandlung** werden im Verlauf des Therapieprozesses mit dem Therapeuten eingeübt und in der Folge mit ihm wiederholt. Dazu gehört das Informieren der Patienten über den Behandlungsablauf, die Selbstbehandlung mit MLD, die Selbstbandage (LKV), das Tragen der medizinischen Kompressionsbestrumpfung an behandlungsfreien Tagen und die individuellen Bewegungsübungen.
- In Phase I der KPE übernehmen die Therapeuten eine Trainerrolle gegenüber den Patienten. Sie sind die Spezialisten auf ihrem Gebiet, haben Gesprächskompetenz und müssen das notwendige Wissen zur unterstützenden Selbstbehandlung im Sinne der gemeinsamen Zielvereinbarungen an die Patienten weitergeben.
- Umgekehrt findet eine Rückkopplung der Patienten zu den Therapeuten über die Ergebnisse der Selbstbehandlung statt, die die Therapeuten ggf. abfragen.

5.2.8 Dokumentation

- Sie ist ein wichtiger Bestandteil des **Qualitätsmanagements** in der ambulanten Lymphdrainagepraxis.
- Sie beginnt mit der **Erstbefundung** und wird während des Behandlungsverlaufs regelmäßig aktualisiert, d. h., der **Therapieverlauf** (Ödemreaktion, Umfangsdifferenz etc.) wird schriftlich festgehalten (▶ Tab. 5.4).

Tab. 5.4 Inhalte der Behandlungsdokumentation

Bestandteil	Inhalt	Status
Individueller Behandlungsplan	Ärztliche Verordnung mit Angabe von Indikation (Diagnose und Leitsymptomatik), Therapieziel und Ergebnis der physiotherapeutischen Befunderhebung	Erforderlich
Verlaufsdokumentation	• Je Behandlungseinheit • Umfasst die einzelnen erbrachten Leistungen, die Reaktion des Patienten und Besonderheiten bei der Durchführung	Erforderlich
Mitteilung an den verordnenden Arzt	• Sofern vom Arzt erwünscht • Therapeut unterrichtet Arzt am Ende der Behandlungsserie über Stand der Therapie	Erforderlich
Umfangmessungen	Messungen der Ödemumfänge zu Beginn und bei Abschluss der Behandlungsserie	Empfohlen
Fotodokumentation	Bild des Ödems (sofern darstellbar) zu Beginn und bei Abschluss der Behandlungsserie	Empfohlen
Therapieprognose	Prognose über Anzahl und Dauer der KPE-Behandlungen (von spezialisiertem Therapeuten zu erstellen)	Empfohlen

- Die optimale Therapie erfordert dabei Kommunikation mit den Beteiligten und situatives Handeln. Eine Rückkopplung zwischen vereinbarter Vorgehensweise bzw. dem Therapieziel und dem aktuellen Krankheitsgeschehen erfolgt permanent.
- Am Ende von Phase I der KPE erhebt der Therapeut den **Abschlussbefund**. Dieser dokumentiert das Behandlungsergebnis und stellt eine Ergebniskontrolle für Therapeut, Arzt, Patient und ggf. Krankenkasse dar.

6 Primäres Lymphödem

Els Brouwer, Simon Classen, Ralf Gauer, Oliver Gültig, Susanne Helmbrecht, Thomas Künzel, Anya Miller

6.1	**Definition und Epidemiologie**	**140**	6.6	**Komplexe physikalische Entstauungstherapie (KPE)** 151
6.2	**Krankheitsentstehung**	**140**		
6.2.1	Ursachen	140	6.6.1	Grundsätze der Behandlung 151
6.2.2	Einteilung	141	6.6.2	Manuelle Lymphdrainage (MLD) 151
6.2.3	Weitere Malformationen des Lymphgefäßsystems	143	6.6.3	Therapie der Komplikationen 155
6.3	**Klinik**	**144**		
6.3.1	Stadien	144	6.6.4	Lymphologischer Kompressionsverband (LKV) 157
6.3.2	Symptomatik	145		
6.3.3	Komplikationen	147		
6.4	**Diagnostik**	**148**	6.6.5	Medizinische Kompressionsstrümpfe (MKS) 157
6.4.1	Anamnese	148		
6.4.2	Körperliche Untersuchung	148		
6.4.3	Apparative und Labordiagnostik	149	6.6.6	Unterstützende Selbstbehandlung 158
6.4.4	Differenzialdiagnosen	150	6.6.7	Behandlungsaufbauten 160
6.5	**Therapie**	**150**		
6.5.1	Kausale medizinische Therapie	150		
6.5.2	Operative Therapie	150		

6.1 Definition und Epidemiologie

Anya Miller, Simon Classen

Das primäre bzw. kongenitale Lymphödem wird durch eine genetisch bedingte **Fehlentwicklung** des Lymphgefäßsystems verursacht. Häufigste Ursache sind Spontanmutationen, ca. 1–3 % haben hereditäre Veränderungen mit familiärer Beteiligung. Primäre Lymphödeme können auch Bestandteil von Syndromen sein.

Die große Mehrzahl der primären Lymphödeme (ca. 95 %) betrifft die **unteren Extremitäten** und ist **einseitig**. Kopf-, Arm- und Genitallymphödeme oder eine Beteiligung mehrerer Körperregionen sind selten. Lymphabflussstörungen können neben den Extremitäten auch parenchymatöse Organe (Leber, Lunge, Darm) und das ZNS betreffen. Sie können bereits bei Geburt offensichtlich sein oder erst im Laufe des Lebens klinisch sichtbar werden.

Zur **Häufigkeit** des primären Lymphödems sind keine genauen Zahlen verfügbar. Weltweit schwanken die Angaben zwischen 0,0115 ‰ und 0,3 ‰. Schätzungen gehen für Deutschland von ca. 40.000 an einem primären Lymphödemen Erkrankten aus. In den USA wird die Häufigkeit mit 1,15/100.000 Personen angegeben. Insgesamt soll ¼–⅓ der Lymphödeme primären Ursprungs sein mit Bevorzugung des **weiblichen** Geschlechts (m : w = 1 : 6–10).

6.2 Krankheitsentstehung

Anya Miller, Simon Classen

6.2.1 Ursachen

- Zunehmend sind **Chromosomendefekte**, insbesondere bei Lymphödemen im Rahmen von Syndromen, bekannt (www.omim.org, www.ghr.nlm.nih.gov, www.orpha.net, www.rarediseases.org). Prinzipiell unterscheidet man bei den zugrundeliegenden Gendefekten zwei Gruppen der Krankheitsentstehung: jene, die mit einer familiären Häufung einhergehen sowie Erkrankungen, die durch genetische Spontanmutation entstehen.
- **Störungen der frühen Lymphangiogenese** werden durch inaktivierende Mutationen vom VEGFR-2/3-Pathway (Vascular Endothelial Growth Factor Receptor), z. B. infolge eines Defekts des FLT-4-Gens (Fms Related Tyrosine Kinase 4), ausgelöst und führen zu aplastischen initialen Lymphgefäßen und Lymphkollektoren. Diese Veränderungen finden sich beim Typ Nonne-Milroy oder 1A. FOXC2-Mutationen (Forkhead Box C2 FOXC2) sind Ursache des Lymphödem-Distichiasis-Syndrom.
- Meist sind nur **Teilbereiche des Lymphgefäßsystems** betroffen (▶ Tab. 6.1). Das Fehlen sämtlicher Lymphgefäßanteile in einem Körperabschnitt ist mit dem Leben nicht vereinbar.

Merke

Primäre Lymphödeme sind Folge genetischer Störungen und können isoliert oder im Rahmen von Syndromen auftreten.

Tab. 6.1 Morphologische Veränderungen des Lymphgefäßsystems und ihre Lokalisation

Morphologische Veränderung	Lokalisation
Hypoplasie (häufigste Variante; ca. 90 %)	• Initiale Gefäße • Lymphkollektoren • Lymphknoten
Hyperplasie	• Initiale Gefäße • Lymphkollektoren
Atresie, Aplasie	• Einzelne Lymphkollektoren • Initiale Gefäße • Lymphknoten
Leistenlymphknotenfibrose (ca. 1%)	Lymphknoten
Lymphangiom	Kapilläre oder trunkuläre Malformation
Lymphzyste (lokalisierte, von Endothelzellen ausgekleidete Lymphgefäßerweiterung, meist subkutan oder auch intraabdominal)	Uni- oder multilokulär im Kollektorverlauf

6.2.2 Einteilung

- Zumeist wird in folgende **Formen** unterteilt:
  - Typ I: Nonne-Milroy (Elephantiasis congenita hereditaria), etwa 10 %
  - Typ II: Meige (familiäres, nichtkongenitales Lymphoedema praecox), meist vor dem 35. LJ auftretend, Frauen > Männer, 71 % der gesamten Inzidenz. Das Lymphoedema tarda erscheint nach dem 35 LJ mit einer Inzidenz von 19 %.
  - Typ III: syndrombegleitende Lymphödeme (▶ Tab. 6.2)

Tab. 6.2 Ausgewählte Syndrome mit Dysplasien des Lymphgefäßsystems (s. auch www.omim.org)

Syndrom	Defekt	Klinisches Bild
Sturge-Weber-Syndrom	Lokalisation 9q21.2	• Kutane Naevi • Arteriovenöse Fisteln • Intrakraniale vaskuläre Anomalien • Leptomeningeale Angiomatose • Faziale kutane Malformation • Glaukom
Klippel-Trénaunay-Syndrom	• AKT/PIK3 und mTOR-Weg • VG5Q	• Angioosteohypertrophie • Kavernöse Hämangiome • Variköse pralle bzw. pulsierende Venen, evtl. mit wahrnehmbarem Schwirren → arteriovenöse Fistel • Hypo-, Hyper-, partielle Aplasie des Lymphgefäßsystems (Ödem bei 75 % der Patienten)
Klippel-Trénaunay-Weber-Syndrom	Mutmaßlicher Genort 8q22.3	• Kutane Hämangiome • Hypertrophie von Knochen und Gewebe der betroffenen Region
Turner-Syndrom (Ullrich-Turner-Syndrom)	Chromosomenanomalie 45XO	• Zwergwuchs • Pterygium colli • Fingernageldefekte • Gesichtsdysmorphie • Patellahypoplasie • Dysplasien des Lymphgefäßsystems • Lymphödeme der Extremitäten (passager bis manifest)

Tab. 6.2 Ausgewählte Syndrome mit Dysplasien des Lymphgefäßsystems (s. auch www.omim.org) *(Forts.)*

Syndrom	Defekt	Klinisches Bild
Noonan-Syndrom (Pseudo-Ulrich-Turner-Syndrom)	• PTPN11 • KRAS • SOS1 u. a.	• Minderwuchs • Skelettanomalien • Skelett-Reifungsverzögerung • Kongenitale Herzfehler • Milde mentale Retardierung • Verspätete Pubertät • Intestinale Lymphangiektasie
Prader-Labhart-Willi-Syndrom	• Mikrodeletion 15q11 • Maternale UPD 15	• Adipositas • Minderwuchs, Hypogonadismus • Geistige Retardierung, Verhaltensstörungen • Muskulärer Hypertonus • Im Verhältnis zu kleine Hände und Füße • Lymphostase kann an Extremitäten auftreten
CLOVES-Syndrom (Congenital Lipomateus Overgrowth, Vascular Malformations, Epidermal Naevi and Skeletal Abnormalities)	• AKT/PIK3/mTOR-Weg: somatisches Mosaik PIK3CA • Genlokus 3q26.32	• Partieller Riesenwuchs von Subkutangewebe, Muskulatur und viszeralem, fibroadipösem Gewebe • Trunkuläre, vaskuläre Malformationen • Skoliose • Insgesamt ähnlich Proteus-Syndrom
Syndrom der gelben Fingernägel	Unbekannt	Oft in Verbindung mit rekurrierenden entzündlichen Atemwegserkrankungen (Bronchiektasien) und Pleuraerguss
Proteus-Syndrom	• Lokalisation 14q32.33 • Genlokus AKT1	• Fehlbildung der Gelenke • Skoliose • Makrozephalie • Hautpigmentationsstörungen • Lymphangiome • Hämangiome • Lipomatose • Dysplasie im uropoetischen Bereich • Progressiver segmentaler Riesenwuchs
Lymphödem-Distichiasis-Syndrom	Autosomal-dominante Vererbung von Mutationen am FOXC2-Gen	• Lymphödem der unteren Extremitäten • Doppelte Wimpernreihe • Oft venöse Veränderungen • Selten kardiale Fehlbildungen • Gaumenspalte • Extradurale Zysten
Hennekam-Syndrom (Lymphedema-Lymphangiectasia Mental Retardation Syndrome)	• CCBE-1-Mutation auf Chromosom 18q21 • VEGF-C kann nicht unterstützt werden	• Lymphödem der Extremitäten • Lymphangiektasie des Darms • Geistige Retardierung • Flaches Gesicht • Hypertelorismus • Oft Hydrops fetalis und weitere, z. B. kardiale, Störungen

- 2010 wurde von Connell eine Klassifikation nach dem **Phänotyp** vorgeschlagen, 2013 noch einmal überarbeitet und ein Algorithmus mit folgenden Untergruppen erstellt:
  - Syndrome (unbekannte und bekannte, z. B. Noonan-Syndrom, Turner-Syndrom)
  - Systemische bzw. viszerale Beteiligung mit prä- oder postnatalem Beginn (z. B. Hennekam-Syndrom)
  - Gestörtes Wachstum, kutane Manifestationen, vaskuläre Manifestationen (z. B. Proteus-Syndrom, CLOVES-Syndrom, Parkes-Weber-Syndrom)
  - Kongenitaler Beginn (z. B. Milroy)
  - Beginn nach dem 1. LJ (z. B. Meige)

Typ I: Nonne-Milroy (Elephantiasis congenita hereditaria)
- Ursache: autosomal-dominante Vererbung, Defekt des FLT-4-Gens, das den endothelialen Wachstumsfaktor VEGFR-3 kodiert, der die Lymphangiogenese steuert
- Anatomische Veränderungen: partielle Aplasie von Lymphkollektoren, Präkollektoren oder initialen Lymphgefäßen
- Klinik:
  - Lymphödem der unteren Extremität bei Geburt bzw. in früher Kindheit (▶ Abb. 6.1)
  - Seltener obere Extremität betroffen
  - Chylothorax
  - Chylöser Aszites
  - Gegebenenfalls prominente, weitkalibrige Venen
  - Perikarderguss

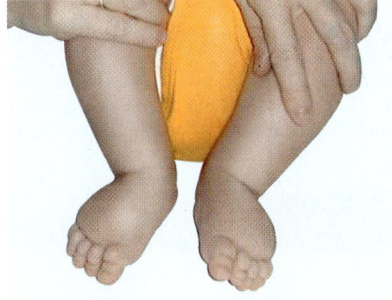

Abb. 6.1 Nonne-Milroy-Lymphödem bei einem Säugling [M880]

Typ II: Meige (familiäres nichtkongenitales Lymphoedema praecox)
- Anatomische Veränderung: Hypoplasie der Lymphgefäße
- Klinik: Lymphödem vorwiegend der unteren Extremitäten. Beginn oft nach starker Belastung des Lymphgefäßsystems (Sport, Wärme, Entzündung)
- Ursache unklar: Die Theorie einer zugrundeliegenden Mutation des FOX2-Gens wurde widerlegt (Rezaie et al., 2008).

Typ III: Lymphödeme im Rahmen von Syndromen
Bisher sind ca. 40 verschiedene, mit einem Lymphödem assoziierte Syndrome bekannt (▶ Tab. 6.2), bei 23 davon konnte der zugrundeliegende Gendefekt nachgewiesen werden.

6.2.3 Weitere Malformationen des Lymphgefäßsystems
- Lymphangiome:
  - Benigne, partiell mit primären Lymphödemen einhergehende Malformationen aus Lymphgefäßen

- Unterschieden werden kapilläre, kavernöse, makro- oder mikrozystische Subtypen
- Vereinzelt finden sich Kombinationen mit hämangiomatösen Anteilen
- Lokalisation: meist in Kopf-Hals-Bereich, Axilla, Thorax, oberen Extremitäten
- Manifestation: zu 90 % bis zum 2. Lebensjahr, 2. Manifestationsgipfel um das 40. Lebensjahr
- Therapie: chirurgische Entfernung, Laser- oder Sklerosierungstherapie

- Lymphangiomatose
- Lymphangiomyom bzw. -myomatose
- Hobnail-Hämangiom
- Lymphangioma circumscriptum
- Benignes Lymphangioendotheliom
- Zystisches Hygrom

Literatur

Rezaie T, Ghoroghchian R, Bell R, Brice G, Hasan A, Burnand K, Vernon S, Mansour S, Mortimer P, Jeffery S, Child A, Sarfarazi M. Primary non-syndromic lymphoedema (Meige disease) is not caused by mutations in *FOXC2*. Eur J Hum Genet. 2008; 16: 300–304.

Connell FC, Gordon K, Brice G, Keely V, Jeffery S, Mortimer PS, Mansour S, Ostergaard P: The classification and diagnostic algorithm for primary lymphatic dysplasia: an update from 2010 to include molecular findings. Clin Genet. 2013; 84(4): 303–314.

6.3 Klinik
Anya Miller, Simon Classen

6.3.1 Stadien

▶ Tab. 6.3

Der Begriff Elephantiasis wird nicht mehr verwendet.

Tab. 6.3 Stadieneinteilung des Lymphödems	
Stadium	**Klinik, Pathophysiologie**
Stadium 0 (Latenz- oder Intervallstadium)	• Klinisch kein Ödem • Lymphangiopathie mit noch **suffizientem Lymphgefäßsystem** • Nachweis durch Funktionslymphszintigrafie • TK ↓ > LL normal (▶ Abb. 1.31)
Stadium I (spontan reversibel)	• Weiches Ödem • **Hochlagern reduziert die Schwellung** • Dellen leicht eindrückbar
Stadium II (spontan nicht reversibel)	• Zunehmende Fibrose • Hochlagern beseitigt die Schwellung nicht • Chronische **Hautveränderungen** wie Pachydermie, Hyperkeratose, Papillomatose
Stadium III	• Deformierende harte Schwellung, lobuläre Form • Ausgeprägte Fibrosklerose und/oder Verfettung • Pachydermie, Papillomatosis cutis lymphostatica

6.3.2 Symptomatik

- Die Mehrzahl der primären Lymphödeme (ca. 95 %) betrifft die unteren Extremitäten.
- Arm-Kopf-Genitallymphödeme oder eine Beteiligung mehrerer Körperregionen sind selten.
- Das primäre Lymphödem neigt unbehandelt zur Progredienz und durchläuft verschiedene Stadien (▶ Kap 6.3.1) und Komplikationen (▶ Kap 6.3.3).

Extremitätenlymphödem

- Positive Familienanamnese (3 %)
- Aszendierender Verlauf
- Langsame Progression
- Vor allem untere Extremitäten betroffen (▶ Abb. 6.2)

Einseitigkeit bzw. bei beidseitigem Auftreten Asymmetrie

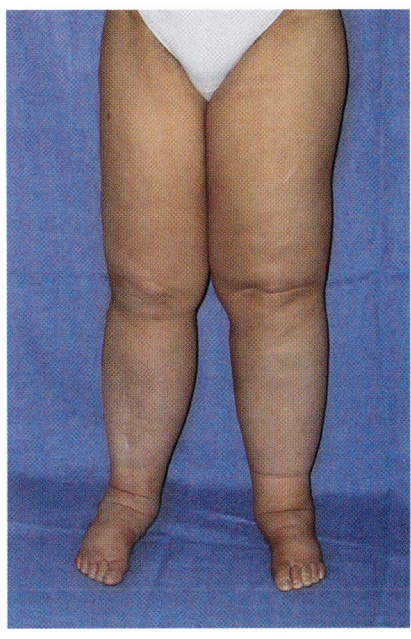

Abb. 6.2 Primäres beidseitiges Lymphödem [T726]

 Merke
Bei Extremitätenlymphödemen im Kindes- und Jugendalter auf Lymphangiodysplasien oder andere Malformationen achten.

Thoraxwandlymphödem

- Einseitige Verdickung der Hautfalten in den unteren Rumpfquadranten
- Asymmetrische Hautfalten
- Eventuell weitere Ödematisierung von äußeren Genitalien (▶ Abb. 6.3), Gesäß und unterer Bauchhaut

Genitallymphödem

- Ausgeprägte Vergrößerung wegen des weichen Gewebes möglich (▶ Abb. 6.3)
- Stellt für den Patienten durch Einschränkung der Lebensqualität und des Sexuallebens eine erhebliche Belastung dar

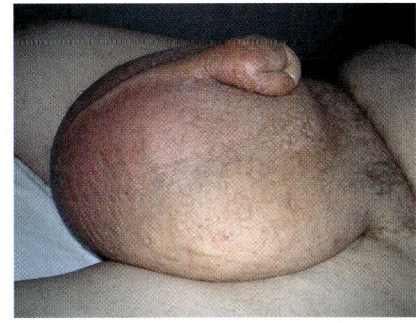

Abb. 6.3 Primäres Genitallymphödem [T726]

- Häufige Komplikationen sind Erysipele, Lymphzysten und -fisteln sowie Papillomatosis cutis lymphostatica
- Wichtig: Anleitung zur Selbstbehandlung mittels MLD, Kompressionsbandagierung, Bestrumpfung und Einlage von Pelotten

Lymphostatische Enzephalo- und Ophthalmopathie

Entgegen früheren Ansichten gibt es im Gehirn ein Lymphabflusssystem. Die Dura mater der Meningen enthält Lymphgefäße, die Makomoleküle aus dem Gehirn aufnehmen und in die zervikalen Lymphknoten drainieren.

Eine Verbindung besteht zum glymphatischen System im Gehirn. Perivaskuläre Räume zwischen Blutgefäßwand und Gliazellen (Astrozyten) erreichen alle Teile des Gehirns. Moleküle können über spezifische Proteinkanäle, wie Aquaporin-4 (AQP4), aus den Enden der Astrozyten in den perivaskulären Raum und weiter in den Subarachnoidalraum gelangen. Hier werden sie von den Lymphgefäßen der Meningen aufgenommen. Untersuchungen haben gezeigt, dass der Abtransport einer zirkadianen Rhythmik folgt und im Schlaf erhöht ist.

Vorkommen von Lymphödemen mit Enzephalo- und Ophthalmopathie:
- Beim primären Kopflymphödem
- Im Rahmen von Dysplasien der Kiefer- und Nebenhöhlen
- Beim Melkersson-Rosenthal-Miescher-Syndrom

Symptome:
- Weichteilödem
- Allgemeine Verlangsamung
- Apathisches Verhalten
- Konzentrationsstörungen
- Papillen- und Netzhautödem

Lymphostatische Enteropathie

Symptome des eiweißreichen Darmwandödems mit Hyperplasie der Chylusgefäße oder Dysplasie der Regio cysterna chyli:
- Malabsorption
- Eiweiß- und Gammaglobulinverlust mit hypoproteinämischen Ödemen und Immunschwäche
- Mangel an Eisen und Kalzium

Bei Hyperplasie der intestinalen Lymphgefäße können **chyloenterale Fisteln** auftreten und weitere Symptome verursachen:
- Diarrhö
- Fettstühle
- Chylöser Aszites
- Mangel an fettlöslichen Vitaminen (A, D, E, K)
- Lymphozytopenie
- Untergewicht

Literatur

Ray LA, Heys JJ. Fluid Flow and Mass Transport in Brain Tissue. Fluids. 2019; 4, 196;.

Hablitz LM, Pla V, Gianetto M, Vinitsky HS, Staeger FF, Metcalfe T, Nguyen R, Benrais A, Nedergaard M. Cicradiancontrol of brain glymphatic and lymphatic fluid flow. Nature com. 2020; 11: 4411.

6.3.3 Komplikationen

> **Merke**
> Die deutlichsten und auch sichtbaren Veränderungen finden sich an der **Haut**.

Hautveränderungen

- Hyperkeratose (▶ Abb. 6.4)
- Pachydermie
- Lymphzysten
- Lymphfisteln
- Papillomatosis cutis lymphostatica (▶ Abb. 6.4)
- Lichenifikation (▶ Abb. 6.5)
- Fibrose (▶ Abb. 6.6)
- Sekundär: Mazeration, Ekzeme, Nageldystrophie

Lokale Immunschwäche

- **Pachydermie** und **Fibrosierung** von Epidermis und Dermis → schränken die Flexibilität der Haut und damit die mechanische Schutzfunktion deutlich ein und erhöhen das Risiko von Traumatisierung durch Druck von außen (z. B. enges Schuhwerk)
- **Reduzierter Lymphabfluss** → eingeschränkte Antigenpräsentation in den immunkompetenten Organen, wie den Lymphknoten, und damit reduzierte Immunantwort
- **Folge:** gehäuftes Auftreten von lokalen Infektionen wie **Mykosen** (▶ Abb. 6.7), **Erysipelen** (▶ Abb. 6.8, ▶ Kap. 7.3.3) und Verrucae

Weitere Komplikationen

- ▶ Kap. 7.3.3
- Lymphzysten, -fisteln und Reflux (▶ Abb. 6.9)
- Mykosen
- Erysipel (Wundrose)
- Angiosarkom (Stewart-Treves-Syndrom)

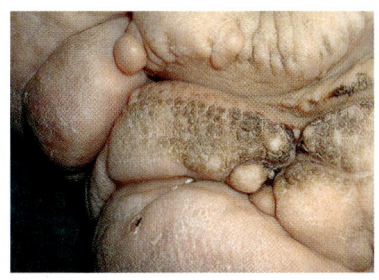

Abb. 6.4 Papillomatose und Hyperkeratose der Großzehe beim primären Beinlymphödem [M877]

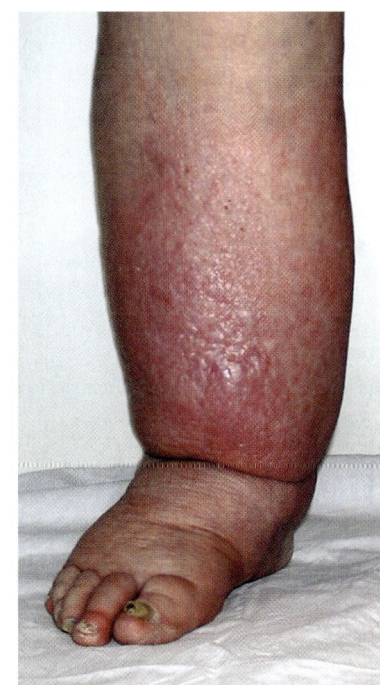

Abb. 6.5 Tiefe Hautfalte beim primären Lymphödem mit Lichenifikation [T726]

- Lymphostatische Lymphangio- und Lymphonodopathie
- Lymphostatische Arthropathie
- Lymphostatische Hämangiopathie

6.4 Diagnostik

Anya Miller, Simon Classen

6.4.1 Anamnese

Die Anamnese entspricht der allgemeinen Ödemabklärung (▶ Kap. 2.2).

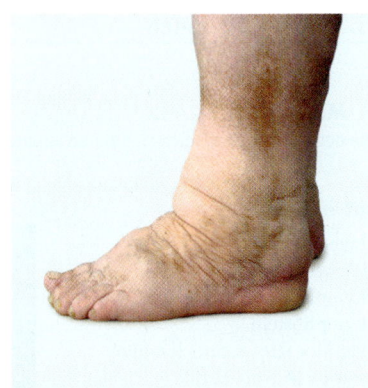

Abb. 6.6 Lymphostatische Fibrose beim primären Lymphödem [M877]

Typische Befunde und Angaben bei primären Lymphödemen:
- Bei 3 % positive Familienanamnese
- Eher distaler Beginn
- Schleichender Beginn mit langsamer Progredienz
- Kein auslösender Faktor
- Erstmals nach einem Bagatelltrauma oder starker körperlicher Belastung bemerkt

6.4.2 Körperliche Untersuchung

Die körperliche Untersuchung entspricht der allgemeinen Ödemabklärung (▶ Kap. 2.3).

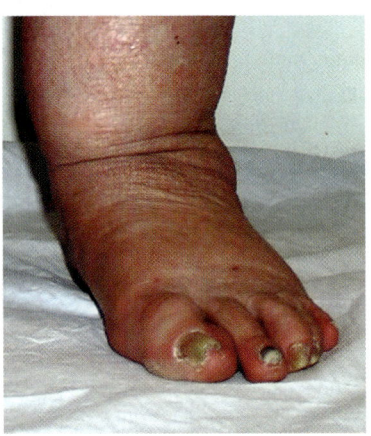

Inspektion

Abb. 6.7 Primäres Lymphödem in Verbindung mit einer Digital- und Onychomykose [T726]

Typische Befunde bei primären Lymphödemen:
- Ödem: Lokalisation, ein- oder beidseitig, asymmetrische Verteilung
- Ödematisierung der äußeren Genitalien
- Sekundäre Hautveränderungen (Hyperkeratose, Pachydermie, Papillomatose)
- Vertiefte Hautfalten (Zehen, Sprunggelenk, Knie)
- Hinweise auf Infektionen
- Schonhaltung (→ evtl. orthopädische Probleme)

Palpation

- Stemmer-Zeichen im Seitenvergleich: beim primären Lymphödem einseitig oder beidseitig.
- Dellbarkeit des Ödems: Reduzierte Dellbarkeit ist ein Hinweis auf die fortgeschrittene Fibrosierung des Gewebes.

- Hautfaltendicke: Die verbreiterten Hautfalten im Vergleich zu gesunden Bereichen geben eine wichtige Information über die Ausdehnung der Ödematisierung. Da die entsprechenden Rumpfquadranten ebenfalls zum Tributargebiet der axillären bzw. inguinalen Lymphknoten gehören, ist eine genaue Palpation auch über die Rumpfquadranten vorzunehmen.
- Reduzierte Hautverschieblichkeit.
- Eingeschränkte Gelenkbeweglichkeit mit reduziertem Bewegungsausmaß.

✓ Merke
Bei beidseitiger Ödematisierung der Beine die verbreiterten, schwer abhebbaren Hautfalten der 2. Zehe mit den entsprechenden Hautfalten des 2. Fingers vergleichen.

6.4.3 Apparative und Labordiagnostik

- Eine apparative Diagnostik ist beim unkomplizierten primären Lymphödem meist nicht erforderlich.
- Unklare Frühstadien können durch die Lymphabflussszintigrafie erfasst werden.
- Bei Verdacht auf eine lymphostatische Enteropathie Abdomensonografie und Koloskopie zur Darstellung des Ödems der Dünndarmwand.
- Bei Kombinationsformen und speziellen Fragestellungen können auch andere bildgebende Verfahren wie Sonografie, CT und MRT zum Einsatz kommen.
- Bei V. a. gastrointestinale Beteiligung mit lymphostatischer Enteropathie sollten

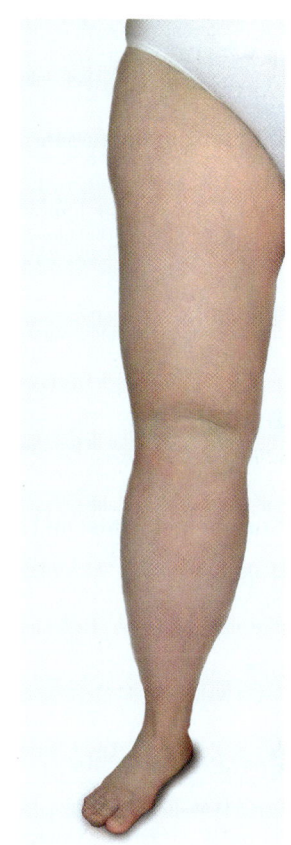

Abb. 6.8 Erysipel bei einem primären Beinlymphödem [T726]

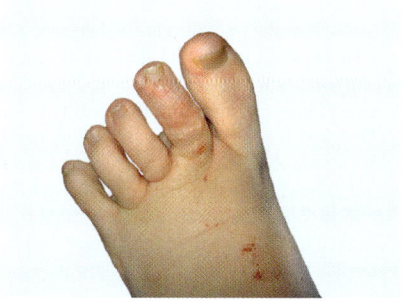

Abb. 6.9 Lymphokutane Fisteln als Komplikation des primären Lymphödems [T726]

Proteine (Gammaglobuline), fettlösliche Vitamine (A, D, E, K), Kalzium und Lymphozyten kontrolliert werden.
- Zum Ausschluss von Ödemen anderer Genese Duplexsonografie.

6.4.4 Differenzialdiagnosen

- Sekundäre Ödeme z. B. durch internistische, hormonelle oder iatrogene Störungen (▶ Kap. 7.4.4, ▶ Kap. 11, ▶ Kap. 12, ▶ Kap. 14, ▶ Kap. 18).
- Ödeme durch maligne Erkrankungen

Merke
Das primäre Lymphödem ist eine Ausschlussdiagnose.

6.5 Therapie
Anya Miller, Simon Classen

6.5.1 Kausale medizinische Therapie

Eine **kausale Behandlung** des primären Lymphödems ist derzeit nicht möglich (▶ Kap. 4).

Merke
Therapie der Wahl beim primären Lymphödem ist die KPE.

6.5.2 Operative Therapie

- **Resezierende Maßnahmen:** Bei jahrelang bestehendem Lymphödem können sich ausgeprägte Wammen und Aussackungen bilden, die sich nach intensiver Entstauung nicht zurückbilden. Diese Hautlappen können chirurgisch unter Berücksichtigung lymphologischer Aspekte mit engmaschiger KPE reseziert werden.
- **Liposuktion:** Bildet sich bei chronischen Lymphödemen eine fettige Degeneration mit nichtdellbaren Ödemen, besteht die Möglichkeit, dieses Gewebe abzusaugen. Die Liposuktion beim Lymphödem erfordert hohes Fachwissen und sollte nur in darauf spezialisierten Zentren vorgenommen werden. Anschließend ist nach bisherigen Erkenntnissen eine lebenslange 24-stündige Kompression erforderlich.
- **Lymphknotentransplantation** (LKT, ▶ Kap. 4.2.2): Bei seltenen lokalen Dysplasien wird über eine Besserung nach Lymphknotentransplantation berichtet. Zu bedenken ist, dass die Ursache des primären Lymphödems jedoch auf ganz verschiedenen Ebenen liegen kann. Die LKT kann auch nur in jenen Fällen einen therapeutischen Ansatz darstellen, bei denen noch ein nachweislich funktionierendes, efferentes Lymphdrainagesystem vorliegt.

6.6 Komplexe physikalische Entstauungstherapie (KPE)

6.6.1 Grundsätze der Behandlung

Oliver Gültig

- Wegen der Progredienz der Erkrankung sollte die Therapie frühzeitig eingeleitet werden.
- Die lokale Immunschwäche führt zu einem erhöhten Infektionsrisiko. Deshalb gehören konsequente Hautpflege, Behandlung von Hautkrankheiten und Vermeidung von Verletzungen, z. B. durch unpassende Schuhe, zur unbedingten Basistherapie.
- Dies alles gilt schon ab dem Latenzstadium des Lymphödems.
- **Phase 1** (Entstauungsphase):
  - Dauer: ödemabhängig, ca. 2–4 Wochen
  - MLD 5–6-mal/Woche
  - Lymphologischer Kompressionsverband
  - Anleitung zur unterstützenden Selbstbehandlung
- **Phase 2** (Erhaltungs- und Optimierungsphase):
  - Gegebenenfalls lebenslang
  - Frequenz der MLD-Behandlungen: befundorientiert
  - LKV und medizinische Kompressionsbestrumpfung (letztere nach Maß erst nach der Entstauungsphase anfertigen lassen)
  - Fachliche Begleitung in der unterstützenden Selbstbehandlung

Merke
Am Anfang ist immer eine Phase 1 (Entstauungstherapie) erforderlich. Bei schulpflichtigen Kindern die Entstauungsphase am besten in die Ferienzeit legen.

6.6.2 Manuelle Lymphdrainage (MLD)

Oliver Gültig

Primäres einseitiges Beinlymphödem

Merke
Bei einem zusätzlichen Genitallymphödem die Behandlung wie bei einem beidseitigen primären Beinlymphödem (unter besonderer Berücksichtigung der Genitalien) aufbauen.

Fast immer sind beim primären Lymphödem der unteren Extremität die physiologischen **Lymphabflüsse zu den Nll. inguinales insuffizient** (auch die der kontralateralen Seite), sodass die Nll. axillares der betroffenen Seite als Abflussgebiet in die Behandlung mit einbezogen werden (▶ Abb. 6.15).

Achtung
80 % der Patienten mit einseitigem primärem Beinlymphödem weisen ein latentes Lymphödem der kontralateralen Seite auf. Daher die noch nicht lymphödematöse Seite (Nll. inguinales der Gegenseite) nicht als Abflussgebiet in die Vorbehandlung mit einbeziehen.

Zentrale Vorbehandlung
- Patient liegt auf dem Rücken oder auf der Seite
- Kontaktaufnahme am Hals (▶ Kap. 3.2.4)
- Bauchtiefdrainage oder Atemtherapie nach Befund (▶ Kap 3.2.4)
- Ventraler Behandlungspfad axilloinguinal:
  – Vorbehandlung gesunder oberer Rumpfquadrant von ventral: Nll. axillares und therapeutisches Dreieck mit stehenden Kreisen behandeln
  – Verbindungen anregen: die axilloinguinalen Anastomosen behandeln (10–20–10), d. h. mit mind. 10 stehenden Kreisen im direkt angrenzenden, nichtödematösen Gebiet, mind. 20 stehenden Kreisen mit verlängerter Schubphase (2–3 Sek.) auf der Wasserscheide (Aktivierung der lympholymphatischen Anastomosen) und mind. 10 stehenden Kreisen im an die Wasserscheide direkt angrenzenden, ödematösen Gebiet mit verlängerter Schubphase
  – Den ventralen betroffenen Rumpfquadranten nach Befund in Richtung Nll. axillares der gleichen Seite mit stehenden Kreisen, Dreh- und Pumpgriffen mit verlängerter Schubphase entstauen
- In Richtung Nll. axillares der gleichen Seite mit gleicher Grifftechnik nacharbeiten
- Patient liegt auf dem Bauch oder auf der Seite
- Dorsaler Behandlungspfad axilloinguinal:
  – Vorbehandlung gesunder oberer Rumpfquadrant von dorsal: Nll. axillares und therapeutisches Dreieck mit stehenden Kreisen behandeln
  – Verbindungen anregen: die axilloinguinalen Anastomosen behandeln (10–20–10)
  – Den dorsalen betroffenen Rumpfquadranten nach Befund in Richtung Nll. axillares der gleichen Seite mit stehenden Kreisen, Dreh- und Pumpgriffen mit verlängerter Schubphase entstauen
- Mit tiefen Griffen (stehende Kreise mit den Fingerkuppen) paravertebral behandeln
- In Richtung Nll. axillares der gleichen Seite mit gleicher Grifftechnik nacharbeiten

Behandlung des Beins bei Reaktion
- Patienten nach Befund lagern
- Lateralen Oberschenkel mit stehenden Kreisen, Dreh- und Pumpgriffen freiarbeiten
- Gesamten Oberschenkel und Leistenregion nach lateral zu den vorbereiteten Anastomosewegen mit stehenden Kreisen mit verlängerter Schubphase freiarbeiten (Achtung: Nll. inguinales sind insuffizient)
- Die Ischiasanastomose und die Vasa vasorum in der ventralen Adduktorensepte mit tiefen Griffen anregen
- Knie (Achtung: Nll. popliteiei sind insuffizient), Unterschenkel, Fuß und Zehen nach Befund freiarbeiten
- Zusätzlich Ödemgriffe und lymphostatische Fibroselockerungsgriffe nutzen
- Immer wieder mit stehenden Kreisen, Pump- und Drehgriffen mit verlängerter Schubphase über die freien Anastomosenwege und über die untere transversale lymphatische Wasserscheide nacharbeiten (▶ Abb. 6.10, ▶ Abb. 6.11)

Primäres beidseitiges Beinlymphödem
Fast immer sind beim primären Lymphödem die physiologischen **Lymphabflüsse zu den Nll. inguinales insuffizient,** sodass die Nll. axillares der betroffenen Seite als wesentliches Abflussgebiet in die Behandlung mit einbezogen werden (▶ Abb. 6.16).

Zentrale Vorbehandlung
- Patient liegt auf dem Rücken oder auf der Seite
- Kontaktaufnahme am Hals (▶ Kap. 3.2.4)
- Bauchtiefdrainage oder Atemtherapie nach Befund (▶ Kap. 3.2.4)
- Ventraler Behandlungspfad axilloinguinal:
  - Vorbehandlung gesunder oberer Rumpfquadrant von ventral: Nll. axillares und therapeutisches Dreieck mit stehenden Kreisen behandeln
  - Verbindungen anregen: die axilloinguinalen Anastomosen behandeln (10–20–10), d. h. mit mind. 10 stehenden Kreisen im direkt angrenzenden nicht ödematösen Gebiet, mind. 20 stehenden Kreisen mit verlängerter Schubphase (2–3 Sek.) auf der Wasserscheide (Aktivierung der lympholymphatischen Anastomosen) und mind. 10 stehenden Kreisen im an die Wasserscheide direkt angrenzenden ödematösen Gebiet mit verlängerter Schubphase
  - Den ventralen betroffenen Rumpfquadranten nach Befund in Richtung Nll. axillares der gleichen Seite mit stehenden Kreisen, Dreh- und Pumpgriffen mit verlängerter Schubphase entstauen
- Andere Seite genauso behandeln
- Beidseits an der Flanke mit Schub in Richtung Nll. axillares mit gleicher Grifftechnik nacharbeiten
- Patient liegt auf dem Bauch oder auf der Seite
- Dorsaler Behandlungspfad axilloinguinal:
  - Vorbehandlung gesunder oberer Rumpfquadrant von dorsal: Nll. axillares und therapeutisches Dreieck mit stehenden Kreisen behandeln

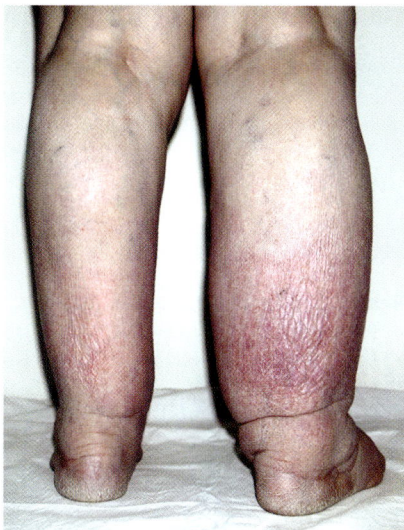

Abb. 6.10 Primäres beidseitiges Beinlymphödem vor MLD [M878]

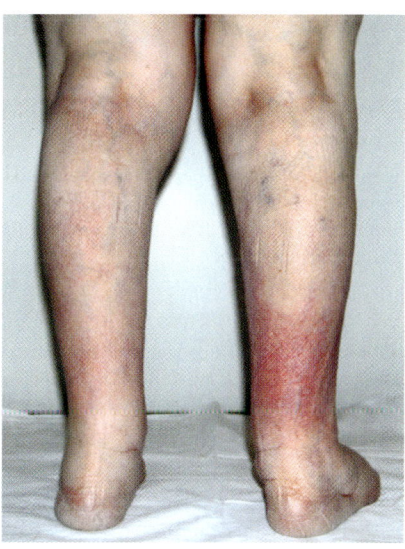

Abb. 6.11 Primäres beidseitiges Beinlymphödem nach MLD [M878]

- Verbindungen anregen: die axilloinguinalen Anastomosen behandeln (10–20–10)
- Den dorsalen betroffenen Rumpfquadranten nach Befund in Richtung Nll. axillares der gleichen Seite mit stehenden Kreisen, Dreh- und Pumpgriffen mit verlängerter Schubphase entstauen
- Mit tiefen Griffen (stehende Kreise mit den Fingerkuppen) paravertebral behandeln
- Andere Seite genauso behandeln
- Beidseits an der Flanke mit Schub in Richtung Nll. axillares mit gleicher Grifftechnik nacharbeiten

Behandlung der Beine bei Reaktion
- Patienten nach Befund lagern
- Lateralen Oberschenkel mit stehenden Kreisen, Dreh- und Pumpgriffen freiarbeiten
- Gesamten Oberschenkel und Leistenregion nach lateral zu den vorbereiteten Anastomosewegen mit stehenden Kreisen mit verlängerter Schubphase freiarbeiten (Achtung: Nll. inguinales sind insuffizient)
- Die Ischiasanastomose und die Vasa vasorum in der ventralen Adduktorensepte mit tiefen Griffen anregen
- Knie (Achtung: Nll. poplitei sind insuffizient), Unterschenkel, Fuß und Zehen nach Befund freiarbeiten
- Zusätzlich Ödemgriffe und lymphostatische Fibroselockerungsgriffe nutzen
- Immer wieder mit stehenden Kreisen, Pump- und Drehgriffen mit verlängerter Schubphase über die freien Anastomosenwege und über die lymphatischen Wasserscheiden nacharbeiten (▶ Abb. 6.10, ▶ Abb. 6.11)

Primäres Lymphödem mit isolierter Ödematisierung von Fuß und Unterschenkel

Wenn sich, wie in seltenen Fällen möglich, das primäre Lymphödem des betroffenen Beins nach Jahrzehnten nur auf Unterschenkel und Fuß beschränkt, wird von einer **Suffizienz** der regionären **Nll. inguinales** und der Kollektoren des Oberschenkels ausgegangen (▶ Abb. 6.17).

> **Merke**
> Zur Kontrolle in der Entstauungsphase Umfang am Oberschenkel messen. Falls dieser wider Erwarten anschwillt, sind die Nll. inguinales insuffizient und das Lymphödem muss dann wie das einseitige komplett ödematisierte Beinlymphödem behandelt werden (▶ Abb. 6.15).

Vorbehandlung
- Patient liegt auf dem Rücken
- Kontaktaufnahme am Hals (▶ Kap. 3.2.4)
- Bauchtiefdrainage oder Atemtherapie nach Befund (▶ Kap. 3.2.4)
- Nll. inguinales mit stehenden Kreisen behandeln
- Oberschenkel den normalen anatomischen Verhältnissen entsprechend mit stehenden Kreisen und Pumpgriffen im Wechsel mit Betonung des ventromedialen Bündels behandeln

Behandlung des Ödemgebietes bei Reaktion
- Patienten nach Befund lagern
- Lymphödematöse Region von proximal nach distal mit stehenden Kreisen, Pump- und Schöpfgriffen im Wechsel freiarbeiten
- Langsam arbeiten, d. h., langsamer Griff und längeres Verweilen an einer Stelle so lange, bis das Gewebe reagiert
- Knieregion, Unterschenkel, Fuß und Zehen nach Befund freiarbeiten
- Zusätzlich Ödemgriffe und lymphostatische Fibroselockerungsgriffe nutzen
- Immer wieder mit stehenden Kreisen, Pump- und Schöpfgriffen mit verlängerter Schubphase bis in den Oberschenkel mit Betonung des ventromedialen Bündels und der Nll. inguinales nacharbeiten

Primäres Armlymphödem
Isolierte einseitige primäre Armlymphödeme sind extrem selten. Deren Behandlungsaufbau entspricht dem Behandlungsaufbau des sekundären einseitigen Armlymphödems (▶ Kap. 7.6.2, ▶ Abb. 7.37).

6.6.3 Therapie der Komplikationen
Oliver Gültig

▶ Kap. 7.5.5

Lymphostatische Fibrose
Lockerung der lymphostatischen Fibrose:
- Flächige Verwringung (Spezialgriff der MLD)
- Abhebegriffe (Spezialgriff der MLD)
- Einarbeitung von unruhigen Oberflächen in den lymphologischen Kompressionsverband (selbst hergestellt oder industriell vorgefertigt, ▶ Abb. 6.12)

> **! Achtung**
> Bei Varizen, atrophierter Haut und Lipödem (z. B. Oberarm) dürfen diese Spezialgriffe und unruhigen Oberflächen nicht angewandt bzw. eingesetzt werden.

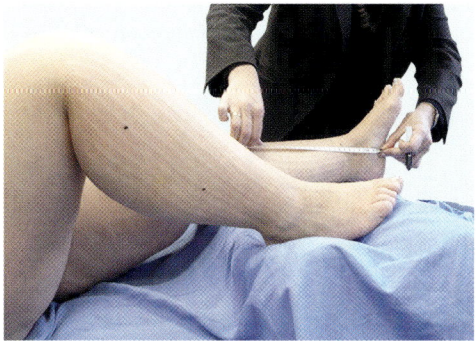

Abb. 6.12 Lockerung der lymphostatischen Fibrose durch Einarbeiten von unruhigen Oberflächen in den lymphologischen Kompressionsverband [T726]

Intertrigo
- Sorgfältige Aufpolsterung der Hautfalte des LKV mit Kompressen oder individuell zugeschnittenen Schaumstoffen, um feuchte Kammern zu verhindern
- Eventuell medikamentöse Behandlung der beeinträchtigten Haut

Mykosen
- Ausgeprägte Pilzerkrankungen sind eine Kontraindikation der KPE. Nach antimykotischer Behandlung ist die Therapie möglich, ggf. unter Fortsetzung prophylaktischer antimykotischer Lokalbehandlung.
- Bei Soor ist die Behandlung mit der Mundinnendrainage kontraindiziert.

Papillomatose, Hyperkeratose
- Intensive Hautpflege mit keratolytischen Externa (z. B. Urea)
- Möglichst steril arbeiten
- Ggf. podologische Mitbehandlung
- Ggf. prophylaktische antimykotische Behandlung

Lymphokutane Zysten und Fisteln
- Intensive zentrale Vorbehandlung bei der KPE → durch konsequente zentrale Vorbehandlung trocknen die Zysten und Fisteln meist nach den ersten Behandlungen ab
- Zysten und Fisteln vor der Therapie steril abdecken
- Keine starken Zug- und Dehnreize auf diese Regionen setzen
- Gute Polsterung und Schutz beim LKV
- Ggf. Injektionen mit Äthoxysklerol oder PVP-I (Polyvidonjod)

Erysipel
▶ Kap. 7.3.9

Genitallymphödem
- Beim Lymphödem der äußeren Genitalien sind beide Nll. inguinales insuffizient → zentrale Vorbehandlung wie beim beidseitigen primären bzw. sekundären Beinlymphödem zu den Nll. axillares beidseits
- Zur MLD der Genitalien Untersuchungshandschuhe tragen
- Das Genital unmittelbar nach der MLD mittels LKV komprimieren
- Anleitung zur unterstützenden Selbstbehandlung und Selbstbandage

Einschnürungen, Abschnürungen
- Entstehen oft durch zu enge Kleidung oder falsche Kompressionsbestrumpfung und behindern den Lymphabfluss (▶ Abb. 6.13)
- Patienten über adäquate Kleidung und Kompression aufklären

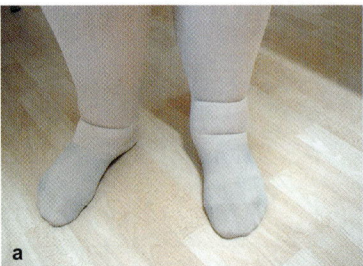 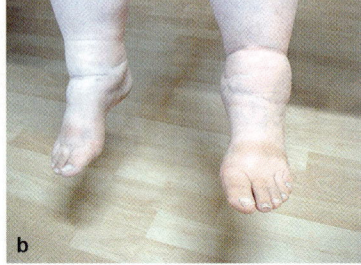

Abb. 6.13 a) Einschnürende Kompressionsbestrumpfung und b) deren Auswirkung [T726]

- Ein- bzw. Abschnürungen (z. B durch zu enge Leibwäsche) vermeiden; diese müssen unterpolstert werden
- Bei frisch operierten Patienten mit einem Tracheostoma kann es leicht zu zirkulären Abschnürungen durch die Befestigung kommen
- Kompressionsbestrumpfung nach Maß erst nach einer Entstauungsphase anfertigen lassen

> **! Achtung**
> An artifizielle Abschnürungen denken und bei Verdacht mit dem Arzt bzw. Physiotherapeuten Kontakt aufnehmen.

6.6.4 Lymphologischer Kompressionsverband (LKV)

Oliver Gültig

Nach der MLD wird immer ein individueller LKV angelegt. Er sollte bis zur nächsten Behandlung auch über Nacht getragen werden. Grundsätzlich gilt: Bewegung im LKV steigert die entstauende Wirkung.

Beinlymphödem

- Zu Materialbedarf und Anlagetechnik am Bein ▶ Kap. 3.4.6 (▶ Abb. 6.14).
- Nach Kontrolle des Druckgefälles des angelegten LKV von distal nach proximal unter Belastung des Beins können eventuelle Schwachstellen mit einer Kurzzugbinde (10 oder 12 cm) ausgeglichen werden.

Armlymphödem

Zu Materialbedarf und Anlagetechnik am Arm ▶ Kap. 3.4.5

6.6.5 Medizinische Kompressionsstrümpfe (MKS)

Els Brouwer

Siehe auch ▶ Kap. 3.5

Versorgungsablauf

Voraussetzung für die optimale Versorgung von Patienten mit primärem Lymphödem ist eine interdisziplinäre Zusammenarbeit zwischen allen in die Versorgung

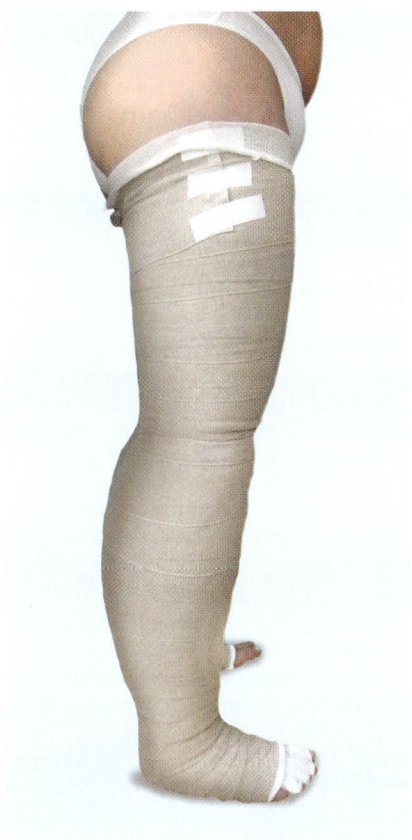

Abb. 6.14 LKV beim primären Beinlymphödem [O912]

involvierten Partnern wie Arzt, Therapeut und Sanitätshaus (▶ Kap. 4.2). Die Diagnosestellung obliegt dabei allein dem Arzt, sie stellt die Basis für die Therapie mit MKS dar.

Patienten mit primärem Lymphödem sind mitunter sehr jung und die Eltern müssen mit in die Versorgungsplanung einbezogen werden. Zu beachten sind Nagelwachstum, Bewegungsdrang sowie die Praktikabilität. Falls Kleinkinder eine Kompression tagsüber verweigern, ist evtl. eine Nachtkompression die Lösung. Da primäre Lymphödeme auch im Rahmen von Syndromen mit weiteren Einschränkungen vorkommen, ist besonders auf veränderte Körperformen und Komorbiditäten zu achten.

Die Patienten benötigen mit hoher Wahrscheinlichkeit lebenslange Kompression und sollten vom Sanitätshaus über Neuentwicklungen informiert werden.

Merke
- Kompressionsversorgung bei primären Lymphödemen erfordert die besondere Beachtung von Alter und Komorbiditäten.
- Wird aufgrund der Bedarfsanalyse eine Veränderung oder Ergänzung der medizinischen Kompressionstherapie notwendig, kann die Änderung der Verordnung nur durch den behandelnden Arzt erfolgen.
- Im Idealfall erfolgt das Anmessen des MKS direkt im Anschluss an die physiotherapeutische Behandlung. Die betroffene Extremität hat dann ein möglichst geringes Ödem.

6.6.6 Unterstützende Selbstbehandlung

Susanne Helmbrecht, Ralf Gauer

Siehe auch ▶ Kap. 3.1

Aufklärung und Motivation

Positive und negative Einflüsse ansprechen und Anstrengungen wertschätzen:
- Eingeschränkte Leistungsfähigkeit akzeptieren (▶ Kap. 3.6.11)
- Gesunde Körperwahrnehmung durch erhöhte Selbstaufmerksamkeit
- Ziel: Progression verhindern (▶ Kap. 3.6.1)
- Stressbewältigung
- Übergewicht vermeiden
- Zuhören und wertschätzende Äußerungen heben Ressourcen der Patienten
- Selbstverantwortung bleibt beim Patienten

Unterstützung durch andere:
- Unterstützender Partner, Familie oder Netzwerk vorhanden?
- Selbsthilfegruppe?
- Selbstmanagement-Workshops der Lymphselbsthilfe e. V.
- Informationsbroschüren, Websites, Magazine zum Nachlesen mitgeben oder empfehlen

Verhaltensregeln

- In erster Linie ist der Alltag an die Erfordernisse der Erkrankung anzupassen, bis hin zu einem veränderten Lebensstil:
- Überlastungen grundsätzlich vermeiden (▶ Kap. 3.6.11)

- Sitzen und Gehen/Stehen abwechseln
- Gehen/Liegen besser als Stehen/Sitzen
- Hochlagern der ödematisierten Extremität
- Aktive Pausen einplanen
- Schutz vor Verletzungen (u. a. Insektenstiche, Haustiere, Hitze, Sonne) und sofortiges Desinfizieren
- Keine Injektionen, Akupunktur und Schnitte im Ödemgebiet
- Weite bequeme Kleidung, geeignete, passende Schuhe

Selbstmanagement/-behandlung

- Kompression als Grundlage der Therapie (▶ Kap. 3.6.5):
  - Med. Kompressionsstrumpf passt und wird täglich getragen: Kompressionsklasse? Mehrteilig?
  - Anziehen wird (im Sanitätshaus) eingeübt
  - Anziehhilfen, Partner einbeziehen oder Pflegedienst einschalten
  - Nicht passende med. Bestrumpfung wird nachgebessert: Schmerzen sind nicht zu tolerieren
- Selbstverband, falls Bestrumpfung nicht ausreichend oder nicht vorhanden:
  - Verbandskenntnisse vorhanden oder Schulung möglich?
  - Bandagen (Kurzzugbinden, Mullbinden) mit Polstermaterial zur Selbstbandage
- Bewegung in Kompression (▶ Kap. 3.6.8):
  - Bewegungen langsam, geführt und endgradig
  - Muskel- und Gelenkpumpe aktivieren
  - Sport (▶ Kap. 3.6.10) im niedrig intensiven Bereich
  - Ermüdung/Überlastung/Verletzung vermeiden
- Hautpflege als Erysipelprophylaxe (▶ Kap. 3.3, ▶ Kap. 3.6.4):
  - Gesunde, saubere, gepflegte Haut
  - Reichhaltige Pflegeprodukte, abhängig vom Hauttyp
  - Fuß- und Nagelpflege
  - Desinfektionen bei kleinsten Verletzungen, Desinfektionsmittel ist immer dabei
- Selbstbehandlung mit Griffen der manuellen Lymphdrainage (▶ Kap. 3.6.3):
  - Schulterkreisen
  - Atemtherapie/-gymnastik
  - Mobilisierende Übungen für den Brustkorb

6.6.7 Behandlungsaufbauten

Oliver Gültig, Thomas Künzel

Primäres einseitiges Beinlymphödem

▶ Kap. 6.6.2, ▶ Abb. 6.15
1. Anamnese, Inspektion, Palpation
2. Kontraindikationen der MLD ausschließen

Patient in Rücken- oder Seitenlage
3. Kontaktaufnahme am Hals
4. Bauchtiefdrainage oder Atemtherapie nach Befund
5. Ventraler Behandlungspfad axilloinguinal:
   a. Vorbehandlung des gesunden oberen Rumpfquadranten von ventral: Behandlung der Nll. axillares und Ausarbeiten des therapeutischen Dreiecks
   b. Anregen der Verbindungen: axilloinguinale Anastomosen (10–20–10)
   c. Entstauen des ventralen betroffenen Rumpfquadranten nach Befund in Richtung Nll. axillares der gleichen Seite
6. Nacharbeiten in Richtung Nll. axillares der gleichen Seite

Patient in Bauch- oder Seitenlage
7. Dorsaler Behandlungspfad axilloinguinal:
   a. Vorbehandlung des gesunden oberen Rumpfquadranten von dorsal: Behandlung der Nll. axillares und Ausarbeiten des therapeutischen Dreiecks
   b. Anregen der Verbindungen: axilloinguinale Anastomosen (10–20–10)
   c. Entstauen des dorsalen betroffenen Rumpfquadranten nach Befund in Richtung Nll. axillares der gleichen Seite
8. Behandlung mit tiefen Griffen paravertebral
9. Nacharbeiten in Richtung Nll. axillares der gleichen Seite

Wenn sich eine Reaktion am Bein zeigt: Lagerung des Patienten nach Befund
10. Freiarbeiten des Oberschenkels lateral
11. Freiarbeiten des gesamten Oberschenkels und der Leistenregion nach lateral zu den vorbereiteten Anastomosewegen (Achtung: Nll. inguinales sind insuffizient)
12. Anregen der Ischiasanastomosen und Vasa vasorum
13. Freiarbeiten der lymphödematösen Region von proximal nach distal: Knieregion (Achtung: Nll. poplitei sind insuffizient), Unterschenkel, Fuß und Zehen nach Befund, häufiges Nacharbeiten über die vorbereiteten Anastomosenwege
14. Hautpflege
15. Anlegen eines lymphologischen Kompressionsverbands
16. Entstauende Übungsbehandlung in Kompression
17. Patientenberatung

6.6 Komplexe physikalische Entstauungstherapie (KPE)

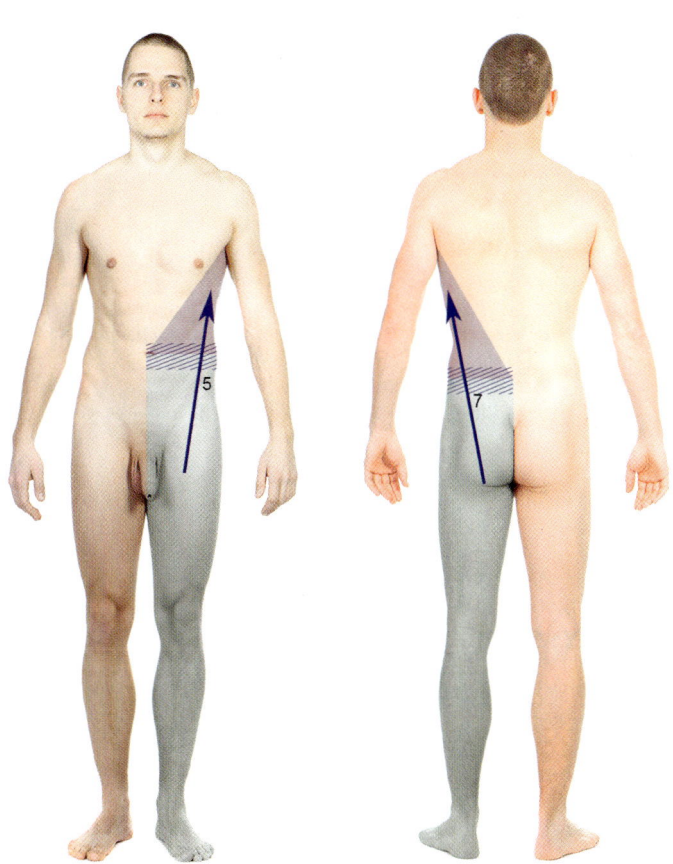

Abb. 6.15 Behandlungsaufbau primäres einseitiges Beinlymphödem ohne Komplikationen [M882/K354]

Primäres beidseitiges Beinlymphödem

▶ Kap. 6.6.2, ▶Abb. 6.16
1. Anamnese, Inspektion, Palpation
2. Kontraindikationen der MLD ausschließen

Patient in Rücken- oder Seitenlage
3. Kontaktaufnahme am Hals
4. Bauchtiefdrainage oder Atemtherapie nach Befund
5. Ventraler Behandlungspfad axilloinguinal:
   a. Vorbehandlung des gesunden oberen Rumpfquadranten von ventral: Behandlung der Nll. axillares und Ausarbeiten des therapeutischen Dreiecks
   b. Anregen der Verbindungen: axilloinguinale Anastomosen (10–20–10)
   c. Entstauen des ventralen betroffenen Rumpfquadranten nach Befund in Richtung Nll. axillares der gleichen Seite
6. Behandlung der anderen Seite auf die gleiche Weise
7. Nacharbeiten beidseits an der Flanke in Richtung Nll. axillares

Patient in Bauch- oder Seitenlage
8. Dorsaler Behandlungspfad axilloinguinal:
   a. Vorbehandlung des gesunden oberen Rumpfquadranten von dorsal: Behandlung der Nll. axillares und Ausarbeiten des therapeutischen Dreiecks
   b. Anregen der Verbindungen: axilloinguinale Anastomosen (10–20–10)
   c. Entstauen des dorsalen betroffenen Rumpfquadranten nach Befund in Richtung Nll. axillares der gleichen Seite
9. Behandlung mit tiefen Griffen paravertebral
10. Behandlung der anderen Seite auf die gleiche Weise
11. Nacharbeiten beidseits an der Flanke in Richtung Nll. axillares

Wenn sich eine Reaktion am Bein zeigt: Lagerung des Patienten nach Befund
12. Freiarbeiten des Oberschenkels lateral
13. Freiarbeiten des gesamten Oberschenkels und der Leistenregion nach lateral zu den vorbereiteten Anastomosenwegen (Achtung: Nll. inguinales sind insuffizient)
14. Anregen der Ischiasanastomosen und Vasa vasorum
15. Freiarbeiten der lymphödematösen Region von proximal nach distal: Knieregion (Achtung: Nll. poplitei sind insuffizient), Unterschenkel, Fuß und Zehen nach Befund, häufiges Nacharbeiten über die vorbereiteten Anastomosenwege
16. Hautpflege
17. Anlegen eines lymphologischen Kompressionsverbands
18. Entstauende Übungsbehandlung in Kompression
19. Patientenberatung

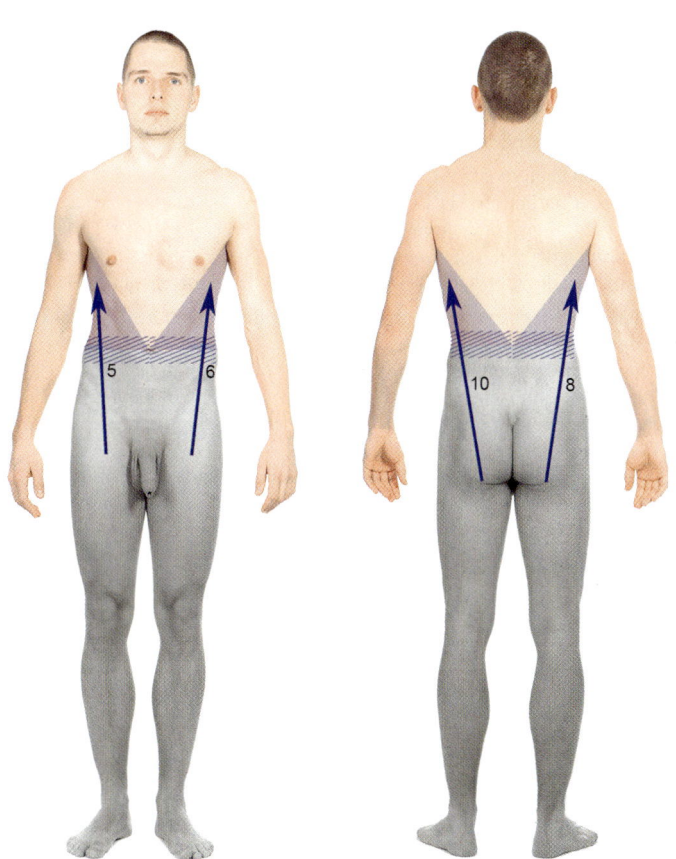

Abb. 6.16 Behandlungsaufbau primäres beidseitiges Beinlymphödem ohne Komplikationen [M882/K354]

Primäres Lymphödem mit isolierter Ödematisierung von Fuß und Unterschenkel

▶ Kap. 6.6.2, ▶ Abb. 6.17
1. Anamnese, Inspektion, Palpation
2. Kontraindikationen der MLD ausschließen

Patient in Rückenlage
3. Kontaktaufnahme am Hals
4. Bauchtiefdrainage oder Atemtherapie nach Befund
5. Behandlung der Nll. inguinales
6. Behandlung des Oberschenkels mit Betonung des ventromedialen Bündels

Wenn sich eine Reaktion am Knie bzw. Unterschenkel zeigt: Lagerung des Patienten nach Befund
7. Freiarbeiten der lymphödematösen Region von proximal nach distal: Knieregion, Unterschenkel, Fuß und Zehen nach Befund, häufiges Nacharbeiten mit Betonung des ventromedialen Bündels und der Nll. inguinales
8. Hautpflege
9. Anlegen eines lymphologischen Kompressionsverbands
10. Entstauende Übungsbehandlung in Kompression
11. Patientenberatung

6.6 Komplexe physikalische Entstauungstherapie (KPE)

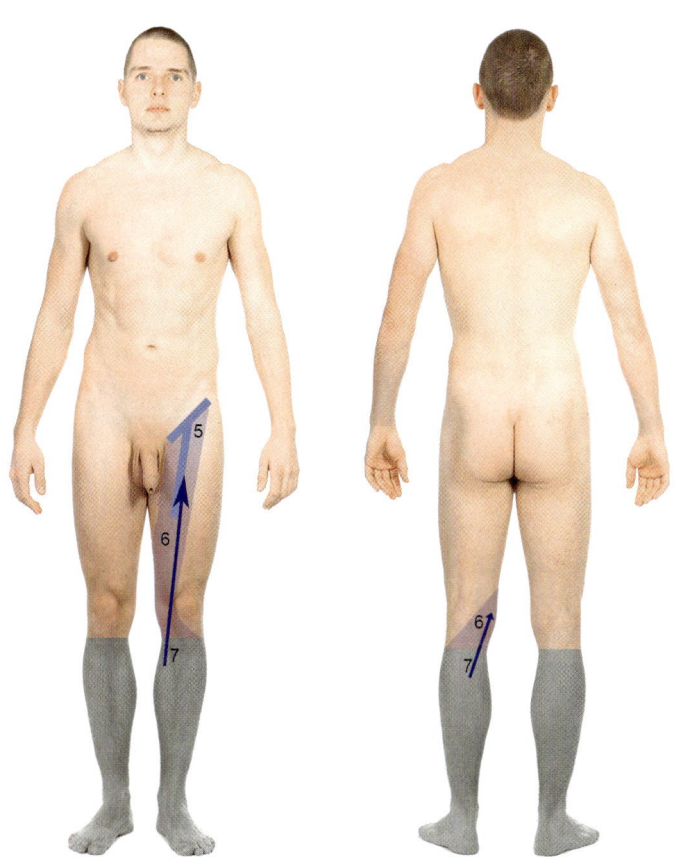

Abb. 6.17 Behandlungsaufbau primäres Lymphödem mit isolierter Ödematisierung von Fuß und Unterschenkel [M882/K354]

7 Sekundäres Lymphödem

Els Brouwer, Ralf Gauer, Oliver Gültig, Ursula Heine-Varias, Susanne Helmbrecht, Thomas Künzel, Anya Miller

7.1	**Definition und Epidemiologie**	**168**	7.4	**Differenzialdiagnosen**	**182**
7.2	**Ursachen**	**168**	7.5	**Komplikationen**	**183**
7.3	**Klinik**	**169**	7.5.1	Hautveränderungen	183
7.3.1	Kopflymphödem	169	7.5.2	Lokale Immunschwäche	183
7.3.2	Lymphostatische Enzephalo- und Ophthalmopathie	169	7.5.3	Lymphzysten, -fisteln und Reflux	184
7.3.3	Mamma- und Thoraxwandlymphödem	170	7.5.4	Lymphostatische Arthropathie	184
7.3.4	Geigensaitenphänomen (Strangbildung)	170	7.5.5	Therapie der Komplikationen	184
7.3.5	Genitallymphödem	171	7.6	**Komplexe physikalische Entstauungstherapie (KPE)**	**186**
7.3.6	Extremitätenlymphödem	171			
7.3.7	Iatrogenes Lymphödem nach Radiatio	172	7.6.1	Grundsätze der Behandlung	186
7.3.8	Malignes Lymphödem	173	7.6.2	Manuelle Lymphdrainage (MLD)	187
7.3.9	Sekundäres Lymphödem durch Infektionen	175	7.6.3	Lymphologischer Kompressionsverband (LKV)	196
7.3.10	Lymphostatische Enteropathie bei chronischen Darmerkrankungen	178	7.6.4	Medizinische Kompressionsstrümpfe (MKS)	198
7.3.11	Postischämisches und postrekonstruktives Lymphödem	179	7.6.5	Unterstützende Selbstbehandlung	199
7.3.12	Artifizielles Lymphödem	180	7.6.6	Behandlungsaufbauten	200
7.3.13	Schnürring-Syndrom (Amniotisches-Band-Syndrom)	180			
7.3.14	Kombinationsformen beim sekundären Lymphödem	180			

7.1 Definition und Epidemiologie

Anya Miller, Ursula Heine-Varias

Sekundäre Lymphödeme sind **Folge** einer **Schädigung des Lymphgefäßsystems**. Damit ein chronisches Lymphödem entsteht, müssen der erworbene Schaden erheblich und die Kompensationsmechanismen des Körpers im Hinblick auf eine Lymphostase überschritten sein.

Genaue Daten zur **Häufigkeit** fehlen. Es wird insgesamt von einer Prävalenz des Lymphödems von 1,8 % (2 % Frauen, 1,5 % Männer) ausgegangen. Etwa ⅔ davon sind sekundär.

Weltweit sind die meisten sekundären Lymphödeme entzündlich durch die in Tropen und Subtropen endemische **Filariasis** bedingt. Die WHO geht von ca. 120 Millionen Infizierten aus, mit geschätzten 15 Millionen Lymphödemen.

In **Westeuropa und Nordamerika** werden die meisten Lymphödeme durch chirurgische oder radiologische Behandlungen onkologischer Erkrankungen verursacht. Sekundäre Lymphödeme werden zunehmend im Rahmen weiterer Erkrankungen wie CVI (chronisch-venöse Insuffizienz), Adipositas und Diabetes mellitus beobachtet.

Auf die mögliche Entwicklung eine Lymphödems sollte frühzeitig hingewiesen werden (primäre Prävention).

7.2 Ursachen

Anya Miller, Ursula Heine-Varias

Die Ursachen sekundärer Lymphödeme sind vielfältig und manchmal ergänzend und aggravierend.

Zu den häufigsten Ursachen gehören:
- Iatrogene Gewebeschädigungen durch Operationen, Radiatio, Lasertherapien (▶ Kap. 7.3.7)
- Traumatische Gewebeverletzungen wie Verbrennungen, Quetschungen, Frakturen
- Medikamentös: viele Medikamente können als Nebenwirkung ein Ödem auslösen (▶ Kap. 16)
- Maligne Tumoren, malignes Lymphödem (▶ Kap. 7.3.8)
- Infektionen (▶ Kap. 7.3.9)
  - Bakterien
  - Parasiten
  - Viren
  - Pilze
- Chronische Hautkrankheiten wie Rosazea, Akne, Psoriasis, Neurodermitis
- Rheumatoide Erkrankungen wie chronische Arthritiden, rheumatoide Arthritis (▶ Kap. 12)
- Autoimmunkrankheiten (z.B .Sklerodermie)
- Chronische Darmerkrankungen (▶ Kap. 7.3.10)
- Venöse Erkrankungen wie rezidivierende Phlebitiden, postthrombotisches Syndrom
- Postischämisch oder postrekonstruktiv (▶ Kap. 7.3.11)
- Artifiziell (▶ Kap. 7.3.12)

- Schnürring-Syndrom (Amniotisches-Band-Syndrom, ▶ Kap. 7.3.13)
- Multikausale Lymphödeme/Kombinationsformen (▶ Kap. 7.3.14)

7.3 Klinik

Anya Miller, Ursula Heine-Varias

Die Klinik des sekundären Lymphödems entspricht der des primären Lymphödems (▶ Kap. 6.3) mit zusätzlichen Symptomen der auslösenden Ursache. Dadurch ergeben sich einige Besonderheiten. Der Beginn steht meist im zeitlichen Zusammenhang mit der auslösenden Noxe, kann aber auch erst Jahre später sein.

7.3.1 Kopflymphödem

Anamnese:
Besonders zu erfragen sind:
- Operationsmethode, Sekundärheilung
- Schnittführung
- Radiatio
- Tracheotomie

Klinik:
- Manifestiert sich meist am Hals und an der unteren Gesichtshälfte bis zum Unterlid (Doppelkinn, ödematöse Wangen und Lippen)
- Schluckbeschwerden
- Eventuell Atemnot
- Mundtrockenheit/Speichelbildung
- Veränderungen des Mundbodens (Palpation der Mundhöhle!)
- Zahnprobleme
- Schmerzen
- Beweglichkeit der Halswirbelsäule und angrenzender Gelenke evtl. eingeschränkt
- Schonhaltung und Ausweichbewegungen
- Tageszeitliche Ausprägung (morgens stärker als abends)
- Strahlenfolgen, -schäden (z. B. Fazialislähmung)
- Ggf. zusätzliche Symptomatik der lymphostatischen Enzephalo- und Ophthalmopathie (▶ Kap. 7.3.2)
- Augen (Pupillen, Augenlider, Augäpfel): Anisokorie? Exophthalmus?

7.3.2 Lymphostatische Enzephalo- und Ophthalmopathie

Der Liquor und die interstitielle zerebrale Flüssigkeit werden über das glymphatische System von paravaskulären Räumen (▶ Kap. 1, ▶ Kap. 6) in Gebiete abdrainiert, die mit Lymphgefäßen versorgt sind. Über Lymphgefäße der meningealen Dura mater wird die lymphpflichtige Last zu den Lymphknoten am Hals und weiter zum linken Venenwinkel geleitet.

Vorkommen:
- Beim sekundären Kopflymphödem
- Nach Neck-Dissection (▶ Abb. 7.1)
- Nach Strahlentherapie bei malignen Tumoren von Larynx, Pharynx, Zunge, Mundboden, Schilddrüse oder malignen Lymphomen
- Vorübergehend nach Tonsillektomie

Symptome:
- Weichteilödem
- Allgemeine Verlangsamung
- Apathisches Verhalten
- Konzentrationsstörungen
- Papillen- und Netzhautödem

7.3.3 Mamma- und Thoraxwandlymphödem

Das sekundäre Lymphödem an der Thoraxwand und/oder Mamma befindet sich meist am behandelten Rumpfquadranten, kann aber auch bis zur Gegenseite reichen.

Anamnese:
- Operationsmethode
- Radiatio
- Sekundärheilung

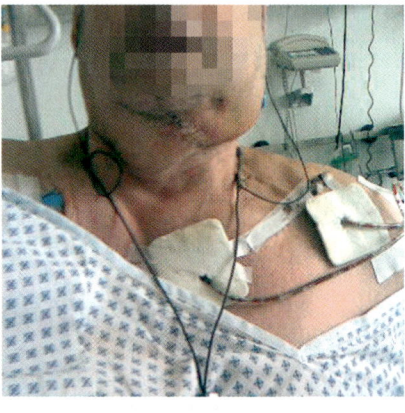

Abb. 7.1 Sekundäres Kopflymphödem nach Neck Dissection links [T726]

Klinik:
- Vertiefte bzw. stärkere Einschnürung des BHs auf der betroffenen Seite
- Aufgeworfene und vergrößerte Mamille
- Spannungsgefühl in der Brust
- Hautfaltenverbreiterung (Lichenifikation) der Brust- und Rückenhaut im Seitenvergleich zur gesunden Seite
- Orangenhautartige Veränderung der Mamma
- Bewegungseinschränkung angrenzender Gelenke beachten
- Narben und Narbenbeschaffenheit beachten
- Ggf. Radiodermatitis, radiogene Fibrose
- Ggf. Schonhaltungen

> ✓ **Merke**
> Ein Mammaödem kann sich auch noch Jahre nach dem Eingriff manifestieren. Es neigt bei ausbleibender Behandlung zur Progression.

7.3.4 Geigensaitenphänomen (Strangbildung)

- Strangförmige feine Gewebeverdickungen, die von der Axilla bis im Extremfall zur Daumenregion reichen mit konsekutiver Einschränkung der Schulterbeweglichkeit (▶ Abb. 7.2) oder am Rumpf, vor allem in den Flanken sichtbar
- Hervorgerufen durch fibrosierte Lymphgefäße

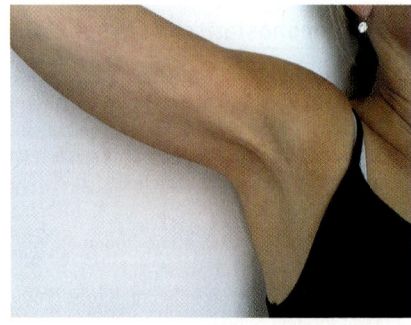

Abb. 7.2 Geigensaitenphänomen [O914]

- Deutliche Verbesserung durch konsequente Therapie dieser Stränge mit leichten Querdehnungen (▶ Abb. 7.3)

7.3.5 Genitallymphödem

- Auftreten z. B. nach onkologischer Behandlung eines Prostatakarzinoms, von urologischen und gynäkologischen Tumoren sowie chronischen Entzündungen (z. B. Pyodermia fistulans, Akne inversa) (▶ Abb. 7.4).
- Bei Ödemen am Unterbauch und dem proximalen Oberschenkel immer nach Genitalödemen fragen und kontrollieren.
- Erhebliche Einschränkung der Lebensqualität und des Sexuallebens. Ggf. psychologische Mitbetreuung erforderlich.
- Häufig treten Erysipele, Lymphzysten und Lymphfisteln sowie Papillomatosis cutis lymphostatica auf (Cave: Verwechslung mit Condylomata).
- Die Anleitung zur Selbstbehandlung und ggf. Einlage von Pelotten ist bei dieser Ödemform besonders wichtig.
- Lymphzysten können mit dem Laser oder Elektrokauter behandelt werden. PVP ist mitunter auch wirksam (▶ Kap. 7.5.3).

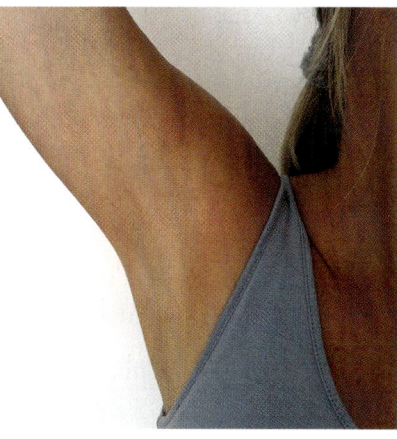

Abb. 7.3 Geigensaitenphänomen nach fünfmaliger Behandlung [O914]

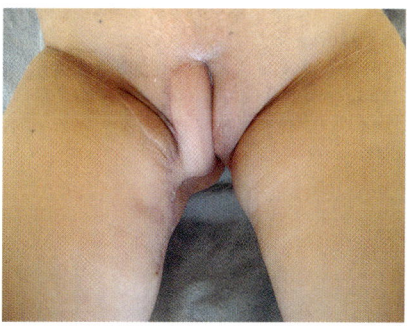

Abb. 7.4 Sekundäres (postoperatives) Genitallymphödem [M877]

7.3.6 Extremitätenlymphödem

Das sekundäre Extremitätenlymphödem ist in der Praxis die häufigste Ödemform, es kann ein- oder beidseitig auftreten und erfordert eine genaue Anamnese und Diagnostik. (▶ Kap. 2).
Anamnese:
- Beginn der Ödemneigung
- Operationen im Retroperitonealraum oder im Becken?
- Erysipele, Entzündungen nach Insektenstichen?
- Venenerkrankungen?
- Traumata?
- Baker-Zyste?
- Medikamente?
- Familienanamnese

- Begleiterkrankungen

Klinik:
Beginn nach Operationen häufig proximal

Diagnostik:
- Duplexsonografie zur Beurteilung des Subkutangewebes und der Venen
- Weitere Diagnostik ▶ Kap. 2

Wichtige Differenzialdiagnosen:
- CRPS (Chronic Regional Pain Syndrom)
- Thrombose
- Myxödem
- Lipödem (schmerzhaftes Fettgewebe, meist ohne Ödem)

7.3.7 Iatrogenes Lymphödem nach Radiatio

Trotz Reduktion der Radiodermatitis durch moderne zielgenaue Bestrahlung entsteht zunächst ein akutes Ödem und im Verlauf – mitunter Jahre später – durch die Vernarbung ein chronisches Lymphödem. In allen Stadien ist die KPE möglich. Während der Radiatio sollte nicht im bestrahlten Hautareal behandelt werden.

Merke
Die bei der Radiatio erwünschte Zerstörung von Tumorzellen führt trotz verbesserter gezielter Behandlung zu Veränderungen des umgebenden Gewebes, v. a. der Haut. Die KPE ist in jedem Stadium möglich.

- **Akute Radiodermatitis** (▶ Abb. 7.5):
  - Ödem ist Folge der akuten Entzündungsreaktion
  - MLD ist im umgebenden Gewebe möglich und lindert das lokale Ödem
- **Subakute Strahlenreaktion:**
  - Bedingt durch chronisch entzündliche Prozesse des subkutanen Gewebes
  - Hautrötung, Überwärmung, Schmerz, Ödem
  - Kann monatelang persistieren (z. B. Strahlenmastitis)
- **Strahlenspätschäden:**
  - **Radioderm:** dünne, atrophische Haut („Pergamenthaut"), die leicht verletzbar ist, mit Teleangiektasien oder Venektasien, Pigmentstörungen, evtl. Verlust von Haaren und Schweißdrüsen.
  - **Radiogene Fibrose** (▶ Abb. 7.6): zunehmende Narbenbildung von Haut und Unterhaut mit derben Resistenzen, durch fortschreitende Schrumpfung Kompression von Venen (evtl. Kollateralvenen sichtbar) und Nerven möglich. Kann durch MLD behandelt werden.

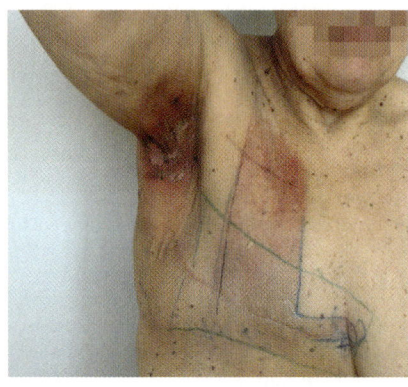

Abb. 7.5 Akute Strahlenfolgen [M884]

- **Radiogene Plexopathie:** Jahre bis Jahrzehnte nach Radiatio möglich. Meist nach Bestrahlung der Axilla und periklavikulär ist der Plexus brachialis mit sämtlichen Nervenqualitäten betroffen, zeigt aber im Gegensatz zur Tumorinfiltration eine langsame, schubweise Verschlechterung, evtl. bis zur kompletten Plexusparalyse. Je nach Lokalisation können auch Plexus sacralis, N. phrenicus oder N. femoralis betroffen sein. Diese Nervenschäden sind nicht reversibel und nur symptomatisch behandelbar (u. U. zusätzliche physikalische Therapie erforderlich).
- **Radiogenes Ulkus:** Wegen des Risikos der Ausbildung von Plattenepithelkarzinomen und geringer Heilungstendenz ist die operative Entfernung mit histologischer Aufarbeitung erforderlich.

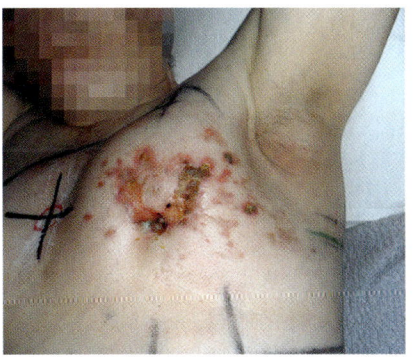

Abb. 7.6 Radiogene Fibrose beim sekundären Arm-Thoraxwand-Lymphödem [M877]

7.3.8 Malignes Lymphödem

Als maligne Lymphödeme werden Ödeme bezeichnet, die **in direktem Zusammenhang mit einem Karzinom stehen.** Jedes akut beginnende Ödem mit rascher Verschlechterung, starken Schmerzen und zentrifugaler Ausbreitung muss an eine maligne Ursache denken lassen (▶ Abb. 7.7).

Abb. 7.7 Malignes Lymphödem [T726]

> **Merke**
> Bei jedem neu auftretenden Ödem zunächst eine maligne Ursache abklären und zum gutartigen Lymphödem abgrenzen (▶ Tab. 7.1).

Ursachen:
- Lymphangiosis carcinomatosa
- Primärtumor, Rezidiv

7 Sekundäres Lymphödem

Tab. 7.1 Differenzialdiagnostik des nichtmalignen und malignen Lymphödems

	Nichtmalignes Lymphödem	Malignes Lymphödem
Beginn	Schleichend	Akut
Verlauf	Langsam (Monate bis Jahre)	Schnell (Wochen)
Schmerzen	Keine, ggf. Spannungsschmerzen	Ggf. stark, analgetikabedürftig
Betonung	Distal	Deutliche zentrale Betonung inkl. des Rumpfquadranten

Haut	Normal	• Umschriebene Veränderungen:
		  – Livide weiche Plaques
		  – Verstärkte Gefäßzeichnung
		• Zyanose oder Blässe
		• Knötchen, Ulzerationen
		• Lymphknotenvergrößerung

Konsistenz	Weich bis derb	Prall, evtl. Glanzhaut
Therapieerfolg KPE	Gut	Verschlechterung trotz Therapie
Allgemeinbefinden	Gut	Schlechter AZ und EZ

- Lymphknotenmetastasen
- Lymphome
- Angiosarkom

Entstehung durch endovaskulären Verschluss der Lymphgefäße oder Lymphknoten oder Lymphabflussblockade von außen mit distalen Lymphödemen. In 1–2 % ist das Ödem das erste Symptom einer Tumorerkrankung, in ca. 10 % Zeichen eines Rezidivs bei Mammakarzinom.

Symptome:
- Akutes Ödem unbekannter Ursache
- Schmerzen
- Lähmung
- Ulzeration
- Hautverfärbungen
- Lymphangiosis carcinomatosa (▶ Abb. 7.8): schleichend entwickelnde Rötung und Überwärmung der Haut mit unruhiger Oberfläche und unregelmäßiger Begrenzung durch lymphogene Metastasierung eines Karzinoms in die Lymphgefäße der Haut
- Kollateralvenen (▶ Abb. 7.9)
- Lymphokutane Fisteln

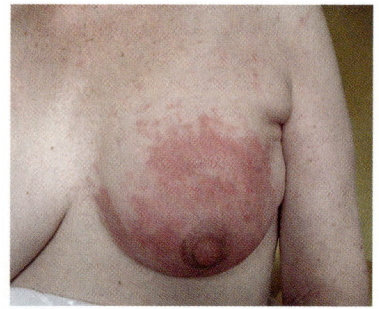

Abb. 7.8 Sekundäres Lymphödem und Lymphangiosis carcinomatosa [M885]

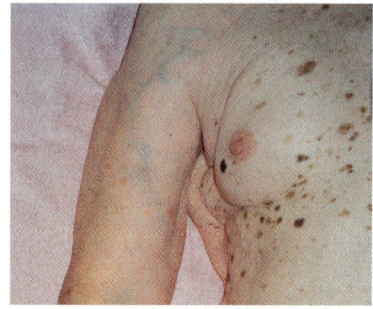

Abb. 7.9 Kollateralvenen beim malignen Lymphödem [M877]

Differenzialdiagnosen:

Phlebothrombose, CVI, Kompartmentsyndrom, lymphostatische Arthropathie, artifizielles Lymphödem, Infektion, radiogene Schädigung, Neuropathie, Erysipel

Therapie:

Nach Abklärung der Ursache angepasste KPE, ggf. als Palliativbehandlung
- Vorrangig ist – soweit möglich – die onkologische Behandlung.
- Adjuvant ist eine KPE möglich. Die Lebensqualität kann dadurch deutlich verbessert werden. Ein Einfluss auf die Metastasierung besteht nach derzeitigen Erkenntnissen nicht.

Merke
Ein malignes Lymphödem ist keine Kontraindikation für Manuelle Lymphdrainage.

Angiosarkom (Stewart-Treves-Syndrom)
- Hochmaligner Hauttumor des vaskulären Endothels mit steigender Inzidenz
- Auftreten beim Lymphödem meist in fortgeschrittenen Stadien nach ca. 10–18 Jahren
- **Klinik:** lividblaue Makulae (wie Hämatome), bei Progredienz blau-rötliche bis schwärzliche Hautknoten mit Tendenz zur Ulzeration und Blutung (▶ Abb. 7.10)
- **Diagnostik:** Histologie, evtl. MRT
- **Therapie:** evtl. Strahlen- und Chemotherapie

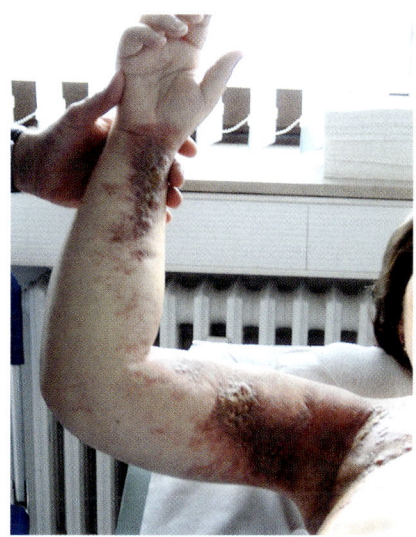
Abb. 7.10 Lymphangiosarkom bei sekundärem Lymphödem von Arm und Thoraxwand [M880]

Merke
Bei ungewöhnlichen, nichtheilenden, hämatomartigen Flecken in Lymphödemregionen ist eine Gewebebiopsie erforderlich.

7.3.9 Sekundäres Lymphödem durch Infektionen

Bakterien (Erysipel)

Ein Erysipel ist eine Entzündung der Kutis und Subkutis, die meist durch **Streptokokken,** aber auch durch Staphylokokken oder andere Bakterien hervorgerufen wird. Es führt zu einer mechanischen Insuffizienz des lymphatischen Drainagesystems durch Einengung und Obliteration der Lymphstrombahn. Typische klinische Zeichen sind Rötung, Überwärmung und Schmerzen.

Risikofaktoren für die Entstehung eines Erysipels:
- Systemisch:
  - Immunsuppression
  - Adipositas
  - Diabetes mellitus
- Lokal:
  - Verletzung der Hautoberfläche, z. B. durch Operation oder Trauma
  - Insektenstiche
  - Ulcus cruris
  - Lymphzysten und -fisteln
  - Lymphödem mit Hautkrankheiten wie Neurodermitis oder Psoriasis
  - Lymphödem mit Ulkus (CVI, Strahlenulkus)
  - Mykosen, v. a. Interdigitalmykose
  - Xerosis cutis
  - Hautfalten (Intertrigo durch Pilze und Bakterien)

Merke
Rezidivierende Erysipele können sekundäre Lymphödeme verursachen und verschlechtern. Kommt es nach einem Erysipel zum Lymphödem, muss von einer Vorschädigung bzw. einem Latenzstadium ausgegangen werden.

Symptome:
- Die klinischen Symptome können stark divergieren: von leichter Rötung der Haut bis zu ausgeprägtem Krankheitsgefühl mit Fieber, Schüttelfrost und Nekrosen.
- Die Veränderungen der Haut sind meist scharf begrenzt, teilweise mit flammenförmigen Ausläufern (▶ Abb. 7.11).

Schwere Verlaufsformen:
- Bullöses Erysipel
- Nekrotisierendes Erysipel (Cave: DD Fasziitis)

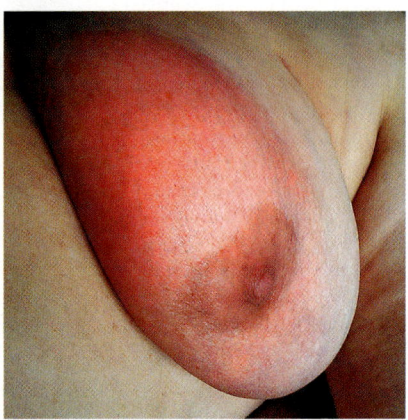

Abb. 7.11 Erysipel bei sekundärem Mammalymphödem [T726]

Merke
Jede Hautrötung in einer lymphgestauten Region sollte als erstes an ein Erysipel denken lassen.

Diagnostik:
- Meist typischer klinischer Befund
- Labor: Blutbild, CRP, Blutsenkung
- Evtl. Blutkultur
- MRT bei V. a. Fasziitis

Differenzialdiagnosen:
- Thrombose, Thrombophlebitis
- Allergische Hauterkrankungen
- Insektenstich
- Lymphangiosis carcinomatosa
- Flüchtige, abakterielle Dermatitis des Lymphödems als akute Verschlimmerung der chronischen, chemisch bedingten Entzündung des lymphgestauten Gewebes,
- Mykosen

Therapie:
- Erregerabhängig systemische Antibiose, zumeist mit Penicillin (Cave: Resistenzen).
- Hochlagern der Extremität
- Lokale Kühlung
- Eingeschränkte Bewegung (keine Bettruhe, Cave: Thrombosegefahr)
- MLD nach Wirkungseintritt der Antibiose (meist 2 d)
- Kompression in Abhängigkeit vom Hautbefund

Entscheidend ist die **Prävention:**
- Bestmögliche Reduktion des Ödems
- Gute Hautpflege und Hautsanierung

> **! Achtung**
> Ein Erysipel ist **keine Kontraindikation** für die **KPE**. Nach Rücksprache mit dem behandelten Arzt und Beginn einer antibiotischen Behandlung kann die KPE durchgeführt werden.

Patienten mit chronischen Lymphödemen und rezidivieren Erysipelen sollten ein Antibiotikum vorrätig haben. Im Einzelfall ist auch eine Langzeitprophylaxe mit monatlicher Antibiotikagabe möglich (z. B. Azithromycin).

Nematoden (Filariasis)

Die **lymphatische Filariasis** wird durch verschiedene **Nematoden** (Fadenwürmer; 90 % Wucheria bancrofti, 10 % Brugia malai und timor) verursacht, die in Lymphgefäßen und Lymphknoten siedeln. Sie werden bis zu 10 Jahre alt, bis zu 10 cm lang und produzieren Millionen von Mikrofilarien. **Zwischenwirt** und **Überträger** sind **Stechmücken.**

Filariasis ist in Asien, v. a. Indien, Afrika, Mittel- und Südamerika sowie Ozeanien endemisch, aber auch in Europa muss nach längerem Tropenaufenthalt an diese Erkrankung gedacht werden.

Der Verlauf der Erkrankung ist abhängig von der individuellen Immunität:
- Asymptomatisch
- Rezidivierende akute Schübe mit Fieber, Lymphgefäß- und Lymphknotenentzündungen
- Nach 10–15 Jahren Übergang in chronisches Stadium mit **Lymphödem** (▶ Abb. 7.12), meist an den **unteren Extremitäten,** je nach Erreger aber auch am **männlichen Genitale.** Durch massive Verlegung der Lymphbahnen ist ein chylöser Reflux möglich.

Die **Diagnose** erfolgt durch Nachweis der Mikrofilarien, der Filarienantigene oder der Nematoden-DNA im peripheren Blut. Die Sonografie eignet sich zum Nachweis der Nematoden in den skrotalen Lymphgefäßen und ist zur Frühdiagnostik geeignet.

Mykosen

- Ausgeprägte tiefe Mykosen können Ursache eines Lymphödems sein.
- Onychomykose und Tinea pedum sind weit verbreitet und können durch Mazeration der Haut Eingangspforten für Bakterien sein
- Bei Kopflymphödem an Soor denken und mitbehandeln.
- Neben der Behandlung der Mykose ist eine gute Hautpflege als Prophylaxe wichtig; ggf. regelmäßig antimykotische Lokalbehandlung auch bei klinischer Symptomfreiheit.
- Nach Erregerbestimmung ist oft eine systemische antimykotische Therapie in Kombination mit Lokalbehandlung erforderlich.

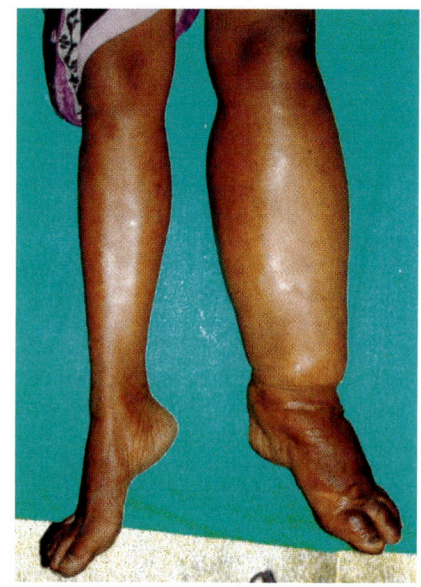

Abb. 7.12 Durch Filariasis bedingtes Lymphödem [O913]

7.3.10 Lymphostatische Enteropathie bei chronischen Darmerkrankungen

Aus dem Darm werden vor allem langkettige Fettsäuren, fettlösliche Vitamine in Form von Chylomikronen und Proteine über das Lymphgefäßsystem aufgenommen. Störungen dieser Aufnahme können erhebliche Wachstumsstörungen bei Kindern und eine herabgesetzte Lebensqualität zur Folge haben.

Ursachen:
- Chronisch-entzündliche Darmerkrankungen (Morbus Whipple, Morbus Crohn, Colitis ulcerosa, mesenteriale Tbc)
- Kongenitale intestinale Lymphangiektasie (Morbus Waldmann)
- Schwere Rechtsherzinsuffizienz
- Konstriktive Mediastinoperikarditis
- Lymphangiosis carcinomatosa
- Parasitenbefall der mesenterialen Lymphgefäße
- Iatrogen, z. B. Malignombehandlung

Symptome des eiweißreichen Darmwandödems:
- Malabsorption
- Eiweiß- und Gammaglobulinverlust mit hypoproteinämischen Ödemen und Immunschwäche
- Mangel an Eisen und Kalzium

Bei Hyperplasie der intestinalen Lymphgefäße können **chyloenterale Fisteln** auftreten und weitere Symptome verursachen:
- Diarrhö
- Fettstühle
- Chylöser Aszites
- Mangel an fettlöslichen Vitaminen
- Lymphozytopenie
- Untergewicht

Diagnostik: Nachweis des Dünndarmlymphödems durch
- Laparoskopie
- Endoskopie
- Biopsie
- Sonografie
- Eventuell CT oder MRT-Enterografie

Therapie: Behandlung der Grunderkrankung steht im Vordergrund
- Abdominale MLD im Sinne der Bauchtiefdrainage in Kombination mit Atemgymnastik nach Ausschluss der Kontraindikationen
- Proteinreiche und sehr fettarme Ernährung und Diät mit mittelkettigen Triglyzeriden, die zur Reduktion der anfallenden Chylusmenge gegen die langkettigen Triglyzeride ausgetauscht werden, da sie nicht lymphpflichtig sind (Ceres- bzw. MCT-Diät): Ernährung mit mittelkettigen Fettsäuren (z. B. in Kokosfett, Palmöl); MCT-Fette werden im Darm schneller gespalten und benötigen für die Aufnahme keine Chylomikronen. Weitere Informationen: www.dge.de
- In Einzelfällen medikamentöse Behandlung mit Somatostatinanalogum (Octreotid bzw. Antiplasmin)
- Selten Operation (Anlage lymphovenöser Anastomosen, Teilresektion des Darmes)

 Merke

Lymphabflussstörungen können neben den Extremitäten auch parenchymatöse Organe (Leber, Lunge, Darm) und das ZNS betreffen.

Literatur
www.dge.de (Deutsche Gesellschaft für Ernährung)
www.fet-ev.eu (Fachgesellschaft für Ernährungstherapie und Prävention)

7.3.11 Postischämisches und postrekonstruktives Lymphödem

Eine Ischämie, aber auch eine Reperfusion nach Rekonstruktion der arteriellen Strombahn können ein Ödem verursachen (▶ Abb. 7.13, ▶ Kap. 9).

Bei einer Ischämie wird die Durchlässigkeit in der Endstrombahn kompensatorisch erhöht.

Das postrekonstruktive Lymphödem, das sich z. B. nach Bypassoperationen entwickeln kann, be-

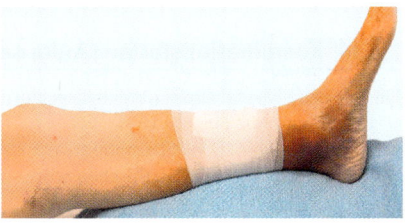

Abb. 7.13 Postischämisches Lymphödem nach Stent-Operation [T726]

dingt eine Überflutung des Gewebes durch die fehlende Anpassung der Regulation im Endstromgebiet nach lange vorbestehender Ischämie.

Die Kompression ist bei diesen Ödemformen individuell anzupassen und sollte keinen Schmerz verursachen (Cave bei gleichzeitiger Polineuropathie). Intermittierende pneumatische Kompression (IPK) ist meist möglich.

7.3.12 Artifizielles Lymphödem

Das Lymphödem wird vom Patienten selbst erzeugt bzw. verschlimmert. Zugrunde liegen meist **autoagressive Persönlichkeits- und Verhaltensstörungen**, die alle Schweregrade bis hin zum Münchhausen-Syndrom umfassen können.

Mögliche Verhaltensweisen sind:
- Abschnüren einer Extremität
- Chronisches Beklopfen z. B. des Handrückens
- Einreiben mit Chemikalien
- Konsequente Immobilisierung einer Extremität

Auffälligkeiten in der Anamnese, die entscheidende Hinweise geben:
- Oft Bagatellunfall oder Berufsgenossenschaftsfall in der Vorgeschichte
- Rentenbegehren, Versicherungsvorteil, sekundärer Krankheitsgewinn im sozialen Umfeld
- Verdachtsdiagnose Morbus Sudeck oder primäres Lymphödem
- Unerklärliche Schmerzen und Verschlechterungen
- Auffällige Hautveränderungen
- Einschnürungen bis hin zur Gewebsatrophie, Schnürfurche
- Häufiger Arzt- oder Therapeutenwechsel, häufiger Klinikaufenthalt
- Wunsch nach intensiver Diagnostik
- Schlechter oder kein Therapieerfolg
- Zu Beginn nur funktionelle Schädigung des Lymphgefäßsystems. Bei jahrelanger Schädigung wird das Lymphgefäßsystem sekundär insuffizient und der Nachweis der Ursache erschwert. Die Zusammenarbeit mit Psychologen oder Psychiatern ist erforderlich.

7.3.13 Schnürring-Syndrom (Amniotisches-Band-Syndrom)

Seltene angeborene Störung, die Folge einer Abschnürung einer Gliedmaße (bis zum Verlust der Gliedmaße durch fibröse Bänder) durch Einreißen der Eihaut des Amnions ist. Distal kann sich ein Lymphödem bilden. Die Ursache ist unbekannt. Gehäuftes Auftreten bei Diabetes mellitus. Vermutet werden teratogene Einflüsse während der Schwangerschaft. Die Abschnürung sollte frühzeitig chirurgisch entfernt werden.

7.3.14 Kombinationsformen beim sekundären Lymphödem

Die klinisch bedeutsamsten Kombinationsformen beim sekundären Lymphödem sind:
- **Phlebolymphödem** (▶ Kap. 8)
- **Adipositas-assoziiertes Lymphödem** (▶ Kap. 10)
- **Lymphödem bei neuropathischen Störungen**

Da Lymphödeme, Adipositas und Lipödem immer wieder Anlass zu Verwechslungen bieten, oft aber auch gemischt vorliegen, soll im Folgenden auf ihre Abgrenzung eingegangen werden.

Phlebolymphödem

Das Phlebödem ist Folge einer chronischen venösen Insuffizienz, z. B. durch Stamm- und/oder Leitveneninsuffizienz, postthrombotische Veränderungen oder kongenitale Störungen des Venensystems. Aus einem lange bestehenden Phlebödem kann sekundär ein Lymphödem entstehen (▶ Abb. 7.14; ▶ Kap. 8).

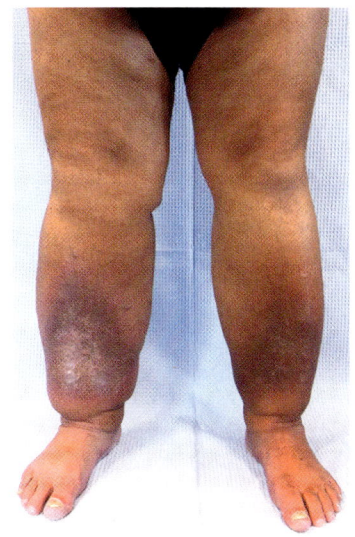

Abb. 7.14 Phlebolymphödem mit leichter Lipödemkomponente [M877]

Lipödem (Lipohyperplasia dolorosa) und Lymphödem

Das Lipödem (Lipohyperplasia dolorosa) der Beine ist gekennzeichnet durch eine Disbalance zwischen dem Stamm und den betroffenen Extremitäten. Typisches klinisches Zeichen ist die Schmerzhaftigkeit des Fettgewebes. Histopathologische Untersuchungen zeigen eine Hyperplasie und eine Hypertrophie der Fettzellen. Die häufigsten Differenzialdiagnosen sind Lipohypertrophie, Adipositas und Lymphödem (▶ Tab. 7.2).

Adipositas und Lymphödem

Die Prävalenz von Übergewicht (BMI 25–30 kg/m^2) und Adipositas (BMI > 30 kg/m^2) hat in den letzten Jahrzehnten in den Industrienationen, aber auch in Schwellenländern stetig zugenommen. Entsprechend steigt auch die Anzahl **Adipositas-assoziierter oder -aggravierter Lymphödeme** (▶ Abb. 7.15).

Fettzellen dienen nicht nur als Energiereservoir und zur Wärmedämmung. Sie sezernieren auch Substanzen wie Leptin, Resistin, Adiponektin, Östrogene und weitere Mediatoren. Neben vielfach unbekannten Funktionen fördern sie die Ausbildung von Ödemen. Die Lymphödeme bei **Adipositas permagna** befinden

Tab. 7.2 Differenzierung von Lipödem (Lipohyperplasia dolorosa) und Lymphödem

Lipödem (Lipohyperplasia dolorosa)	Lymphödem
Symmetrische Ausprägung	Meist einseitig oder asymmetrisch
Druckdolent oder spontanschmerzhaft	Meist schmerzlos
Keine Erysipele	Erysipele
Fußrücken nicht betroffen	Fußrücken betroffen
Stemmer-Zeichen negativ	Stemmer-Zeichen stadienabhängig positiv
Gewebe stadienabhängig grobknotig	Gewebe stadienabhängig weich, Dellen hinterlassend bis hart

sich in uni- oder bilateralen, asymmetrischen, sackförmigen Fettgewebsdeformationen im Inguinalbereich, an den Oberschenkelinnenseiten oder am Boden einer Fettschürze. Auch in den Armen können sich im Laufe des Tages Ödeme bilden. Wegen der **proximalen Betonung** ist das Stemmer-Zeichen über den Zehenrücken nur diskret positiv.

Adipositas gilt als Risikofaktor für manche Karzinome (u. a. Mamma-, Kolonkarzinom) und beeinflusst deren Prognose. Mammakarzinompatientinnen mit Adipositas haben ein erhöhtes Risiko für die Entwicklung eines posttherapeutischen Armlymphödems.

Die Therapie des Lymphödems bei Adipositas erfordert die interdisziplinäre Behandlung des Übergewichtes und der meist vorhandenen weiteren Komorbiditäten. Der Erfolg ist bei diesen Ödemen besonders von der Motivation des Patienten zur Mitarbeit abhängig.

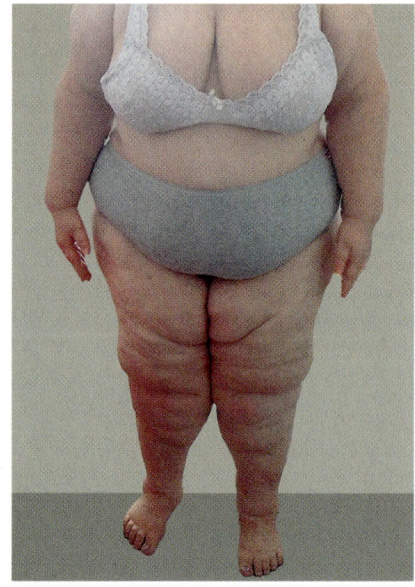

Abb. 7.15 Adipositas bedingte Lymphostase [M872]

Lipödem und Adipositas

Das Lipödem ist nicht allein durch die Bestimmung des BMI zu diagnostizieren. Im Gegensatz zur Adipositas ist die Fettgewebsanlagerung an den Beinen und/oder Armen lokalisiert und hat eine Disbalance zum Stamm. Typisch sind Spontan- und Druckschmerzen. Die **Komorbidität** von Lipödemen mit Adipositas ist häufig und erfordert eine kombinierte Therapie beider Veränderungen. Bei Gewichtreduktion bessern sich die Symptome des Lipödems.

7.4 Differenzialdiagnosen
Anya Miller

- Akutes Armlymphödem:
  - Tiefe Venenthrombose
  - Morbus Sudeck (CRPS)
  - Trauma
- Akutes Beinlymphödem:
  - Rupturierte Baker-Zyste
  - Muskelfaserriss
  - Hämatom
  - Begleitödem bei Erysipel
  - Reaktivierte Arthrose
  - Morbus Sudeck (CRPS)
  - Trauma

- Symmetrisches Ödem:
  - Internistische Ursachen (▶ Kap. 14)
  - Hormonelle Ursachen (▶ Kap. 17)
  - Medikamenteneinnahme (▶ Kap. 18)

7.5 Komplikationen

Merke
Die deutlichsten Veränderungen finden sich in der **Haut**. Sie gleichen denen beim primären Lymphödem, die Patienten haben aber ggf. zusätzlich weitere Beschwerden durch die Ursache des Ödems.

7.5.1 Hautveränderungen

Anya Miller, Ursula Heine-Varias

- Hyperkeratose (▶ Abb. 6.5)
- Pachydermie
- Xerosis
- Diskrete Überwärmung
- Papillomatosis cutis (▶ Abb. 6.5)
- Lichenifikation (▶ Abb. 7.16)
- Fibrose (▶ Abb. 6.7)
- Sekundär: Mazeration, Ekzeme, Nageldystrophie

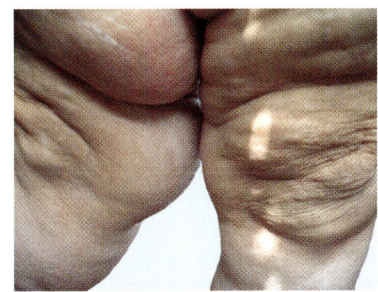
Abb. 7.16 Ausgeprägte Hautfalte beim Lipolymphödem [M884]

Merke
Die Hautpflege in der KPE ist eine wichtige Präventionsmaßnahme.

7.5.2 Lokale Immunschwäche

Anya Miller, Ursula Heine-Varias

- **Pachydermie** und **Fibrosierung** von Epidermis und Dermis → schränken die Flexibilität der Haut und damit die mechanische Schutzfunktion deutlich ein und erhöhen das Risiko von Traumatisierung durch Druck von außen (z. B. enges Schuhwerk).
- **Reduzierter Lymphabfluss** → eingeschränkte Antigenpräsentation in den immunkompetenten Organen, wie den Lymphknoten, und damit reduzierte Immunantwort
- **Folge:** gehäuftes Auftreten von lokalen Infektionen wie Mykosen (▶ Abb. 6.8), Erysipelen und Verrucae vulgares

7.5.3 Lymphzysten, -fisteln und Reflux

Anya Miller, Ursula Heine-Varias

- Erhöhter intravasaler Druck bei Lymphabflussstörungen → Lymphangiektasien und mit Endothel ausgekleidete Zysten, die bei Vorwölbung durch die Epidermis klinisch sichtbar sein können
- Ruptur der Zysten → Fisteln (▶ Abb. 7.17) → Lymphorrhö über die Haut und Schleimhäute, in Gelenke oder Körperhöhlen
- Bei Vorkommen an Ductus thoracicus oder enteralen Lymphgefäßen auch chylöser Reflux möglich
- Erhöhte Infektionsgefahr, da Eintrittspforte für Krankheitserreger
- Verlust von Plasmaproteinen

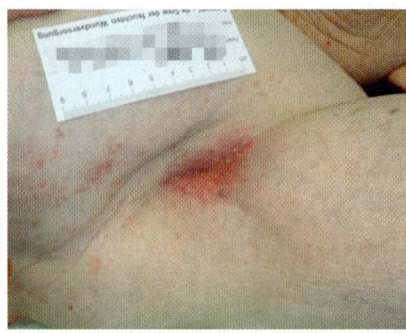

Abb. 7.17 Lymphokutane Zysten und Fisteln [T726]

> ✓ **Merke**
> Eine desinfizierende Lokalbehandlung bei Fisteln der Haut ist zur Vermeidung von Erysipelen erforderlich.

- Therapie: manuelle Lymphdrainage und gezielte, umschriebene Kompression bei Fisteln. Lymphzysten und Fisteln können mit dem CO_2-Laser oder Elektrokauter behandelt werden. Wichtig sind dabei eine gute Infektionsprophylaxe und weitere KPE im Anschluss.

7.5.4 Lymphostatische Arthropathie

Anya Miller, Ursula Heine-Varias

- Einschränkung der Beweglichkeit von Gelenken durch das Ödem selbst oder die Ödemfolgen
- Vorkommen als Tendinose, Ligamentose, Periostose, Ödem und Fibrose von Gelenkkapsel und Synovialis

7.5.5 Therapie der Komplikationen

Oliver Gültig

- Lymphostatische Fibrose (▶ Kap. 6.6.3)
- Intertrigo (▶ Kap. 6.6.3)
- Mykosen (▶ Kap. 6.6.3)
- Papillomatose, Hyperkeratose (▶ Kap. 6.6.3)
- Lymphkutane Zysten und Fisteln (▶ Kap. 6.6.3)
- Genitallymphödem (▶ Kap. 6.6.3)
- Einschnürungen, Abschnürungen (▶ Kap. 6.6.3)

Narben

- Narben können ein lokales Lymphabflusshindernis sein (▶ Abb. 7.18)
- Nach Möglichkeit bei der Behandlung mit der MLD **umgehen**; Ausnahme: zirkuläre Narben (▶ Abb. 7.19, ▶ Abb. 7.20) oder Narben bei Patienten mit Kopflymphödem (z. B. nach beidseitiger Neck Dissection)
- **Frische Narben:**
  - Keine Zug- und Dehnreize
  - Proximal, mit Sogwirkung der MLD arbeiten
  - Forcierte Mobilisation innerhalb der ersten 7 Tage nach Operation behindert die Anastomosierung der durchtrennten Lymphgefäße und kann zu verstärkter Narbenbildung führen
- **Alte, schwer verschiebliche Narben:**
  - Manuelle Narbenmobilisation, ggf. zusätzlich mit Ultraschall und Kinesio-Taping (keine Evidenz)
  - Bei der Kompression mit unruhigen Oberflächen aufpolstern (Mikromassageeffekt)
  - Cave bei Radiodermatitis und radiogener Fibrose, da die Haut trophisch gestört ist und häufig eine elastische Insuffizienz zeigt, die fragil sein kann. Manuelle Narbenmobilisation im Bestrahlungsgebiet und Ultraschallbehandlungen sind kontraindiziert. Wenn die Kompression mit unruhigen Oberflächen durchgeführt wird, dann nur mit besonders weichen Polstermaterialien.

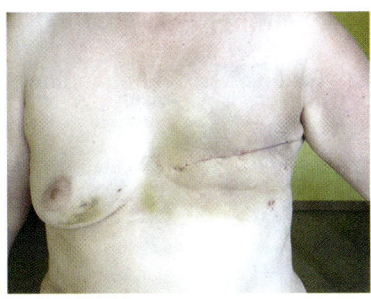

Abb. 7.18 Narbenverlauf bei modifiziert radikaler Mastektomie [M885]

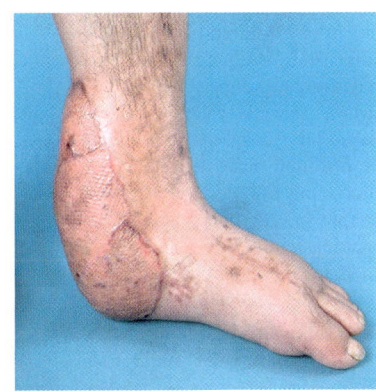

Abb. 7.19 Zirkuläre Narbe nach plastisch-chirurgischer Wunddeckung [T727]

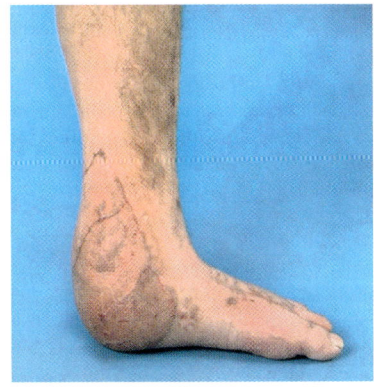

Abb. 7.20 Befund nach 1-wöchiger KPE [T727]

7.6 Komplexe physikalische Entstauungstherapie (KPE)

7.6.1 Grundsätze der Behandlung

Oliver Gültig

- Die KPE des sekundären Lymphödems entspricht den allgemeinen Richtlinien der KPE (▶ Kap. 3.1). Gegebenenfalls auf Besonderheiten durch die auslösende Noxe eingehen.
- Die Tendenz zur Progression und die Komplikationen des Lymphödems begründen die Notwendigkeit einer frühzeitigen, konsequenten Therapie.

KPE nach Strahlentherapie

Die Strahlentherapie ist bei der onkologischen Therapie meist unverzichtbar. Während (▶ Abb. 7.5) und bis zu 6 Wochen nach der letzten Bestrahlungseinheit (▶ Abb. 7.21) wird das bestrahlte Gebiet bei der Behandlung ausgespart, um die Wundheilung nicht zu stören. Die Behandlung während der Strahlentherapie außerhalb des Bestrahlungsfeldes hilft jedoch, Sekundärschäden zu reduzieren und beschleunigt den Heilungsprozess.

Später sollte nicht durch die Narbe oder das Gebiet der radiogenen Fibrose hindurch drainiert werden. Ziel der Therapie der radiogenen Fibrose ist es, diese lokal so zu lockern, dass die lymphödematöse Flüssigkeit aus diesem Gebiet in die angrenzenden Regionen abläuft und die Hautverschieblichkeit verbessert wird. Die radiogene Fibrose

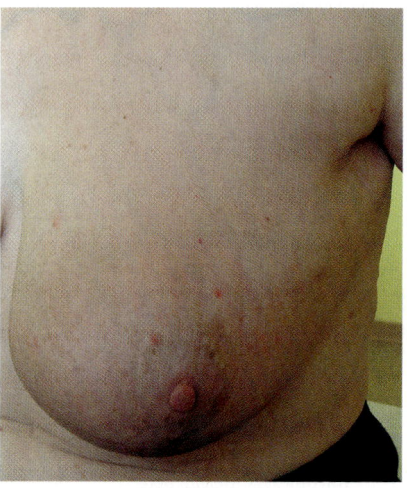

Abb. 7.21 5 Wochen nach der letzten Bestrahlung: abklingende Rötung des Bestrahlungsfeldes und leichte trophische Störungen an der Unterseite der Brust [M885]

dazu nach der zentralen Vorbehandlung mit leichten Lockerungsgriffen behandeln. Diese leicht erlernbaren Griffe sollten auch mit dem Patienten für eine unterstützende Selbstbehandlung eingeübt werden. Die Behandlung mit Ultraschall ist kontraindiziert.

Kopflymphödem

Häufig ist es nötig, hier durch die Narbe oder durch das Gebiet der radiogenen Fibrose selbst hindurch zu drainieren. Ziel ist es, die radiogene Fibrose dazu lokal so zu lockern, dass die lymphödematöse Flüssigkeit durch die Einwirkung der Schwerkraft aus den ödematisierten Gebieten in die angrenzenden ödemfreien Regionen abläuft. Die radiogene Fibrose (Strahlenfibrose) wird dazu bei der MLD mit leichten Lockerungsgriffen behandelt. Diese leicht erlernbaren Griffe sollten auch mit dem Patienten für eine unterstützende Selbstbehandlung eingeübt werden. Die Behandlung mit Ultraschall ist kontraindiziert.

7.6.2 Manuelle Lymphdrainage (MLD)

Oliver Gültig

Sekundäres einseitiges Beinlymphödem

Bei einem sekundären einseitigen Beinlymphödem nach iatrogener Schädigung im Rahmen von Karzinombehandlungen ist meist der physiologische Lymphabfluss zu den **Nll. inguinales insuffizient**. Aus diesem Grund werden die benachbarten Tributargebiete in die Behandlung mit einbezogen (▶ Abb. 7.28).

Zentrale Vorbehandlung

- Patient liegt auf dem Rücken oder auf der Seite
- Kontaktaufnahme am Hals (▶ Kap. 3.2.4)
- Bauchtiefdrainage oder Atemtherapie nach Befund (▶ Kap. 3.2.4)
- Ventraler Behandlungspfad axilloinguinal:
  - Vorbehandlung gesunder oberer Rumpfquadrant von ventral: Nl. axillares und therapeutisches Dreieck mit stehenden Kreisen behandeln
  - Verbindungen anregen: die axilloinguinalen Anastomosen behandeln (10–20–10), d. h. mit mind. 10 stehenden Kreisen im direkt angrenzenden, nichtödematösen Gebiet, mind. 20 stehenden Kreisen mit verlängerter Schubphase (2–3 Sekunden) auf der Wasserscheide (Aktivierung der lympholymphatischen Anastomosen) und mind. 10 stehenden Kreisen im an die Wasserscheide direkt angrenzenden ödematösen Gebiet mit verlängerter Schubphase
  - Den ventralen betroffenen Rumpfquadranten nach Befund in Richtung Nll. axillares der gleichen Seite mit stehenden Kreisen, Dreh- und Pumpgriffen mit verlängerter Schubphase entstauen
- Ventraler Behandlungspfad interinguinal:
  - Vorbehandlung gesunder unterer Rumpfquadrant von ventral: Nll. inguinales und therapeutisches Dreieck mit stehenden Kreisen behandeln
  - Verbindungen anregen: die interinguinalen Anastomosen behandeln (10–20–10)
  - Den ventralen betroffenen Rumpfquadranten nach Befund in Richtung Nll. inguinales der gegenüberliegenden Seite mit stehenden Kreisen, Dreh- und Pumpgriffen mit verlängerter Schubphase über Mons pubis und Linea alba entstauen
- Mit dem 90°-Griff nacharbeiten
- Patient liegt auf dem Bauch oder auf der Seite
- Dorsaler Behandlungspfad interinguinal:
  - Vorbehandlung gesunder unterer Rumpfquadrant von dorsal: Nll. inguinales und therapeutisches Dreieck mit stehenden Kreisen behandeln
  - Verbindungen anregen: die interinguinalen Anastomosen behandeln (10–20–10)
  - Den dorsalen betroffenen Rumpfquadranten nach Befund in Richtung Nll. inguinales der gegenüberliegenden Seite mit stehenden Kreisen, Dreh- und Pumpgriffen mit verlängerter Schubphase entstauen
- Dorsaler Behandlungspfad axilloinguinal:
  - Vorbehandlung gesunder oberer Rumpfquadrant von dorsal: Nll. axillares und therapeutisches Dreieck mit stehenden Kreisen behandeln
  - Verbindungen anregen: die axilloinguinalen Anastomosen behandeln (10–20–10)

- Den dorsalen betroffenen Rumpfquadranten nach Befund in Richtung Nll. axillares der gleichen Seite mit stehenden Kreisen, Dreh- und Pumpgriffen mit verlängerter Schubphase entstauen
- Mit tiefen Griffen (stehende Kreise mit den Fingerkuppen) paravertebral behandeln
- Mit dem 90°-Griff nacharbeiten

Behandlung des Beins bei Reaktion
- Patienten nach Befund lagern
- Lateralen Oberschenkel mit stehenden Kreisen, Dreh- und Pumpgriffen freiarbeiten
- Gesamten Oberschenkel und Leistenregion nach lateral zu den vorbereiteten Anastomosewegen mit stehenden Kreisen mit verlängerter Schubphase freiarbeiten
- Die Ischiasanastomose und die Vasa vasorum in der ventralen Adduktorensepte mit tiefen Griffen anregen
- Knie (Achtung: Nll. poplitei sind insuffizient), Unterschenkel, Fuß und Zehen nach Befund freiarbeiten
- Zusätzlich Ödemgriffe und lymphostatische Fibroselockerungsgriffe nutzen
- Immer wieder mit stehenden Kreisen, Pump- und Drehgriffen mit verlängerter Schubphase über die freien Anastomosenwege und über die lymphatischen Wasserscheiden nacharbeiten

Sekundäres beidseitiges Beinlymphödem

Bei einem sekundären beidseitigen Beinlymphödem nach iatrogener Schädigung im Rahmen von Karzinombehandlungen sind meist die physiologische Lymphabflüsse zu den **Nll. inguinales insuffizient**. Aus diesem Grund werden die benachbarten Tributargebiete in die Behandlung mit einbezogen (▶ Abb. 7.29).

Zentrale Vorbehandlung
- Patient liegt auf dem Rücken oder auf der Seite
- Kontaktaufnahme am Hals (▶ Kap. 3.2.4)
- Bauchtiefdrainage oder Atemtherapie nach Befund (▶ Kap. 3.2.4)
- Ventraler Behandlungspfad axilloinguinal:
  - Vorbehandlung gesunder oberer Rumpfquadrant von ventral: Nll. axillares und therapeutisches Dreieck mit stehenden Kreisen behandeln
  - Verbindungen anregen: die axilloinguinalen Anastomosen behandeln (10–20–10), d. h. mit mind. 10 stehenden Kreisen im direkt angrenzenden, nicht ödematösen Gebiet, mind. 20 stehenden Kreisen mit verlängerter Schubphase (2–3 Sekunden) auf der Wasserscheide (Aktivierung der lympholymphatischen Anastomosen) und mind. 10 stehenden Kreisen im an die Wasserscheide direkt angrenzenden ödematösen Gebiet mit verlängerter Schubphase
  - Den ventralen betroffenen Rumpfquadranten nach Befund in Richtung Nll. axillares der gleichen Seite mit stehenden Kreisen, Dreh- und Pumpgriffen mit verlängerter Schubphase entstauen
- Andere Seite genauso behandeln
- Beidseits an den Flanken mit Schub in Richtung Nll. axillares mit gleicher Grifftechnik nacharbeiten
- Patient liegt auf dem Bauch oder auf der Seite

- Dorsaler Behandlungspfad axilloinguinal:
  - Vorbehandlung gesunder oberer Rumpfquadrant von dorsal: Nll. axillares und therapeutisches Dreieck mit stehenden Kreisen behandeln
  - Verbindungen anregen: die axilloinguinalen Anastomosen behandeln (10–20–10)
  - Den dorsalen betroffenen Rumpfquadranten nach Befund in Richtung Nll. axillares der gleichen Seite mit stehenden Kreisen, Dreh- und Pumpgriffen mit verlängerter Schubphase entstauen
- Mit tiefen Griffen (stehende Kreise mit den Fingerkuppen) paravertebral behandeln
- Andere Seite genauso behandeln
- Beidseits an der Flanke mit Schub in Richtung Nll. axillares mit gleicher Grifftechnik nacharbeiten

Behandlung der Beine bei Reaktion
- Patienten nach Befund lagern
- Lateralen Oberschenkel mit stehenden Kreisen, Dreh- und Pumpgriffen freiarbeiten
- Gesamten Oberschenkel und Leistenregion nach lateral zu den vorbereiteten Anastomosewegen mit stehenden Kreisen mit verlängerter Schubphase freiarbeiten
- Die Ischiasanastomose und die Vasa vasorum in der ventralen Adduktorensepte mit tiefen Griffen anregen
- Knie (Achtung: Nll. poplitei sind insuffizient), Unterschenkel, Fuß und Zehen nach Befund freiarbeiten
- Zusätzlich Ödemgriffe und lymphostatische Fibroselockerungsgriffe nutzen
- Immer wieder mit stehenden Kreisen, Pump- und Drehgriffen mit verlängerter Schubphase über die freien Anastomosenwege und über die untere transversale lymphatische Wasserscheide nacharbeiten

Sekundäres einseitiges Armlymphödem
Bei einem sekundären einseitigen Armlymphödem nach iatrogener Schädigung im Rahmen von Karzinombehandlungen ist meist der physiologische Lymphabfluss zu den **Nll. axillares insuffizient**. Aus diesem Grund werden die benachbarten Tributargebiete in die Behandlung mit einbezogen (▶ Abb. 7.30).

Zentrale Vorbehandlung
- Patient liegt auf dem Rücken
- Kontaktaufnahme am Hals (▶ Kap. 3.2.4)
- Bauchtiefdrainage oder Atemtherapie nach Befund (▶ Kap. 3.2.4)
- Ventraler Behandlungspfad axilloaxillär:
  - Vorbehandlung gesunder oberer Rumpfquadrant von ventral: Nll. axillares und therapeutisches Dreieck mit stehenden Kreisen behandeln
  - Verbindungen anregen: die axilloaxillären Anastomosen behandeln (10–20–10), d. h. mit mind. 10 stehenden Kreisen im direkt angrenzenden, nichtödematösen Gebiet, mind. 20 stehenden Kreisen mit verlängerter Schubphase (2–3 Sekunden) auf der Wasserscheide (Aktivierung der lympholymphatischen Anastomosen) und mind. 10 stehenden Kreisen im an die Wasserscheide direkt angrenzenden ödematösen Gebiet mit verlängerter Schubphase

- Den ventralen betroffenen Rumpfquadranten nach Befund in Richtung Nll. axillares der gegenüberliegenden Seite mit stehenden Kreisen, Dreh- und Pumpgriffen mit verlängerter Schubphase entstauen
- Ventraler Behandlungspfad axilloinguinal:
  - Vorbehandlung gesunder unterer Rumpfquadrant von ventral: Nll. inguinales und therapeutisches Dreieck mit stehenden Kreisen behandeln
  - Verbindungen anregen: die axilloinguinalen Anastomosen behandeln (10–20–10)
  - Den ventralen betroffenen Rumpfquadranten nach Befund in Richtung Nll. inguinales der gleichen Seite mit stehenden Kreisen, Pump- und Drehgriffen mit verlängerter Schubphase entstauen
- Mit tiefen Griffen (stehende Kreise mit den Fingerkuppen) interkostal behandeln
- Mit dem 90°-Griff nacharbeiten
- Patient liegt auf dem Bauch oder auf der Seite
- Dorsaler Behandlungspfad axilloinguinal:
  - Vorbehandlung gesunder unterer Rumpfquadrant von dorsal: Nll. inguinales und therapeutisches Dreieck mit stehenden Kreisen behandeln
  - Verbindungen anregen: die axilloinguinalen Anastomosen behandeln (10–20–10)
  - Den dorsalen betroffenen Rumpfquadranten nach Befund in Richtung Nll. inguinales der gleichen Seite mit stehenden Kreisen, Pump- und Drehgriffen mit verlängerter Schubphase entstauen
- Dorsaler Behandlungspfad axilloaxillär:
  - Vorbehandlung gesunder oberer Rumpfquadrant von dorsal: Nll. axillares und therapeutisches Dreieck mit stehenden Kreisen behandeln
  - Verbindungen anregen: die axilloaxillären Anastomosen behandeln (10–20–10)
  - Den dorsalen betroffenen Rumpfquadranten nach Befund in Richtung Nll. axillares der gegenüberliegenden Seite mit stehenden Kreisen, Dreh- und Pumpgriffen mit verlängerter Schubphase entstauen
- Mit tiefen Griffen (stehende Kreise mit den Fingerkuppen) paravertebral und interkostal behandeln
- Mit dem 90°-Griff nacharbeiten

Behandlung des Arms bei Reaktion
- Patienten nach Befund lagern
- Lateralen Oberarm mit stehenden Kreisen, Dreh- und Pumpgriffen freiarbeiten
- Gesamten Oberarm nach lateral zu den vorbereiteten Anastomosewegen mit stehenden Kreisen mit verlängerter Schubphase freiarbeiten
- Regio cubiti (Achtung: Nll. cubitales sind insuffizient), Unterarm, Hand und Finger nach Befund freiarbeiten
- Zusätzlich Ödemgriffe und lymphostatische Fibroselockerungsgriffe nutzen
- Immer wieder mit stehenden Kreisen, Pump- und Drehgriffen mit verlängerter Schubphase über die freien Anastomosewege und über die lymphatischen Wasserscheiden nacharbeiten

Sekundäres beidseitiges Armlymphödem
Bei einem sekundären beidseitigen Armlymphödem nach iatrogener Schädigung im Rahmen von Karzinombehandlungen sind meist die physiologische Lymphabflüsse

zu den **Nll. axillares insuffizient.** Aus diesem Grund werden die benachbarten Tributargebiete in die Behandlung mit einbezogen (▶ Abb. 7.31).

Zentrale Vorbehandlung
- Patient liegt auf dem Rücken
- Kontaktaufnahme am Hals (▶ Kap. 3.2.4)
- Bauchtiefdrainage oder Atemtherapie nach Befund (▶ Kap. 3.2.4)
- Ventraler Behandlungspfad axilloinguinal:
  - Vorbehandlung gesunder unterer Rumpfquadrant von ventral: Nll. inguinales und therapeutisches Dreieck mit stehenden Kreisen behandeln
  - Verbindungen anregen: die axilloinguinalen Anastomosen behandeln (10–20–10), d. h. mit mind. 10 stehenden Kreisen im direkt angrenzenden, nicht ödematösen Gebiet, mind. 20 stehenden Kreisen mit verlängerter Schubphase (2–3 Sekunden) auf der Wasserscheide (Aktivierung der lympholymphatischen Anastomosen) und mind. 10 stehenden Kreisen im an die Wasserscheide direkt angrenzenden ödematösen Gebiet mit verlängerter Schubphase
  - Den ventralen betroffenen Rumpfquadranten nach Befund in Richtung Nll. inguinales der gleichen Seite mit stehenden Kreisen, Dreh- und Pumpgriffen mit verlängerter Schubphase entstauen
- Mit tiefen Griffen (stehende Kreise mit den Fingerkuppen) parasternal und interkostal behandeln
- Andere Seite genauso behandeln
- Beidseits an der Flanke mit Schub in Richtung Nll. inguinales mit gleicher Grifftechnik nacharbeiten
- Ventraler Behandlungspfad transklavikulär:
  - Vorbehandlung gesundes Areal von ventral: Nll. cervicales inferiores und therapeutisches Dreieck mit stehenden Kreisen behandeln
  - Verbindungen anregen: die klavikulären Anastomosen behandeln (10–20–10)
  - Einen kleinen Bereich des angrenzenden ventralen betroffenen Rumpfquadranten nach Befund in Richtung Nll. cervicales inferiores der gleichen Seite mit stehenden Kreisen, Dreh- und Pumpgriffen mit verlängerter Schubphase entstauen
- Andere Seite genauso behandeln
- Patient liegt auf dem Bauch oder auf der Seite
- Dorsaler Behandlungspfad axilloinguinal:
  - Vorbehandlung gesunder unterer Rumpfquadrant von dorsal: Nll. inguinales und therapeutisches Dreieck mit stehenden Kreisen behandeln
  - Verbindungen anregen: die axilloinguinalen Anastomosen behandeln (10–20–10)
  - Den dorsalen betroffenen Rumpfquadranten nach Befund in Richtung Nll. inguinales der gleichen Seite mit stehenden Kreisen, Dreh- und Pumpgriffen mit verlängerter Schubphase entstauen
- Mit tiefen Griffen (stehende Kreise mit den Fingerkuppen) paravertebral und interkostal behandeln
- Andere Seite genauso behandeln
- Beidseits an der Flanke mit Schub in Richtung Nll. inguinales mit gleicher Grifftechnik nacharbeiten
- Dorsaler Behandlungspfad transspinaskapulär:
  - Vorbehandlung gesundes Areal von dorsal: Nll. cervicales inferiores und therapeutisches Dreieck mit stehenden Kreisen behandeln

- Verbindungen anregen: die spinaskapuläre Anastomosen behandeln (10–20–10)
- Einen kleinen Bereich des angrenzenden dorsalen betroffenen Rumpfquadranten nach Befund in Richtung Nll. cervicales inferiores der gleichen Seite mit stehenden Kreisen, Dreh- und Pumpgriffen mit verlängerter Schubphase entstauen
- Andere Seite genauso behandeln

Behandlung der Arme bei Reaktion
- Patienten nach Befund lagern
- Lateralen Oberarm mit stehenden Kreisen, Dreh- und Pumpgriffen freiarbeiten
- Gesamten Oberarm nach lateral zu den vorbereiteten Anastomosewegen mit stehenden Kreisen mit verlängerter Schubphase freiarbeiten
- Regio cubiti (Achtung: Nll. cubitales sind insuffizient), Unterarm, Hand und Finger nach Befund freiarbeiten
- Zusätzlich Ödemgriffe und lymphostatische Fibroselockerungsgriffen nutzen
- Immer wieder mit stehenden Kreisen, Pump- und Drehgriffen mit verlängerter Schubphase über die freien Anastomosewege und über die lymphatischen Wasserscheiden nacharbeiten

Akutes Mamma- und Thoraxwandlymphödem

Jede Operation an der weiblichen Brust hat ein postoperatives Ödem zur Folge. Dieses akute Ödem muss allerdings von dem sekundären Lymphödem abgegrenzt werden, das nach einer operativen und strahlentherapeutischen Behandlung entstanden ist (▶ Tab. 7.3).

Für das **akute** Lymphödem des Thorax gilt:
- **Anamnese:** operativer Eingriff an der Brust
- **Inspektion:** Schwellung und/oder Hämatom im Operationsbereich der betroffenen Brustdrüse
- **Palpation:** weiches Ödem

Das postoperative akute Ödem ohne Beteiligung der Nll. axillares wird in die regionären Lymphknoten der **gleichseitigen Achsel** entstaut (▶ Abb. 7.32). In der Phase der Wundheilung (1.–10. Tag postoperativ) werden keine Zug- und Dehnreize direkt auf die Narben gesetzt. Die Entstehung eines Lymphödems ist nicht zu erwarten.

Tab. 7.3 Wahl des Behandlungsaufbaus beim Mamma- und Thoraxwandlymphödem nach Behandlung eines Mammakarzinoms

Therapie	Ödemart	Behandlungsaufbau MLD
Radiatio, brusterhaltende Resektion ohne Lymphknotenentfernung	Postoperatives Ödem	Behandlungsaufbau entsprechend den hierbei nicht beeinträchtigten physiologischen Lymphabflussgebieten
Brusterhaltende Resektion mit Sentinel-Lymphknotenbiopsie und ggf. Lymphknotendissektion	Anfangs postoperatives Ödem, später sekundäres Lymphödem	Über die angrenzenden Wasserscheiden in die nächstgelegene Lymphknotengruppe behandeln (gleichseitige Leistenlymphknoten, gegenseitige Achsellymphknoten)

Vorbehandlung
- Patient liegt auf dem Rücken
- Kontaktaufnahme am Hals (▶ Kap. 3.2.4)
- Bauchtiefdrainage oder Atemtherapie nach Befund (▶ Kap. 3.2.4)

Behandlung Ödemgebiet
- Nll. axillares Pars centralis und Pars thoracalis mit stehenden Kreisen freiarbeiten
- Stehende Kreise und Pumpgriffe an der Flanke ausführen
- Stehende Kreise oberhalb der Brust ausführen
- Stehende Kreise über dem kranialen Anteil der Brust ausführen
- Pumpgriffe über dem kaudalen Anteil der Brust ausführen
- Drehgriffe und stehende Kreise unterhalb der Brust ausführen
- Mit tiefen Griffen (stehende Kreise mit den Fingerkuppen) parasternal und interkostal behandeln
- Über die vorbehandelten Gebiete mit stehenden Kreisen, Pump- und Drehgriffen nacharbeiten

Akutes Mamma- und Thoraxwandlymphödem nach Lymphknotenentfernung

Nach Lymphknotenentfernung wird das postoperative Ödem nicht mehr nach dem normalen Verlauf der Lymphkollektoren behandelt. Es müssen jetzt die **angrenzenden Rumpfquadranten** mit in die Behandlung einbezogen werden, da die lymphödematöse Schwellung der Brust- und Thoraxwand die Insuffizienz der regionären Lymphknoten zeigt (▶ Abb. 7.33, ▶ Tab. 7.3).

Zentrale Vorbehandlung
- Patient liegt auf dem Rücken
- Kontaktaufnahme am Hals (▶ Kap. 3.2.4)
- Bauchtiefdrainage oder Atemtherapie nach Befund (▶ Kap. 3.2.4)
- Ventraler Behandlungspfad axilloaxillär:
  - Vorbehandlung gesunder oberer Rumpfquadrant von ventral: Nll. axillares und therapeutisches Dreieck mit stehenden Kreisen behandeln
  - Verbindungen anregen: die axilloaxillären Anastomosen behandeln (10–20–10), d. h. mit mind. 10 stehenden Kreisen im direkt angrenzenden, nicht ödematösen Gebiet, mind. 20 stehenden Kreisen mit verlängerter Schubphase (2–3 Sekunden) auf der Wasserscheide (Aktivierung der lympholymphatischen Anastomosen) und mind. 10 stehenden Kreisen im an die Wasserscheide direkt angrenzenden ödematösen Gebiet mit verlängerter Schubphase
  - Den ventralen betroffenen Rumpfquadranten nach Befund in Richtung Nll. axillares der gegenüberliegenden Seite mit stehenden Kreisen, Dreh- und Pumpgriffen mit verlängerter Schubphase entstauen
- Ventraler Behandlungspfad axilloinguinal:
  - Vorbehandlung gesunder unterer Rumpfquadrant von ventral: Nll. inguinales und therapeutisches Dreieck mit stehenden Kreisen behandeln
  - Verbindungen anregen: die axilloinguinalen Anastomosen behandeln (10–20–10)
  - Den ventralen betroffenen Rumpfquadranten nach Befund in Richtung Nll. inguinales der gleichen Seite mit stehenden Kreisen, Dreh- und Pumpgriffen mit verlängerter Schubphase entstauen

- Mit tiefen Griffen (stehende Kreise mit den Fingerkuppen) parasternal und interkostal behandeln
- Mit dem 90°-Griff nacharbeiten
- Patient liegt auf dem Bauch oder auf der Seite
- Dorsaler Behandlungspfad axilloinguinal:
  - Vorbehandlung gesunder unterer Rumpfquadrant von dorsal: Nll. inguinales und therapeutisches Dreieck mit stehenden Kreisen behandeln
  - Verbindungen anregen: die axilloinguinalen Anastomosen behandeln (10–20–10)
  - Den dorsalen betroffenen Rumpfquadranten nach Befund in Richtung Nll. inguinales der gleichen Seite mit stehenden Kreisen, Dreh- und Pumpgriffen mit verlängerter Schubphase entstauen
- Dorsaler Behandlungspfad axilloaxillär:
  - Vorbehandlung gesunder oberer Rumpfquadrant von dorsal: Nll. axillares und therapeutisches Dreieck mit stehenden Kreisen behandeln
  - Verbindungen anregen: die axilloaxillären Anastomosen behandeln (10–20–10)
  - Den dorsalen betroffenen Rumpfquadranten nach Befund in Richtung Nll. axillares der gegenüberliegenden Seite mit stehenden Kreisen, Dreh- und Pumpgriffen mit verlängerter Schubphase entstauen
- Mit tiefen Griffen (stehende Kreise mit den Fingerkuppen) paravertebral und interkostal behandeln
- Mit dem 90°-Griff nacharbeiten

Sekundäres Mamma- oder Thoraxwandlymphödem

Nach Abheilung des akuten Ödems kann ein manifestes Lymphödem der Brust oder Thoraxwand entstehen. Der Behandlungsaufbau entspricht dem Aufbau beim akuten Brust- und Thoraxwandödem mit Lymphknotenentfernung (▶ Abb. 7.33).

Durch einen **frühzeitigen Therapiebeginn** (noch während des Aufenthaltes im Krankenhaus) kann ein postoperatives Ödem schnell beseitigt werden und es kommt zu einer guten Wundheilung. Zudem wird die Bildung von lympholymphatischen und lymphovenösen Anastomosen (axilloaxillären und axilloinguinalen Anastomosen) gefördert und möglicherweise ein chronisches Lymphödem zu vermeiden. Für den Behandlungsaufbau und die Therapieplanung sind verschiedene zeitliche Aspekte wichtig:
- In der Phase der Wundheilung (1.–10. Tag postoperativ) werden keine Zug- und Dehnreize direkt auf die Narben gesetzt.
- Während eines oder kurz vor einem chemotherapeutischen Zyklus keine intensive Entstauungsphase, die mit einer täglichen Anwendung der komplexen physikalischen Entstauungstherapie einhergeht, planen. Die onkologische Behandlung steht hier im Vordergrund und der Patient ist in dieser Phase weder physisch noch psychisch in der Lage, die 1. Phase der KPE auf sich zu nehmen.

Kopflymphödem

Der Behandlungsaufbau bei einem sekundären Kopflymphödem ist sehr individuell. Narbenverläufe, Strahlenschäden, ein- oder beidseitige Neck Dissection bestimmen den möglichen Behandlungsaufbau.

Häufig ist es nötig, hier durch die Narbe oder durch das Gebiet der radiogenen Fibrose selbst hindurch zu drainieren. Ziel dieser Behandlung ist es, die radiogene

Fibrose lokal so zu lockern, dass die lymphödematöse Flüssigkeit durch die Einwirkung der Schwerkraft aus den ödematisierten Gebieten in die angrenzenden ödemfreien Regionen abläuft.

Im Folgenden wird ein Behandlungsaufbau bei einem Patienten mit beidseitiger Neck Dissection und anschließender Bestrahlung beschrieben (▶ Abb. 7.34).

Zentrale Vorbehandlung
- Patient liegt auf dem Rücken oder sitzt
- Eventuell Kontaktaufnahme am Hals (▶ Kap. 3.2.4)
- Bauchtiefdrainage oder Atemtherapie nach Befund (▶ Kap. 3.2.4)
- Ventraler Behandlungspfad transklavikulär:
  - Vorbehandlung gesunder oberer Rumpfquadrant von ventral: Nll. axillares und therapeutisches Dreieck mit stehenden Kreisen behandeln
  - Verbindungen anregen: die klavikulären Anastomosen behandeln (10–20–10), d. h. mit mind. 10 stehenden Kreisen im direkt angrenzenden nicht ödematösen Gebiet, mind. 20 stehenden Kreisen mit verlängerter Schubphase (2–3 Sekunden) auf der Wasserscheide (Aktivierung der lympholymphatischen Anastomosen) und mind. 10 stehenden Kreisen im an die Wasserscheide direkt angrenzenden ödematösen Gebiet mit verlängerter Schubphase
  - Den Bereich oberhalb der Klavikula bis zum Rand der radiogenen Fibrose Richtung Nll. axillares der gleichen Seite mit stehenden Kreisen mit verlängerter Schubphase entstauen
- Andere Seite genauso behandeln
- In Richtung Nll. axillares mit gleicher Grifftechnik nacharbeiten
- Radiogene Fibrose so lockern, dass die lymphödematöse Flüssigkeit durch die Einwirkung der Schwerkraft aus den ödematisierten Gebieten in die angrenzenden ödemfreien Regionen abläuft
- Den Bereich des Mundbodens bis zum Unterkieferknochen ggf. durch die gelockerte radiogene Fibrose mit stehenden Kreisen entstauen
- Patient sitzt
- Dorsaler Behandlungspfad transspinaskapulär:
  - Vorbehandlung gesunder oberer Rumpfquadrant von dorsal: Nll. axillares und therapeutisches Dreieck mit stehenden Kreisen behandeln
  - Verbindungen anregen: die spinaskapulären Anastomosen behandeln (10–20–10)
  - Den Bereich oberhalb der Spina scapulae bis zum Hinterhaupt Richtung Nll. axillares der gleichen Seite entstauen
- Andere Seite genauso behandeln
- Mit tiefen Griffen (stehende Kreise mit den Fingerkuppen) paravertebral behandeln
- In Richtung Nll. axillares mit gleicher Grifftechnik nacharbeiten
- Randständige radiogene Fibrose in die Behandlung mit einbeziehen

Behandlung Ödemgebiet
- Patienten nach Befund lagern
- Den gesamten Gesichtsbereich in Richtung Nll. axillares bei Umgehung der radiogenen Fibrose entstauen:
  - Schläfenbereich
  - Bereich Unterkiefer und Unterlippe

- Bereich Wange, Oberlippe und Nase
- Bereich Wange, Unter- und Oberlid
▪ Immer wieder mit stehenden Kreisen mit verlängerter Schubphase über die freien Anastomosewege und über die obere transversale lymphatische Wasserscheide nacharbeiten

Mundinnendrainage
▪ Zusätzlich sollte immer eine Mundinnendrainage durchgeführt werden, sofern keine Kontraindikationen (wie Entzündungen mit pathogenen Keimen, Pilzbefall, Aphthen, Schleimhautablösungen) vorliegen. Sie ist eine sehr gute Möglichkeit, eine starke Sogwirkung auf die betroffenen Gebiete zu erzielen.

Merke
Dabei grundsätzlich latexfreie medizinische Handschuhe zum Schutz vor Infektionen tragen.

▪ Mit stehenden Kreisen mit einer Fingerkuppe und verlängerter Schubphase in Richtung Rachen folgende Gebiete behandeln:
- Wangeninnenseite, Ober- und Unterlippeninnenseite mit Widerlager von außen
- Harten Gaumen bis zum Übergang weicher Gaumen
- Region um die Gaumensegel
- Zunge und Zungengrund (sterile Kompresse auf die Zunge mit Widerlager durch den Daumen)

7.6.3 Lymphologischer Kompressionsverband (LKV)

Oliver Gültig

Der lymphologische Kompressionsverband bei sekundären Lymphödemen wird entsprechend der KPE angelegt (▶ Kap. 3.4). Individuell ist auf die auslösenden Noxen einzugehen.

Beinlymphödem
▪ Zu Materialbedarf und Anlagetechnik am Bein ▶ Kap 3.4.6 (▶ Abb. 7.22).
▪ Narben, Hautfalten und Ulzerationen sollten speziell abgepolstert werden

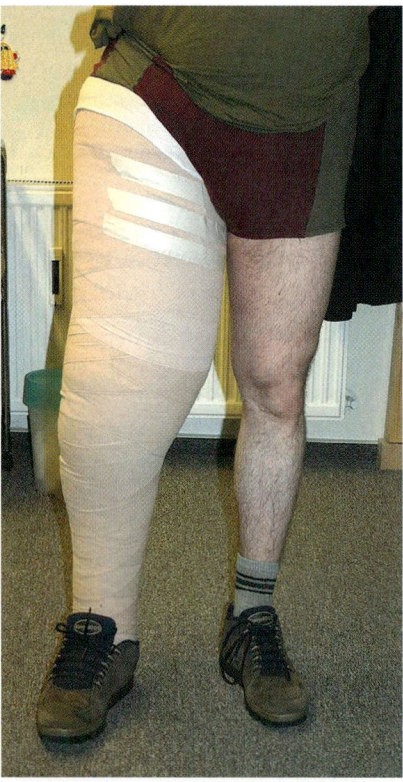
Abb. 7.22 LKV bei sekundärem Beinlymphödem [M878]

Armlymphödem

Zu Materialbedarf und Anlagetechnik am Arm ▶ Kap. 3.4.5 (▶ Abb. 7.23).

Mamma- und Thoraxwandlymphödem

Jede Operation an der weiblichen Brust hat ein postoperatives Ödem zur Folge. Dieses akute Ödem muss allerdings von dem sekundären Lymphödem abgegrenzt werden, das nach einer operativen und strahlentherapeutischen Behandlung entstanden ist, weil es anders behandelt wird (▶ Tab. 7.4):

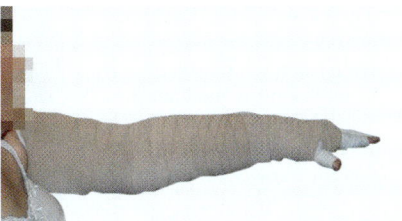

Abb. 7.23 LKV bei sekundärem Armlymphödem [T726]

- Die Kompressionsversorgung in der **Frühphase** des akuten Brust- und Thoraxwandödems kann durch ein **Kompressionsleibchen** erzielt werden (▶ Abb. 7.24). Dadurch werden Abschnürungen an der Flanke vermieden, wie sie beim Tragen eines BHs entstehen können.
- Insbesondere kutane Wege im Bereich der unteren transversalen lymphatischen Wasserscheide werden überbrückt und unterstützen die Bildung lympholymphatischer Anastomosen.
- Im weiter voranschreitenden **Verlauf** der Ödematisierung eignen sich ein **Kompressionsbolero** (bei besonders empfindlichen Patienten; ▶ Abb. 7.25) und ein Lymphentlastungs-**Kompressions-BH**.

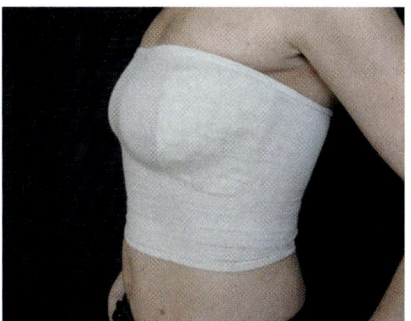

Abb. 7.24 Thoraxkompression mit einem Kompressionsleibchen [M884]

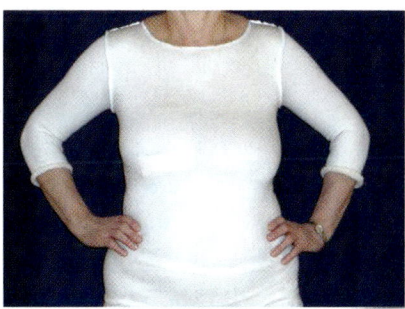

Abb. 7.25 Bolero zur Versorgung bei einem akuten postoperativen Brustödem [M884]

Tab. 7.4 Wahl der Kompression beim Mamma- und Thoraxwandlymphödem nach Mammakarzinom

Therapie	Ödemart	Kompression
Radiatio, brusterhaltende Resektion ohne Lymphknotenentfernung	Postoperatives Ödem	Kompressionsleibchen
Brusterhaltende Resektion, Sentinel-Lymphknotenbiopsie, ggf. Lymphknotendissektion	Anfangs postoperatives Ödem, später chronisches Lymphödem	• Anfangs Kompressionsleibchen • Später Kompressions-BH oder Kompressionsbolero (Flachstrickware)

- Zur lokalen Drucksteigerung auf ödematisiertes oder lymphostatisch-fibrotisches Gewebe können individuell zugeschnittene **Schaumstoffeinlagen in den BH** (▶ Abb. 7.26) eingebracht werden.

Eine zu frühe Versorgung mit BHs und Brustprothetik hat folgende Risiken:
- Verzögerte Wundheilung
- Zielgerichteter Abtransport der Lymphe kann behindert werden
- Ein- und Abschnürung durch Träger und Bündchen
- Verstärkter Ödemrückstau ins Wundgebiet

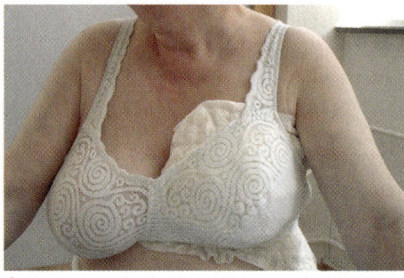

Abb. 7.26 Schaumstoffaufpolsterung als BH-Einlage [M884]

Kopflymphödem

Die Kompressionstherapie ist sehr **individuell** und unterscheidet sich deutlich von den klassischen lymphologischen Kompressionsverbänden. Flexible, individuell angefertigte Kompressionsteile oder individuell angelegte Kompressionsverbände können nur im **häuslichen Umfeld** getragen werden (▶ Abb. 7.27). Aus diesem Grund ist es von Anfang an wichtig, den Patienten bzw. angehörige Personen beim Anlegen der lymphologischen Kompression zu schulen.

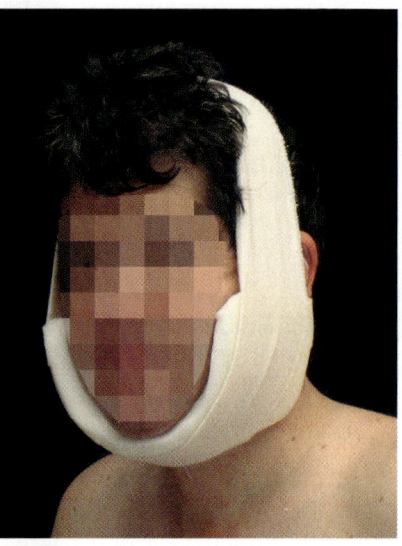

Abb. 7.27 Elastische Kinn-Wangen-Kompression [T726]

7.6.4 Medizinische Kompressionsstrümpfe (MKS)

Els Brouwer

Ausführliche Informationen finden Sie im ▶ Kap. 3.5.

Versorgungsablauf

Voraussetzung für die optimale Versorgung von Patienten mit sekundärem Lymphödem ist eine interdisziplinäre Zusammenarbeit zwischen allen in die Versorgung involvierten Partnern wie Arzt, Therapeut und Sanitätshaus. Die Diagnosestellung obliegt dabei allein dem Arzt und stellt die Basis für die Therapie mit MKS dar.

Bei Patienten mit sekundärem Lymphödem ist besonders auf die Veränderungen von Haut und Körperform durch die auslösende Ödemursache zu achten. So ist bestrahlte Haut mitunter sehr empfindlich, Verbrennungsnarben neigen zu Strikturen und Amputationsstümpfe sind besonderen Belastungen ausgesetzt. Zu versorgende Wunden benötigen eine spezielle Kompressionsbestrumpfung. Bei einem sekundären Lymphödem ist meist nur eine Extremität betroffen. Je nach Vorerkrankung können sekundäre Lymphödeme auch im Hals-/Kopfbereich und/oder am Thorax auftreten.

Um eine patientenindividuelle Versorgung zu gewährleisten, muss vorab eine gründliche Bedarfserhebung durchgeführt werden.

Merke
Wird aufgrund der Bedarfsanalyse eine Veränderung oder Ergänzung der medizinischen Kompressionstherapie notwendig, kann die Änderung der Verordnung nur durch den behandelnden Arzt erfolgen.
Im Idealfall erfolgt das Anmessen des MKS direkt im Anschluss an die physiotherapeutische Behandlung. Die betroffene Extremität ist dann in der Regel weitestgehend ödemfrei.

7.6.5 Unterstützende Selbstbehandlung

Susanne Helmbrecht, Ralf Gauer

Weitere Informationen finden Sie in ▶ Kap.3.6.

Aufklärung und Motivation (▶ Kap 3.6.2)

Positive und negative Einflüsse ansprechen und Anstrengungen wertschätzen:
- Eingeschränkte Leistungsfähigkeit akzeptieren (▶ Kap. 3.6.11)
- Gesunde Körperwahrnehmung durch erhöhte Selbstaufmerksamkeit
- Ziel: Progression verhindern (▶ Kap. 3.6.1)
- Stressbewältigung
- Übergewicht vermeiden
- Zuhören und wertschätzende Äußerungen heben Ressourcen der Patienten
- Selbstverantwortung bleibt beim Patienten

Unterstützung durch andere:
- Unterstützender Partner, Familie oder Netzwerk vorhanden?
- Selbsthilfegruppe?
- Psychotherapie? Krebspatientinnen mit Lymphödem sind im Vergleich mit Krebspatientinnen ohne Lymphödem depressiver und ängstlicher. Selbstmanagement-Workshops der Lymphselbsthilfe e. V.

Informationsbroschüren, Websites, Magazine zum Nachlesen mitgeben oder empfehlen

Verhaltensregeln

In erster Linie ist der Alltag an die Erfordernisse der Erkrankung anzupassen bis hin zu einem veränderten Lebensstil:
- Überlastungen grundsätzlich vermeiden (▶ Kap. 3.6.11)
- Sitzen und Gehen/Stehen abwechseln
- Gehen/Liegen besser als Stehen/Sitzen
- Hochlagern der ödematisierten Extremität
- Aktive Pausen einplanen
- Schutz vor Verletzungen (u. a. Insektenstiche, Haustiere, Hitze, Sonne) und sofortiges Desinfizieren

- Möglichst keine Injektionen, Akupunktur und Schnitte im Ödemgebiet
- Weite bequeme Kleidung, geeignete, passende Schuhe

Selbstmanagement/-behandlung
- Kompression als Grundlage der Therapie (▶ Kap. 3.6.5):
  - Kompression passt und wird täglich getragen: Kompressionsklasse? Mehrteilig?
  - Anziehen wird (im Sanitätshaus) eingeübt
  - Anziehhilfen, Partner einbeziehen oder Pflegedienst einschalten
  - Bei nicht passender Bestrumpfung wird das Sanitätshaus informiert und zur Korrektur aufgefordert: Schmerzen sind nicht zu tolerieren
- Selbstbandage falls Bestrumpfung nicht ausreichend oder nicht vorhanden
  - Bandagekenntnisse vorhanden oder Schulung möglich?
  - Kompressionsmaterial zur Selbstbandage rezeptieren lassen (gesetzlich versicherte Patienten in Deutschland)
  - Polstermaterial über Lymphdrainagetherapeut (gesetzlich versicherte Patienten in Deutschland)
- Bewegung in Kompression (▶ Kap. 3.6.8):
  - Bewegungen langsam, geführt und endgradig
  - Muskel- und Gelenkpumpe aktivieren
  - Sport (▶ Kap. 3.6.10) im niedrig intensiven Bereich
  - Krafttraining nur unter Anleitung eines Therapeuten
  - Ermüdung/Überlastung/Verletzung vermeiden
  - Berücksichtigung der eingeschränkten Beweglichkeit
- Hautpflege als Erysipelprophylaxe (▶ Kap. 3.3, ▶ Kap. 3.6.4):
  - Gesunde, saubere, eingecremte Haut
  - Reichhaltige Pflegeprodukte abhängig vom Hauttyp und der Lokalisation
  - Mundschleimhautpflege beim Kopflymphödem
  - Fuß- und Nagelpflege (ggf. durch Podologen)
  - Desinfektionen bei kleinsten Verletzungen, Desinfektionsmittel ist immer dabei
- Selbstbehandlung mit Griffen der manuellen Lymphdrainage ▶ Kap. 3.6.3):
  - Schulterkreisen
  - Atemtherapie/Atemgymnastik
  - Mobilisierende Übungen für den Brustkorb
  - Einüben des „Stehenden Kreises"
  - Freimachen der Lymphknoten von Hals/Leiste/Achsel/tiefem Bauchraum
  - Ödem- und Fibroselockerung (Fibrose- und Hautfaltengriffe)

> **Merke**
> - Der Erfolg der Therapie hängt wesentlich von der Eigenaktivität der Patienten ab. Bei Problemen sollte das Team (Arzt, Lymphdrainagetherapeut, Sanitätshaus) informiert werden.

7.6.6 Behandlungsaufbauten

Oliver Gültig, Thomas Künzel

Sekundäres einseitiges Beinlymphödem
▶ Kap. 7.6.2, ▶ Abb. 7.28
1. Anamnese, Inspektion, Palpation

7.6 Komplexe physikalische Entstauungstherapie (KPE)

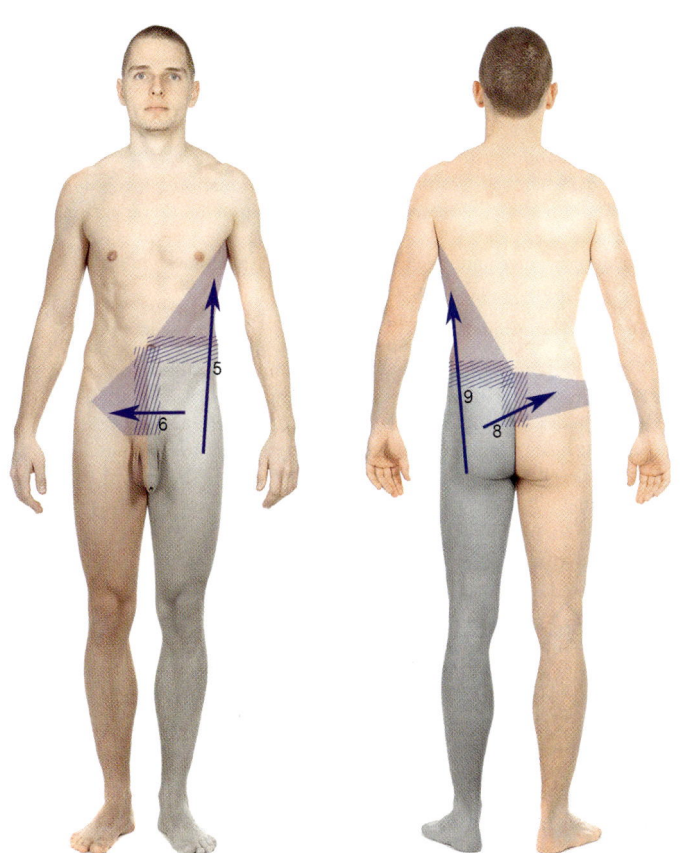

Abb. 7.28 Behandlungsaufbau sekundäres einseitiges Beinlymphödem ohne Komplikationen [M882/K354]

2. Kontraindikationen der MLD ausschließen

Patient in Rücken- oder Seitenlage

3. Kontaktaufnahme am Hals
4. Bauchtiefdrainage oder Atemtherapie nach Befund
5. Ventraler Behandlungspfad axilloinguinal:
   a) Vorbehandlung des gesunden oberen Rumpfquadranten von ventral: Behandlung der Nll. axillares und Ausarbeiten des therapeutischen Dreiecks
   b) Anregen der Verbindungen: axilloinguinale Anastomosen (10–20–10)
   c) Entstauen des ventralen betroffenen Rumpfquadranten nach Befund in Richtung Nll. axillares der gleichen Seite
6. Ventraler Behandlungspfad interinguinal:
   a) Vorbehandlung des gesunden unteren Rumpfquadranten von ventral: Behandlung der Nll. inguinales und Ausarbeiten des therapeutischen Dreiecks

b) Anregen der Verbindungen: interinguinale Anastomosen (10–20–10)
c) Entstauen des ventralen betroffenen Rumpfquadranten nach Befund in Richtung Nll. inguinales der gegenüberliegenden Seite
7. Nacharbeiten mit dem 90°-Griff

Patient in Bauch- oder Seitenlage
8. Dorsaler Behandlungspfad interinguinal:
   a) Vorbehandlung des gesunden unteren Rumpfquadranten von dorsal: Behandlung der Nll. inguinales und Ausarbeiten des therapeutischen Dreiecks
   b) Anregen der Verbindungen: interinguinale Anastomosen (10–20–10)
   c) Entstauen des dorsalen betroffenen Rumpfquadranten nach Befund in Richtung Nll. inguinales der gegenüberliegenden Seite
9. Dorsaler Behandlungspfad axilloinguinal:
   a) Vorbehandlung des gesunden oberen Rumpfquadranten von dorsal: Behandlung der Nll. axillares und Ausarbeiten des therapeutischen Dreiecks
   b) Anregen der Verbindungen: axilloinguinale Anastomosen (10–20–10)
   c) Entstauen des dorsalen betroffenen Rumpfquadranten nach Befund in Richtung Nll. axillares der gleichen Seite
10. Behandlung mit tiefen Griffen paravertebral
11. Nacharbeiten mit dem 90°-Griff

Wenn sich eine Reaktion am Bein zeigt: Lagerung des Patienten nach Befund
12. Freiarbeiten des Oberschenkels lateral
13. Freiarbeiten des gesamten Oberschenkels und der Leistenregion nach lateral zu den vorbereiteten Anastomosenwegen
14. Anregen der Ischiasanastomosen und Vasa vasorum
15. Freiarbeiten der lymphödematösen Region von proximal nach distal: Knieregion (Achtung: Nll. popliteï sind insuffizient), Unterschenkel, Fuß und Zehen nach Befund, häufiges Nacharbeiten über die vorbereiteten Anastomosenwege
16. Hautpflege
17. Anlegen eines lymphologischen Kompressionsverbands
18. Entstauende Übungsbehandlung in Kompression
19. Patientenberatung

Sekundäres beidseitiges Beinlymphödem

▶ Kap. 7.6.2, ▶ Abb. 7.29
1. Anamnese, Inspektion, Palpation
2. Kontraindikationen der MLD ausschließen

Patient in Rücken- oder Seitenlage
3. Kontaktaufnahme am Hals
4. Bauchtiefdrainage oder Atemtherapie nach Befund
5. Ventraler Behandlungspfad axilloinguinal:
   a) Vorbehandlung des gesunden oberen Rumpfquadranten von ventral: Behandlung der Nll. axillares und Ausarbeiten des therapeutischen Dreiecks
   b) Anregen der Verbindungen: axilloinguinale Anastomosen (10–20–10)
   c) Entstauen des ventralen betroffenen Rumpfquadranten nach Befund in Richtung Nll. axillares der gleichen Seite
6. Behandlung der anderen Seite auf die gleiche Weise
7. Nacharbeiten beidseits an der Flanke in Richtung Nll. axillares

7.6 Komplexe physikalische Entstauungstherapie (KPE)

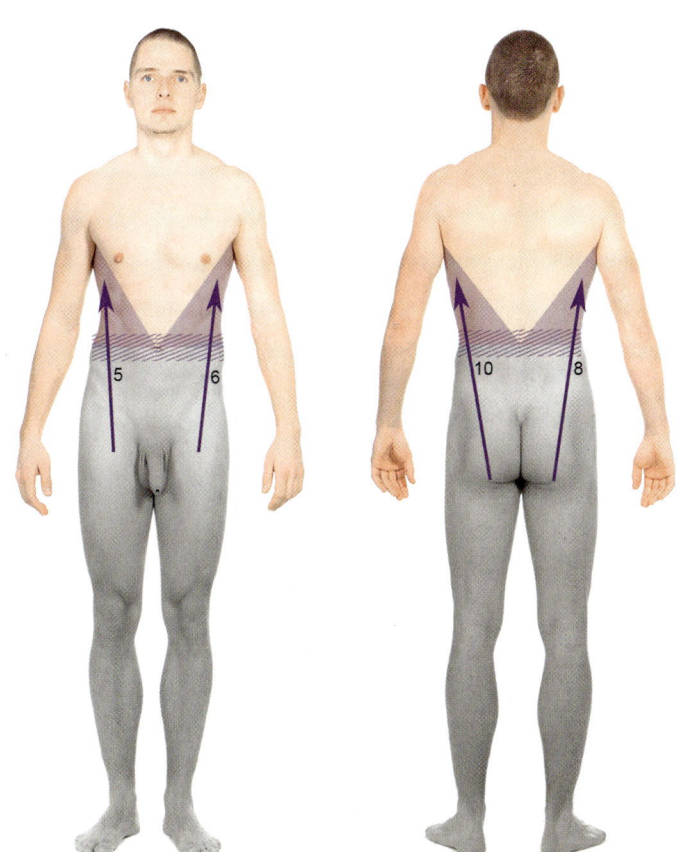

Abb. 7.29 Behandlungsaufbau sekundäres beidseitiges Beinlymphödem ohne Komplikationen [M882/K354]

Patient in Bauch- oder Seitenlage
8. Dorsaler Behandlungspfad axilloinguinal:
   a) Vorbehandlung des gesunden oberen Rumpfquadranten von dorsal: Behandlung der Nll. axillares und Ausarbeiten des therapeutischen Dreiecks
   b) Anregen der Verbindungen: axilloinguinale Anastomosen (10–20–10)
   c) Entstauen des dorsalen betroffenen Rumpfquadranten nach Befund in Richtung Nll. axillares der gleichen Seite
9. Behandlung mit tiefen Griffen paravertebral
10. Behandlung der anderen Seite auf die gleiche Weise
11. Nacharbeiten beidseits an der Flanke in Richtung Nll. axillares

Wenn sich eine Reaktion am Bein zeigt: Lagerung des Patienten nach Befund
12. Freiarbeiten des Oberschenkels lateral
13. Freiarbeiten des gesamten Oberschenkels und der Leistenregion nach lateral zu den vorbereiteten Anastomosenwegen

14. Anregen der Ischiasanastomosen und Vasa vasorum
15. Freiarbeiten der lymphödematösen Region von proximal nach distal: Knieregion (Achtung: Nll. poplitei sind insuffizient), Unterschenkel, Fuß und Zehen nach Befund, häufiges Nacharbeiten über die vorbereiteten Anastomosenwege
16. Hautpflege
17. Anlegen eines lymphologischen Kompressionsverbands
18. Entstauende Übungsbehandlung in Kompression
19. Patientenberatung

Sekundäres einseitiges Armlymphödem

▶ Kap. 7.6.2, ▶ Abb. 7.30
1. Anamnese, Inspektion, Palpation
2. Kontraindikationen der MLD ausschließen

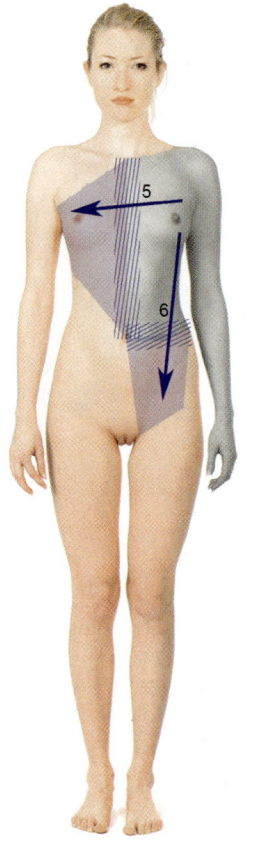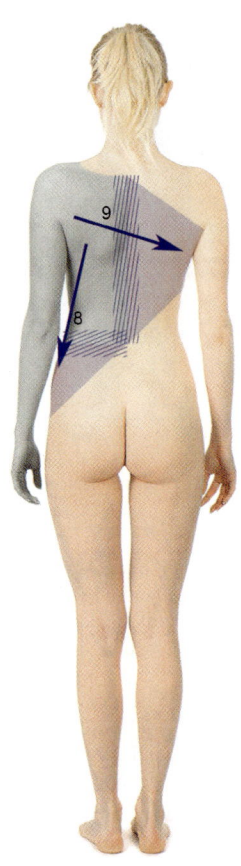

Abb. 7.30 Behandlungsaufbau sekundäres einseitiges Armlymphödem ohne Komplikationen [M882/K354]

Patient in Rückenlage
3. Kontaktaufnahme am Hals
4. Bauchtiefdrainage oder Atemtherapie nach Befund
5. Ventraler Behandlungspfad axilloaxillär:
   a) Vorbehandlung des gesunden oberen Rumpfquadranten von ventral: Behandlung der Nll. axillares und Ausarbeiten des therapeutischen Dreiecks
   b) Anregen der Verbindungen: axilloaxilläre Anastomosen (10–20–10)
   c) Entstauen des ventralen betroffenen Rumpfquadranten nach Befund in Richtung Nll. axillares der gegenüberliegenden Seite
6. Ventraler Behandlungspfad axilloinguinal:
   a) Vorbehandlung des gesunden unteren Rumpfquadranten von ventral: Behandlung der Nll. inguinales und Ausarbeiten des therapeutischen Dreiecks
   b) Anregen der Verbindungen: axilloinguinale Anastomosen (10–20–10)
   c) Entstauen des ventralen betroffenen Rumpfquadranten nach Befund in Richtung Nll. inguinales der gleichen Seite
7. Nacharbeiten mit dem 90°-Griff

Patient in Bauch- oder Seitenlage
8. Dorsaler Behandlungspfad axilloinguinal:
   a) Vorbehandlung des gesunden unteren Rumpfquadranten von dorsal: Behandlung der Nll. inguinales und Ausarbeiten des therapeutischen Dreiecks
   b) Anregen der Verbindungen: axilloinguinale Anastomosen (10–20–10)
   c) Entstauen des dorsalen betroffenen Rumpfquadranten nach Befund in Richtung Nll. inguinales der gleichen Seite
9. Dorsaler Behandlungspfad axilloaxillär:
   a) Vorbehandlung des gesunden oberen Rumpfquadranten von dorsal: Behandlung der Nll. axillares und Ausarbeiten des therapeutischen Dreiecks
   b) Anregen der Verbindungen: axilloaxilläre Anastomosen (10–20–10)
   c) Entstauen des dorsalen betroffenen Rumpfquadranten nach Befund in Richtung Nll. axillares der gegenüberliegenden Seite
10. Behandlung mit tiefen Griffen paravertebral
11. Nacharbeiten mit dem 90°-Griff

Wenn sich eine Reaktion am Arm zeigt: Lagerung des Patienten nach Befund
12. Freiarbeiten des Oberarms lateral
13. Freiarbeiten des gesamten Oberarms nach lateral zu den vorbereiteten Anastomosewegen
14. Freiarbeiten der lymphödematösen Region von proximal nach distal: Regio cubiti (Achtung: Nll. cubitales sind insuffizient), Unterarm, Hand und Finger nach Befund, häufiges Nacharbeiten über die vorbereiteten Anastomosenwege
15. Hautpflege
16. Anlegen eines lymphologischen Kompressionsverbands
17. Entstauende Übungsbehandlung in Kompression
18. Patientenberatung

Sekundäres beidseitiges Armlymphödem
▶ Kap. 7.6.2, ▶ Abb. 7.31
1. Anamnese, Inspektion, Palpation
2. Kontraindikationen der MLD ausschließen

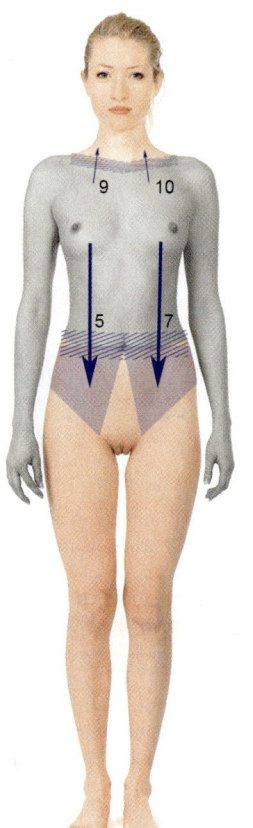 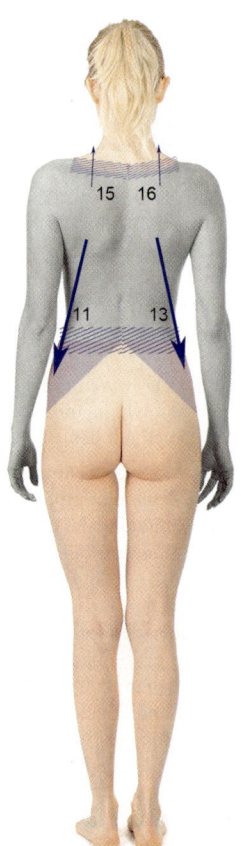

Abb. 7.31 Behandlungsaufbau sekundäres beidseitiges Armlymphödem ohne Komplikationen [M882/K354]

Patient in Rückenlage
3. Kontaktaufnahme am Hals
4. Bauchtiefdrainage oder Atemtherapie nach Befund
5. Ventraler Behandlungspfad axilloinguinal:
   a) Vorbehandlung des gesunden unteren Rumpfquadranten von ventral: Behandlung der Nll. inguinales und Ausarbeiten des therapeutischen Dreiecks
   b) Anregen der Verbindungen: axilloinguinale Anastomosen (10–20–10)
   c) Entstauen des ventralen betroffenen Rumpfquadranten nach Befund in Richtung Nll. inguinales der gleichen Seite
6. Behandlung mit tiefen Griffen parasternal und interkostal
7. Behandlung der anderen Seite auf die gleiche Weise
8. Nacharbeiten beidseits an der Flanke in Richtung Nll. inguinales
9. Ventraler Behandlungspfad transklavikulär:

a) Vorbehandlung des gesunden Areals von ventral: Behandlung der Nll. cervicales inferiores und Ausarbeiten des therapeutischen Dreiecks
b) Anregen der Verbindungen: klavikuläre Anastomosen (10–20–10)
c) Entstauen eines kleinen Bereichs des angrenzenden ventralen betroffenen Rumpfquadranten nach Befund in Richtung Nll. cervicales inferiores der gleichen Seite

10. Behandlung der anderen Seite auf die gleiche Weise

Patient in Bauch- oder Seitenlage

11. Dorsaler Behandlungspfad axilloinguinal:
    a) Vorbehandlung des gesunden unteren Rumpfquadranten von dorsal: Behandlung der Nll. inguinales und Ausarbeiten des therapeutischen Dreiecks
    b) Anregen der Verbindungen: axilloinguinale Anastomosen (10–20–10)
    c) Entstauen des dorsalen betroffenen Rumpfquadranten nach Befund in Richtung Nll. inguinales der gleichen Seite
12. Behandlung mit tiefen Griffen paravertebral und interkostal
13. Behandlung der anderen Seite auf die gleiche Weise
14. Nacharbeiten beidseits an der Flanke in Richtung Nll. inguinales
15. Dorsaler Behandlungspfad transspinaskapulär:
    a) Vorbehandlung des gesunden Areals von dorsal: Behandlung der Nll. cervicales inferiores und Ausarbeiten des therapeutischen Dreiecks
    b) Anregen der Verbindungen: spinaskapuläre Anastomosen (10–20–10)
    c) Entstauen eines kleinen Bereichs des angrenzenden dorsalen betroffenen Rumpfquadranten nach Befund in Richtung Nll. cervicales inferiores der gleichen Seite
16. Behandlung der anderen Seite auf die gleiche Weise

Wenn sich eine Reaktion am Arm zeigt: Lagerung des Patienten nach Befund

17. Freiarbeiten des Oberarms lateral
18. Freiarbeiten des gesamten Oberarms nach lateral zu den vorbereiteten Anastomosewegen
19. Freiarbeiten der lymphödematösen Region von proximal nach distal: Regio cubiti (Achtung: Nll. cubitales sind insuffizient), Unterarm, Hand und Finger nach Befund, häufiges Nacharbeiten über die vorbereiteten Anastomosenwege
20. Hautpflege
21. Anlegen eines lymphologischen Kompressionsverbands
22. Entstauende Übungsbehandlung in Kompression
23. Patientenberatung

Akutes Mamma- und Thoraxwandlymphödem

▶ Kap. 7.6.2, ▶ Abb. 7.32
1. Anamnese, Inspektion, Palpation
2. Kontraindikationen der MLD ausschließen

Patient in Rückenlage
3. Kontaktaufnahme am Hals
4. Bauchtiefdrainage oder Atemtherapie nach Befund
5. Behandlung der Nll. axillares Pars centralis und Pars thoracalis
6. Stehende Kreise und Pumpgriffe an der Flanke
7. Stehende Kreise oberhalb der Brust
8. Stehende Kreise oder Drehgriffe über der kranialen Brust

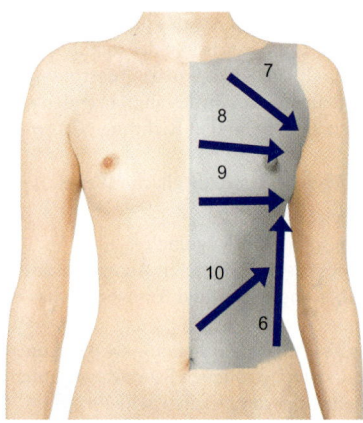

Abb. 7.32 Behandlungsaufbau akutes Mamma- und Thoraxwandlymphödem [M882/K354]

9. Pumpgriffe über der kaudalen Brust
10. Drehgriffe und stehende Kreise unterhalb der Brust
11. Behandlung mit tiefen Griffen parasternal und interkostal
12. Nacharbeiten über die vorbehandelten Gebiete
13. Hautpflege
14. Anlegen eines lymphologischen Kompressionsverbands
15. Entstauende Übungsbehandlung in Kompression
16. Patientenberatung

Akutes Mamma- und Thoraxwandlymphödem nach Lymphknotenentfernung

▶ Kap. 7.6.2, ▶ Abb. 7.33
1. Anamnese, Inspektion, Palpation
2. Kontraindikationen der MLD ausschließen

Patient in Rückenlage
3. Kontaktaufnahme am Hals
4. Bauchtiefdrainage oder Atemtherapie nach Befund
5. Ventraler Behandlungspfad axilloaxillär:
   a) Vorbehandlung des gesunden oberen Rumpfquadranten von ventral: Behandlung der Nll. axillares und Ausarbeiten des therapeutischen Dreiecks
   b) Anregen der Verbindungen: axilloaxilläre Anastomosen (10–20–10)
   c) Entstauen des ventralen betroffenen Rumpfquadranten nach Befund in Richtung Nll. axillares der gegenüberliegenden Seite
6. Ventraler Behandlungspfad axilloinguinal:
   a) Vorbehandlung des gesunden unteren Rumpfquadranten von ventral: Behandlung der Nll. inguinales und Ausarbeiten des therapeutischen Dreiecks
   b) Anregen der Verbindungen: axilloinguinale Anastomosen (10–20–10)
   c) Entstauen des ventralen betroffenen Rumpfquadranten nach Befund in Richtung Nll. inguinales der gleichen Seite
7. Behandlung mit tiefen Griffen parasternal und interkostal

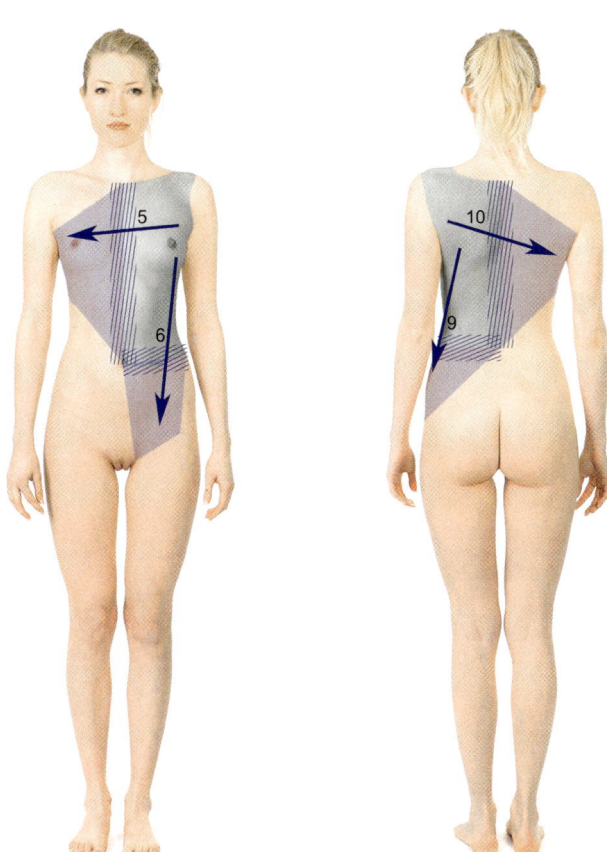

Abb. 7.33 Behandlungsaufbau akutes Mamma- und Thoraxwandlymphödem nach Lymphknotenentfernung [M882/K354]

8. Nacharbeiten mit dem 90°-Griff

Patient in Bauch- oder Seitenlage

9. Dorsaler Behandlungspfad axilloinguinal:
   a) Vorbehandlung des gesunden unteren Rumpfquadranten von dorsal: Behandlung der Nll. inguinales und Ausarbeiten des therapeutischen Dreiecks
   b) Anregen der Verbindungen: axilloinguinale Anastomosen (10–20–10)
   c) Entstauen des dorsalen betroffenen Rumpfquadranten nach Befund in Richtung Nll. inguinales der gleichen Seite
10. Dorsaler Behandlungspfad axilloaxillär:
    a) Vorbehandlung des gesunden oberen Rumpfquadranten von dorsal: Behandlung der Nll. axillares und Ausarbeiten des therapeutischen Dreiecks
    b) Anregen der Verbindungen: axilloaxilläre Anastomosen (10–20–10)

c) Entstauen des dorsalen betroffenen Rumpfquadranten nach Befund in Richtung Nll. axillares der gegenüberliegenden Seite
11. Behandlung mit tiefen Griffen paravertebral und interkostal
12. Nacharbeiten mit dem 90°-Griff

Der Arm ist noch im Latenzstadium
13. Hautpflege
14. Anlegen eines lymphologischen Kompressionsverbands
15. Entstauende Übungsbehandlung in Kompression
16. Patientenberatung

Kopflymphödem
▶ Kap. 7.6.2, ▶ Abb. 7.34
1. Anamnese, Inspektion, Palpation
2. Kontraindikationen der MLD ausschließen

Patient in Rückenlage oder im Sitzen
3. Eventuell Kontaktaufnahme am Hals
4. Bauchtiefdrainage oder Atemtherapie nach Befund

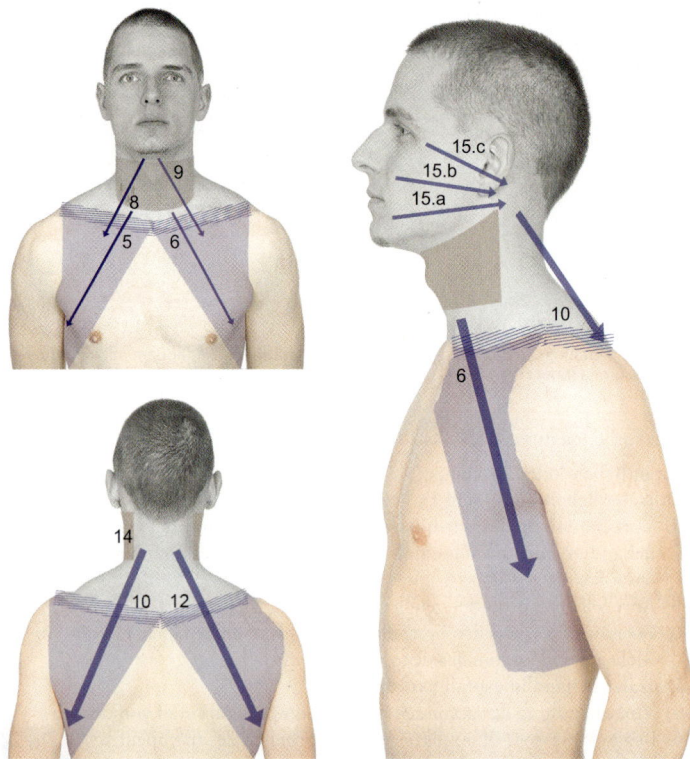

Abb. 7.34 Behandlungsaufbau Kopflymphödem [M882/K354]

5. Ventraler Behandlungspfad transklavikulär:
   a) Vorbehandlung des gesunden oberen Rumpfquadranten von ventral: Behandlung der Nll. axillares und Ausarbeiten des therapeutischen Dreiecks
   b) Anregen der Verbindungen: klavikuläre Anastomosen (10–20–10)
   c) Entstauen des Bereichs oberhalb der Klavikula bis zum Rand der radiogenen Fibrose in Richtung Nll. axillares der gleichen Seite
6. Behandlung der anderen Seite auf die gleiche Weise
7. Nacharbeiten in Richtung Nll. axillares
8. Lockern der radiogenen Fibrose
9. Entstauung des Mundbodens, wenn nötig durch die radiogene Fibrose in Richtung Nll. axillares

Patient im Sitzen

10. Dorsaler Behandlungspfad transspinaskapulär:
    a) Vorbehandlung des gesunden oberen Rumpfquadranten von dorsal: Behandlung der Nll. axillares und Ausarbeiten des therapeutischen Dreiecks
    b) Anregen der Verbindungen: spinaskapuläre Anastomosen (10–20–10)
    c) Entstauen des Bereichs oberhalb der Spina scapulae bis zum Hinterhaupt in Richtung Nll. axillares der gleichen Seite
11. Behandlung mit tiefen Griffen paravertebral
12. Behandlung der anderen Seite auf die gleiche Weise
13. Nacharbeiten in Richtung Nll. axillares
14. Randständige Behandlung der radiogenen Fibrose

Lagerung des Patienten nach Befund

15. Entstauung des gesamten Gesichtsbereichs beginnend im Schläfenbereich in Richtung Nll. axillares
    a) Freiarbeiten des Bereichs Unterkiefer und Unterlippe
    b) Freiarbeiten des Bereichs Wange, Oberlippe und Nase
    c) Freiarbeiten des Bereichs Wange, Unter- und Oberlid
16. Durchführung einer Mundinnendrainage
17. Hautpflege
18. Anlegen eines lymphologischen Kompressionsverbands
19. Entstauende Übungsbehandlung in Kompression
20. Patientenberatung

8 Phlebödem und Phlebolymphödem

Els Brouwer, Ralf Gauer, Oliver Gültig, Susanne Helmbrecht, Stefan Hemm, Thomas Künzel, Christine Schwahn-Schreiber

8.1	**Definition und Epidemiologie**	**214**	
8.2	**Krankheitsentstehung**	**214**	
8.2.1	Ursachen	214	
8.2.2	Ödembildung bei CVI	215	
8.3	**Klinik**	**217**	
8.3.1	Symptomatik	217	
8.3.2	Komplikationen	218	
8.4	**Diagnostik**	**219**	
8.4.1	Anamnese	219	
8.4.2	Körperliche Untersuchung	219	
8.4.3	Apparative Diagnostik	220	
8.4.4	Differenzialdiagnosen	220	
8.5	**Therapie**	**221**	
8.5.1	Kausale medizinische Therapie	221	
8.5.2	Lokaltherapie	222	
8.5.3	Ulkuschirurgie	222	
8.5.4	Systemische medikamentöse Therapie	223	
8.6	**Komplexe physikalische Entstauungstherapie (KPE)**	**224**	
8.6.1	Grundsätze der Behandlung	224	
8.6.2	Manuelle Lymphdrainage (MLD)	225	
8.6.3	Lymphologischer Kompressionsverband (LKV)	228	
8.6.4	Medizinische Kompressionsstrümpfe (MKS)	228	
8.6.5	Unterstützende Selbstbehandlung	229	
8.6.6	Behandlungsaufbau	230	

8.1 Definition und Epidemiologie
Christine Schwahn-Schreiber

Phlebödem und Phlebolymphödem sind – unabhängig von der Ursache – bedingt durch eine **Insuffizienz des Venensystems**. Als klinische Manifestation der chronisch-venösen Insuffizienz (CVI) entsteht im Widmer-Stadium I bzw. CEAP 1–3 das Phlebödem, wenn die Kompensation durch das gesunde Lymphsystem versagt. Ist im weiteren Verlauf das Lymphsystem auch in seiner mechanischen Funktion eingeschränkt, entsteht ein Phlebolymphödem (Widmer-Stadien II und III, CEAP 4–6).

17 % der erwachsenen Bevölkerung sind von einem Phlebolymphödem betroffen.

8.2 Krankheitsentstehung
Christine Schwahn-Schreiber

8.2.1 Ursachen

Ursachen für die Entstehung der CVI sind:
- **Funktionsverlust der Venenklappen** durch Dilatation der Venen oder Zerstörung der Venenklappen → Klappeninsuffizienz führt zum venösen Reflux, d. h. es kommt zum retrograden Fluss ins Bein
- **Ausfall der peripheren Venenpumpe** durch Immobilität, Muskellähmung oder Gelenkversteifung → fehlender bzw. verminderter Abtransport des venösen Blutes aus dem Bein

Hauptmanifestationen der CVI:
- Im oberflächlichen (epifaszialen) Venensystem: **Varizen**
- Im tiefen (subfaszialen) Venensystem: **Leitveneninsuffizienz** als Folge einer
  - lange bestehenden, dekompensierten **Varikose** mit Dilatation der tiefen Venen und damit Insuffizienz der Venenklappen als sekundäre Leitveneninsuffizienz
  - **Thrombose** mit Zerstörung der Venenklappen
  - angeborenen Klappenagenesie oder Angiodysplasie (selten in Europa)

Folgen einer Thrombose:
- Teilobstruktion oder Obstruktion der betroffenen tiefen Venen → Behinderung des venösen Abflusses aus dem Bein
- Schädigung der Venenklappen → venöser Reflux (postthrombotisches Syndrom)

Merke
Sowohl Reflux durch Destruktion der Venenklappen als auch Obstruktion der Vene sind im gleichen Venensystem möglich und bedeuten eine Potenzierung des Schadens.

Alle Läsionen, einzeln oder kombiniert, führen zu einer **venösen Hypertonie und Hypervolämie**, entweder durch venösen Reflux, gestörten Abfluss oder eine Kombination aus beidem. Dadurch entsteht ein Rückstau in die Venen bis in die Blutkapillaren – besonders am tiefsten Punkt im Knöchelbereich. Das Starling-Gleichgewicht verschiebt sich in Richtung Ultrafiltration im Sinne einer passiven Hyperämie; es kommt zum **Anstieg der lymphpflichtigen Wasserlast**. Der Abtransport der vermehrt anfallenden Wasserlast im interstitiellen Gewebe muss durch das

Lymphsystem durch ein erhöhtes Lymphzeitvolumen im Rahmen der Sicherheitsventilfunktion erfolgen.

8.2.2 Ödembildung bei CVI

- Wird die funktionelle Reserve zum Abtransport der Wasserlast überschritten, entsteht ein Ödem auf dem Boden einer dynamischen Insuffizienz (**Hochvolumeninsuffizienz**). Es entsteht das **Stadium I** der CVI nach Widmer bzw. **C3** nach der CEAP-Klassifikation (▶ Abb. 8.1; ▶ Tab. 8.1). Man spricht von einem **Phlebödem**.
- Vermutlich bedingt die persistierende venöse Hypertonie eine Mikrozirkulationsstörung durch Schädigung der Blutkapillaren. Leukozyten werden durch Scherstress mit Leukozyten-Trapping aktiviert und humorale Gewebeaktivatoren (Zytokine) ausgeschüttet.
- Dadurch steigt die Zellwandpermeabilität und es kommt zu einer vermehrten Durchlässigkeit der Kapillarzellwand für Eiweiß

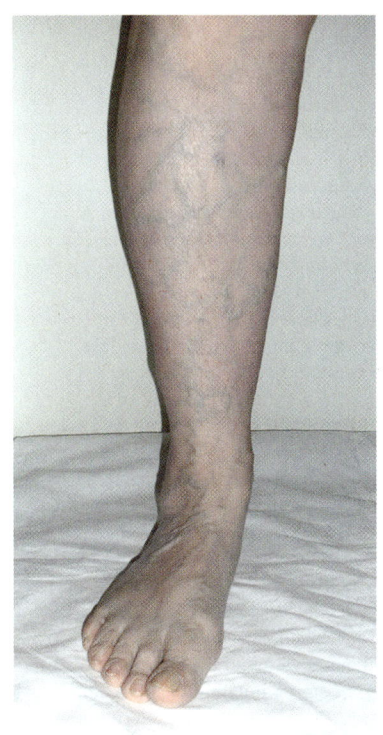

Abb. 8.1 CVI Widmer-Stadium I bzw. CEAP-Stadium 1–3 mit Varizen [M878]

Tab. 8.1 Stadieneinteilung der CVI. CEAP = Clinical – Etiological – Anatomical – Pathological Findings (Befunde) nach internationaler Einteilung.

Stadium nach CEAP	Beschreibung	Stadium nach Widmer
C0	Keine Veränderungen	
C1	• Teleangiektasien • Corona phlebectatica	
C2	Varikose	
C3	Ödem	Stadium I
C4	Hypodermitis (= abakterielle Entzündung des Fettgewebes der Subkutis) mit sekundärer Ausbildung einer Dermatoliposklerose	Stadium II
C4a	• Hyperpigmentierung (bräunlich) • Ekzem	
C4b	• Lipodermatosklerose • Atrophie blanche (Depigmentierung)	
C4c	Corona phlebectatica	
C5	Abgeheiltes Ulcus cruris	Stadium III
C6	Florides Ulcus cruris	
C6r	Rezidivulkus	

und Blutzellen (Erythrozyten, Leukozyten).
- Durch die Erweiterung der Endotheljunktionen der Kapillarwand (Phänomen der auseinandergezogenen Poren) aufgrund des venösen Hochdrucks wird die Permeabilität der Gefäßwand zusätzlich erhöht. Es entsteht ein **eiweißreiches Ödem**.
- Über eine Fibroblastenaktivierung im eiweißreichen Ödem kommt es zur Bindegewebsproliferation und konsekutiv zur Fibrose, die auch die Lymphgefäße mit einbezieht (**Dermatoliposklerose; Stadium II** nach Widmer bzw. **C4** nach CEAP; ▶ Tab. 8.1; ▶ Abb. 8.2). Man spricht von einem **Phlebolymphödem**.
- Bei zunehmender Stauung kann durch den Austritt von Leukozyten und Erythrozyten eine **sterile Entzündungsreaktion** auftreten, die sog. **Hypodermitis** (▶ Abb. 8.3). Sie äußert sich als Rötung und Überwärmung der Haut und des Unterhautgewebes. Differenzialdiagnostisch muss sie von einem Erysipel abgegrenzt werden, das meist mit Fieber einhergeht und die Haut nicht so stark sklerosiert.
- Durch den Erythrozytenzerfall im Gewebe entsteht aus dem darin enthaltenen Eisen Hämosiderin, das eine **bräunliche Pigmentierung** verursacht.
- Dies unterhält weiter einen sterilen Entzündungsprozess über freie Sauerstoffradikale, der eine weitere Reduktion der Lymphangiomotorik mit sich bringt.
- Die oft zu beobachtende **Atrophie blanche** (weiße Flecken im Stauungsareal) bedeutet, dass ein kapillararmer und damit schlecht durchbluteter atrophischer Bereich vorliegt (Mikrozirkulationsstörung), der schmerzhaft ist und leicht ulzeriert.

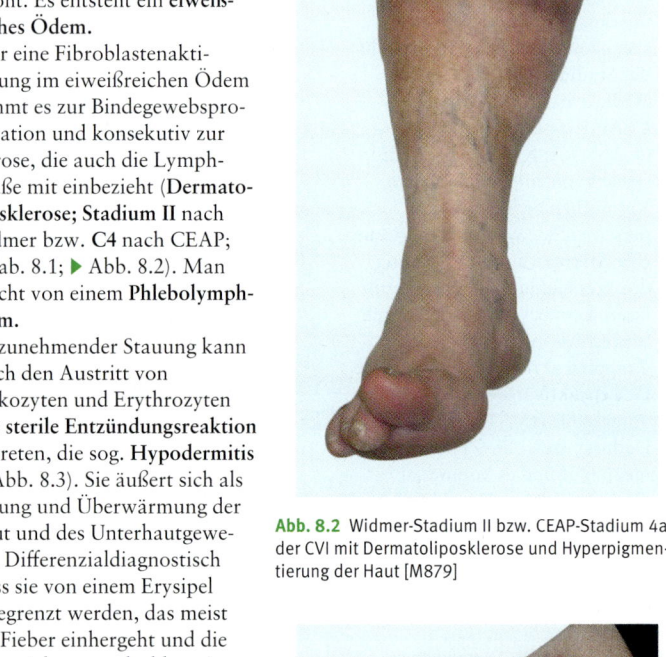

Abb. 8.2 Widmer-Stadium II bzw. CEAP-Stadium 4a der CVI mit Dermatoliposklerose und Hyperpigmentierung der Haut [M879]

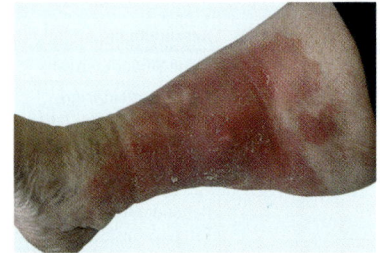

Abb. 8.3 Hypodermitis mit flächenförmiger Rötung der gestauten und oft auch sklerosierten Haut (CEAP-Stadium 4b) [M879]

- Durch Bagatellverletzungen, zusätzliche Infektionen oder Zunahme des Ödems entsteht aus der Gewebeveränderung ein **Ulcus cruris** (**Stadium III** oder **C6;** ▶ Abb. 8.4).
- 80–90 % aller Hautulzerationen sind venös bedingt, 10–20 % sind entweder arteriell bedingt (dann aber meist Ulzerationen an den Akren oder an druckexponierten Stellen) oder beruhen auf einer Mischform.

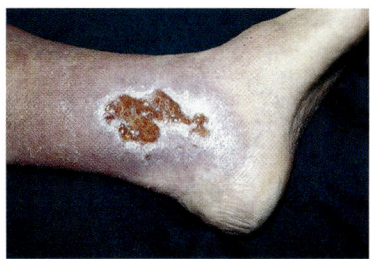

Abb. 8.4 Widmer-Stadium III bzw. CEAP-Stadium 6 der CVI mit Ulkus [R168]

- Diese pathophysiologischen Prozesse verursachen die Zunahme eines vermehrt eiweißreichen Ödems.
- Parallel dazu entwickelt sich auf Grundlage der entzündlichen narbigen Destruktion der Lymphgefäße eine **Reduktion der Lymphtransportkapazität**.
- Zu der Hochvolumeninsuffizienz kommt jetzt noch eine mechanische Insuffizienz des Lymphsystems. Bei erhöhter lymphpflichtiger Last **und** verminderter Transportkapazität entsteht eine kombinierte Insuffizienz, die sog. **Sicherheitsventilinsuffizienz**.
- Diese verstärkt sich umso mehr, je öfter Ulzerationen über zusätzliche bakterielle Infektionen eine Verklebung und Sklerosierung der Lymphgefäße bedingen bzw. rezidivierend auftretende Thrombosen und Thrombophlebitiden erneut zu Lymphangitiden der benachbarten Lymphkollektoren führen.

 Merke
Bei venöser Ursache und Versagen der lymphologischen Kompensationsmechanismen spricht man auch von einem phlebolymphostatischen Ödem oder einer chronischen venös-lymphostatischen Insuffizienz.

8.3 Klinik
Christine Schwahn-Schreiber

8.3.1 Symptomatik

Die CVI ist Zeichen einer dekompensierten Hämodynamik. Sie beginnt zunächst mit einem **abendlichen belastungsabhängigen Ödem im Knöchelbereich,** das Schweregefühl und Spannungsbeschwerden hervorrufen kann. Es ist nach der Nachtruhe wieder ausgeschwemmt. Mit zunehmender Dekompensation treten die in ▶ Tab. 8.1 beschriebenen **Hautveränderungen** wie bräunliche Pigmentierung, Stauungsdermatitis und -ekzem auf. Je weiter das Lymphsystem durch den entzündlichen Prozess mechanisch geschädigt wird, desto mehr verhärtet die Haut durch den Fibrosierungsprozess (Dermatoliposklerose), das Ödem persistiert auch nachts. Atrophie blanche und Ulzerationen entstehen. Aus dem eiweißarmen Phlebödem ist eine eiweißreiches Phlebolymphödem entstanden.

Ohne Therapie ist die CVI eine **fortschreitende Erkrankung**. Je nach Grunderkrankung (Varikose oder postthrombotisches Syndrom) geschieht dies in einem unterschiedlich schnellen, meist nicht vorhersehbaren Zeitraum: beim postthrombotischen Syndrom je nach Ausdehnung des Schadens meist innerhalb weniger Jahre, bei der Varikose kann es viele Jahre bis Jahrzehnte dauern.

Die fortgeschrittene CVI betrifft nicht nur die Haut und das Subhautgewebe, sondern alle Gewebestrukturen des distalen Unterschenkels. Auch Faszien, Muskulatur, Sehnen und der Bandapparat des Sprunggelenks sind von diesem Sklerosierungs- und Vernarbungsprozess betroffen. Zuerst durch die schmerzbedingte Schonhaltung, dann durch die zusätzliche Fibrosierung entsteht eine **Versteifung des Sprunggelenks** in Spitzfußstellung. Das vermindert wiederum durch die fehlende Gelenkfunktion die venöse Pumpfunktion, und es kommt zum **arthrogenen Stauungssyndrom** (▶ Abb. 8.5). Um die Gelenkbeteiligung hervorzuheben, werden die schweren Formen als **Dermatolipofaszio(arthro)sklerose** (▶ Abb. 8.6) bezeichnet.

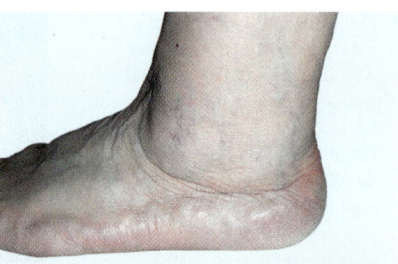

Abb. 8.5 Arthrogenes Stauungssyndrom [M878]

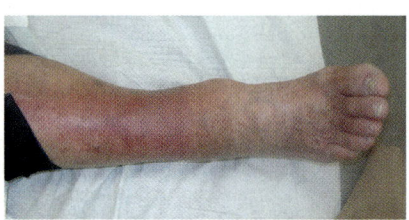

Abb. 8.6 Dermatolipofasziosklerose [M879]

8.3.2 Komplikationen

- **Arthrogenes Stauungssyndrom** (▶ Abb. 8.5): Im schlechtesten Fall kommt es über die **Dermatolipofasziosklerose** zur Einbeziehung der subfaszialen Muskulatur mit Muskelatrophie und Versteifung des Sprunggelenks durch Entzündung und schmerzbedingte Schonhaltung. Damit verselbstständigt sich die Erkrankung. Diese schwerste Form, die **Dermatolipofaszioarthrosklerose** (▶ Abb. 8.6) mit Ulzerationen, hat früher bis zur Amputation des Beines geführt.
- **Ulzerationen** in sklerotischem Umfeld sind schwer zur Abheilung zu bringen und oft sehr schmerzhaft, was einen **Analgetikaabusus** zur Folge haben kann.
- **Infektion** der Weichteile: Die immer vorhandene Kontamination der ulzerierten Haut mit Bakterien kann zu einer Infektion der Weichteile mit **Lymphangitis** und **Erysipel** führen. Das Erysipel wird meist durch Streptokokken oder Staphylokokken hervorgerufen und geht häufig mit Fieber und schwerem Krankheitsgefühl einher. Im schlimmsten Falle kann es zur **Sepsis** führen, zur **Endokarditis und Glomerulonephritis** mit entsprechenden, auch dauerhaften Folgeschäden der Organe. Eine fulminante bakterielle Infektion eines Ulkus kann zu einer **Fasziitis** führen. Diese hochseptische Infektion führt meist zur Amputation der Extremität oder auch zum Tod.
- Eine Infektion bedingt zusätzlich eine **Verklebung und Vernarbung der Lymphbahnen** und führt dadurch weiter zur Verschlechterung des begleitenden Lymphödems.

- Die Lokaltherapie des Ulkus mit einer Vielzahl von Salben und Antibiotika führt bei vielen Patienten zu **Allergien**.
- **Mykosen** sind durch das begleitende Lymphödem häufig, v. a. zwischen den Zehen.

8.4 Diagnostik
Christine Schwahn-Schreiber

8.4.1 Anamnese

Die Anamnese entspricht der allgemeinen Ödemabklärung (▶ Kap. 2.2).
- Beginn der Symptomatik
- Krankheitsverlauf
- Beschwerden: Lokalisation, Zeitpunkt der ausgeprägtesten Schwellung (abends?), Schweregefühl, Spannungsgefühl, Kribbeln, Schmerzen
- Begleiterkrankungen
- Medikamente
- Familienanamnese
- Bisherige Behandlung: MLD und Kompressionsversorgung (LKV, medizinische Kompressionsbestrumpfung)

8.4.2 Körperliche Untersuchung

Die körperliche Untersuchung entspricht der allgemeinen Ödemabklärung (▶ Kap. 2.3).

Inspektion
- Varizen, retikuläre Varikose, Besenreiser
- Ödem: Lokalisation
- Hautverfärbungen
- Hautveränderungen
- Hautfurchen durch einschnürende Kleidung, Verbände

Palpation
- Ödemkonsistenz
- Stemmer-Zeichen
- Hautelastizität
- Schmerzen
- Beweglichkeit der Sprunggelenke
- Sensibilitätsstörung

Orientierende Ganzkörperuntersuchung
- Orthopädisch
- Neurologisch
- Internistisch

Dokumentation
- Umfangsmessungen an definierten Fixpunkten (Fuß, Unterschenkel, Knie, Oberschenkel)
- Ggf. Fotodokumentation, v. a. der Ulzeration

8.4.3 Apparative Diagnostik

Basisdiagnostik

- Bidirektionale Doppler-Untersuchung der Venen (oberflächlich, transfaszial, tief)
- Bidirektionale Doppler-Untersuchung der Arterien mit Druckmessung der Knöchelarterien
- Lichtreflexionsrheografie, Fotoplethysmografie (Messung der venösen Wiederauffüllzeit; LRR, DPPG)
- Venenverschlussplethysmografie (Messung der venösen Kapazität und des venösen Abstroms)
- Histologische Untersuchung bei nicht heilenden Ulzera (Ausschluss Karzinom, Vaskulitis)
- Abstrich vom Ulkusgrund nur bei einer vom Ulkusbereich ausgehenden Infektion (nicht routinemäßig, da Kontamination mit Bakterien üblich ist)

Erweiterte Diagnostik

- **Farbkodierte Duplex-Sonografie** des Venen- und ggf. Arteriensystems (gilt als internationale Standarduntersuchungsmethode)
  - Zur Darstellung der Morphologie innerhalb (Thrombose, Stenosen, Mediasklerose) und außerhalb der Gefäße (Hämatome, Zysten, Tumoren)
  - Zum Nachweis eines Refluxes mit Bestimmung von Refluxgeschwindigkeit, -dauer und -strecke
- **Phlebografie** zur detaillierten Beurteilung der venösen Strombahn vom Unterschenkel bis zur V. cava inferior. Heute nur noch selten bei spezieller Fragestellung indiziert.
- **MR und MR-Phlebografie.** Darstellung der tiefen Venen des Körperstammes (z. B. Beckenvenenthrombose, Malformation)
- **Phlebodynamometrie** (Venendruckmessung): bei der CVI bestehen ein erhöhter Venendruck, ein verminderter Druckabfall bei der Pumpfunktion und eine Verkürzung der Druckanstiegszeit
- **Serologische Untersuchungen** (Ausschluss von z. B. Kollagenosen)

8.4.4 Differenzialdiagnosen

- Internistische Erkrankungen, die Ödeme verursachen (z. B. Herz-, Niereninsuffizienz, Myxödem, Hypoproteinämie)
- Begleitvaskulitis bei Autoimmunerkrankungen wie Kollagenosen
- Livedovaskulitis
- Pyoderma gangraenosum
- Mikrozirkulationsstörungen (z. B. bei Diabetes mellitus, Kryoglobulinämie)
- Ulcus hypertonicum Martorell
- Hämatologische Erkrankungen (z. B. Sichelzellanämie)
- Myeloproliferative Erkrankungen (z. B. Polycythaemia vera, Thrombozythämie, Morbus Werlhof)
- Neuropathische Erkrankungen
- Ulzerierte maligne Hauttumoren

8.5 Therapie
Christine Schwahn-Schreiber

8.5.1 Kausale medizinische Therapie
Basis jeder Therapie ist die **Beseitigung der Ursache,** soweit dies möglich ist. Bei der CVI ist dies die Reduktion der vorwiegend orthostatischen Druck- und Volumenüberlastung im Venensystem.

Varikose
Pathologischen Reflux durch Beseitigung der primären Stamm- und Perforansvarikose ausschalten:
- **Varizenstripping** der Stammvarikose (V. saphena magna und parva): Die dilatierte insuffiziente Stammvene wird operativ mittels Venenstripper entfernt. Dies erfolgt inklusive Crossektomie, bei der alle Seitenäste in der Leiste bzw. Kniekehle mit durchtrennt werden.
- **Miniphlebektomie** der Perforans- und Seitenastvarikose: Die Venenäste werden mit einer Häkchennadel über eine Stichinzision entfernt.
- **Thermoablation** durch Laser, Radiowelle oder Heißdampf der Stammvarikose, der Perforans-und Seitenastvarikose
- **Chem. Verklebung der Stammvarikose** durch Applikation von Cyanoacrylatkleber endoluminal
- **Schaumverödung** aller Varizenanteile: Das aufgeschäumte Verödungsmedikament Äthoxysklerol® wird injiziert, das zu einer Entzündungsreaktion mit konsekutiver Verklebung der Gefäßwände führt.

Postthrombotisches Syndrom
Ausschaltung des pathologischen Refluxes durch Beseitigung der sekundären Stamm- und Perforansvarikose (soweit vorhanden):
- Gleiche Verfahren wie bei der Therapie der Varikose.
- **Klappenrekonstruktion** oder **Einsetzen eines klappentragenden Venensegments** aus einer gesunden Vene jeweils in die tiefe Vene, um den pathologischen Reflux zu stoppen: Diese Verfahren werden nur in ausgewählten Fällen und in spezialisierten Zentren angewendet. Sie sind durch hohes Thromboserisiko belastet. Eine Indikation besteht nur bei Ulkus und Leitveneninsuffizienz (Klappeninsuffizienz der tiefen Venen). Die Erfolgsrate ist bei primärer Leitveneninsuffizienz besser als beim postthrombotischen Syndrom.
- Einlage eines **Stents:** verbessert bei venöser nichtmaligner Obstruktion der V. cava inferior, V. iliaca oder V. femoralis den venösen Abstrom.

>
> **Merke**
> Der Vorteil einer Sanierung des epifaszialen Venensystems in Bezug auf
> - Verbesserung einer CVI,
> - Abheilung eines Ulkus,
> - Verlängerung eines rezidivfreien Intervalls
>
> ist bei Patienten mit einem insuffizienten tiefen Venensystem geringer als bei Patienten mit suffizientem tiefem Venensystem.

8.5.2 Lokaltherapie

▶ Kap. 3.6

Wundheilung ist ein körpereigener Vorgang. Er kann durch ärztliche Maßnahmen **beschleunigt** werden, indem hemmende interne und externe Einflüsse, z. B. Infektionen, beseitigt werden. Die Optimierung der Wundbedingungen durch konsequente Kausaltherapie (▶ Kap. 8.5.1) ist erforderlich.

- **Reinigung des Ulkus:** Dazu können neben mechanischer Reinigung sterile Kochsalzlösung und Trinkwasser (Wunde ausduschen) verwendet werden. Antiseptika und lokale Antibiotika sollten wegen der Gefahr der Sensibilisierung gegen die Inhaltstoffe und die Auslösung von Kontaktallergien nur gezielt und zeitlich begrenzt zum Einsatz kommen.
- **Wundverband:**
  - Aufnahme von Wundsekret
  - Verhindern von Austrocken der Wunde
  - Schutz vor mechanischer Verletzung, Kälte, Kontamination mit Keimen
  - Darf keine Allergien auslösen
  - Darf keine Verbandsmaterialien an die Wunde abgeben
  - **Wirkstofffreie** Wundauflagen, die ein feuchtes Wundmilieu aufrechterhalten, bei venös bedingten Wunden vorteilhaft
  - Prinzipielle Überlegenheit bestimmter Wundauflagen gegenüber anderen wurde bisher nicht festgestellt

Nicht ausreichend belegte Therapieverfahren sind:
- Wachstumsfaktoren
- Applikation von Laserstrahlen
- Applikation gepulster elektromagnetischer Felder oder gepulsten Gleichstroms
- Ultraschallbehandlung
- Hyperbare Sauerstofftherapie

8.5.3 Ulkuschirurgie

Ein Ulcus cruris, das unter optimaler phlebologischer Therapie innerhalb von 3 Monaten keine Heilungstendenz zeigt bzw. nicht innerhalb von 12 Monaten abgeheilt ist, gilt nach der Leitlinie der Deutschen Gesellschaft für Phlebologie (DGP) als therapieresistent. Für diese therapieresistenten Ulzera haben operative Verfahren der Ulkuschirurgie eine wichtige Bedeutung.

Eine **alleinige Hauttransplantation** auf einen gesäuberten Wundgrund hat zwar eine gute Abheilung, aber eine **hohe Rezidivrate** des Ulkus ergeben. Da die Sklerose im Ulkusgrund und um das Ulkus schlecht durchblutetes Gewebe ist, ist die hohe Misserfolgsrate pathophysiologisch zu erklären. So haben sich zwei Operationsverfahren etabliert, die diese Sklerose mit entfernen. Mit beiden Operationsverfahren können ca. 80 % aller therapieresistenten Ulzera längerfristig über viele Jahre zur Abheilung gebracht werden.

Die Grunderkrankung wie das postthrombotische Syndrom, die zu dem Ulkus geführt hat, wird durch diese Operationen jedoch nicht beseitigt; das Lymphsystem bleibt durch die Fibrosierung der Haut und des Unterhautgewebes geschädigt bzw. wird reseziert. Zudem sind die epifaszialen Lymphabflusswege nach den oft multiplen Infektionen häufig bis zu den regionalen Lymphknoten geschädigt.

Merke
Nach beiden Operationsverfahren sind dauerhafte manuelle Lymphdrainage und Kompressionstherapie in der Nachbehandlung obligat.

Shave-Therapie

Bei der Shave-Therapie wird das gesamte, über Jahre vernarbte, nekrotische und sklerotische **Haut- und Unterhautgewebe** um und unter der Ulzeration oberhalb der Faszie schichtweise tangential mit einem elektrischen Messer (Dermatom) **abgetragen,** bis man wieder auf gesunde Gewebeschichten trifft. Diese sind an punktförmigen Blutungen erkennbar. Das bedeutet, dass aus einem kleinen Ulkus oft eine größere, jetzt aber gut durchblutete Wunde gemacht werden muss. Dieses gesunde Gewebe ist dann eine gute Grundlage für eine Hauttransplantation. Dazu wird ein dünnes Hauttransplantat meist vom Oberschenkel auf die Wunde aufgebracht.

Faszienresektion

Bei sehr ausgeprägten Ulzerationen, die subfaszial die Muskulatur und Sehnen mit einbezogen haben, reicht die Shave-Therapie oft nicht aus. Hier besteht eine Indikation für die Faszienresektion. Dabei wird der **gesamte Faszienmantel** einschließlich des nekrotischen und fibrotischen Gewebes von der Muskulatur **abgetragen.** Die Hauttransplantation erfolgt auf die Muskulatur.

Im Vergleich zur Shave-Therapie ist die Faszienresektion deutlich invasiver, der postoperative Heilungsverlauf länger, das kosmetische Ergebnis schlechter; daher sollte sie nur bei sehr tief reichenden Befunden der Sklerose mit Sehnenbeteiligung, transfaszialen Nekrosen und Therapieversagern nach Shave-Therapie durchgeführt werden. Die Shave-Therapie ist daher die operative Methode der Wahl.

8.5.4 Systemische medikamentöse Therapie

Adjuvante Therapie

Als adjuvante Pharmakotherapeutika werden u. a. folgende Substanzen mit unterschiedlichem Erfolg bei der Behandlung der CVI eingesetzt:
- Rosskastaniensamenextrakt
- Flavonoide
- Rotes Weinlaub
- Pentoxiphyllin

Sie bewirken eine Entödematisierung und Ödemprotektion des Gewebes durch Stabilisierung der Zellmembran der Blutkapillaren. In klinischen Studien wurden abheilungsfördernde Effekte bei Ulzera gefunden. Sie ersetzen allerdings nicht die Kompressionstherapie.

Diuretika

Sie sollten wegen der systemischen Nebenwirkungen **nicht oder nur ganz kurzfristig** eingesetzt werden. Über eine Hämokonzentration und Erhöhung des kolloidosmotischen Drucks im Blut kommt es im Stadium I der CVI zu einer erhöhten Rückresorption der lymphpflichtigen Wasserlast. Dies ist durch den Einsatz medizinischer Kompressionsstrümpfe nebenwirkungsfreier zu erzielen. Bereits ab Stadium II ist das Ödem jedoch eiweißreich. Bei Gabe von Diuretika bleibt dann das Eiweiß im Gewebe liegen und bewirkt eine beschleunigte Sklerosierung.

Schmerztherapie

Zwei Drittel der Patienten mit venösen Ulzera leiden an unterschiedlich ausgeprägten Schmerzen. 50 % davon nehmen nicht ausreichende oder gar keine Analgetika. Dies führt zu einer Verschlechterung der Erkrankung durch schmerzbedingte Bewegungseinschränkung, zu einer Minderung der Lebensqualität, zur Arbeitsunfähigkeit und vorzeitigen Berentung.

Zur komplexen kausalen Therapie gehört daher eine effektive Schmerztherapie. Da es keine spezielle stadiengerechte Schmerztherapie für venös bedingte Ulzera gibt, wird das WHO-Schema der Schmerztherapie empfohlen.

Literatur

Deutsche Gesellschaft für Phlebologie. S2k-Leitlinie Diagnostik und Therapie der Varikose. AWMF-Register-Nr. 037/018, 2019.
Deutsche Gesellschaft für Phlebologie. S2k-Leitlinie Sklerosierungsbehandlung der Varikose. AWMF-Register-Nr. 037/015, 2018.
Deutsche Gesellschaft für Phlebologie. S3-Leitlinie Diagnostik und Therapie des Ulcus cruris venosum. AWMF-Register-Nr. 037/009, 2010.
Deutsche Gesellschaft für Wundheilung und Wundbehandlung e. V. S3-Leitlinie Lokaltherapie chronischer Wunden bei Patienten mit den Risiken periphere arterielle Verschlusskrankheit, Diabetes mellitus, chronische venöse Insuffizienz. AWMF-Register-Nr. 091/001, 2012.
Földi M, Földi E. Lehrbuch Lymphologie. 7.A. München: Elsevier, 2010.
Hach W, Mumme A, Hach-Wunderle V. VenenChirurgie Operative, interventionelle und konservative Aspekte. 3.A. Stuttgart: Schattauer, 2012.
Hermanns HJ. Standards bei der operativen Behandlung des Ulcus cruris. Phlebologie. 2019; 48:161–69.
Rabe E. Grundlagen der Phlebologie. 3.A. Köln: Viavital 2003.

8.6 Komplexe physikalische Entstauungstherapie (KPE)

8.6.1 Grundsätze der Behandlung

Stefan Hemm

Ziel der KPE ist die Entstauung des Phlebolymphödems. Besteht zusätzlich ein Ulcus cruris venosum, beschleunigt die KPE dessen Abheilung. Spezielle Wirkungen der KPE sind:
- Verbesserte Mikrozirkulation zwischen Blutkapillaren und Gewebe
- Verminderung der pathologisch erhöhten Ultrafiltration
- Verschiebung interstitiell gestauter Flüssigkeit
- Aktivierung des zentralen Lymphtransportes
- Reduzierung der Diffusionsstrecke für Sauerstoff und Nährstoffe

Die Behandlung des venös bedingten Ödems unterscheidet sich je nach Stadium der CVI: Erst ab dem Stadium C4 kommt die MLD zum Einsatz (▶ Tab. 8.2)

8.6 Komplexe physikalische Entstauungstherapie (KPE)

Tab. 8.2 Behandlung des Phlebödems und Phlebolymphödems

	Phlebödem	Phlebolymphödem
CEAP Stadieneinteilung	Stadium C3	Stadium C4 bis C6
Insuffizienzform des Lymphgefäßsystems	Dynamische Insuffizienz (phlebolymphodynamische Insuffizienz)	Sicherheitsventilinsuffizienz (phlebolymphostatische Insuffizienz)
Therapie	• Kompression • Entstauende Bewegungsübungen in Kompression • Aufklärung und Stärkung des Selbstmanagements	• MLD • Systemische Hautpflege • Kompression • Entstauende Übungsbehandlung in Kompression • Aufklärung und Stärkung des Selbstmanagements

Behandlungsgrundsätze bei CVI-Stadium C3

Da das Lymphgefäßsystem in diesem Stadium nicht geschädigt, sondern nur durch die Erhöhung der Wasserlast überfordert ist, findet die **MLD keine Anwendung**. Das Lymphgefäßsystem arbeitet maximal (Sicherheitsventilfunktion), aber nicht bedarfsgerecht. Es liegt eine dynamische Insuffizienz des Lymphgefäßsystems vor.

Die **Ödeme** treten meist in der **2. Tageshälfte** auf und sind über Nacht reversibel. Das Ödem ist **leicht dellbar**, da es sich um ein eiweißarmes Ödem handelt. Es sind meist noch keine Hautveränderungen vorhanden.

Therapeutische Maßnahmen:
- **Kompression** mit med. Kompressionsstrümpfen (▶ Kap. 8.6.4)
- **Bewegung** (Venenwalking) in Kompression

Behandlungsgrundsätze bei CVI-Stadien C4 bis C6

Durch das Fortschreiten der Erkrankung ist nun auch das Lymphgefäßsystem geschädigt. Die Ödeme bilden sich über Nacht nicht mehr vollständig zurück. Es liegt ein phlebolymphostatisches Ödem vor, die KPE muss eingeleitet werden (▶ Abb. 8.11). Bei weiterem Voranschreiten des Phlebolymphödems kann sich zu den Symptomen des Stadium C4 ein Ulcus cruris venosum entwickeln.

Die Wundreinigung/Wundversorgung und die Therapie am Ulkusrand erfolgt immer vor der MLD (▶ Kap. 3.7).

8.6.2 Manuelle Lymphdrainage (MLD)

Stefan Hemm

Phlebolymphödem (CVI-Stadium C4)

▶ Abb. 8.11

Vorbehandlung
- Patient liegt auf dem Rücken
- Kontaktaufnahme am Hals ▶ Kap. 3.2.4
- Bauchtiefdrainage oder Atemtherapie nach Befund ▶ Kap. 3.2.4
- Nll. inguinales mit stehenden Kreisen behandeln

- Oberschenkel den anatomischen Verhältnissen entsprechend mit stehenden Kreisen und Pumpgriffen im Wechsel mit Betonung des ventromedialen Bündels behandeln

Behandlung Ödemgebiet
- Patienten nach Befund lagern
- Ödemgebiet von proximal nach distal mit stehenden Kreisen und Pumpgriffen im Wechsel freiarbeiten
- Langsam arbeiten, d. h. langsame Griffe und längeres Verweilen an einer Stelle solange, bis das Gewebe weicher und verschieblicher wird
- Mit mehr Schub arbeiten, d. h. mit erhöhter Intensität, aber vorsichtig genug, sodass die Haut nicht geschädigt wird
- Knieregion, Unterschenkel, Fuß und Zehen nach Befund freiarbeiten
- Leichte Ödemgriffe je nach Gewebezustand zusätzlich nutzen
- Immer wieder mit stehenden Kreisen und Pumpgriffen mit verlängerter Schubphase bis in den Oberschenkel mit Betonung des ventromedialen Bündels und der Nll. inguinales nacharbeiten
- Im Stadium C6 um die Ulzeration herum arbeiten
- Andere Seite ggf. genauso behandeln (▶ Abb. 8.7)

Phlebolymphödem (CVI-Stadium C6)
▶ Abb. 8.11

Wundreinigung/-versorgung und Therapie am Ulkusrand
- Die Wundversorgung wird durch den Arzt oder eine durch den Arzt beauftragte Person, z. B. Wundexperte (ICW), Wundmanager (TÜV), durchgeführt.
- Im Wundbereich nur mit Handschuhen arbeiten

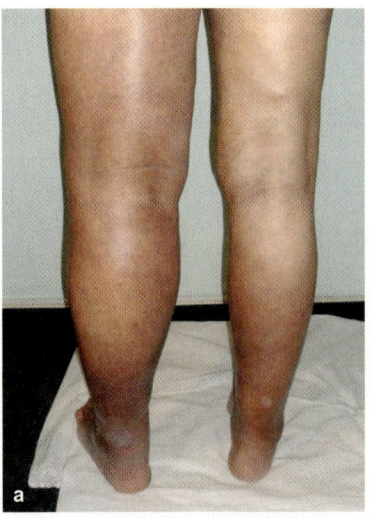
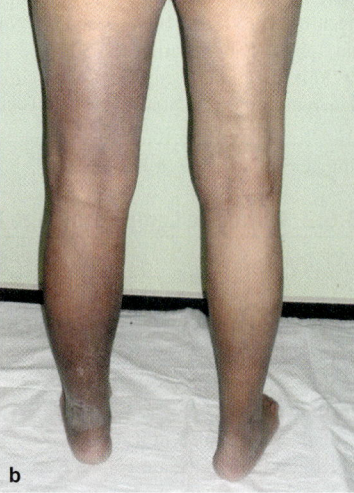

Abb. 8.7 CVI-Stadium C4 a) vor und b) nach MLD/KPE [M878]

- Manuelle Lymphdrainage mit stehenden Kreisen am Wundrand in Richtung Wundgrund
- Die Therapie am Wundrand nicht länger als 10 Minuten durchführen, damit die Wundtemperatur nicht weiter sinkt
- Wunde mit entsprechenden Wundauflagen durch den Patienten abdecken lassen

Merke
Die Wundreinigung und -versorgung obliegt dem Arzt oder zertifizierten Wundtherapeuten und ist nicht auf den Physiotherapeuten delegierbar. Die Therapie am Wundrand ist ein wichtiger Bestandteil der manuellen Lymphdrainage, sie wird im Rahmen der Zertifikatsweiterbildung MLD/KPE vermittelt und ist in der MLD-Leistungsbeschreibung der GKV abgebildet. Eine gute Zusammenarbeit mit dem Arzt oder dem Wundexperten/-manager ist unverzichtbar

Vorbehandlung
Siehe CVI-Stadium C4

Behandlung Ödemgebiet
- Siehe CVI-Stadium C4
- In der Nähe bzw. auf Höhe der Ulzeration:
  - Gebiet bis zum Ulkusrand sternförmig freiarbeiten
  - Gewebeflüssigkeit um die Ulzeration drainieren
- Andere Seite ggf. genauso behandeln (▶ Abb. 8.8)

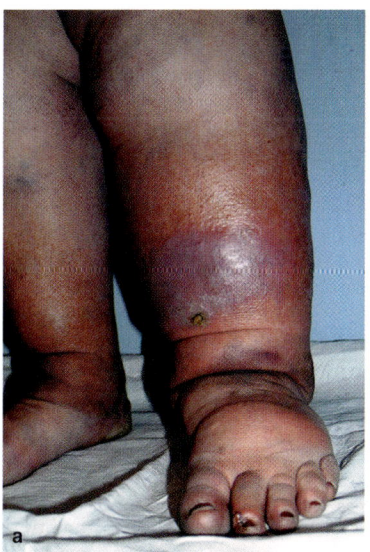
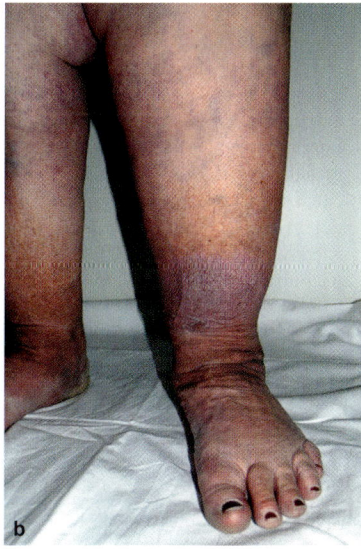

Abb. 8.8 CVI-Stadium C6 mit sekundärem Lymphödem a) vor und b) nach MLD/KPE [M878]

8.6.3 Lymphologischer Kompressionsverband (LKV)

Stefan Hemm

- Da die Ödematisierung in der Regel auf Fuß und Unterschenkel begrenzt ist, ist eine Kompression bis zum Knie ausreichend (▶ Abb. 8.9). Bei Varizen am Oberschenkel, bei Thrombosegefahr oder einem postthrombotischen Syndrom mit einer Ödematisierung am Oberschenkel die Kompression bis zur Leiste durchführen.
- Zu Materialbedarf und Anlagetechnik ▶ Kap. 3.4.6
- **KPE Phase I** (Entstauungsphase): LKV sollte täglich im Anschluss direkt nach der Lymphdrainage erfolgen.
- **KPE Phase II** (Erhaltungs- und Optimierungsphase): Der Patient trägt täglich seinen Kompressionsstrumpf. Am Behandlungstag kann bei Bedarf im Anschluss an eine Lymphdrainagebehandlung ein LKV angelegt werden.
- Bei einem **Ulcus cruris venosum** gilt es, Kompressionsdruck auf den Wundgrund zu vermeiden. Geschieht dies nicht ausreichend durch die **Wundauflagen,** kann ein Ring aus Schaumstoff zugeschnitten werden. Dieser wird auf die Wundauflage gelegt und in den LKV eingearbeitet. In Ergänzung zu dem LKV kann ggf. mit der **apparativen intermittierenden Kompression** eine bessere und schnellere Ulkusabheilung erzielt werden.
- Medizinische adaptive Kompressionssysteme (MAK, ▶ Kap. 3.6.7) können eine gute Alternative zum klassischen Kompressionsverband darstellen. Über den Klettverschluss kann im Laufe des Tages der Kompressionsdruck einfach nachjustiert werden, um einen Druckverlust zu vermeiden.

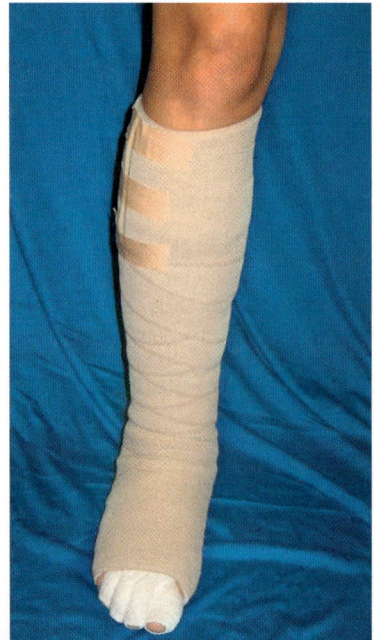

Abb. 8.9 LKV bis zum Knie bei einem Patienten mit CVI im Stadium C4 [M878]

8.6.4 Medizinische Kompressionsstrümpfe (MKS)

Els Brouwer

▶ Kap. 3.5

Terminvereinbarung

Bei einem Phlebödem (CEAP 1–3) muss der Anmesstermin für die Strumpfversorgung möglichst **früh am Morgen** stattfinden, da dann die Beine noch nicht ödematös angeschwollen sind. Bei einem Phlebolymphödem (CEAP 4–6) muss vor dem Anmessen einer MKS zunächst die Phase I der KPE (Entstauungsphase) inkl. des ggf. notwendigen Wundmanagements erfolgen.

Versorgungsablauf

Voraussetzung für die optimale Versorgung von Patienten mit Phlebödem/Phlebolymphödem ist eine interdisziplinäre Zusammenarbeit zwischen allen in die Versorgung involvierten Partnern wie Arzt, Therapeut und Sanitätshaus. Die Diagnosestellung obliegt dabei allein dem Arzt und stellt die Basis für die Therapie mit MKS dar. Bei Patienten mit Phlebödem und Phlebolymphödem ist besonders auf die Veränderung der Haut und die Beweglichkeit des oberen Sprunggelenks zu achten. Zu versorgende Ulzera benötigen eine spezielle Kompressionsbestrumpfung.

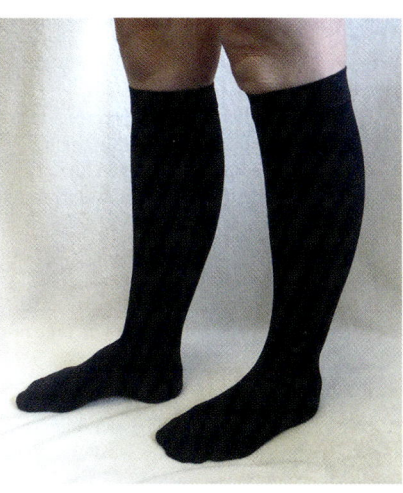

Abb. 8.10 Versorgung mit rundgestrickten Kompressionsstrümpfen [M872]

Anhand des optischen Befundes wird entschieden, ob noch eine Versorgung mit rundgestrickter Qualität ausreicht oder eine Versorgung mit flachgestrickter Kompressionsstrumpfqualität notwendig wird (Kalibersprünge, konische Beinform). Beim Phlebödem reichen häufig rundgestrickte Kompressionsstrümpfe aus (▶ Abb. 8.10).

8.6.5 Unterstützende Selbstbehandlung

Susanne Helmbrecht, Ralf Gauer

▶ Kap. 3.6

Aufklärung und Motivation (▶ Kap 3.6.2)

Ungünstige und günstige Einflüsse ansprechen und Anstrengungen wertschätzen:
- Eingeschränkte Leistungsfähigkeit akzeptieren (▶ Kap. 3.6.11)
- Gesunde Körperwahrnehmung durch erhöhte Selbstaufmerksamkeit
- Ziel: Progression verhindern (▶ Kap. 3.6.3)
- Stressbewältigung
- Übergewicht vermeiden
- Zuhören und wertschätzende Äußerungen heben Ressourcen der Patienten
- Selbstverantwortung bleibt beim Patienten

Unterstützung durch andere:
- Unterstützender Partner, Familie oder Netzwerk vorhanden?
- Selbsthilfegruppe?
- Selbstmanagement-Workshops der Lymphselbsthilfe e. V.

Informationsbroschüren, Websites, Magazine zum Nachlesen mitgeben oder empfehlen

Verhaltensregeln

In erster Linie ist der Alltag an die Erfordernisse der Erkrankung anzupassen bis hin zu einem veränderten Lebensstil:
- Überlastungen grundsätzlich vermeiden (▶ Kap. 3.6.3)
- Sitzen und Gehen/Stehen abwechseln
- Gehen/Liegen besser als Stehen/Sitzen
- Hochlagern der ödematisierten Extremität
- Aktive Pausen einplanen
- Schutz vor Verletzungen (u. a. Insektenstiche, Haustiere, Hitze, Sonne) und sofortiges Desinfizieren
- Keine Injektionen, Akupunktur, Blutdruckmessen und Schnitte im Ödemgebiet
- Weite bequeme Kleidung; geeignete, passende Schuhe

Selbstmanagement/-behandlung

- Kompression als Grundlage der Therapie (▶ Kap. 3.6.3), u. a.:
  - Kompression passt und wird täglich getragen: Kompressionsklasse? Mehrteilig?
  - Anziehen wird (im Sanitätshaus) eingeübt
  - Anziehhilfen, Partner einbeziehen oder Pflegedienst einschalten
  - Nicht passende Bestrumpfung wird nachgebessert: Schmerzen sind nicht zu tolerieren
- Selbstbandage, wenn Bestrumpfung nicht ausreichend oder nicht vorhanden:
  - Bandagekenntnisse vorhanden oder Schulung möglich?
  - Bandagematerial mit Schaumstoffbinden zur Selbstbandage
  - **Für Phlebologische Ödeme werden spezifische Verbandsmittel angeboten!** Fast'n Go o. a.
- Bewegung in Kompression (▶ Kap. 3.6.8), u. a.:
  - Bewegungen langsam, geführt und endgradig
  - Sport (▶ Kap. 3.6.10) im niedrig intensiven Bereich
  - **Waden-Muskel- und Sprunggelenkspumpe aktivieren**
  - Ermüdung/Überlastung/Verletzung vermeiden
  - Intervalle und Pausen konsequent planen.
  - Berücksichtigung der eingeschränkten Beweglichkeit
- Hautpflege als Erysipelprophylaxe (▶ Kap. 3.3, ▶ Kap. 3.6.4), u. a.:
  - Gesunde, saubere, gepflegte Haut
  - Reichhaltige Pflegeprodukte, passend zum Hauttyp
  - Fuß- und Nagelpflege
  - Desinfektionen bei kleinsten Verletzungen (Desinfektionsmittel ist immer dabei!)

8.6.6 Behandlungsaufbau

Oliver Gültig, Thomas Künzel

Phlebolymphödem

▶ Kap. 8.6.2, ▶ Abb. 8.11
1. Anamnese, Inspektion, Palpation
2. KI der MLD ausschließen
3. Ab CVI-Stadium C4 mit Ulcus cruris venosum: Wundbehandlung

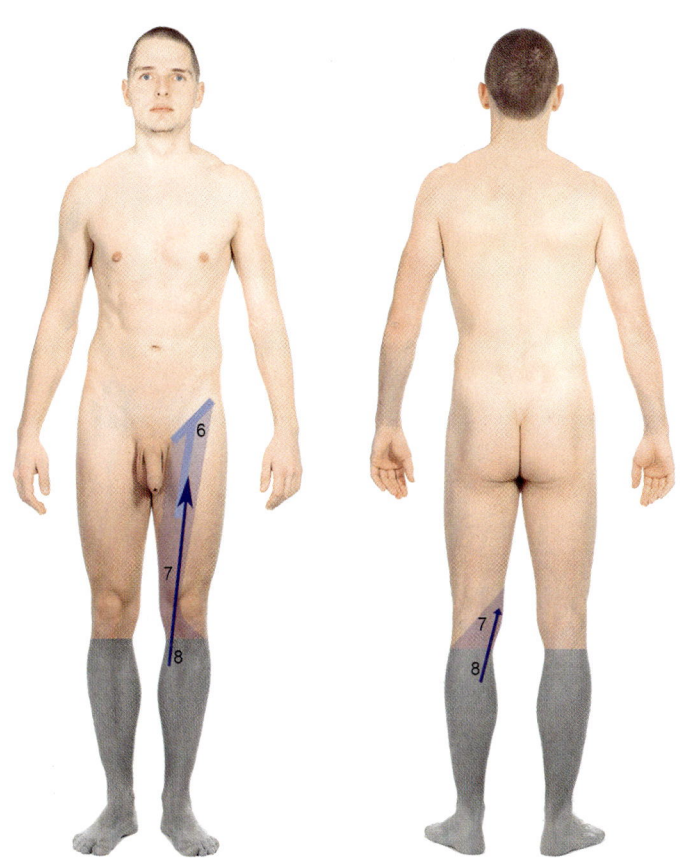

Abb. 8.11 Behandlungsaufbau Phlebolymphödem [M882/K354]

Patient in Rückenlage
4. Kontaktaufnahme am Hals
5. Bauchtiefdrainage oder Atemtherapie nach Befund
6. Behandlung der Nll. inguinales
7. Behandlung des Oberschenkels mit Betonung des ventromedialen Bündels

Wenn sich eine Reaktion am Unterschenkel zeigt: Lagerung des Patienten nach Befund
8. Freiarbeiten der lymphödematösen Region von proximal nach distal: Knieregion, Unterschenkel, Fuß und Zehen nach Befund, häufiges Nacharbeiten mit Betonung des ventromedialen Bündels und der Nll. inguinales
9. Ggf. Behandlung der anderen Seite auf die gleiche Weise
10. Hautpflege
11. Anlegen eines lymphologischen Kompressionsverbands
12. Entstauende Übungsbehandlung in Kompression
13. Patientenberatung

9 Lymphödem bei pAVK

Simon Classen

9.1	Krankheitsentstehung	234	9.3	Diagnostik	236
9.2	Klinik	236	9.4	Therapie	238

9.1 Krankheitsentstehung

Die periphere arterielle Verschlusskrankheit (pAVK) stellt eine Störung der Durchblutung meist in den unteren Extremitäten dar. Die Krankheit entspricht einem oft generalisierten, chronischen Prozess in den arteriellen Gefäßen. Wesentliches Merkmal sind Einengungen (Stenosen) und Verschlüsse (Okklusionen) in der arteriellen Strombahn.

Im Jahr 2010 ist man davon ausgegangen, dass weltweit rund 200 Millionen Menschen an einer pAVK leiden. Versicherungsdaten aus Deutschland zeigen eine jährliche Inzidenz von Neuerkrankungen an pAVK von 500 bis 600 Patienten pro 100.000 Einwohner. Die Prävalenz liegt bei 3–10 %, Personen über 70 Jahre haben eine Prävalenz von 15–20 %

Nahezu alle Organsysteme sind betroffen, die kritischsten Punkte spielen sich auf der Ebene des Herzens (koronare Herzkrankheit, KHK), der Halsschlagadern (cervikale arterielle Verschlusskrankheit, cAVK) und der Beckenbeinarterien (pAVK) ab. Bei der pAVK sind die unteren Extremitäten am häufigsten betroffen. Ursächlich ist bei den Betroffenen ein meist generalisierter, schleichender Prozess an Gefäßverschlüssen durch die Arteriosklerose zu beobachten. Dieser wird durch viele Faktoren beeinflusst.

Die heute bekannten und am häufigsten anzutreffenden Faktoren sind:
- Nikotinabusus
- Diabetes mellitus
- Arterielle Hypertonie
- Fettstoffwechselstörung
- Genetische Disposition
- Vaskulitis

Die pAVK wird üblicherweise eingeteilt nach den möglichen Gehstrecken bzw. nach den aus der Unterversorgung des Gewebes resultierenden Komplikationen (▶ Tab. 9.1).

Im internationalen Sprachgebrauch findet die Klassifikation nach Rutherford eine geringfügig andere Einteilung. (▶ Tab. 9.2) Das hier existente Stadium 3 ist begleitet von einer wichtigen Phase der „vorkritischen" Durchblutungsstörung.

Abhängig von Begleiterkrankungen bzw. Risikofaktoren zeigt die pAVK ein unterschiedliches Befallsmuster: Bei Rauchern manifestiert sie sich eher im Becken, bei Diabetikern an den Unterschenkeln und auch Akren. Eine besondere Form stellt die Thrombangitis obliterans dar, die vorwiegend junge Raucher betrifft. Diese führt ebenso wie beim Diabetiker zu einem Befall der distalen und akralen Gefäße.

Tab. 9.1 Stadieneinteilung der pAVK nach Fontain	
Stadium	Symptome
I	Keine sicht- oder fühlbaren (!) Gehstreckenminderungen
IIa	Gehstrecke über 200 m möglich
IIb	Gehstrecke nur bis 200 m möglich
III	Ruheschmerzen
IV	Sichtbarer Zelluntergang (Nekrose/Gangrän)

9.1 Krankheitsentstehung

Tab. 9.2 Vergleich der Stadieneinteilung der pAVK nach Fontain und Rutherford

Fontain		Rutherford		
Stadium	Klinisches Bild	Grad	Kategorie	Klinisches Bild
I	Asymptomatisch	0	0	Asymptomatisch
IIa	Gehstrecke > 200 m	I	1	Leichte Gehbeschwerden (Claudicatio intermittens)
IIb	Gehstrecke < 200 m	I	2	Mittlere Gehbeschwerden
		I	3	Starke Gehbeschwerden
III	Ischämischer Ruheschmerz	II	4	Ischämischer Ruheschmerz
IV	Ulkus, Gangrän	III	5	Kleinflächige Nekrose
		III	6	Großflächige Nekrose

Ein häufig vernachlässigtes Phänomen stellt das Ödem der durchblutungsgestörten Extremität dar. Hier ist die Pathogenese nicht in allen Einzelheiten nachgewiesen, stellt jedoch ein komplexes Zusammenspiel aller Gewebeanteile dar.

Das durchblutungsgestörte Gewebe entwickelt häufig eine sog. „ischämische Schwellung", deren Ursache auf verschiedenen Ebenen zu sehen ist:
- Kritische Minderperfusion des Gewebes mit Fehlfunktion auf zellulärer Ebene sowie beginnendem Zelltod und Membraninstabilitäten (Böhm und Schild 2003, Hengartner 2000)
- Erhöhung der Durchlässigkeit von Endstrombahngefäßen bei fehlender Zufuhr an sauerstoffreichem Blut (kompensatorisch)
- Oft verminderte Bewegung aufgrund der eingeschränkten Beweglichkeit (Schmerzen)
- Minderversorgung der peripheren Nerven, die u. a. auch autonom den lymphatischen Transport unterstützen

Merke
Eine Extremitätenschwellung bzw. ein Ödem kann auch ein Zeichen der Gewebeunterversorgung bei pAVK sein. Eine Kompression kann in diesem Fall nur in enger Abstimmung mit den die Durchblutungsstörung behandelnden Ärzten erfolgversprechend sein.

Das Ödem entsteht somit auf der Seite der verminderten „Anlieferung", dem arteriellen Zustrom und der resultierenden Zell-/Membranstörung. Gleichzeitig muss man davon ausgehen, dass das Ungleichgewicht in der Gewebehomöostase auch einen direkten Einfluss auf die Lymphbahnen hat, insbes. die Kollektoren mit den glattmuskulär-autonom innervierten Lymphangionen, den Lymphherzen.

Bei einem derart „unterversorgten" Gewebe kommt es, nachdem vorgeschaltete Engen/Stenosen beseitigt wurden, zum Phänomen der Gewebeüberflutung, dem Reperfusionsödem. Hier entsteht genau das Gegenteil: Die maximal auf Durchblutungsmangel eingestellten Gewebe werden in diesem Sinn „überflutet" und es kommt nun zum Revaskularisationsödem (▶ Abb. 9.1).

Das jetzt folgende Gewebeödem führt dazu, dass die Diffusionsstrecken verlängert werden und sich damit die Diffusionsgeschwindigkeit erheblich verlangsamt. So entstehen die typischen negativen Einflüsse auf die Zellver- und -entsorgung in Verbindung mit der möglichen Zunahme der Beschwerden bis hin zum Gewebstod.

Merke
- Das ischämische Ödem stellt neben der kritischen Durchblutung ein hohes Risiko für den Patienten dar und sollte mit den jeweils möglichen Maßnahmen zeitnah reduziert werden.
- Eine Kompression mit angepasstem Arbeitsdruck ohne Ruhedruck stellt unter Beachtung der Rahmenbedingungen und der geschulten Beobachtung auch bei der pAVK keine prinzipielle Kontraindikation dar.
- Nichtneuropathische Patienten tolerieren unter der Schmerzkontrolle einen gepolsterten Kurzzugverband. Hierbei kommt es natürlich auf den Restperfusionszustand des Gewebes an.
- Der neuropathische Patient stellt eine Besonderheit in der Behandlung der durchblutungsgestörten Extremität dar, da er Komplikationen durch den LKV oft zu spät oder gar nicht spürt. Hier kann die MLD allein als isolierte Maßnahme ein wertvoller therapeutischer Ansatz sein.

9.2 Klinik

Das Beschwerdebild der pAVK kommt erst zum Vorschein, wenn große Anteile der die Extremität versorgenden Arterien die Durchblutung nicht mehr gewährleisten. In den milden Phasen (pAVK-Stadien I und IIa) treten daher sehr selten Ödeme auf. Erst in den Phasen der stärkeren Durchblutungsstörung kommt es zum Verlust der Gewebeversorgung mit nachfolgender Ödematisierung. Im Rahmen der Reperfusionsödeme entwickeln sich häufig proportional große und langzeitige Ödemneigungen.

Die Gründe hierfür sind:
- Ein Versorgungsgebiet bzw. eine Extremität wurden lange und oft sehr schlecht mit Blut versorgt.
- In der Extremität kommt es, neben der Mangeldurchblutung, auch zu einem schon sichtbaren Gewebsuntergang (▶ Abb. 9.2).

Abb. 9.1 Rechtes Bein mit Revaskularisationsödem nach Ischämie, im Seitenvergleich [P809]

Diese Zustände werden fast immer durch chronische Entzündungen begleitet, die die bestehenden Ödeme weiter verstärken.

9.3 Diagnostik

Um eine durchblutungsgestörte Extremität zu erkennen, bedarf es neben der Anamnese einer klinischen Untersuchung. Dabei sollten zuerst die Fußpulse getastet werden. Fehlende Pulse **können** einen Hinweis auf eine pAVK sein (Khan et al. 2006).

Apparativ kann ein direktionaler Doppler eingesetzt werden. Man misst den Quotienten aus Oberarm-Manschettendruck (systolisch) und dem ermittelten Doppler-Verschlussdruck über den beiden Fußarterien. Der Knöchel-Arm-Index (ABI, Ankle Brachial Index) stellt den Goldstandard in der Durchblutungsdiagnostik der Extremitäten dar. Ab einem Quotienten unter 0,5 (also kleiner als 50 % des Nominalwertes) muss jede weitere Maßnahme mit sehr großer Sorgsamkeit erfolgen. Für den Alltag bietet sich ein einfaches und ohne zusätzliche Geräte durchführbares Verfahren an, der Lagerungstest nach Ratschow (▶ Abb. 9.3). Damit kann mit sehr hoher Sicherheit auch bei Patienten mit starrem Gefäßsystem die Durchblutung der Extremitäten schnell orientierend ermittelt werden.

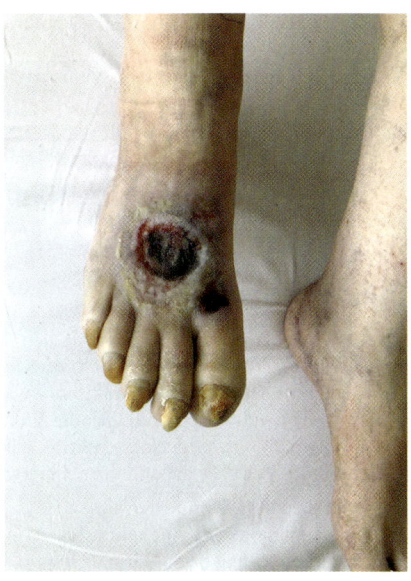

Abb. 9.2 Langbestehende Durchblutungsstörung, ischämisches Ödem mit Nekrose [P809]

 Merke

Patienten mit Neuropathie (meist im Rahmen des Diabetes mellitus, ▶ Kap. 15) können keine durchblutungsassoziierten Schmerzen spüren. Dessen sollte sich der Therapeut bewusst sein.

Direkte Zeichen einer Neuropathie sind:
- Sensible Reiz- und Ausfallerscheinungen

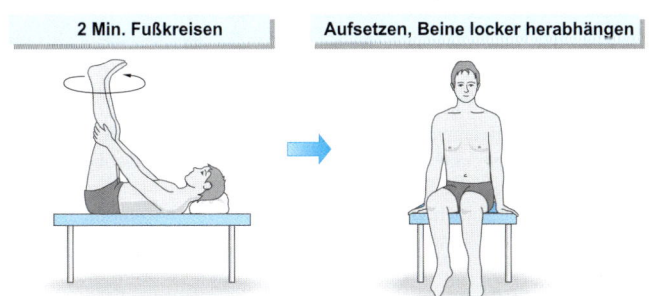

Abb. 9.3 Lagerungstest nach Ratschow [L157]

- Motorische Reiz- und Ausfallerscheinungen
- Autonome Ausfallerscheinungen
- Beim Berühren der Füße wird symmetrisch oder auch einseitig Gefühllosigkeit angegeben.

Indirekte Zeichen:
- Belastungsassoziierte, übermäßige Verhornung
- Fußfehlstellungen
- Charcot-Fuß (diabetische neuropathische Osteoarthropathie, DNOAP)

9.4 Therapie

Leider herrscht oft Unkenntnis über den Zusammenhang zwischen Ödem und Durchblutungsstörung sowie die Notwendigkeit, diese Imbalance zeitnah zu beheben. Eine rasche Ödemreduktion ist aber notwendig, um sekundäre Komplikationen zu vermeiden und auch die Wundheilung zu fördern. Alle Formen des Ödems (ischämisch, postrekonstruktiv) stellen für die Patienten hinsichtlich der Durchblutung der Gewebe und der Schmerzen eine hohe Belastung dar.

Die Aufgaben des Therapeuten sind:
- Beschleunigung des Lymphabflusses
- Wiederherstellung bzw. Normalisierung des Zuflusses
- Nach erfolgter Revaskularisation Behandlung des ischämischen Ödems bzw. des Reperfusionsödems

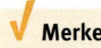
Merke
Ziel ist die Verminderung des interstitiellen Ödems.

Ischämisches Ödem ohne Neuropathie
- **MLD** wirkt in vielen Fällen lindernd und u. U. extremitätenerhaltend.
- **Kompression** ist nur unter Beobachtung möglich! Die MLD-Behandlung entspricht dem praktischen Behandlungsaufbau der chronisch-venösen Insuffizienz (▶ Kap. 8.6.6)
- **Intermittierende pneumatische Kompression (IPK)** wird entsprechend der aktuellen AWMF-Leitlinie bei allen Fällen der pAVK als indizierte Therapie angesehen.

In Unkenntnis der Ursache wird häufig ein ischämisches Ödem als generalisierte Kontraindikation für eine antiödematöse Therapie gesehen.

Wie immer steht der sorgsame Umgang mit der Haut und dem gesamten Bindegewebe im Mittelpunkt der Behandlung.

Vor einer entstauenden Therapie (KPE) muss die Verbesserung der Durchblutung stehen. Bei einer unzureichenden Revaskularisation bzw. fehlenden chirurgischen/medikamentösen Möglichkeiten kann die MLD, angewandt in isolierter Form, das Ödem reduzieren. Damit stellt die MLD eine der wenigen konservativen Maßnahmen dar, die den Patienten aus der kritischen, die Extremität bedrohenden Situation herausführen kann.

Merke
Der LKV kann in dieser kritischen Phase kontraindiziert sein.

Anders verhält es sich bei einem sekundären Lymphödem nach einer arteriellen Durchblutungsverbesserung durch einen Bypass oder eine Angioplastie. Hier kann in Rücksprache mit dem behandelnden Arzt der LKV von hohem therapeutischem Wert sein. Dieses sog. postrekonstruktive Ödem stellt eine meist zeitlich begrenzte Überlastung des Gewebes und der Lymphgefäße nach einer Phase der Unterversorgung dar.

Merke
Bei amputationsbedrohten Extremitäten kann die MLD in isolierter Form symptomatische Linderung bringen. An erster Stelle muss jedoch der Versuch der Durchblutungsförderung stehen.

Literatur
Böhm I, Schild H. Apoptosis: the complex scenario for a silent cell death. Mol Imaging Biol. 2003; 5(1): 2–14.
Deutsche Gesellschaft für Phlebologie. S1-Leitlinie Intermittierende pneumatische Kompression (IPK, AIK). AWMF-Register-Nummer 037/007, 2018.
Hengartner: MO. The biochemistry of apoptosis. Nature. 2000; 407(6805): 770–776.
Khan NA, Rahim SA, Anand SS, Simel DL, Panju A. Does the Clinical Examination Predict Lower Extremity Peripheral Arterial Disease? JAMA. 2006; 295(5): 536–546. doi:10.1001/jama.295.5.536.

10 Adipositas-assoziierte Lymphödeme
Tobias Bertsch

10.1	**Definition und Epidemiologie**	**242**	10.3.3	Weitergehende Diagnostik	245
10.2	**Krankheitsentstehung**	**242**	10.4	**Therapie**	**245**
10.3	**Diagnostik**	**244**	10.4.1	Behandlung des Lymphödems	245
10.3.1	Anamnese	244	10.4.2	Behandlung der Adipositas	245
10.3.2	Körperliche Untersuchung	244			

10.1 Definition und Epidemiologie

Adipositas wird über den Body-Mass-Index (BMI, Körpergewicht in Kilogramm geteilt durch Körpergröße in Meter zum Quadrat) definiert. Ab einem BMI von 30 kg/m² spricht man von Adipositas, ab einem BMI von 40 kg/m² von morbider Adipositas (oder auch Adipositas III). Der weltweite Anstieg der Adipositasprävalenz hat auch Auswirkungen auf lymphologische Krankheitsbilder. Während die Zahl der Patienten mit „klassisch" sekundären Lymphödemen nach malignen Erkrankungen aufgrund der besseren Operationstechniken stetig abnimmt, steigt die Prävalenz von Patienten mit Lymphödemen, die im engen Zusammenhang mit einer Adipositas stehen, dramatisch an. Genaue Zahlen dazu existieren aber bislang nicht.

Steht die Entwicklung eines Ödems in engem Zusammenhang mit einer starken Gewichtszunahme, kann man von einem Adipositas-assoziierten Lymphödem sprechen. Etwa ab einem BMI von 40 kg/m² steigt das Risiko für die Entwicklung einer Lymphabflussschwäche und damit auch eines Lymphödems stetig an. ▶ Abb. 10.1 zeigt eine Patientin, die ab dem 25. Lebensjahr massiv Gewicht zugenommen hat. Etwa ab einem BMI von 45 kg/m² wurde eine Schwellungsneigung der Beine wahrgenommen, die sich mit steigendem Gewicht ebenfalls verstärkte. Inzwischen beträgt der BMI 62 kg/m² und es liegt additiv auch ein Bauchdeckenlymphödem vor.

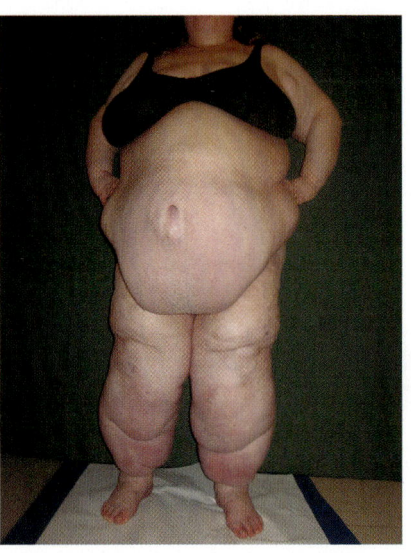

Abb. 10.1 Patientin mit Adipositas-assoziierten Lymphödemen der Beine sowie der Bauchdecke [P808]

10.2 Krankheitsentstehung

Die Lymphgefäße sind von subkutanem Fettgewebe umgeben (▶ Abb. 10.2). Bei progredienter Adipositas kommt es neben einer Zunahme von viszeralem Fett (das mit Insulinresistenz und einer Erhöhung des kardiovaskulären Risikos einhergeht) auch zu einer Vermehrung des subkutanen Fett-

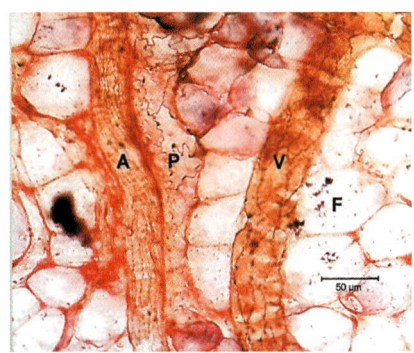

Abb. 10.2 Histologischer Schnitt. A = Arterie, V = Vene, P = Präkollektor, F = Fettzelle [M873]

gewebes. Dadurch steigt die Sekretion von proinflammatorischen Fettgewebshormonen (Adipokinen) wie z. B. Leptin, TNF-α und HIF1-α. Dies führt zu einer Inflammation des perilymphatischen Fettgewebes und damit auch zu einer Schädigung des Lymphgefäßsystems: Es entsteht nachweislich eine lymphatische Leckage, die im Austreten von Lymphe aus dem Lymphgefäß resultiert. Gleichzeitig ist der Lymphtransport durch eine Verminderung der Kontraktionsfähigkeit des Lymphkollektors beeinträchtigt (Rutkowski et al. 2009, Savetsky et al. 2014, Mehrara und Greene 2014, Weitmann et al. 2013, Blum et al. 2013). Frühere Untersuchungen von Földi und Kollegen (1983) zeigten schon eine Verbindung zwischen Fettgewebszunahme und Lymphgefäßschädigung.

Im Tierversuch führte die Ablation von Lymphgefäßen zu einer Zunahme von subkutanem Fettgewebe in der perilymphatischen Region und daraus folgend zu vermehrter Sekretion von proinflammatorischen Adipokinen, die wiederum die Funktion des Lymphgefäßes beeinträchtigen. Es entsteht ein Circulus vitiosus (Zampell et al. 2012, Bertsch 2018).

Auch mechanische Faktoren beeinflussen den Lymphgefäßtransport. So kann die herabhängende Bauchschürze Lymphgefäße und Venen in der Leiste komprimieren. Die eingeschränkte Mobilität gerade schwer adipöser Patienten führt zu einem reduzierten Einsatz der Muskelpumpe, was wiederum für den Transport der Lymphflüssigkeit von Bedeutung ist. Nicht zuletzt belasten bestimmte – häufig mit morbider Adipositas in engem Zusammenhang stehende – Erkrankungen (z. B. Herzinsuffizienz, Diabetes mellitus, chronisch-venöse Insuffizienz) das Lymphgefäßsystem (▶ Abb. 10.3).

- Nahezu alle Adipositas-assoziierten Lymphödeme betreffen die unteren Extremitäten. Häufig ist auch die Bauchdecke ödematisiert (etwa ab BMI 50 kg/m^2), seltener die Genitalregion.

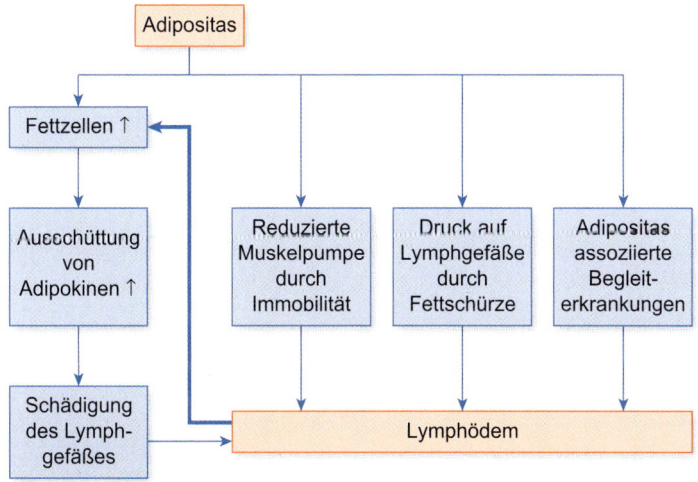

Abb. 10.3 Pathophysiologie des Adipositas-assoziierten Lymphödems [P808]

- Gewichtszunahme verschlechtert das Lymphödem.
- Unbehandelt kann es zu Komplikationen wie Erysipelinfektionen, Hyperkeratosen oder Papillomatosis cutis lymphostatica kommen.
- Bei gleichzeitiger CVI, pAVK oder Diabetes mellitus besteht ein erhöhtes Risiko für erosiv-ulzeröse Läsionen.
- Ab einem BMI von 50 kg/m² steigt das Risiko, additiv zum Beinlymphödem auch lokale, wammenartige Lymphödeme zu entwickeln (früher fälschlicherweise als Pseudosarkom bezeichnet), die die ohnehin schon eingeschränkte Mobilität weiter erschweren (▶ Abb. 10.4)

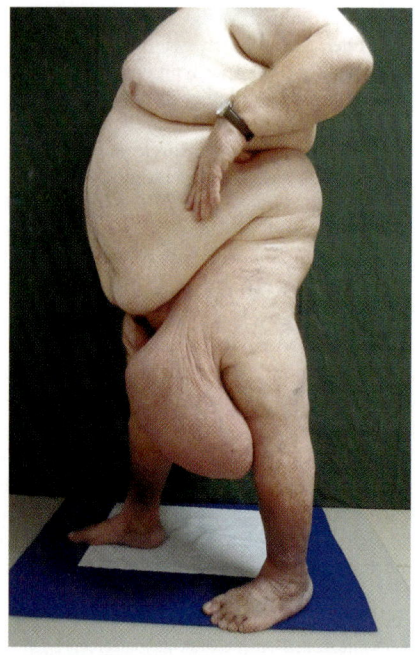

Abb. 10.4 Patient mit Adipositas-assoziiertem Phlebolymphödem der Beine, distal betont, und zusätzlich lokalem Lymphödem des linken Oberschenkels [P808]

10.3 Diagnostik

10.3.1 Anamnese

Die Anamnese entspricht der allgemeinen Ödemabklärung (▶ Kap. 2.2). Darüber hinaus sollte eine auf die Adipositas fokussierte Anamnese erfolgen. Diese sollte empathisch, d. h. ohne „Schuldzuweisung" oder den Patienten diskriminierende bzw. stigmatisierende Äußerungen, durchgeführt werden. Die große Mehrheit der Patienten hat in der Vergangenheit kränkende und demütigende Erfahrungen mit medizinischem Fachpersonal (besonders mit Ärzten) gemacht.

- Familienanamnese zu Adipositas und Schwellungsneigung der Beine
- Beginn der Adipositas
- Adipositasassoziierte Begleiterkrankungen
- Beobachteter Zusammenhang zwischen Gewichtszunahme und Schwellungsneigung
- Ggf.: disproportionale Fettgewebszunahme und Schmerzsymptomatik der Beine (DD: Lipödem)
- Gewichtsreduktionsversuche (Diäten)
- Bewegungsaktivitäten
- Funktionelle Einschränkungen durch Adipositas-assoziierte Lymphödeme
- Bestehender psychischer Leidensdruck hinsichtlich der Adipositas (bei Frauen häufig deutlich ausgeprägter als bei Männern)

10.3.2 Körperliche Untersuchung

Die körperliche Untersuchung entspricht der allgemeinen Ödemabklärung (▶ Kap. 2.3). Außerdem sollte ein internistischer und dermatologischer Befund erhoben werden, um mögliche Kontraindiktionen einer lymphologischen Therapie zu detektieren (▶ Kap. 3.2.5).

10.3.3 Weitergehende Diagnostik

Adipositasassoziierte und das Lymphgefäßsystem belastende Begleiterkrankungen wie z. B. Diabetes können laborchemisch untersucht werden (BZ-Profil, HbA1c).
Eine apparative Diagnostik des Lymphödems ist im Regelfall nicht notwendig. Bei klinischem Verdacht auf eine de- bzw. grenzkompensierte Herzinsuffizienz sind laborchemische Untersuchungen (NT-pro-BNP) oder eine FKD-Echokardiografie hilfreich.

10.4 Therapie

Der therapeutische Ansatz in der Behandlung des Adipositas-assoziierten Lymphödems beruht auf zwei Säulen:
- Behandlung des Lymphödems
- Behandlung der Adipositas

Die alleinige Fokussierung auf die Behandlung des Lymphödems ist nicht zielführend und hat allenfalls einen kurzfristigen Effekt.

10.4.1 Behandlung des Lymphödems

Die komplexe physikalische Entstauungstherapie (KPE) ist auch der Goldstandard bei der Behandlung des Adipositas-assoziierten Lymphödems (▶ Kap. 3.1). Allerdings muss die KPE immer individuell an den Patienten angepasst werden.

10.4.2 Behandlung der Adipositas

Bei Patienten mit Adipositas-assoziierten Lymphödemen handelt es sich um schwer adipöse Menschen, i. d. R. mit einem BMI über 40 kg/m². Konservative Gewichtsreduktionsversuche (Diet and Exercise) haben eine desaströse Prognose. Vieler dieser Patienten sind erst über zahlreiche Diäten mit nachfolgend erfahrenem Jo-Jo-Effekt zu ihrem massiven Übergewicht gekommen. Diäten sollten daher auf jeden Fall vermieden werden.

> **Merke**
> Diäten machen krank und dick – und verschlechtern somit das Lymphödem!

Für morbid adipöse Patienten mit Lymphödem sollte daher die Möglichkeit eines adipositas-chirurgischen Eingriffs (meist Schlauchmagen oder Magen-Bypass, ▶ Abb. 10.5) erwogen werden. Patienten sollten hierfür im Rahmen eines multimodalen Programms, das die Erkrankung Adipositas berücksichtigt, auf den Eingriff vorbereitet und langfristig weiterbetreut werden (▶ Abb. 10.5). Die Operation sollte ausschließlich in einem spezialisierten Zentrum durchgeführt werden.

Patienten, die diese Therapieoption nicht wünschen oder Kontraindikationen (meist psychologische) aufweisen, sollte eine langfristige Gewichtsstabilisierung bei Steigerung der körperlichen Aktivität empfohlen werden: „stabilize and exercise" statt „diet and exercise".

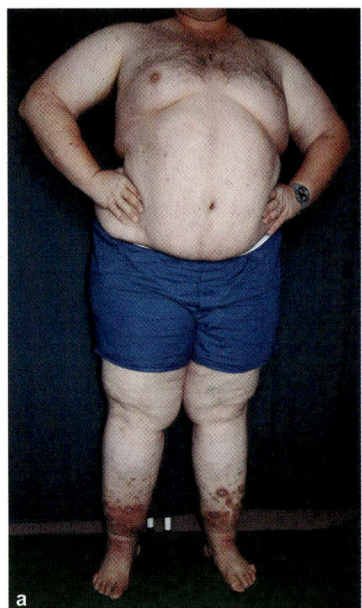 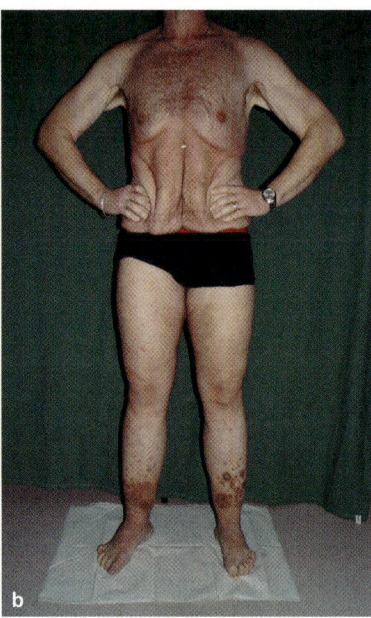

Abb. 10.5 Patient mit Adipositas-assoziiertem Phlebolymphödem a) vor und b) 2 Jahre nach Magen-Bypass-OP und plastischer Hautstraffung [P808]

Literatur

Bertsch T. Adipositas-assoziierte Lymphödeme – unterschätzt und unterbehandelt. Phlebologie. 2018; 47: 75–83.

Blum KS, Karaman S, Proulx ST, Ochsenbein AM, Luciano P, Leroux JC, Wolfrum C, Detmar M. Chronic high-fat diet impairs collecting lymphatic vessel function in mice. PLoS One. 2014; 9(4).

Földi E et al. Adipositas, Lipödem und Lymphostase. Medwelt. 1983, 25.

Mehrara BJ, Greene AK. Lymphedema and Obesity: Is there a Link? Plastic Reconst Surgery. 2014; 134 (1): 154e–160e.

Rutkowski JM, Davis KE, Scherer PE. Mechanisms of Obesity and Related Pathologies: The Macro- and Microcirculation of Adipose Tissue. FEBS Journal. 2009; 276 (20): 5.738–5.746.

Savetsky I, Torrissi JS, Cuzzone DA, Ghanta S, Albano NJ, Gardenier JC, Joseph WJ, Mehrara BJ. Obesity increases inflammation and impairs lymphatic function in a mouse model of lymphedema. Am J Physiol Heart Circ Physiol. 2014; 307: H165–H172.

Weitmann ES, Aschen SZ, Farias-Eisner G, Albano N, Cuzzonse DA, Ghanta S, Zampell JC, Thorek D, Mehrara BJ. Obesity impairs lymphatic fluid transport and dendritic cell migration to lymph nodes. PLoS One. 2013; 12: 8(8).

Zampell JC, Aschen S, Weitman ES, Yan A, Elhadad S, de Brot M, Mehrara BJ. Regulation of Adipogenesis by Lymphatic Fluid Stasis Part 1. Plastic Reconstruct. Surgery. 2012; 129 (4): 825–834.

11 Posttraumatisches und postoperatives Ödem

Els Brouwer, Dorothee Escherich-Semsroth, Ralf Gauer, Oliver Gültig, Susanne Helmbrecht, Thomas Künzel, Oliver Lienert, Joachim Winter

11.1	Definition und Epidemiologie	248	
11.2	Krankheitsentstehung	248	
11.2.1	Kaskadenmodell der Heilung	248	
11.2.2	Katecholaminphase (Initialphase, 0–10 Minuten)	249	
11.2.3	Granulozytenphase I (Exsudationsphase; 10. Minute bis 1–2 Tage)	250	
11.2.4	Granulozytenphase II und Fibroblastenphase I (1./2.–5. Tag)	250	
11.2.5	Fibroblastenphase II (proliferante Phase, Beginn der Konsolidierung; 7.–21. Tag)	254	
11.2.6	Fibroblastenphase III (22.–28. Tag)	256	
11.2.7	Fibroblastenphase IV (Konsolidierung; 29.–56. Tag; bis zu 1¼ Jahre Remodulation)	257	
11.3	Klinik	257	
11.3.1	Symptomatik	257	
11.3.2	Komplikationen	257	
11.4	Diagnostik	258	
11.4.1	Anamnese	258	
11.4.2	Körperliche Untersuchung	258	
11.4.3	Apparative Diagnostik	259	
11.4.4	Differenzialdiagnosen	259	
11.5	Therapie	259	
11.6	Komplexe physikalische Entstauungstherapie (KPE)	259	
11.6.1	Grundsätze der Behandlung	259	
11.6.2	Manuelle Lymphdrainage (MLD)	260	
11.6.3	Lymphologischer Kompressionsverband (LKV)	262	
11.6.4	Medizinische Kompressionsstrümpfe (MKS)	262	
11.6.5	Unterstützende Selbstbehandlung	264	
11.6.6	Behandlungsaufbauten	266	

11.1 Definition und Epidemiologie

Oliver Lienert, Joachim Winter

Unter einem posttraumatischen und postoperativen Ödem versteht man eine **passagere aseptische Schwellung** aller im betroffenen Bereich liegenden Strukturen als Folge von spitzen und stumpfen Traumata. Grundlage bilden lokale Gewebeschäden mit und ohne Lymphgefäßbeteiligung, Hämatom und Hyperämie.

Die **Prävalenz** pathologischer Ödeme nach postoperativen und posttraumatischen Geschehen mit nachfolgender physischer bzw. funktioneller Beeinträchtigung bzw. chronifizierter Schmerzproblematik nimmt signifikant zu. Durch die auf Wirtschaftlichkeit ausgerichtete klinische Versorgung durch Fallpauschalen, standardisierte Rehabilitationsmaßnahmen, eine übermäßige und falsch eingesetzte Medikation sowie die Problematik der zunehmenden Keimbesiedlung mit z. T. resistenten Bakterienstämmen steigt das Risiko von **Wundheilungsstörungen und Spätkomplikationen**.

11.2 Krankheitsentstehung

Oliver Lienert, Joachim Winter

11.2.1 Kaskadenmodell der Heilung

Nach der Zerstörung von Gewebe durch Traumata werden kaskadenartige Prozesse initiiert. Jede dieser Kaskadenstufen löst unterschiedliche biochemische, zelluläre und neurogene Reaktionen aus und mündet in eine akute aseptische Entzündungsreaktion. In der physiologischen Abfolge muss jede einzelne dieser Kaskadenstufen vollständig und ohne Störung ablaufen, damit die nächste Stufe ebenfalls ohne Veränderung (Störung) durchlaufen werden kann (▶ Abb. 11.1).

Die physiologischen Prozesse in der Heilphase können durch folgende Faktoren **beeinträchtigt** werden:
- Dauerhafte Eisapplikation
- Standardisierte oder aggressive Frühmobilisation
- Generalisierte und lokale Infekte
- Nicht fach- oder sachgerechte Auswahl der Schmerzmedikation

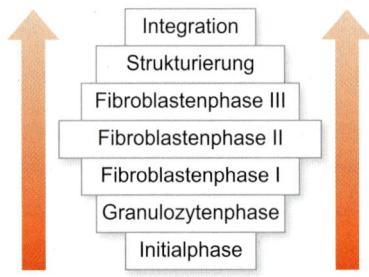

Abb. 11.1 Kaskadenmodell der Heilung [M883/L231]

11.2.2 Katecholaminphase (Initialphase, 0–10 Minuten)

- Bei einem Gewebeschaden werden zuerst v. a. **Katecholamine** (Adrenalin und Noradrenalin) freigesetzt.
- Diese verlieren langsam ihre neuronal hemmende und lokal gefäßkonstriktive Wirkung. Nach und nach gewinnen die lokal gebildeten oder exprimierten **Endzündungsmediatoren** zunehmend an Dominanz. Als initialer Wirkstoff fungiert dabei **Histamin**.
- Neben einer zunehmenden nozizeptiven Sensibilisierung (Dolor) kommt es zu einer Gefäßdilatation und als deren Folge zu einer erhöhten aktiven Hyperämie (Calor, Rubor). Damit steigt die lymphpflichtige Last (LL).

Aktive Hyperämie

- Bei den kleinsten Blutgefäßen nehmen Volumen und Druck zwar zu, aber die Fließgeschwindigkeit verringert sich (Bernoulli-Gleichung) und die auf die Gefäßwand wirkenden Scherkräfte nehmen ab. Bei hohen Scherkräften (physiologischer Zustand) wirken mehrheitlich antiinflammatorische Stoffe auf die Gefäßwand und die schützende, regulierende Glykokalyxschicht auf der Gefäßinnenseite bleibt konstant erhalten.
- Dilatation, Druckerhöhung und die Abnahme der Scherkräfte bewirken nun einen **Glykokalyxabbau** und eine vermehrte **Bildung von inflammatorisch wirkenden Substanzen**. Diese Stoffe wirken dann verstärkt auf die Blutgefäßendothelzellen ein. Vor allem die Veränderung der Glykokalyx ermöglicht die weiteren Schritte.
- Interzelluläre Adhäsionsmoleküle (ICAM) werden aktiviert und die **Bindung der Endothelzellen** untereinander wird partiell **aufgehoben.**
- Kontraktile Fibrillen in den Endothelzellen werden aktiviert und die **Zellen verkürzen sich** aktiv, die Junktionen werden dadurch vergrößert. Als Folge **nimmt das Ultrafiltrat** deutlich **zu**. Selbst großmolekulare Eiweiße können ungehindert passieren. Der **Eiweißgehalt im Interstitium steigt** auf mehrere Prozent an.
- Begünstigt wird der erhöhte Flüssigkeitsaustritt durch eine Störung der β-1/2/3-Integrinfunktion im Gewebe und eine Abschwächung der bioelektrischen Kopplungskräfte im Interstitium. Beide Funktionen sorgen unter normalen Bedingungen für die Stabilität des Zwischenzellgewebes (Faser-Zell-, Faser-Faser-, Zell-Zellanhaftung) und sind für den interstitiellen Druck verantwortlich. Dadurch **sinkt der interstitielle Druck** und das Gewebe kann sich ungehindert entfalten. Es wird Raum für die ausgetretene Flüssigkeit geschaffen, ohne dass es zu einer Faserschädigung im Gewebe kommt. Nach der Ödemphase kann sich dadurch das Gewebe komplett wieder in den Ursprungszustand zurückbilden, d. h., es bleibt keine elastische Insuffizienz zurück, wie es beim Lymphödem der Fall wäre.

Leukozyten-Trapping

- Infolge der Bildung bzw. Aktivierung von Zelladhäsionsmolekülen in der Glykokalyx kommt es zur **Randständigkeit** (Margination) von **neutrophilen Granulozyten**.
- Danach rollen sie entlang der Endothelzellen und erreichen so die erweiterten Junktionen unter Ausbildung von **Pseudopodien**.
- Dort haften sie an (**Adhäsion**), zwängen sich durch die Junktionen (**Transmigration**) und treten ins Interstitium aus (**Emigration**).

- Später folgen über die gleichen Mechanismen **Monozyten, eosinophile Leukozyten** und **Lymphozyten**.
- Zur Unterstützung der Makrophagen bei der Überwindung der Basalmembran sezernieren die Endothelzellen der Blutkapillare zusätzlich Matrix-Metalloproteinasen (MMP).

Entzündungsmediatoren

- In der nächsten Phase erfolgt die Bildung weiterer Entzündungsmediatoren (▶ Tab. 11.1). Diese stammen aus dem Blut oder werden lokal synthetisiert.
- Der primäre Wund- bzw. Defektschluss über die Gerinnungskaskade wird eingeleitet bzw. abgeschlossen.

11.2.3 Granulozytenphase I (Exsudationsphase; 10. Minute bis 1–2 Tage)

- Die **Makrophagen** beginnen mit ihrer physiologischen Aufgabe.
- Fördernd wirken die ablaufende Biosynthese der Entzündungsmediatoren und die maximierte Ultrafiltration bzw. Durchblutung der die Schadensstelle umgebenden benachbarten intakten Gefäße. Dadurch werden die nötigen biologischen Schritte weiterhin gewährleistet.
- Beispielhaft wird in ▶ Tab. 11.2 die Tätigkeit der neutrophilen **Granulozyten** dargestellt. Monozyten und andere Leukozyten reagieren ähnlich.
- Die Reaktion der Makrophagen kann nur dann optimal verlaufen, wenn der gelartige Zustand des Interstitiums durch die aus der Ultrafiltration gewonnene Flüssigkeit in einen Solzustand übergeht. Die **Verflüssigung** ist gleichbedeutend mit **Ödem,** und dadurch werden zwei notwendige Prozesse initiiert:
  - Die Zellzwischenräume werden vergrößert und gewährleisten eine ungehinderte Bewegung der Zellen.
  - Die Diffusion der Stoffe (Grundsubstanzen und Metaboliten) bzw. die Ausschwemmung von den Bestandteilen der Gewebeschädigung wird erleichtert. Die Aufgabe der Resorption übernehmen hauptsächlich benachbarte intakte Lymphgefäße.
- Im leicht **sauren Milieu** können die Makrophagen ihre entsprechenden Funktionen durchführen und so ist die Grundvoraussetzung für die nächsten Stufen der Heilungskaskade gegeben.
- Meist entsteht in der Granulozytenphase I eine lokale Funktionsbeeinträchtigung des Lymphgefäßsystems (**Sicherheitsventilinsuffizienz**).

11.2.4 Granulozytenphase II und Fibroblastenphase I (1./2.–5. Tag)

- Die **Granulozyten** setzen ihre Tätigkeit weiter fort und exprimieren nun Interleukine (Zytokine, Botenstoffe), welche die Fibrozytenvermehrung einleiten. Diese beginnen sich zu teilen und bilden **Fibroblasten.** Deren Anzahl steigt in den nächsten Tagen um das 125-fache der ursprünglichen Mutterzellen.
- Die gebildeten Fibroblasten (▶ Abb. 11.2) migrieren – durch den chemotaktischen Reiz der Entzündung angelockt – langsam durch **aktive Fortbewegung** in den Schadensbereich. Sie benutzen dabei ihre Fortsätze, die sie durch kontraktile Fibrillen zusammenziehen und wieder verlängern können. An den Enden der

Tab. 11.1 Wichtige Entzündungsmediatoren und deren Funktion

Name	Art	Zellen oder Synthese	Wirkung im Gewebe
Bradykinin (BK)	Oligopeptid	• Plasmaproteine der α_2-Globulinfraktion • Kallidin	• Erhöhung der Permeabilität von Venolen und Kapillaren • Nozizeptive Erregung
Endothelin (ET)	Polypeptid aus 21 Aminosäuren	Endothelzellen der Arterien	Gefäßkonstriktion
Histamin (H)	Biogenes Amin (4-[2'-Aminoäthyl]-Imadizol)	• Mastzellen • Thrombozyten • Basophile Leukozyten	• Vasodilatation • Endothelkontraktion
Leukotriene (LT)	• Hormonähnliche Substanz • Mit Prostaglandin verwandt	Aus Arachidonsäure durch 5-Lipooxigenase	• Permeabilitätserhöhung • Chemotaktisch bei entzündlichen und allergischen Reaktionen
Matrix-Metalloproteinase (MMP)	Enzym aus den Ribosomen einer Zelle	• Endothelzellen • Granulozyten	Entzündungsfördernd
Prostaglandin (PG)	• Hormonähnliche Substanz • Bizyklisches Prostaglandin (Prostazyklin)	Aus Prostan- und Arachidonsäure durch Cyclooxygenase und Prostaglandinsynthetase	• Vasodilatation • Permeabilitätserhöhung • Nozizeptive Erregung • Stimulans des Lymphgefäßsystems • An Kollagensynthese beteiligt
Serotonin (SE)	Biogenes Amin (5-Hydroxytryptamin [5-HT])	Aus Thrombozyten, basophilen Granulozyten durch Hydro- und Decarboxylierung	• Gefäßkonstriktion im Bindegewebe • Dilatation in der Skelettmuskulatur • Tonisierend und detonisierend auf glatte Muskulatur
Thromboxane (TH)	Zyklisches Derivat der Arachidonsäure	Direkt aus Thrombozyten und Mastzellen	• Vasokonstriktion • Thrombozytenaggregation • Chemotaktisch
Tumornekrosefaktor-α (TNF-α)	Zytokin	Von Makrophagen, Lymphozyten und Mastzellen	Entzündungssteuernd

Fortsätze sind Haftmoleküle (Fibronektine) angelagert, über die der Haftkontakt zum interstitiellen Zwischenbereich hergestellt wird.

- Dabei benutzen sie die von den Granulozyten gebildeten und zum Zentrum des Schadens hin ausgerichteten **Matrixgrundsubstanzen** (Proteoglykan, Glykosaminoglykan) und Prokollagene als **Leitstruktur**. Dieses Leitsystem wird ebenfalls von allen nachfolgenden Zellen und Strukturen mitbenutzt und bildet

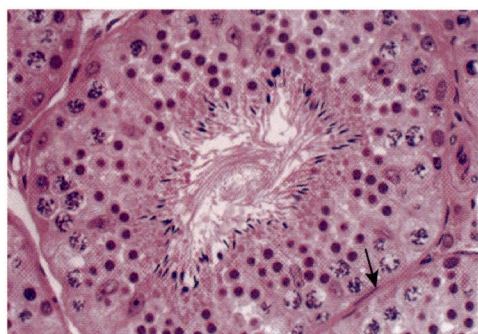

Abb. 11.2 Peritubulär liegender Myofibroblast (Pfeil) mit Fortsätzen und eingelagerten Aktin- und Myosinfilamenten im Hodengewebe [M375]

die Grundlage für einen weiteren strukturierten Gewebeaufbau (Restitutio ad integrum = Regeneration bzw. Wiederherstellung).
- Auch **Nerven- und Gefäßwachstumsfaktoren** (**NGF, VEGF**) werden gebildet. Damit wird die Einsprossung der Nerven und Gefäße eingeleitet (ab dem 2. Tag).
- Die **Aufgaben der Fibroblasten** in dieser Phase sind:
  - Synthese von Matrixgrundsubstanzen (Glukosaminoglykane, Proteoglykane, Hyaluronsäure, Struktur- und Adhäsionsproteine)
  - Produktion von Prokollagenen
  - Produktion von nicht zugstabilem Kollagen (Typ III)
  - Ausschüttung von Inhibitoren, die langsam zunehmend die Aktivitäten der Makrophagen behindern bzw. unterbinden
- Die **Inhibition der Makrophagen** ist von eminenter Bedeutung für das weitere Geschehen. Durch die sich langsam steigernde aufbauende Tätigkeit der Fibroblasten muss die abbauende Funktion der Makrophagen zurückgehen.
- In diese Phase fällt auch das Auftreten der **neurogenen Entzündung**. Sie löst den lokalen entzündlichen Prozess durch die biosynthetischen Vorgänge langsam ab.
- **Neurogene Entzündung:** Durch nozizeptive Reize, die durch den Gewebeschaden selbst und durch einen Teil der Entzündungsmediatoren ausgelöst werden, bilden nun Spinalganglionzellen der III_b- und IV-Population Neurokinine. Diese Neurotransmitter werden über den Axonplasmastrom (5 mm/d) und über Motorproteine (400 mm/d) anterograd (orthodrom) und retrograd (antidrom) über den Neuriten/Dendriten in das Hinterhorn und in den Schadensbereich transportiert.
- Die Dauer bis zum Eintreffen im Hinterhorn bzw. im Schadensbereich wird durch die Entfernung vom Spinalganglion bestimmt:
Wegstrecke: Ausbreitungsgeschwindigkeit = Zeit. **Beispiel:** oberes Sprunggelenk, Entfernung ca. 100 cm vom Spinalganglion; 1.000 mm : 400 mm/d = 2,5 d.
- Mit dem Eintreffen der **Neurokinine** (▶ Tab. 11.2) im traumatisierten Gewebe oder im Hinterhorn und dem Zusammentreffen dieser Neurotransmitter mit den lokal gebildeten Entzündungsmediatoren wird die **Entzündungsreaktion deutlich verstärkt.** Als Folge kommt es zu einer starken nozizeptiven

11.2 Krankheitsentstehung

Tab. 11.2 Funktion bzw. Aufgabe der Granulozyten

Granulozyten: Funktion und Produkte	Bedeutung
Phagozytose	Inkorporation von Substanzen bzw. Bestandteilen
Hydrolytisch lysosomale Enzyme	Proteinase, Nuklease, Peptidase, Metalloproteinase
Sauerstoffradikale	Oxidationsvorgänge, Zerstörung von Keimen, Zellen, Zellmembranen
Zytokine (Interleukine)	Informationsstoffe, Immunstimulans, fördernd oder hemmend (z. B. entzündungsfördernd oder hemmend)

Sensibilisierung, einer erhöhten Permeabilität der Blutkapillaren und einer zusätzlich einsetzenden Plasmaextravasation der Venolen. Im Hinterhorn führt diese zur Sensibilisierung der Hinterhornzellen (Nozi-, Thermo-, Propriorezeptoren) und zur Bildung von zusätzlichen Ionenkanälchen. Dies erklärt das zeitlich verspätete Auftreten entsprechender Symptome (im Beispiel oben: deutlich später als 2,5 Tage nach dem Trauma). Da es sich um einen physiologischen Vorgang handelt, sollte dieser bei einer Behandlung bzw. beim informativen Gespräch mit dem Patienten unbedingt erwähnt werden, um Unsicherheiten und Ängste bei einer plötzlichen Verschlechterung der Symptome zu erklären und einem aus Ängsten hervorgerufenen Bedürfnis nach Schmerzmedikation/Eisapplikation vorzubeugen.
- Der physiologische Ablauf der neurogenen Entzündung wird durch die Verabreichung von **COX-1- und COX-2-Hemmern** sowie **Kortison** deutlich **verlängert**.
- Die von den Spinalganglionzellen gebildeten Neurokinine haben eine physiologische Ausschüttungscharakteristik. In ▶ Tab. 11.2 wird diese dargestellt und entspricht der Ausschüttung direkt bei der Spinalganglionzelle. Klinisch muss die Zeit der Ausbreitungsgeschwindigkeit der Motorproteine über Dendriten und Neuriten hinzugerechnet und die unterschiedliche Ausschüttungsmenge der Substanzen berücksichtigt werden (▶ Abb. 11.3).

Klinik

- Spätestens am 6. Tag sollten die Entzündungsreaktion und deren Zeichen Rubor, Calor, Dolor, Tumor und Functio laesa langsam zurückgehen und am 12.–14. Tag größtenteils verschwunden sein (▶ Abb. 11.4).
- Die Einsprossung der Blutkapillaren und die lymphatische Netzbildung ist am 6.–7. Tag abgeschlossen. Die ersten Lymphkollektoren sind ab dem 7. Tag nachweisbar.

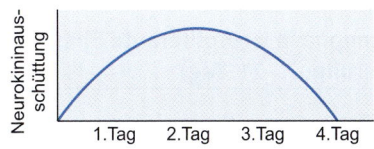

Abb. 11.3 Quantität der Neurokininausschüttung nach einem Trauma [M883/L231]

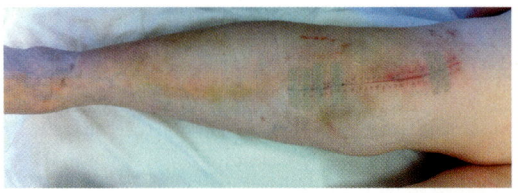

Abb. 11.4 Akutes postoperatives Lymphödem mit Hämatom nach Totalendoprothese des Kniegelenks [M877]

Tab. 11.3 Neurotransmitter

Name	Arteriolen	Kapillare	Venolen	Gewebe	Hinterhorn	Rezeptoren
Substanz P	Dilatation	Permeabilitätserhöhung	Plasmaextravasation	Zusammen mit Prostaglandin entsteht die neurogene Entzündung	• Reizschwellenabsenkung bei nozi-, thermo- und mechanorezeptiven Zellen • Aktivierung der c-fos-Proteid-gekoppelten Rezeptoren an der Zellmembran	Sensibilisierung
Calcitonin Gene Related Peptide (CGRP)	Dilatation		Dilatation	• Positiv inotrop und positiv chronotrope Effekte • Erhöhung der glomerulären Filtration	Reizschwellenabsenkung	Sensibilisierung

- Verletzungsbereiche, die sofort mit MLD behandelt werden und unter Kompression abheilen können, weisen eine 4–25-fach höhere Gefäßdichte als die unbehandelten auf.

11.2.5 Fibroblastenphase II (proliferante Phase, Beginn der Konsolidierung; 7.–21. Tag)

Phase IIa: 7.–11. Tag

- Aufgrund der einsetzenden biochemischen Veränderung im Gewebe, die durch die trophische Verbesserung und den Anstieg des Sauerstoffpartialdrucks durch

die **Einsprossung der Blutkapillaren** entsteht, verändern die Zellen die bisherigen Eigenschaften. Es bilden sich unterschiedliche Fraktionen von **Fibroblasten** aus:
- Ein Teil von ihnen synthetisiert dreidimensional angeordnetes, zugstabiles **Kollagen Typ I**.
- Andere wandeln sich durch vermehrte Bildung von Aktin- und Myosinfilamenten in **Myofibroblasten** um.
- Die dritte Fraktion bildet die **faserabbauenden Fibroblasten**, welche die bisher eingelagerten Fasern bzw. das Fasergerüst reduzieren.

- Das von den Fibroblasten in der ersten Phase synthetisierte Prokollagen wird von den Myofibroblasten gebunden und über einen aktiven Verkürzungsprozess ihrer Fortsätze **zusammengezogen**. Dadurch wird die Breite eines Defektes um ca. 70 % reduziert. Bei oberflächlichen Verletzungen bilden sich Falten und der Schorf beginnt sich abzuheben. Allgemein entsteht ein **Zuggefühl**, die **Bewegungsfreiheit** wird **reduziert**.
- Die abbauenden Fibroblasten reduzieren anfänglich schneller dieses Kollagen der 1. Phase, als die aufbauenden zugstabiles Kollagen Typ I bilden können. Dieses Kollagen wird dreidimensional in der reduzierten Länge synthetisiert und eingebaut. Dadurch stellt sich zwischen dem 6. und 11. Tag die erste **Schwächeperiode des heilenden Bereichs** ein. In dieser Zeit reduziert sich zuerst die Belastbarkeit und erst am 11. Tag ist die Belastbarkeit des 6. Tages wieder erreicht (▶ Abb. 11.5).
- Die Kapillarnetze werden nun langsam reduziert und durch Gefäße ergänzt und komplettiert. Die Entzündungszeichen verschwinden langsam und nach dem 12. Tag (maximal 14. Tag) sollten nur noch **minimale Reste der angeführten**

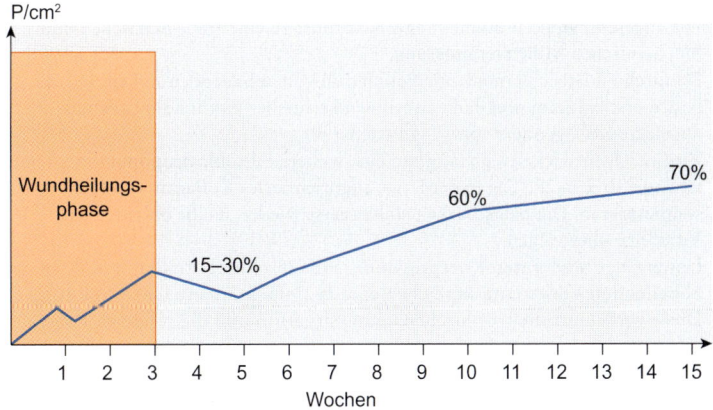

Abb. 11.5 Belastbarkeitskurve von Kollagen bei regenerativen Prozessen. Am Ende der 1. Woche ist die Zugstabilität erniedrigt und erst am 10.–11. Tag wieder erreicht. Nach 3 Wochen ist die physiologische Entzündungsphase beendet. Am Ende der 3. Woche wird die Zugstabilität wieder erniedrigt (um 15–30 % bis zur 5. Woche). Am 35. Tag ist sie auf dem Niveau des 17. Tages, am 42. Tag auf dem des 21. Tages. 60 % der Stabilität sind nach 70 Tagen erreicht, 70 % nach 105 Tagen (nach 42 Tagen bei der Haut und nach 42–56 Tagen bei der Muskulatur). [M883/L231]

Entzündungszeichen mit leichten Konturunterschieden zur gesunden Seite vorhanden sein.

Die Grafik in ▶ Abb. 11.5 muss in Relation zum Schadensereignis und zur Schadengröße gesehen werden. Ein Totalschaden entspricht 100 %, ein Teilschaden entsprechend geringer.

Phase IIb: 12.–21. Tag

- In diesem Zeitraum baut sich die dreidimensionale **kollagene Vernetzung** weiter auf. Fibroblasten sind biologisch noch nicht in der Lage, zugeorientierte Fasern zu bilden. Die aufbauenden Vorgänge gewinnen jetzt die Oberhand, die **Belastbarkeit steigt** und erreicht einen maximalen Wert von 30 % der ursprünglichen Belastbarkeit.
- Es **verschwinden** die letzten Zeichen der **Entzündung**. Physiologisch sollte diese am 21. Tag beendet und die **erste Phase der Heilung** somit **abgeschlossen** sein.
- Bis zu diesem Zeitpunkt reicht es vollkommen aus, das Gewebe bis zur Empfindungsgrenze funktionell korrekt zu mobilisieren. Dies genügt für die Ausrichtung der Matrix. Keinesfalls dürfen unangenehmer Zug oder Schmerzen auftreten, sonst führt dies zu Schäden und einer erneuten Exsudation.

Merke
Um eine verzögerte Wundheilung zu vermeiden, alle Bewegungen in den ersten 21 Tagen bis zur Empfindungsgrenze limitieren.

11.2.6 Fibroblastenphase III (22.–28. Tag)

- Die abgeschlossene Wundheilungsphase führt zu einer bioelektrischen und biochemischen **Milieuveränderung**.
- Dadurch bildet sich erneut eine Population von **abbauenden Zellen**. Diese bauen erst langsam und dann zunehmend schneller das dreidimensional angelegte Kollagennetz vom Typ I wieder ab.
- Zusätzlich entwickelt sich langsam eine weitere **Fibroblastenpopulation**. Diese ist dann ab dem 28. Tag in der Lage, **zugeorientiertes Kollagen Typ I** zu synthetisieren. Die Belastbarkeit sinkt zuerst wieder, da die abbauenden Vorgänge überwiegen.
- Unter einer moderaten Kompression (max. 25 mmHg) findet man in den abheilenden Verletzungsbereichen eine 3–25-fach höhere Gefäßbildung. Diese verbessert die trophische Gesamtsituation und die weiteren Folgeschritte.
- Durch die Kompression können ab dem Ende der dritten Woche zugeorientierte kollagene Fasern Typ I nachgewiesen werden. Dies führt neben einer besseren funktionalen Ausrichtung der noch zu bildenden Strukturen auch zu einer früheren und höheren Stabilität der traumatisierten Bereiche.

Merke
Sollte eine Verletzung unter moderater Kompression (max. 25 mmHg) abheilen, bilden sich vermehrt Gefäße und schon am Ende der 3. Woche zugeorientierte Kollagenfasern.

11.2.7 Fibroblastenphase IV (Konsolidierung; 29.–56. Tag; bis zu 1¼ Jahre Remodulation)

- In der nun folgenden Zeit werden Konsolidierungsprozesse bzw. Remodulationen eingeleitet bzw. durchgeführt.
- Am 35. Tag ist die **geringste Stabilität** dieser Phase erreicht (entspricht ca. dem 17. Tag = ±20 % Belastbarkeit). Danach überwiegen wieder die aufbauenden Kräfte und die abbauenden Zellen reduzieren sich im weiteren Verlauf. Die Stabilität des 21. Tages ist erst wieder am 42. Tag erreicht (▶ Abb. 11.5).
- In dieser Phase sollten vorsichtige, der Belastbarkeit des Gewebes angepasste physiologische und funktionelle Mobilisationen angewendet werden. Überlastung führt zu Schaden und zur erneuten Exsudation bzw. Entzündung.
- Ohne Störung der Fibroblastenphase IV entwickelt das geschädigte Gewebe nach 10 Wochen eine biologische Stabilität von 60 %, nach 15 Wochen von 70 %.
- Die einzelnen Phasen der Heilung sind aufeinander abgestimmte und aufbauende biologische Reaktionsketten. Eine **Störung**, gleich in welcher Phase, führt unweigerlich zu einer minderen Regeneration oder sogar zu erneuten Entzündungsreaktionen. In der Folge entsteht ein Reparationsgewebe mit entsprechenden negativen physiologischen und funktionellen Langzeitfolgen. Damit würden die Grundlagen für eine Störung bzw. Chronifizierung einer Entzündungsreaktion gelegt.

Merke
- Eine vollkommene Wiederherstellung kann bis zu 1¼ Jahre dauern.
- Biologische Stabilität bedeutet: Überlastungen bzw. Reize werden nicht mehr mit einer kompletten Entzündungsreaktion beantwortet.
- Die Belastbarkeit des betroffenen Gewebes ist immer in Relation zur Schadensgröße zu sehen.

11.3 Klinik
Oliver Lienert, Joachim Winter

11.3.1 Symptomatik

- 1.–6. Tag: Exsudation und primäre Hyperalgesie
- 7.–12. Tag: langsame Reduktion des Ödems und der Entzündungszeichen, deutliche Schmerzreduktion
- 13.–21. Tag: Verschwinden der Schwellung, angepasstes Bewegen ohne Schmerz möglich
- 22.–105. Tag: keine Ödem- und Entzündungssymptome, langsame Steigerung der Stabilität

11.3.2 Komplikationen

- Wundheilungsstörungen, rezidivierende Schwellungen und Schmerzen führen zu einer zeitlichen Verschiebung der einzelnen Phasen → bei unklarer Genese zuerst mögliche Infektion abklären
- Jede zeitliche Verlängerung der einzelnen Phasen bedeutet immer eine Störung
- Trophische Störungen führen mittel- und langfristig zu einer gestörten Biomechanik und Sensomotorik

11.4 Diagnostik

Oliver Lienert, Joachim Winter

11.4.1 Anamnese

Die Anamnese entspricht der allgemeinen Ödemabklärung (▶ Kap. 2.2).
- Art der Verletzung
- Unfallhergang
- Therapie (z. B. Operationsmethode)
- Komplikationen der Wundheilung
- Aktuelle Beschwerden (subjektiv und objektiv)
- Einschränkungen im Alltag
- Begleiterkrankungen
- Allgemeine Sozialanamnese

11.4.2 Körperliche Untersuchung

Die körperliche Untersuchung entspricht der allgemeinen Ödemabklärung (▶ Kap. 2.3).

Inspektion

- Ödem: Lokalisation und Begrenzung
- Lokalisation von Hämatomen
- Narben und Narbenbeschaffenheit
- Entzündungszeichen
- Schonhaltungen
- Hilfsmittel (z. B. Unterarmgehstützen)

Palpation

- Ödembegrenzung (Hautfaltentest, Kibler-Falte)
- Dellbarkeit des Ödems
- Stemmer-Zeichen
- Fibrotische Hautveränderungen
- Entzündungszeichen
- Hautverschieblichkeit (Elastizitätsprüfung)

Merke
Verbreiterte Hautfalten liefern wichtige Informationen über die Ausdehnung der Ödematisierung. Das Ödem kann sich auch distal des Operationsgebietes bzw. der traumatisierten Region gelegenen Gewebestrukturen befinden.

Dokumentation

- Umfangsmessungen (▶ Kap. 2.4.1)
- Fotodokumentation:
  - Standardisierte Aufnahme der betroffenen Region
  - Verlaufsdokumentation

11.4.3 Apparative Diagnostik

Spezielle apparative Untersuchungen wegen des Ödems sind meist nicht notwendig. Sie können jedoch für wissenschaftliche Fragestellungen oder zur Feststellung eines posttraumatisch erstmals manifestierten oder aggravierten primären Lymphödems herangezogen werden.

11.4.4 Differenzialdiagnosen

- Bei länger andauernden oder verstärkten Entzündungszeichen:
  - Sekundäre Infektionen
  - Hämarthros
  - Morbus Sudeck (CRPS = Chronic Regional Pain Syndrome)
  - Thrombose
- Bei Fortbestehen einer eiweißreichen Schwellung über die Heilungsphase hinaus an die Manifestation eines primäres Lymphödems denken

11.5 Therapie

Oliver Lienert, Joachim Winter

- Vor einem geplanten operativen Eingriff sollte eine Besprechung der sich an die Operation anschließenden rehabilitativen Maßnahmen stattfinden.
- Die Durchführung einer präoperativen KPE (Phase 1) reduziert postoperative Komplikationen bei der Wundheilung und der anschließenden Rehabilitation.
- Nach Entfernung der Redon-Drainagen sollte mit einer struktur- und fallspezifischen Therapie begonnen werden, keinesfalls aber mit einer forcierten Mobilisation (Physiotherapie, Motorschiene).
- Keine gerätegestützte Rehabilitation durchführen, da meist kein sensomotorischer Nutzen in den Bewegungsabläufen vorliegt.

11.6 Komplexe physikalische Entstauungstherapie (KPE)

11.6.1 Grundsätze der Behandlung

Dorothee Escherich-Semsroth

Ausgeprägte Verletzungen bzw. Gewebeschäden sollten nach Blutstillung bzw. spätestens nach 2 Stunden mit **MLD und einer moderaten Kompression** von ca. 25 mmHg Druck behandelt werden.

Wichtigste **Wirkungen:**
- Reduktion von Entzündungsmediatoren
- Minderung des Ödems
- Reduktion von Schmerzen
- Verstärkte Gefäßbildung
- Verbesserte Gewebenutrition
- Beschleunigter Abbau von Nekrosen
- Mobilitätsgewinn durch Entödematisierung, verbesserte Arthro- und Osteokinematik

- Zugorientiertes Kollagen Typ I wird früher gebildet und verbessert die Stabilität
- Optimierte Vorbereitung für die Durchführung weiterer rehabilitativen Maßnahmen

Nachfolgendes **Mobilisationsschema** sollte angewandt werden:
- **1. Woche:** vorsichtige Mobilisation unter der Empfindungsgrenze, aber trotzdem größtmöglich und funktionell richtig
- **2. Woche:** langsame Steigerung des Bewegungsumfangs bis zur Schmerzgrenze
- **3. Woche:** Steigerung der Bewegung innerhalb der schmerzlosen Empfindung
- **4. Woche:** weitere vorsichtige Steigerung innerhalb der Empfindungsgrenze, aber deutlich unter der Schmerzgrenze; Cave: phasenabhängige Reduktion der Stabilität
- **Danach:** Aktivitäten des täglichen Lebens und Übungen der mechanischen Belastbarkeit anpassen; nach der 4. Woche bestehen je nach Gewebetyp 15–30 % der normalen Belastbarkeit

Die Länge der **Entstauungsphase** richtet sich nach dem Ödemschweregrad. Die Dauer dieser Behandlung ist sehr individuell. Eine **Erhaltungsphase** ist in der Regel nicht notwendig. In der weiterführenden Rehabilitation sollte verstärkt die Krankengymnastik zum Einsatz kommen. Je nach Befund, z. B. bei einer Tendenz zur Reödematisierung, ist es sinnvoll, eine medizinische Kompressionsbestrumpfung zu verordnen.

11.6.2 Manuelle Lymphdrainage (MLD)

Dorothee Escherich-Semsroth

Postoperatives oder posttraumatisches Ödem der oberen Extremität

Am Beispiel einer Unterarmprellung (▶ Abb. 11.12)

Vorbehandlung
- Patient liegt auf dem Rücken oder sitzt
- Kontaktaufnahme am Hals (▶ Kap. 3.2.4)
- Nll. axillares mit stehenden Kreisen im normalen Tempo (Sekundenrhythmus) anregen
- Oberarm den normalen anatomischen Verhältnissen entsprechend mit stehenden Kreisen und Pumpgriffen im Wechsel anregen
- Behandlung im Verlauf der gesunden Lymphkollektoren mit Betonung des medialen Oberarmbündels

Behandlung Ödemgebiet
- Region um das Ödem bzw. Hämatom von proximal nach distal mit stehenden Kreisen und Pumpgriffen im Wechsel lösen
- Langsam arbeiten, d. h. langsame Griffe und längeres Verweilen an einer Stelle solange, bis das Gewebe reagiert, danach in Gebiete mit gesundem Lymphgefäßsystem abtransportieren
- Hämatome aus der betroffenen Region sternförmig ins vorbehandelte Gebiet verschieben
- Mit Betonung des medialen Oberarmbündels und der Nll. axillares häufig nacharbeiten (▶ Abb. 11.6, ▶ Abb. 11.7)

Postoperatives oder posttraumatisches Ödem der unteren Extremität

Am Beispiel einer Meniskusoperation ohne Komplikationen (▶ Abb. 11.13)

Vorbehandlung
- Patient liegt auf dem Rücken
- Kontaktaufnahme am Hals (▶ Kap. 3.2.4)
- Bauchtiefdrainage oder Atemtherapie nach Befund (▶ Kap. 3.2.4)
- Nll. inguinales mit stehenden Kreisen im normalen Tempo (Sekundenrhythmus) anregen
- Oberschenkel den normalen anatomischen Verhältnissen entsprechend mit stehenden Kreisen und Pumpgriffen im Wechsel anregen
- Behandlung im Verlauf der gesunden Lymphkollektoren mit Betonung des ventromedialen Bündels

Behandlung Ödemgebiet
- Region um das Ödem bzw. Hämatom von proximal nach distal mit stehenden Kreisen und Pumpgriffen im Wechsel freiarbeiten
- Langsam arbeiten, d. h. langsame Griffe und längeres Verweilen an einer Stelle solange, bis das Gewebe reagiert, danach in Gebiete mit gesundem Lymphgefäßsystem abtransportieren
- Hämatom aus der betroffenen Region sternförmig ins vorbehandelte Gebiet verschieben
- Bis in den Oberschenkel mit Betonung des ventromedialen Bündels und der Nll. inguinales häufig nacharbeiten (▶ Abb. 7.19, ▶ Abb. 7.20)

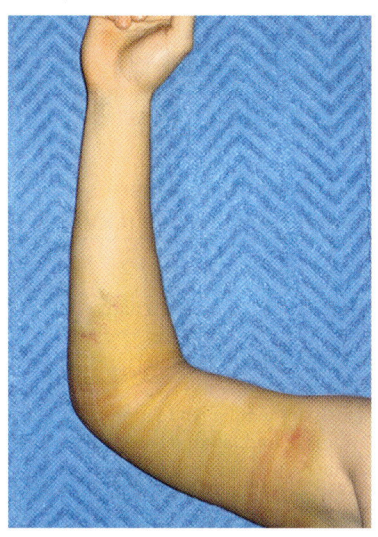

Abb. 11.6 Posttraumatisches Ödem und Beweglichkeit des Ellenbogengelenks vor KPE [T726]

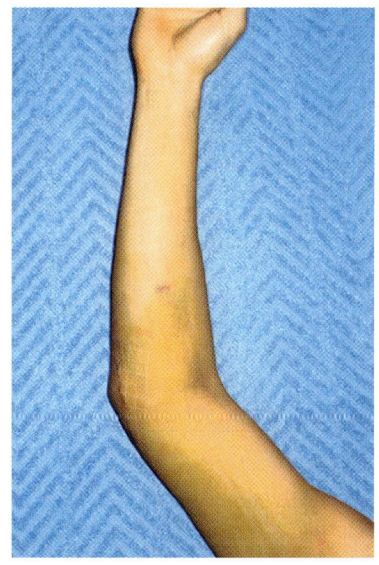

Abb. 11.7 Posttraumatisches Ödem und deutlich verbesserte Streckung im Ellenbogengelenk nach KPE [T726]

> **! Achtung**
> Postoperativ keine verstärkte Zug- und Dehnreize auf die frische Operationsnarbe setzen.

11.6.3 Lymphologischer Kompressionsverband (LKV)

Dorothee Escherich-Semsroth

- Beim posttraumatischen und postoperativen Ödem ist der LKV die wichtigste adjuvante Therapiemethode.
- Nach der manuellen Lymphdrainage und Hautpflege wird immer ein individuell angepasster lymphologischer Kompressionsverband angelegt. Er sollte bis zur nächsten Behandlung auch über Nacht verbleiben. Hier genügt ein Kompressionsdruck von 25 mmHg.
- Liegen keine Zusatzerkrankungen vor, ist es ausreichend, das distal der Schwellung gelegene Gelenk in den LKV mit einzubeziehen (▶ Abb. 11.8, ▶ Abb. 11.9).
- Zu Materialbedarf und Anlagetechnik am Arm ▶ Kap. 3.4.5
- Zu Materialbedarf und Anlagetechnik am Bein ▶ Kap. 3.4.6

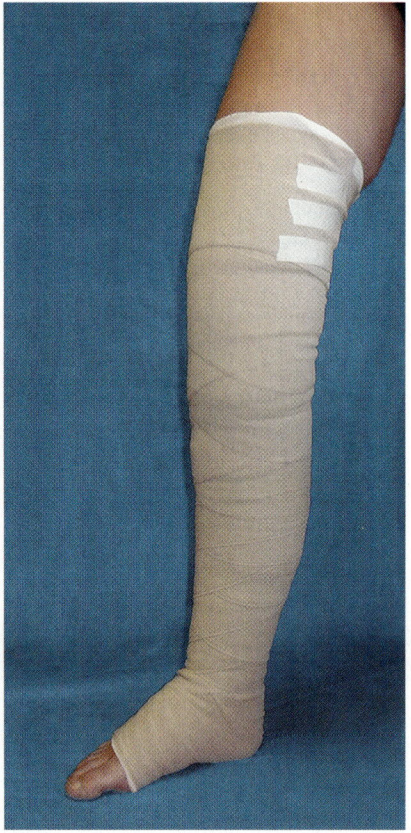

Abb. 11.8 LKV vom Sprunggelenk bis zur Mitte des Oberschenkels [M872]

11.6.4 Medizinische Kompressionsstrümpfe (MKS)

Els Brouwer

Ausführliche Informationen
▶ Kap. 3.5

Versorgungsablauf

Voraussetzungen für eine therapiegerechte und patientenindividuelle Versorgung von posttraumatischen oder postoperativen Ödemen ist das Wissen über deren Ursache sowie den klinischen Befund, wie z. B. die Ausprägung des Ödems und die Schmerzsymptomatik in der zu versorgenden Körperregion. Dies setzt eine interdisziplinäre Zusammenarbeit zwischen allen in die Versorgung involvierten

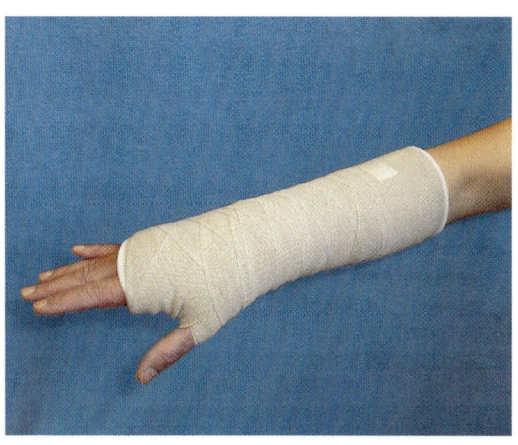

Abb. 11.9 LKV von der Hand bis zum Unterarm [M872]

Partnern wie Arzt, Therapeut, Sanitätshaus und Patient voraus. Die Diagnosestellung obliegt dabei allein dem Arzt und stellt die Basis für die Therapie mit MKS dar. Hieraus entscheidet sich, ob mit rund- oder flachgestrickten MKS versorgt wird. Je nach Art der Verletzung sind auch benachbarte Körperpartien mit betroffen. Diese müssen mit in die medizinische Kompressionsstrumpfversorgung einbezogen werden.

Das Tragen der MKS ist meistens nur für einen vorübergehenden Zeitraum notwendig. Die Dauer ist vom Heilungsprozess der Verletzung abhängig.

Anmessen

Im Idealfall erfolgt das Anmessen des MKS direkt im Anschluss an die physiotherapeutische Behandlung. Die betroffene Extremität ist dann in der Regel weitestgehend ödemfrei.

Das Anmessen ist von der Art der Kompressionsversorgung abhängig. Je nach Versorgung gelten die Vorgaben für rund- oder flachgestrickte MKS. (▶ Kap. 3.5.4, ▶ Kap. 3.5.5, ▶ Abb. 11.10) Beim Messvorgang ist die Schmerzempfindlichkeit des Patienten zu berücksichtigen. Sind flachgestrickte MKS indiziert, sollte aufgrund der mitunter ausgeprägten Schmerzsymptomatik besonders darauf ge-

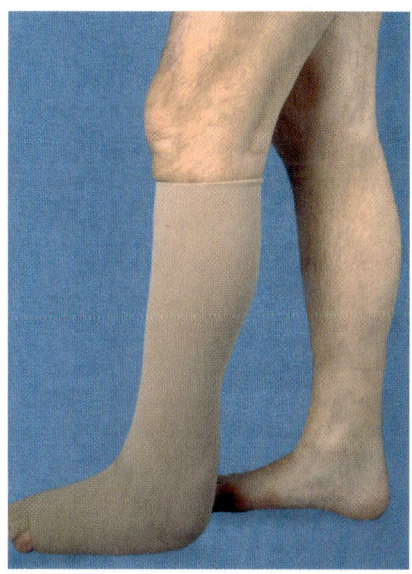

Abb. 11.10 Kompressionsstrumpfversorgung beim postoperativen Ödem [T727]

achtet werden, nur unter moderatem Zug anzumessen.

Bei der Versorgung postoperativer Ödeme nach Amputationen muss darauf geachtet werden, dass der Stumpf sehr gut entstaut ist (▶ Abb. 11.11). Hier ist eine optimale Passform besonders wichtig. Zwischen Strumpfboden und Stumpfende darf kein Freiraum sein, um die Neuausbildung eines Ödems an der Stumpfspitze zu verhindern.

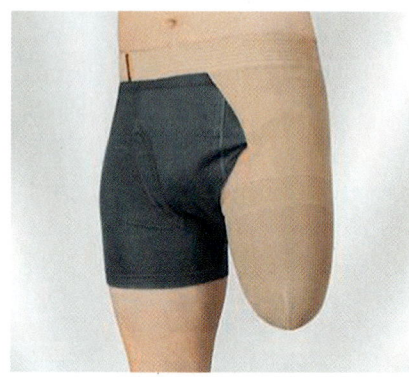

Abb. 11.11 Kompressionsstrumpfversorgung eines Beinstumpfes [V600]

11.6.5 Unterstützende Selbstbehandlung

Susanne Helmbrecht, Ralf Gauer

Ausführliche Informationen ▶ Kap. 3.6

Aufklärung und Motivation (▶ Kap 3.6.2)

Ungünstige/günstige Einflüsse ansprechen und Anstrengungen wertschätzen
- Ziel: Chronifizierung verhindern (▶ Kap. 3.6.3)
- Vorübergehende, eingeschränkte Leistungsfähigkeit akzeptieren (▶ Kap. 3.6.11)
- Zuhören und wertschätzende Äußerungen heben Ressourcen der Patienten
- Selbstverantwortung bleibt beim Patienten

Unterstützung durch andere
- Unterstützender Partner, Familie oder Netzwerk vorhanden?

Informationsbroschüren, Websites, Magazine zum Nachlesen mitgeben oder empfehlen

Verhaltensregeln

In erster Linie ist der Alltag dem Verlauf des Heilungsprozesses anzupassen:
- Geduld bei der Heilung explizit ansprechen
- Überlastungen vermeiden (▶ Kap. 3.6.1)
- Sitzen und Gehen/Stehen abwechseln
- Gehen/Liegen besser als Stehen/Sitzen
- Hochlagern der ödematisierten Extremität
- Aktive Pausen einplanen
- Schutz vor Verletzungen
- Schmerzen ernstnehmen und ansprechen
- Weite bequeme Kleidung, geeignete, passende Schuhe

Selbstmanagement/-behandlung
- Med. Kompressionsstrumpf, falls möglich
  - Nicht schmerzverstärkend
  - Cave: Reduzierte Empfindlichkeit bei Analgetikaeinnahme!
- Selbstverband falls Verbandskenntnisse vorhanden
  - Weiches Verbands-/Bindenmaterial mit geringer Rückstellkraft wie Mull-, Idealbinden, Fast'n Go etc.
- Bewegung (▶ Kap. 3.6.8) im niedrig intensiven Bereich, Berücksichtigung der eingeschränkten Beweglichkeit
- Hautpflege (▶ Kap. 3.6.4)
- Selbstbehandlung mit Griffen der manuellen Lymphdrainage (▶ Kap. 3.6.3):
  - Einüben des „Stehenden Kreises"
  - Freimachen der Lymphknoten von Hals/Leiste/Achsel/tiefem Bauchraum
  - Ödem- und Fibroselockerung (Fibrose- und Hautfaltengriffe)

11.6.6 Behandlungsaufbauten

Oliver Gültig, Thomas Künzel

Postoperatives oder posttraumatisches Ödem der oberen Extremität
▶ Kap. 11.6.2, ▶ Kap. 13.6.2, ▶ Abb. 11.12
1. Anamnese, Inspektion, Palpation
2. Kontraindikationen der MLD ausschließen

Patient in Rückenlage oder im Sitzen
3. Kontaktaufnahme am Hals
4. Bauchtiefdrainage oder Atemtherapie nach Befund
5. Behandlung der Nll. axillares Pars centralis und Pars lateralis
6. Behandlung des Oberarms mit Betonung des medialen Oberarmbündels
7. Behandlung der Region um das Ödem bzw. Hämatom
8. Freiarbeiten der lymphödematösen Region sternförmig in das vorbehandelte Gebiet, häufiges Nacharbeiten mit Betonung des medialen Oberarmbündels und der Nll. axillares
9. Hautpflege
10. Anlegen eines lymphologischen Kompressionsverbands
11. Entstauende Übungsbehandlung in Kompression
12. Patientenberatung

11.6 Komplexe physikalische Entstauungstherapie (KPE)

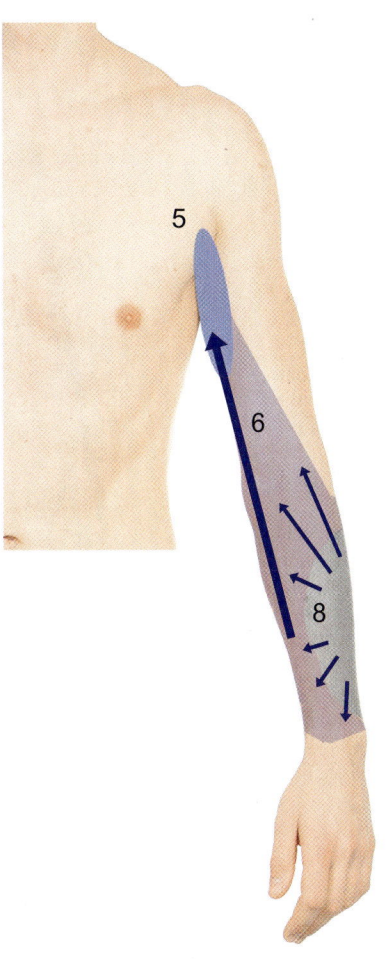

Abb. 11.12 Behandlungsaufbau postoperatives oder posttraumatisches Ödem der oberen Extremität [M882/K354]

Postoperatives oder posttraumatisches Ödem der unteren Extremität

▶ Kap. 11.6.2, ▶ Kap. 13.6.2, ▶ Abb. 11.13

1. Anamnese, Inspektion, Palpation
2. Kontraindikationen der MLD ausschließen

Patient in Rückenlage

3. Kontaktaufnahme am Hals
4. Bauchtiefdrainage oder Atemtherapie nach Befund
5. Behandlung der Nll. inguinales
6. Behandlung des Oberschenkels mit Betonung des ventromedialen Bündels
7. Behandlung der Region um das Ödem bzw. Hämatom
8. Freiarbeiten der lymphödematösen Region sternförmig in das vorbehandelte Gebiet, häufiges Nacharbeiten mit Betonung des ventromedialen Bündels und der Nll. inguinales
9. Hautpflege
10. Anlegen eines lymphologischen Kompressionsverbands
11. Entstauende Übungsbehandlung in Kompression
12. Patientenberatung

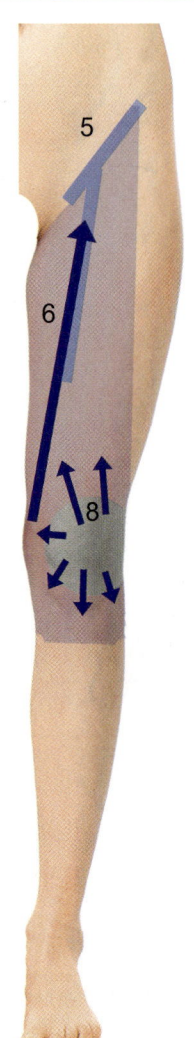

Abb. 11.13 Behandlungsaufbau postoperatives oder posttraumatisches Ödem der unteren Extremität [M882/K354]

12 Rheumatisch bedingtes Ödem

Els Brouwer, Ralf Gauer, Oliver Gültig, Susanne Helmbrecht, Anke Kleine, Thomas Künzel, Uwe Lange, Monika Lietz

12.1	Definition und Epidemiologie	270	12.4.2	MLD und KPE beim Rheumatiker 276
12.2	Ausgewählte rheumatische Krankheitsbilder	271	12.4.3	Empfehlungen bei chronischem Lymphödem 277
12.2.1	Rheumatoide Arthritis	271	12.5	**Komplexe physikalische Entstauungstherapie (KPE)** 278
12.2.2	Ankylosierende Spondylitis (Morbus Bechterew)	272	12.5.1	Grundsätze der Behandlung 278
12.2.3	Arthritis psoriatica	272	12.5.2	Manuelle Lymphdrainage (MLD) 281
12.2.4	Kollagenosen	272		
12.2.5	Systemische Sklerose	272	12.5.3	Lymphologischer Kompressionsverband (LKV) 283
12.2.6	Degenerative Gelenkerkrankungen (Arthrose/n)	273	12.5.4	Medizinische Kompressionsstrümpfe (MKS) 283
12.2.7	CRPS (Complex Regional Pain Syndrome)	273	12.5.5	Unterstützende Selbstbehandlung 284
12.2.8	Arthritis urica (Gicht)	273	12.5.6	Behandlungsaufbauten 286
12.2.9	Fibromyalgie – chronisches Schmerzsyndrom	274		
12.3	**Rheumatische Erkrankungen und Lymphödem**	274		
12.4	**Besonderheiten der Ödemtherapie bei rheumatischen Erkrankungen**	275		
12.4.1	Allgemeine Hinweise	275		

12 Rheumatisch bedingtes Ödem

12.1 Definition und Epidemiologie
Uwe Lange

Der Begriff „Rheuma" leitet sich aus dem Griechischen ab. Er bedeutet so viel wie „fließend, springend" und beschreibt die Schmerzqualität am Bewegungssystem von Rheumatikern. Muskuloskelettale Erkrankungen sind die wichtigste Ursache von anhaltenden Schmerzen, Funktions- und Partizipationseinschränkungen. So leiden in Deutschland etwa 25 % der Bevölkerung an funktionellen Einschränkungen des Bewegungssystems. Klinisch manifeste und therapiebedürftige chronische Erkrankungen des Bewegungssystems liegen bei ca. 13 Millionen Menschen vor. Etwa 7 Millionen leiden an chronischen Rückenschmerzen und etwa 5 Millionen an symptomatischen degenerativen Gelenkmanifestationen. Von entzündlich-rheumatischen Erkrankungen sind etwa 1,5 Millionen betroffen, d. h. etwa 2 % der Erwachsenen. Hinzu kommen ca. 20.000 rheumakranke Kinder.

„Grobeinteilung" der rheumatischen Krankheitsbilder:
- **Degenerative Erkrankungen** des Bewegungssystems (u. a. Arthrosen, Wirbelsäulenleiden)
- **Extraartikuläre Erkrankungen** des Bewegungssystems
  - Nichtentzündlich: u. a. Fibromyalgie, Insertionstendinosen (z. B. „Tennisellenbogen")
  - Entzündlich: Polymyositis, Dermatomyositis, Polymyalgia rheumatica
- **Entzündlich-rheumatische Erkrankungen:**
  - Rheumatoide Arthritis und Sonderformen
  - Spondyloarthritiden: z. B. ankylosierende Spondylitis (Morbus Bechterew), Arthritis/Spondylitis psoriatica, Arthritiden bei chronisch-entzündlichen Darmerkrankungen (Morbus Crohn), Colitis ulcerosa, reaktive Arthritiden
  - Kollagenosen: z. B. systemischer Lupus erythematodes, systemische Sklerose, Mischkollagenosen, Sjögren-Syndrom
  - Vaskulitiden: z. B. Riesenzellarteriitis, Panarteriitis nodosa, granulomatöse Polyangiitis, eosinophile Polyangiitis, kryoglobulinämische Vaskulitis
  - Kristallarthropathien: z. B. Arthritis urica („Gicht"), Chondrocalcinose („Pseudogicht")

Die rheumatoide Arthritis ist die häufigste entzündlich-rheumatische Erkrankung mit ca. 0,8 % der erwachsenen Bevölkerung (ca. 550.000 Betroffene). Pro Jahr erkranken ca. 20–40 je 130.000 Personen, Frauen dreimal häufiger als Männer.

Die ankylosierende Spondylitis (Morbus Bechterew) weist eine Häufigkeit von ca. 0,5 % auf (ca. 340.000 Betroffene), die undifferenzierten Spondyloarthritiden liegen bei ca. 0,2–0,5 % (136.000–340.000 Betroffene), wobei Männer mit 1–3 : 1 überwiegen. Die Arthritis psoriatica weist eine Häufigkeit von 0,18 % auf (123.000 Betroffene). Die Neuerkrankungsrate beträgt 6/130.000 pro Jahr.

Der systemische Lupus erythematodes geht mit einer Häufigkeit von 30/130.000 einher, mit Dominanz des weiblichen Geschlechts. Die Häufigkeit der Polymyalgia rheumatica und Riesenzellarteriitis liegt bei ca. 60/130.000 und die der systemischen Sklerose bei 12–30/130.000 (ca. 20.000 Betroffene). Für die Gesamtgruppe der Kollagenosen und Vaskulitiden wird eine Häufigkeit von ca. 0,2 % der erwachsenen Bevölkerung (136.000 Betroffene) angegeben.

12.2 Ausgewählte rheumatische Krankheitsbilder
Uwe Lange

12.2.1 Rheumatoide Arthritis

Die rheumatoide Arthritis ist eine Systemerkrankung des mesodermalen Gewebes, die hauptsächlich die Gelenke betrifft. Die vorliegende Kombination aus Entzündung, Pannusbildung, Weichteil-, Knorpel- und Knochendestruktion kann zu bleibenden, teils schwerwiegenden Gelenkveränderungen mit konsekutiver Einschränkung der Funktionalität führen; auch ein Befall innerer Organe (z. B. Vaskulitis, Durchblutungsstörungen, Lymphknotenvergrößerungen, Glomerulonephritis, Perikarditis) ist möglich. Wenngleich inzwischen genetische Dispositionen detektiert werden konnten (hohes Risiko bei Vorliegen von DRB1*0401 in 50 % d. F. und DRB1*0404 in 30 % d. F.), sind die Auslösemechanismen weiterhin unbekannt. Auch der Mechanismus der Selbstunterhaltung des immunologischen Entzündungsprozesses ist unverändert unklar und ebenso hypothetisch wie die meisten ätiopathogenetischen Mechanismen. Eine Schlüsselrolle nehmen u. a. proinflammatorische Zytokine ein.

Unverändert mysteriös ist die fast tumorähnliche Proliferation des synovialen Gewebes im Rahmen des inflammatorischen Geschehens. Da im Stratum fibrosum und synoviale sowie der Gelenkkapsel, den periartikulären Gewebestrukturen, den Bändern als auch der Knochenhaut Lymphgefäße vorkommen, stellt die Beteiligung des Lymphsystems eine mögliche extraartikuläre Manifestation dar (▶ Abb. 12.1).

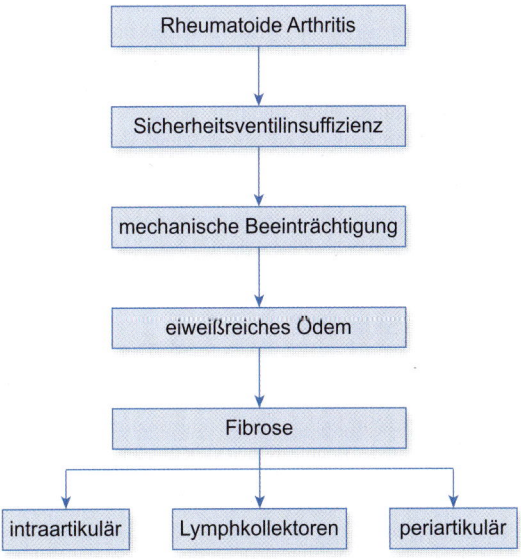

Abb. 12.1 Progressive Beteiligung des Lymphgefäßsystems bei entzündlich-rheumatischen Erkrankungen [P375/L231]

12.2.2 Ankylosierende Spondylitis (Morbus Bechterew)

Die ankylosierende Spondylitis ist eine chronisch-entzündlich rheumatische Allgemeinerkrankung mit Hauptmanifestationen am Achsenskelett. Morphologisch kommen entzündliche, destruktiv-proliferative und ossifizierende Veränderungen mit Ankylosenbildung vor (radiomorphologisch im Endstadium „Bambusstabform" der Wirbelsäule). Der Nachweis des Histokompatibilitätantigens HLA-B27 in über 90 % d. F. zeigt eine genetische Disposition an, die Ätiologie ist aber weiterhin unklar. Zu den extraartikulären Manifestationen zählen eine Beteiligung von Augen (u. a. Iritis), Herz/Gefäßen (Aortitis, Aorteninsuffizienz), urogenitalen Organen (Urethritis, Prostatitis, Niere/IgA-Nephropathie), Darm (Colitis) und Muskeln (Myositis). Selten ist auch eine zystische Oberlappenfibrose beschrieben.

12.2.3 Arthritis psoriatica

Die Arthritis psoriatica ist eine – vor, mit oder nach der Psoriasis vulgaris auftretende – teils destruktive, teils proliferativ-osteoplastische Gelenkerkrankung mit fakultativer Achsenskelettbeteiligung. Die morphologischen Besonderheiten sind durch die Kombination von Synovitis, osteoklastischem Abbau, Knochenneubildung und periostalen Proliferationen gekennzeichnet, mit klassischen radiomorphologischen Zeichen (Knochenan- und -abbau, sog. „Plus- und Minus-Variante"). Viszerale Manifestationen beinhalten eine Iritis, Amyloidose, Myositis, Polychondritis und selten entzündliche Darmveränderungen. Entzündliche Enthesiopathien können begleitend sehr schmerzhaft sein.

12.2.4 Kollagenosen

Als Kollagenosen wird eine Gruppe von systemischen Bindegewebserkrankungen zusammengefasst, bei denen verschiedenste Immunphänomene mit rheumatologischen Symptomen auftreten. Ihre Bedeutung haben diese Krankheitsbilder weniger wegen der Gelenkbeteiligung, sondern wegen der häufig schweren Manifestation(en) an inneren Organen. Ätiologie und Pathogenese sind unbekannt. Zahlreiche Immun- und Autoimmunphänomene sind beschrieben, daneben kommen klinische, serologische und pathologische Überlappungen vor. Der Verlauf ist ungewöhnlich und variabel, die Prognose abhängig von der Organbeteiligung. Zu den Kollagenosen zählen u. a. der systemische Lupus erythematodes disseminatus, die systemische Sklerose (▶ Kap. 12.2.5), Mischkollagenose (Mixed Connective Tissue Disease), Sjögren-Syndrom, Dermatomyositis und Polymyositis.

12.2.5 Systemische Sklerose

Dabei handelt es sich um eine seltene, generalisierte (systemische) fibrosierende und sklerosierende Erkrankung des kollagenen Bindegewebes mit besonderer Beteiligung von Haut, Blutgefäßen, Lunge, Gastrointestinaltrakt und Niere, aber auch anderer innerer Organe sowie rheumatischen Gelenksymptomen. Ätiologie und Pathogenese sind noch unklar. Von zentraler Bedeutung ist eine Aktivierung des Immunsystems mit resultierender Endothelläsion, Fibroblastenproliferation und Stimulation der Matrix-Synthese. Neben der starken Kollagenvermehrung in der Haut und zahlreichen inneren Organen kommt es zu einer zunehmenden Fibrose des Bindegewebes mit entzündlichen und degenerativen Gefäßveränderungen (Intimaproliferation).

12.2.6 Degenerative Gelenkerkrankungen (Arthrose/n)

Per definitionem handelt es sich bei der Arthrose um eine polyätiologische degenerative Erkrankung einzelner oder mehrerer Gelenke mit Erkrankungsbeginn im Gelenkknorpel (weder einfache Abnutzungskrankheit noch simple Alterung). Bei der Pathogenese ist die Chondrozytendysfunktion von zentraler Bedeutung. Die inadäquate Syntheseleistung der Chondrozyten führt zur Verschiebung des Knorpelstoffwechsels hin zum Katabolismus, was zur Abnutzung des Knorpels führt und sekundär alle Gewebe des Gelenkes mit einbeziehen kann. Im Rahmen des veränderten Chondrozytenphänotyps kommt es zur Syntheseschwäche, die Interleukin(IL)-1-vermittelte Synthese von Metalloproteinasen und IL-6-Expression führen zur Entzündung und damit zur Zerstörung der Kollagenfaservernetzung, zum Verlust der „Viskoelastizität" der Synovia und letztendlich zur Störung der Knorpelmatrixhomöostase. Während es in Frühphasen zur Demaskierung der Kollagenfibrillen mit Missverhältnis zwischen Knorpelbelastung und -belastbarkeit kommt, sind die fortgeschrittenen Stadien von Auffaserung des Knorpels (Fibrillation), Rissen, Abrieb, Bildung einer „Knochenglatze", Eröffnung des Markraumes, sekundärer Detritussynovitis, sekundärer Chondrokalzinose, Knochendeformierung und osteophytärer Knochenneubildung gekennzeichnet. Aus lymphologischer Sicht entwickelt sich dabei ebenfalls eine lokale Sicherheitsventilinsuffizienz.

Bei der aktivierten (sekundär entzündeten) Arthrose liegen die klassischen Entzündungssymptome vor. Der Entzündungsprozess ist in vielerlei Hinsicht dem inflammatorischen Prozess primärer entzündlich-rheumatischer Erkrankungen ähnlich, bei Letzteren sind diese Prozesse jedoch deutlich stärker ausgeprägt.

12.2.7 CRPS (Complex Regional Pain Syndrome)

Das CRPS ist per Definition ein polyätiologisches und multifaktorielles Schmerzsyndrom mit schwerer trophischer Störung meist umschriebener Extremitätenanteile, die Skelett und Weichteile einbezieht.

Das CRPS Typ I (Morbus Sudeck) tritt i. d. R. posttraumatisch (Frakturen, Weichteilverletzungen, Distorsionen) oder reflektorisch (postoperativ, nach Herzinfarkt, Gallenaffektion) auf, dabei ist die Manifestation nicht von der Schwere der Verletzung abhängig. Das CRPS Typ II (früher Kausalgie) manifestiert sich nach einer Nervenverletzung, ist aber nicht notwendigerweise auf den Ort der Verletzung beschränkt.

Infolge der Verletzung resultiert eine Fehlregulation und „Entgleisung" der neurovaskulären vegetativen Durchblutungsreaktion. Die gemeinsame pathogenetische Endstrecke beinhaltet eine Funktionsstörung des autonomen Nervensystems mit Sympathikus-Hyperaktivität, Provokation eines pathologischen Reflexbogens und Stimulation orthodromer Impulse auf A- und C-Fasern. Dadurch entsteht eine schwere trophische Störung mit Knochenmarkhyperämie, unkontrollierter Osteoklasten- und Osteoblastentätigkeit und Einbeziehung aller Gewebeanteile.

12.2.8 Arthritis urica (Gicht)

Die Arthritis urica ist eine als Folge einer Hyperurikämie auftretende akute, z. T. auch chronische (tophöse), kristallinduzierte Gelenkerkrankung. Sie kann sich zudem an der Niere als Uratnephrolithiasis und u. U. gravierend als Uratnephropathie manifestieren. Als exogene Faktoren sind Über- und Falschernährung zu nennen. Auslösende Faktoren sind vermehrte Purinzufuhr (Fest- und Fettmahlzeiten), Fasten, Alkohol, Infekte, Operationen, Traumen oder ungewohnte körperliche Belastungen. Durch Kristallphagozytose resultiert eine Aktivierung der Zytokinkaskade und anderer Entzündungsmediatoren. Sowohl im akuten Anfall (falls tolerabel) als auch im chronischen Stadium ist MLD indiziert.

12.2.9 Fibromyalgie – chronisches Schmerzsyndrom

Hierbei handelt es sich um eine dem Weichteilrheumatismus zugehörige, nichtentzündliche Erkrankung mit großflächigen generalisierten Schmerzen, charakteristischen schmerzhaften Druckpunkten, vegetativen Symptomen und psychischen Besonderheiten, meist in Form von Depressivität und Angst. Diskutiert wird eine zentrale Schmerzverarbeitungsstörung mit zentraler Hyperexzitabilität und gestörter Schmerzmodulation. Ob es sich um eine rein somatische Erkrankung, eine psychosomatische Erkrankung oder eine Funktionsstörung handelt, wird unverändert kontrovers diskutiert.

12.3 Rheumatische Erkrankungen und Lymphödem
Uwe Lange

Lymphödeme bei entzündlich-rheumatischen Erkrankungen zählen zu den sekundären (erworbenen) Lymphödemen (▶ Kap. 7.1, ▶ Abb. 12.2, ▶ Abb. 12.3, ▶ Abb. 12.4, ▶ Abb. 12.5). Die reduzierte Lymphtransportkapazität kann strukturell (Folgen der Entzündung) oder funktionell (Klappeninsuffizienz, Gefäßspasmen) bedingt sein. Strukturelle Veränderungen im Rahmen des inflammatorischen Geschehens betreffen sowohl die Lymphgefäße als auch die Lymphknoten. Im Rahmen des proliferativen Prozesses der Synovialis resultiert ein Verlust des Zellzwischenraumes mit konsekutiver funktioneller

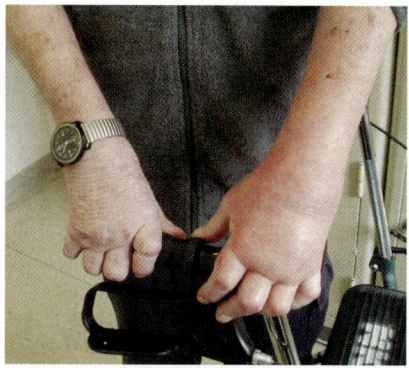

Abb. 12.2 Carpusarthritis bei rheumatoider Arthritis mit begleitendem Lymphödem an Hand und Unterarm links [P375]

Behinderung des Lymphabflusses und der interstitiellen Diffusion. Durch eine funktionelle, begleitende Sicherheitsventilinsuffizienz entsteht somit ein eiweißreiches Ödem. Die erhöhte Eiweißakkumulation im Gewebe geht mit einer chronischen Entzündung einher und stellt einen Wachstumsreiz für verschiedenste, im Gewebe vorhandene Zellen dar. Insbesondere wird durch eine Aktivierung von Fibroblasten eine Fibrose mit nachfolgender Gewebesklerose initiiert, zudem werden Adipoblasten aktiviert. Letztere können über die Bildung von Adipozyten die Expression von entzündungsfördernden Adipokinen initiieren. Zusätzlich behindern Fibrinpräzipitate in den Gewebekanälen beim entzündlich-rheumatischen Prozess den Austausch von Stoffen und Flüssigkeit. Klinisch imponiert in dieser Phase das Lymphödem derb und fest und ist nicht mehr dellbar.

Die Therapie des rheumatisch bedingten Lymphödems besteht in der befundorientierten MLD und falls, keine Kontraindikationen vorliegen, der KPE. Die Entstauungsphase beinhaltet 1–2-mal täglich MLD in Kombination mit Kompressionsbandagierung und dauert so lange, bis es zum Stagnieren der Umfangsmaße kommt (meist 2–4 Wochen). Danach muss ärztlich entschieden werden, ob eine Kompressionsbestrumpfung indiziert ist. Entscheidend ist eine Patientenschulung, in der u. a. darauf hingewiesen werden muss, was förderlich und weniger förderlich bei vorliegendem Lymphödem ist (▶ Kap. 12.4.3). Insbesondere begleitende physikalische Therapieoptionen müssen darauf abgestimmt sein.

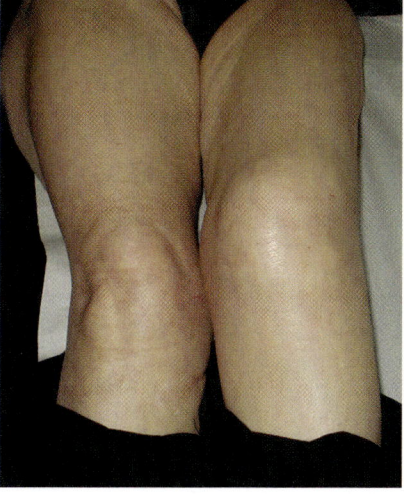

Abb. 12.3 Gonarthritis links bei ankylosierender Spondylitis mit Lymphödem des Unterschenkels [P375]

Hilfsmaßnahmen für den Lymphtransport sind die Muskel- und die Gelenkpumpe, die arteriellen Pulsationen, die thorakalen und intrathorakalen Druckschwankungen, der zentralnervöse Druck sowie von außen einwirkender Druck (Kompression, Wasserdruck im Bewegungsbad).

12.4 Besonderheiten der Ödemtherapie bei rheumatischen Erkrankungen

Uwe Lange

12.4.1 Allgemeine Hinweise

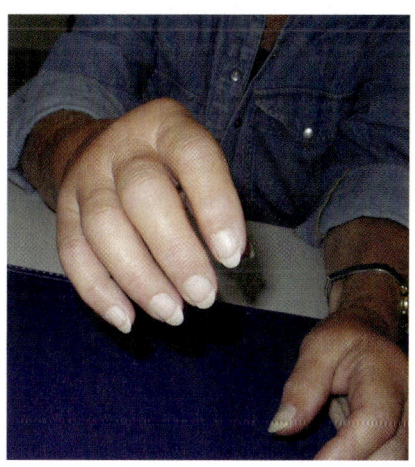

Abb. 12.4 Systemische Sklerose mit Lymphödem der Finger [P375]

Im multimodalen Therapiekonzept von rheumatischen Erkrankungen spielen diverse Physiotherapeutika bei der Behandlung funktioneller und funktionaler Einschränkungen eine essenzielle Rolle. Es ist also stets darauf zu achten, dass die unterschiedlichen, differenzialindikativ zum Einsatz kommenden physikalischen Therapieoptionen ein vorliegendes Lymphödem nicht verschlimmern (z. B. Wärmeapplikationen, Ultraschall, Kurzwelle an der betroffenen Gliedmaße). Kälteanwendungen sollten nicht zu starken Unterkühlungen führen, da hierdurch Blutgefäße geschädigt werden und bei der anschließenden Wiedererwärmung eine verstärkte Durchblutung mit gesteigerter Lymphbildung einhergeht. Klassische Massage sollte an der betroffenen Gliedmaße nicht erfolgen; die dabei induzierte Gewebshyperämisierung geht mit einer konsekutiv verstärkten Lymphbildung einher.

Ältere Rheumatiker sind häufig multimorbide, teils mit Einschränkungen der kardiovaskulären Leistungsfähigkeit, leichterer Vulnerabilität von Gefäßen und Muskulatur, starrem Gefäßsystem und verändertem Hautturgor (u. a. „Kortisonhaut"). Bei trockener Haut und „Kortisonhaut" ist eine Hautpflege unabdingbar. Erschwerend kann sich noch eine rheumatische Kachexie und/oder Sarkopenie manifestieren.

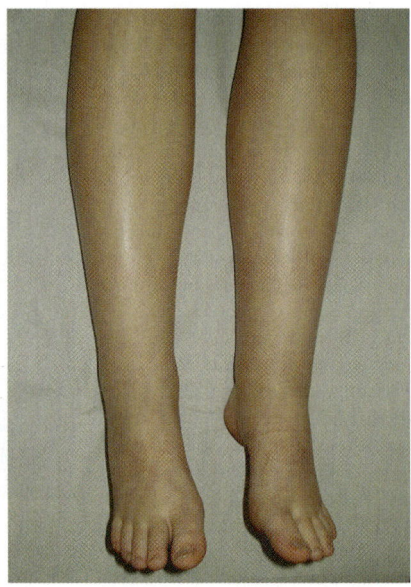

Abb. 12.5 Systemischer Lupus erythematodes mit Lymphödem beider Unterschenkel [P375]

Da bei der MLD und Kompressionstherapie relativ große Lymphmengen über den Ductus thoracicus in den großen Kreislauf gelangen, sollte bei vorliegender Herzinsuffizienz vorher geklärt werden, ob die Behandlung kardial noch bewältigt werden kann (kardiologische Vorstellung zur medikamentösen Therapieoptimierung) und die MLD-Dosierung unter ärztlicher Kontrolle angepasst werden.

Liegen beim Rheumatiker mit Lymphödem gleichzeitig schwere arteriosklerotische Gefäßveränderungen (u. a. bei Diabetes mellitus, Hyperlipidämien) vor, ist die Dosierung der MLD ebenfalls anzupassen (stark reduzierter Druck), eine Kompressionstherapie sollte nur in Absprache mit dem Arzt erfolgen.

Bei Vorliegen einer umfangreichen Multimorbidität sollte eine koronare Herzerkrankung sowie grenzwertig kompensierte Herz-, Nieren-, Leberinsuffizienz individuell berücksichtigt werden, um das Leben der Patienten nicht zu gefährden. Rheumatiker mit diabetischer Polyneuropathie, fortgeschrittener chronisch-venöser Insuffizienz mit Dermatoliposklerose und evtl. floridem Ulcus cruris stellen eine Herausforderung bei der Dosierung der Kompression dar, um Hautschäden zu vermeiden. Wichtig ist, dass die Kompressionstherapie die Gelenkmobilität nicht einschränken sollte und die Sturzgefahr nicht erhöht.

12.4.2 MLD und KPE beim Rheumatiker

Die MLD kann bei jeder entzündlich-rheumatischen Erkrankung im akuten arthritischen Schubgeschehen mit begleitendem Lymphödem täglich eingesetzt werden. Indikationsgrundlage hierfür ist die lokale Sicherheitsventilinsuffizienz, die sterile Inflammation mit begleitender Schwellung und Schmerz und Dysbalance des Vegetativums. Dabei erzielt man mittels der MLD eine Ödemverringerung, Entstauung der periartikulären Strukturen, begrenzt auch intraartikulär, einen forcierten Abtransport von Entzündungsmediatoren und analgetischen Substanzen sowie einen sympathikolytischen Effekt.

Der bedarfsgerechte Einsatz der MLD empfiehlt sich auch in subakut-chronischen Krankheitsstadien. Hier werden MLD und KPE vordergründig zur Gewebelockerung und Verminderung der latenten Inflammation eingesetzt.

Bis zum Abklingen der Schwellung empfiehlt sich ein Kompressionsverband (Druck angepasst an die Verträglichkeit und Schmerzsymptomatik) unter Erhalt der Beweglichkeit.

Bei aktivierter (sekundär entzündlicher) Arthrose mit und ohne begleitendem Lymphödem sind sowohl MLD als auch KPE sinnvoll, hier ist die Indikationslage vergleichbar zu den entzündlich-rheumatischen Erkrankungen. Hingegen gibt es bei rein degenerativen Veränderungen am Bewegungssystem ohne Lymphödem keine Evidenz für die MLD oder KPE.

Bei bakteriellen Arthritiden sollte die MLD in der Akutphase erst zum Einsatz kommen, wenn eine adäquate Antibiose klinische wie auch laborchemische Wirkung zeigt.

Eine Sondersituation stellt die systemische Sklerose dar. Hier ist die MLD indiziert, da eine Lockerung des fibrosklerotischen Gewebes und eine lokale Beweglichkeitsverbesserung erzielt werden können. Insbesondere bei einem Gesichtsbefall kann die Mundöffnung und Mimik hierdurch positiv beeinflusst werden. Da jedoch oft eine begleitende Durchblutungsstörung und ein Raynaud-Syndrom bestehen, ist eine KPE kontraindiziert.

Beim CRPS ist der Einsatz der MLD vom Stadium der Erkrankung abhängig. In akuten Stadien ist eher Zurückhaltung geboten. Nach vorangegangener Bindegewebsmassage im Bereich der mittleren und oberen Brustwirbelsäule (Hemmung des Sympathikus) kann MLD proximal des betroffenen Erkrankungsgebietes eingesetzt werden (Nutzung der sympathikolytischen Wirkung). Kompressionstherapie und Kompressionsbandage sind in milder und umfangreich gepolsterter Form indiziert (max. von 20 mmHg). Bei Unverträglichkeit oder sich dadurch verstärkendem Schmerz sind diese unverzüglich abzunehmen.

Auch bei der Fibromyalgie wird die MLD als additive Maßnahme zur Senkung des Sympathikotonus mit dadurch modifizierter Schmerzweiterleitung und -wahrnehmung eingesetzt.

12.4.3 Empfehlungen bei chronischem Lymphödem

- Wunden sollten an der betroffenen Gliedmaße vermieden werden (Eintrittspforte für Erreger, Gefahr der Manifestation eines Erysipels, Cave: immunsuppressive Therapie), insbesondere bei begleitender „Kortisonhaut" für ausreichenden Kleidungsschutz sorgen. Vorsicht beim Barfußgehen und auch Vorsicht bei der Nagelpflege.
- Regelmäßige Hautpflege mit pH-neutralen, parfümfreien Pflegeprodukten, um Austrocknung zu vermeiden.
- Keine engen Schuhe tragen (Gefahr von Druck- und Scheuerstellen). Schuheinlagenversorgung beim rheumatischen Spreizfuß. Hohe Absätze verhindern die Muskelpumpe!
- Sonnenbrand vermeiden, Badeschuhe im Meer tragen, Schutz vor Insektenstichen. Hautschäden durch Verbrennungen/Verbrühungen vermeiden (Backofen, Bügeleisen, Grill etc.).

- Hitzeeinwirkungen z. B. durch physikalische Therapieanwendungen vermeiden (Gefahr der Lymphlasterhöhung).
- Überbelastung bei der Physiotherapie oder beim Sport vermeiden (Gefahr der Mehrdurchblutung).
- Blutentnahme, Blutdruckmanschettenmessung, Injektion in Gelenke, subkutane Applikationen/Infiltrationen sollten nicht an der betroffenen Gliedmaße erfolgen, ebenso wenig Blutegeltherapie oder Akupunktur.
- Starkes Übergewicht vermeiden, weil die subkutanen Fettzellen den Lymphabfluss behindern.
- Bei der Ernährung wenig Salz und Fett, aber ausreichend Eiweiß. Salz entzieht Wasser, Fett wird von den Darmlymphgefäßen aufgenommen und verschlechtert die Lymphrheologie. Eiweißmangel verstärkt den Austritt von Wasser aus den Blutkapillaren in das Gewebe.
- Keine einschnürende Kleidung an der betroffenen Gliedmaße tragen (z. B. Strümpfe, Hosen, Röcke, Pullover; statt einem Gürtel evtl. Hosenträger nutzen).
- Armbänder und Uhren sowie Ringe sollten ebenfalls nicht einschnüren und den Abfluss behindern.
- Längeres Stehen oder Sitzen meiden. Aktivierung der venösen Muskelpumpen: Fußsohlenpumpe (Auftreten/Abrollen), Sprunggelenkpumpe (Auf- und Abbewegen der Füße; Fußkreisen), Wadenmuskelpumpe (Gehen) oder der Oberschenkelpumpe. Sinnvoll: Aqua-Jogging, Ausdauersportarten.
- 3S-3L-Regel: Sitzen und Stehen ist schlecht, lieber Laufen oder Liegen.

12.5 Komplexe physikalische Entstauungstherapie (KPE)

12.5.1 Grundsätze der Behandlung

Oliver Gültig

Die KPE stellt in der Rheumatologie eine **adjuvante** Behandlungsform dar, die im Rahmen eines physiotherapeutischen Gesamtkonzepts eingesetzt wird. Die Anwendung der MLD sowie der Kompression hängen vom jeweiligen Stadium der Erkrankung ab, bekommen aber durch ihre **sympatikolytische** und **entzündungsregulierende** Wirkung eine bedeutende Rolle im Gesamtkonzept. Als eine von wenigen manuellen physiotherapeutischen Maßnahmen kann die MLD im akuten Schub zur Anwendung kommen, da es sich um eine sterile, akute Entzündung handelt. Es empfiehlt sich eine tägliche Behandlung.

Die lokale Sicherheitsventilinsuffizienz der bestehenden sterilen Entzündung, die damit verbundene Schwellung und die Dysbalance des vegetativen Nervensystems stellen die Grundlage für die Indikation dar. Die **Beeinflussung** der Entzündungsreaktion sowie die **Schmerzreduktion**, Ödemreduktion und **Mobilitätsverbesserung** stehen im Vordergrund der Behandlung.

Wirkungen der MLD:
- Verringerung des Ödems
- Entödematisierende Wirkung auf die Weichteile sowie periartikulär, begrenzt auch intraartikulär
- Schnellerer Abtransport von Entzündungsmediatoren und schmerzverursachenden Substanzen → geringere Schäden am Erkrankungsort
- Sympathikolytischer Effekt

Rheumatoide Arthritis und Morbus Bechterew

Ausschließlich das Lymphgefäßsystem kann Entzündungsmediatoren abtransportieren. Durch den Einsatz der MLD kommt es nicht nur zu einem schnelleren Abschwellen entzündeter Gelenke, auch wird der langsamen Zerstörung der Gelenkflächen durch die Entzündungsmediatoren entgegengewirkt.

Da sich nicht nur **während der Schübe**, sondern auch **zwischen den Schüben** entzündliche Prozesse abspielen, ist die MLD in Verbindung mit Kompressionsverbänden nicht nur in der Hochakutphase, sondern auch in der Remissionsphase sinnvoll. Diese sollte dann mit angemessener medizinischer Kompressionsbestrumpfung, die die Beweglichkeit nicht einschränkt, kombiniert werden.

Im subakuten Stadium kann die Behandlungsfrequenz der MLD in Verbindung mit medizinischer Kompression bedarfsgerecht reduziert werden. Sie sollte jedoch als **Dauertherapie** längerfristig eingesetzt werden, da die Entzündung latent weiterbesteht, auch wenn keine akuten Entzündungszeichen wahrgenommen werden. Das weitere Schicksal der knöchernen Strukturen wird nämlich maßgeblich durch die Beherrschung der weiter bestehenden Entzündung beeinflusst.

Merke

Im chronischen Stadium werden MLD und Kompression hauptsächlich zur Gewebelockerung und Eindämmung der latenten Entzündung eingesetzt.

Ein gut gepolsterter **Kompressionsverband** mit reduziertem Druck (max. 20 mmHg) ist bei Verträglichkeit und Schmerzfreiheit bis zum **Abklingen der Schwellung** indiziert. Die Beweglichkeit sollte dabei weitestgehend erhalten bleiben.

Mit Abnahme der Entzündungszeichen treten andere physiotherapeutische Maßnahmen in den Vordergrund, z. B. Krankengymnastik (auch an Geräten), Elektrotherapie und manuelle Therapie. Kälteanwendungen (z. B. Kaltluft, Kältekammer, Eis) sollten mit einem Abstand von ca. 2 Stunden erst nach der MLD-Behandlung erfolgen.

Degenerativer Rheumatismus

Im Gegensatz zu den entzündlichen rheumatischen Erkrankungen ist der Einsatz der KPE bei den degenerativen Erkrankungen umstritten. Am ehesten kommt ihre Anwendung bei der **aktivierten Arthrose** und den damit verbundenen Entzündungszeichen in Betracht. Für Einsatz bei degenerativen Erkrankungen an der Wirbelsäule und bei Bandscheibenleiden bestehen bisher zu wenige Erfahrungen, um die KPE allgemein empfehlen zu können. Zudem spielen hier entzündliche Prozesse eine eher untergeordnete Rolle.

Psoriasis-Arthritis

Die Behandlung mit der MLD beschleunigt das Abschwellen und den Abtransport der Entzündungsmediatoren. Dies reduziert die Schmerzen und verbessert die Beweglichkeit.

Bakteriell bedingte Arthritiden

Die MLD sollte in der Akutphase erst dann eingesetzt werden, wenn die antibiotische Behandlung wirkt. Nach einer intraartikulären Injektion von Kortikoiden wegen der beschleunigten Resorption des Präparats aus der Gelenkkapsel die ersten 2–3 Tage auf die Behandlung mit MLD verzichten.

Sklerodermie

Es wird je nach Befund und Leidensdruck des Patienten entschieden, in welchem Gebiet schwerpunktmäßig behandelt wird. Im Vordergrund stehen die Hände (bzw. Arme) und das Gesicht. Behandlungsziele können z. B. Vergrößerung der Mundöffnung (Mund-Innenbehandlung), Verbesserung der Mimik, Lockerung fibrosklerotischer Gewebe oder Verbesserung lokaler Beweglichkeit sein.

Die MLD an den betroffenen Gebieten reduziert die Entzündungssymptome. Auch bei vorangeschrittener Fibrosierung bzw. Sklerosierung kann eine deutliche Lockerung des Gewebes erreicht werden. Durch zusätzlich angewandte, milde physiotherapeutische Gelenktechniken soll die Beweglichkeit verbessert werden. Je nach Bedarf wird eine Dauerbehandlung verordnet. Durch die Anwendung können oft die betroffenen Gelenke lange Zeit in ihrem Bewegungsausmaß gehalten oder verbessert werden. Häufig sind zur Durchblutungsverbesserung und zum Funktionserhalt weitere Maßnahmen der Physiotherapie wie Bewegungsbäder, Maßnahmen der Hydro-Thermotherapie (z. B. Kohlensäurebäder) sowie befundorientierte andere Maßnahmen angezeigt. Bei der oft schlechten Durchblutungssituation ist die Kombination hyperämisierender Maßnahmen mit der MLD kein Widerspruch.

> **! Achtung**
> - Lymphologische Kompressionsverbände und eine medizinische Kompressionsbestrumpfung sind bei diesem Krankheitsbild wegen der höhergradigen arteriellen Durchblutungsstörung kontraindiziert.
> - Patienten mit einer systemischen Sklerodermie sind oft sehr kälteempfindlich. Deshalb auf eine warme Raumtemperatur sowie Kälteschutz (Handschuhe schon bei kühlen Temperaturen, Taschenwärmer) achten.

Morbus Sudeck (CRPS)

Die physikalische Therapie dieses Krankheitsbildes hängt wesentlich vom Stadium der Erkrankung ab. Mit aktiven Maßnahmen ist man in akuten Stadien zurückhaltend. Entgegen früherer Lehrmeinung kann nach vorangegangener Therapie mit Bindegewebsmassagetechniken im Bereich der mittleren und oberen Brustwirbelsäule, die den Sympathikus hemmen, sofort mit der MLD am betroffenen Arm proximal des eigentlichen Erkrankungsgebietes begonnen werden. Bei der manuellen Lymphdrainage wird neben dem entstauenden Effekt die sympathikolytische Wirkung ausgenutzt.

Intensivere Reize – auch die der Hydrotherapie – sollten zunächst nur kontralateral zur Anwendung kommen. Eine örtliche milde Kompression (LKV) mit guter Polsterung sollte von der Verträglichkeit abhängig gemacht werden, kann dann aber schon frühzeitig eingesetzt werden. Im fortgeschrittenen Stadium kommen neben den Maßnahmen der KPE weitere physikalische Anwendungen (Elektrotherapie, Hydrotherapie, Bindegewebsmassagetechniken) und eine aktive Krankengymnastik zum Einsatz.

Fibromyalgie

Als sympathikolytische und entspannende Behandlung wird die MLD als ergänzende Maßnahme symptomatisch eingesetzt. Durch die Senkung des Sympathikotonus werden Schmerzweiterleitung und -wahrnehmung reduziert.

> **! Achtung**
> Unter dieser Zielrichtung ist eine Verordnung im Heilmittelkatalog nicht vorgesehen.

Nach chirurgischen Eingriffen an Gelenken

Postoperativ treten bei vielen Patienten verstärkt Schmerzen auf. Der tägliche Einsatz der MLD kann zur Verbesserung der Symptomatik beitragen:
- Verbesserung von Wundheilung und Narbenbildung
- Senkung der Komplikationsrate
- Verbesserung der Gelenkbeweglichkeit
- Schmerzreduktion
- Entödematisierung (Reduktion)

Ein funktionell angelegter Kompressionsverband verstärkt diese Wirkungen und sollte bei Fehlen von Kontraindikationen auf jeden Fall angelegt werden. Der Kompressionsdruck sollte wegen der sonst möglicherweise gestörten Wundheilung und Schmerzhaftigkeit sowie Empfindlichkeit der Operationswunden moderat sein (empfohlen wird ein Druck von maximal 25 mmHg).

12.5.2 Manuelle Lymphdrainage (MLD)

Oliver Gültig

Rheumatisch bedingtes Ödem der oberen Extremität

▶ Abb. 12.6

Vorbehandlung

- Patienten nach Befund lagern
- Kontaktaufnahme am Hals (▶ Kap. 3.2.4)
- Bauchtiefdrainage oder Atemtherapie nach Befund (▶ Kap. 3.2.4)
- Nll. axillares Pars centralis und Pars lateralis mit stehenden Kreisen im normalen Tempo (Sekundenrhythmus) behandeln
- Oberarm den normalen anatomischen Verhältnissen entsprechend mit stehenden Kreisen und Pumpgriffen im Wechsel behandeln
- Durchführung im Verlauf der gesunden Lymphkollektoren mit Betonung des medialen Oberarmbündels

Behandlung Ödemgebiet

- Lymphödematöse Region von proximal nach distal mit stehenden Kreisen und Pumpgriffen im Wechsel freiarbeiten, wenn dies schmerzfrei möglich ist
- Langsam arbeiten, d. h. langsamer Griff und längeres Verweilen an einer Stelle, solange bis das Gewebe reagiert
- Ellenbeuge, Unterarm, Hand und Finger nach Befund freiarbeiten
- Mit Betonung des medialen Oberarmbündels und der Nll. axillares häufig nacharbeiten

Rheumatisch bedingtes Ödem der unteren Extremität
▶ Abb. 12.7

Vorbehandlung
- Patienten nach Befund lagern
- Kontaktaufnahme am Hals (▶ Kap. 3.2.4)
- Bauchtiefdrainage oder Atemtherapie nach Befund (▶ Kap. 3.2.4)
- Nll. inguinales mit stehenden Kreisen im normalen Tempo (Sekundenrhythmus) behandeln
- Bei Schwellungen unterhalb des Knies reicht die Vorbehandlung des ventromedialen Bündels am Oberschenkel aus
- Oberschenkel den normalen anatomischen Verhältnissen entsprechend mit stehenden Kreisen und Pumpgriffen im Wechsel mit Betonung des ventromedialen Bündels behandeln

Behandlung Ödemgebiet
- Lymphödematöse Region von proximal nach distal mit stehenden Kreisen, Pump- und Schröpfgriffen im Wechsel freiarbeiten, wenn dies schmerzfrei möglich ist
- Langsam arbeiten, d. h. langsamer Griff und längeres Verweilen an einer Stelle, solange bis das Gewebe reagiert
- Knieregion, Unterschenkel, Fuß und Zehen nach Befund freiarbeiten
- Immer wieder mit stehenden Kreisen, Pump- und Schöpfgriffen mit verlängerter Schubphase bis in den Oberschenkel mit Betonung des ventromedialen Bündels und der Nll. inguinales nacharbeiten
- Andere Seite ggf. genauso behandeln

Behandlung bei Sklerodermie
- **Frühes ödematöses Stadium:**
  - Regionäre Lymphknotengruppe behandeln
  - Normale Griffreihenfolge bis an den Rand der Schwellung
- **Stadium der zunehmenden Fibrosierung:**
  - Regionäre Lymphknotengruppe behandeln
  - Normale Griffreihenfolge bis an den Rand der Hautverhärtung
  - Im Bereich der Hautverhärtung eine Kombination aus gewebelockernden und flüssigkeitsverschiebenden Griffen ausführen
  - Die Griffe dem Gewebe angepasst und zart ausführen
- **Stadium der zunehmenden Sklerosierung:**
  - Regionäre Lymphknotengruppe behandeln
  - Normale Griffreihenfolge bis an den Rand der Sklerosierung
  - Kleine, zart ausgeführte Verschiebegriffe zur Gewebelockerung im Randbereich möglich
  - Bei einer vorwiegenden Beteiligung des Gesichtsbereiches kann eine Mundinnenbehandlung sinnvoll sein

> **! Achtung**
> - Die ausgeführten Griffe dürfen nicht schmerzhaft sein.
> - Liegt durch eine Ösophagusbeteiligung ein Reflux vor, nicht unmittelbar nach der Nahrungsaufnahme behandeln. Den Patienten immer mit leicht erhöhtem Oberkörper lagern.

12.5.3 Lymphologischer Kompressionsverband (LKV)

Oliver Gültig

- Der Verband sollte vom Patienten toleriert und beim Auftreten von Schmerzen entfernt werden.
- LKV mit weicher Polsterung (Watte, Schaumstoffbinden, Schaumstoff) und wenig Druck (Toleranz des Patienten) anlegen.
- Zu Materialbedarf und Anlagetechnik ▶ Kap. 3.4.6
- Das distal der Schwellung gelegene Gelenk immer mit einbinden.
- Bei Gelenkdeformitäten ist ein modifiziertes Anlegen mit entsprechender Auspolsterung (weiche Schaumstoffe) des LKV erforderlich.

> **! Achtung**
> Ein LKV ist bei Sklerodermiepatienten aufgrund der schlechten arteriellen Durchblutungssituation und Nekroseneigung absolut kontraindiziert.

12.5.4 Medizinische Kompressionsstrümpfe (MKS)

Els Brouwer

Ausführliche Informationen ▶ Kap. 3.5

Versorgungablauf

Voraussetzung für eine therapiegerechte und patientenindividuelle Versorgung eines rheumatisch bedingten Ödems ist der klinische Befund, wie z. B. Deformierungen der Gelenke und die Schmerzsymptomatik in der zu versorgenden Körperregion. Dies setzt eine interdisziplinäre Zusammenarbeit zwischen allen in die Versorgung involvierten Partnern wie Arzt, Therapeut, Sanitätshaus und Patient voraus. Die Diagnosestellung obliegt dabei allein dem Arzt und stellt die Basis für die Therapie mit MKS dar. Zu beachten gilt, dass die Kompressionstherapie ein Risiko bei primär chronischer Polyarthritis darstellen kann. In diesem Fall sollte die Therapieentscheidung unter Abwägen von Nutzen und Risiko sowie der Auswahl des am besten geeigneten Kompressionsmittels getroffen werden.

Bei der Auswahl des am besten geeigneten Materials (Rund- oder Flachstrick; leicht, mittel, kräftiges Material), der Strumpfvariante (ein- oder mehrteilige Versorgung) und möglichen Zusätzen (z. B. Funktionszonen) müssen patientenindividuelle Faktoren, wie Bewegungseinschränkungen, Gelenkversteifungen und Kraftminderung in den Händen, berücksichtigt werden. Die Ausprägung eines Ödems sowie Deformierungen der betroffenen Gelenke entscheiden, ob mit rund- oder flachgestrickten MKS versorgt wird.

Grundsätzlich ist darauf zu achten, dass die medizinische Kompressionsstrumpfversorgung für den Patienten im Alltag gut handzuhaben ist und ein faltenfreier Sitz gewährleistet ist.

An- und Ausziehhilfen für MKS können den betroffenen Patienten eine große Erleichterung bringen.

Anmessen

Im Idealfall erfolgt das Anmessen des MKS direkt im Anschluss an die physiotherapeutische Behandlung. Die betroffene Extremität ist dann in der Regel weitestgehend ödemfrei.

Das Anmessen ist von der Art der Kompressionsversorgung abhängig. Je nach Versorgung gelten die Vorgaben für rund- oder flachgestrickte MKS.

Beim Messvorgang ist die Schmerzempfindlichkeit des Patienten zu berücksichtigen. Sind flachgestrickte MKS indiziert, sollte aufgrund der mitunter ausgeprägten Schmerzsymptomatik besonders darauf geachtet werden, nur moderat unter Zug anzumessen.

12.5.5 Unterstützende Selbstbehandlung

Susanne Helmbrecht, Ralf Gauer

Ausführliche Informationen ▶ Kap. 3.6

Aufklärung und Motivation (▶ Kap 3.6.2)

Ungünstige/günstige Einflüsse ansprechen und Anstrengungen wertschätzen
- Die rheumatische Grunderkrankung steht im Vordergrund.
- Ziel: Progression verhindern (▶ Kap. 3.6.3)
- Eingeschränkte Leistungsfähigkeit akzeptieren (▶ Kap. 3.6.11)
- Gesunde Körperwahrnehmung durch erhöhte Selbstaufmerksamkeit
- Stressbewältigung
- Zuhören und wertschätzende Äußerungen heben Ressourcen der Patienten
- Selbstverantwortung bleibt beim Patienten

Unterstützung durch andere
- Unterstützender Partner, Familie oder Netzwerk vorhanden?
- Selbsthilfegruppe?

Informationsbroschüren, Websites, Magazine zum Nachlesen mitgeben oder empfehlen

Verhaltensregeln

In erster Linie ist der Alltag an die Erfordernisse der Erkrankung anzupassen, bis hin zu einem veränderten Lebensstil:
- Überlastungen grundsätzlich vermeiden (▶ Kap. 3.6.3)
- Sitzen und Gehen/Stehen abwechseln
- Gehen/Liegen besser als Stehen/Sitzen
- Hochlagern der ödematisierten Extremität
- Aktive Pausen einplanen
- Weite bequeme Kleidung, geeignete, passende Schuhe

Selbstmanagement/-behandlung
- Med. Kompressionsstrumpf, falls möglich, nicht schmerzverstärkend
- Selbstverband, falls Verbandskenntnisse vorhanden oder Schulung möglich: weiches Verbands-/Bindenmaterial mit geringer Rückstellkraft wie Mull-, Idealbinden, Fast'n Go etc.
- Bewegung, wenn möglich in Kompression (▶ Kap. 3.6.8):

- Bewegungen langsam, geführt und endgradig
- Muskel- und Gelenkspumpe aktivieren
- Ermüdung/Überlastung/Verletzung vermeiden
- Berücksichtigung der eingeschränkten Beweglichkeit
- Hautpflege (▶ Kap. 3.3)
- Selbstbehandlung mit Griffen der manuellen Lymphdrainage (▶ Kap. 3.6.3):
  - Akut nur Abflussbehandlung, sonst bis zum Ödemrandgebiet, nicht schmerzverstärkend behandeln
  - Schulterkreisen
  - Atemtherapie/Atemgymnastik
  - Mobilisierende Übungen für den Brustkorb
  - Einüben des „Stehenden Kreises"
  - Freimachen der Lymphknoten von Hals/Leiste/Achsel/tiefem Bauchraum

12.5.6 Behandlungsaufbauten

Oliver Gültig, Thomas Künzel

Rheumatisch bedingtes Ödem der oberen Extremität

▶ Kap. 12.5.2, ▶ Abb. 12.6
1. Anamnese, Inspektion, Palpation
2. Kontraindikationen der MLD ausschließen

Lagerung des Patienten nach Befund
3. Kontaktaufnahme am Hals
4. Bauchtiefdrainage oder Atemtherapie nach Befund
5. Behandlung der Nll. axillares Pars centralis und Pars lateralis
6. Behandlung des Oberarms mit Betonung des medialen Oberarmbündels
7. Freiarbeiten der lymphödematösen Region von proximal nach distal: Ellenbeuge, Unterarm, Hand und Finger nach Befund, häufiges Nacharbeiten mit Betonung des medialen Oberarmbündels und der Nll. axillares
8. Hautpflege
9. Anlegen eines lymphologischen Kompressionsverbands
10. Entstauende Übungsbehandlung in Kompression
11. Patientenberatung

12.5 Komplexe physikalische Entstauungstherapie (KPE)

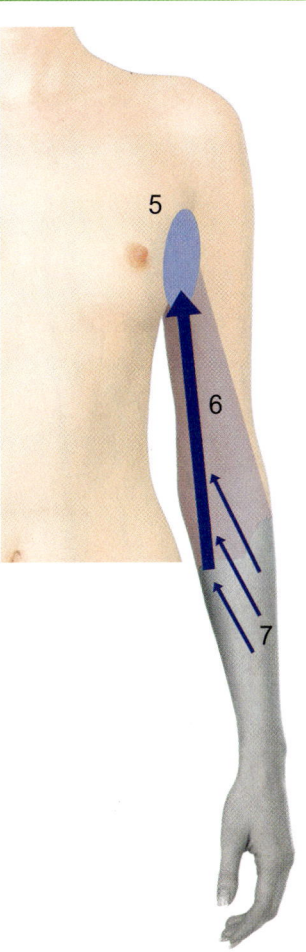

Abb. 12.6 Behandlungsaufbau rheumatisch bedingtes Ödem der oberen Extremität [M882/K354]

Rheumatisch bedingtes Ödem der unteren Extremität

▶ Kap. 12.5.2, ▶ Abb. 12.7
1. Anamnese, Inspektion, Palpation
2. Kontraindikationen der MLD ausschließen

Lagerung des Patienten nach Befund
3. Kontaktaufnahme am Hals
4. Bauchtiefdrainage oder Atemtherapie nach Befund
5. Behandlung der Nll. inguinales
6. Behandlung des Oberschenkels mit Betonung des ventromedialen Bündels
7. Freiarbeiten der lymphödematösen Region von proximal nach distal: Knieregion, Unterschenkel, Fuß und Zehen nach Befund, häufiges Nacharbeiten mit Betonung des ventromedialen Bündels und der Nll. inguinales
8. Hautpflege
9. Anlegen eines lymphologischen Kompressionsverbands
10. Entstauende Übungsbehandlung in Kompression
11. Patientenberatung

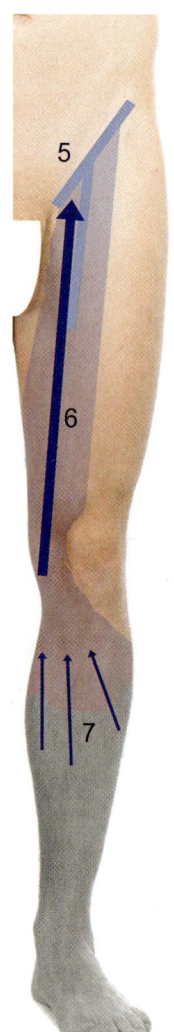

Abb. 12.7 Behandlungsaufbau rheumatisch bedingtes Ödem der unteren Extremität [M882/K354]

13 Inaktivitätsödem

Els Brouwer, Ralf Gauer, Susanne Helmbrecht, Günter Klose, Oliver Wengert

13.1	Definition	290
13.2	Pathophysiologie	290
13.3	Klinik	291
13.3.1	Symptomatik	291
13.3.2	Komplikationen	292
13.4	Diagnostik	292
13.4.1	Anamnese	292
13.4.2	Körperliche Untersuchung	293
13.4.3	Apparative Diagnostik	293
13.4.4	Differenzialdiagnosen	293
13.5	Therapie	294
13.6	Komplexe physikalische Entstauungstherapie (KPE)	295
13.6.1	Grundsätze	295
13.6.2	Manuelle Lymphdrainage (MLD)	295
13.6.3	Lymphologischer Kompressionsverband (LKV)	296
13.6.4	Medizinische Kompressionsstrümpfe (MKS)	296
13.6.5	Unterstützende Selbstbehandlung	298

13.1 Definition
Oliver Wengert

Ein Inaktivitätsödem bezeichnet eine Flüssigkeitseinlagerung aufgrund einer reduzierten Beweglichkeit. Ursächlich sind häufig neurologische Erkrankungen, die mit Paresen einhergehen, im nichtneurologischen Bereich sind es Immobilisierungen infolge fortgeschrittener Gelenkserkrankungen (Arthrose, Arthritis).

Die Grunderkrankung ist bei der zielgerechten Behandlungsplanung zu berücksichtigen.

13.2 Pathophysiologie
Oliver Wengert

Die **Ursachen** für die Entwicklung eines Inaktivitätsödems sind oft multifaktoriell:
- Fehlende Gelenkbewegung
- Verringerte Wirkung der Muskelpumpe
- Orthostase
- Vasomotorikstörung
- Schmerzen
- Hypoproteinämie durch Malnutrition
- Medikamente

Aufgrund der **fehlenden Muskel-Gelenk-Pumpe** ist der venös-lymphatische Rückfluss verringert. In der Frühphase des Inaktivitätsödems handelt es sich um eine dynamische Insuffizienz des Lymphgefäßsystems, aus der sich im Verlauf eine kombinierte Insuffizienz ausbildet (Phlebolymphödem). Die fehlende Muskel-Gelenk-Pumpe führt zu verringerter Lymphbildung und gleichzeitig zum Stau im venösen System. Daraus ergeben sich eine reduzierte Aktivität der Lymphgefäße und eine durch den Venenstau verursachte passive Hyperämie (erhöhte Wasserlast im Gewebe, ▶ Abb. 13.1). Zusätzlich führt die meist bestehende Schädigung des vegetativen Nervensystems zu einer Dysfunktion des Lymphgefäßsystems. Bei Benutzung eines Rollstuhls kommt erschwerend noch ein orthostatisches Ödem hinzu.

Bei Ausfall der **vasokonstriktorischen Funktion des Sympathikus** erweitern sich die Kapillaren (Vasodilatation), was zu einer Hyperämie und zu erhöhter Kapillarper-

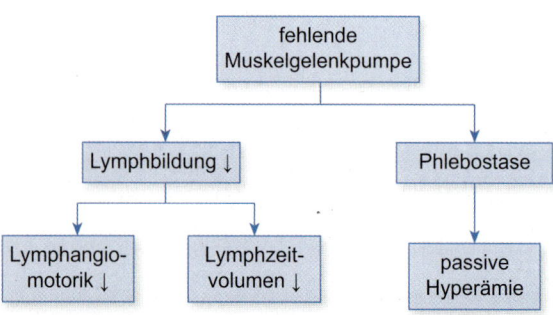

Abb. 13.1 Auswirkungen einer fehlenden Muskel-Gelenk-Pumpe [T726/L231]

meabilität, überschüssiger interstitieller Flüssigkeit und Lymphangioparalyse führt.

Ein anhaltendes Ödem geht außerdem oft mit **Schmerzen und einer Fibrosierung** des Gewebes einher. Beides hat wiederum einen negativen Einfluss auf die betroffene Extremität, bspw. die Handfunktion, und reduziert damit wiederum die Kontraktion der Lymphangione.

Nach einem Schlaganfall und bei Myopathie kann es zu Schluckstörungen mit **Malnutrition** und Hypoproteinämie kommen.

Medikamente (z. B. Kortison, NSAID, Pregabalin, Gapapentin, Dopaminagonisten, Psychopharmaka, Antidepressiva), die zur Behandlung neurologischer und psychiatrischer Erkrankungen eingesetzt werden, können Ödeme auslösen (▶ Kap. 16).

13.3 Klinik
Oliver Wengert

Ein Inaktivitätsödem ist keine eigenständige Erkrankung, sondern Symptom einer Grunderkrankung (oft aus dem neurologischen Bereich), deren Begleitsymptome (z. B. Spastik, Sensibilitätsstörungen, neuropathische Schmerzen) bei der Behandlung zu berücksichtigen sind:
- Schlaganfall: Mobilitätseinschränkungen, z. B. durch Hemiparese
- Multiple Sklerose: Paresen, Spastik, zerebelläre Ataxie u. a.
- Rückenmarktrauma, Myelitis: Verlust neurologischer Funktionen unterhalb der Läsionshöhe (Motorik und Sensibilität)
- Periphere Neuropathie, Polyneuropathie (PNP)
    - Oft „strumpfförmige" Sensibilitätsstörung der Füße, u. U. dadurch auch verminderte Schmerzwahrnehmung, unbemerkte Verletzungen/Druckstellen
    - Paresen, oft der kleinen Fußmuskeln, auch Fußheberschwäche
    - Mitbeteiligung autonomer Nervenfasern: Störungen der Schweißsekretion und der Vasomotorik
    - Sonderfall: diabetisches Fußsyndrom (Diabetes mellitus, häufigste Ursache einer PNP)
    - Gangstörungen/-unsicherheit
- Fortgeschrittenes Parkinsonsyndrom
- Zerebelläres Syndrom
- Vermeidungsverhalten, Angst zu stürzen
- Myopathie: oft Muskelschwäche, besonders Oberschenkel- und Beckengürtelmuskulatur
- Complex Regional Pain Syndrome (CRPS): Kombination aus distalem Extremitätenschmerz, Ödem, autonom-sympathischen Symptomen und motorischen Defiziten. Die Symptome bestehen in ungewöhnlich starker Ausprägung (diskrepantes Ausmaß angesichts der neurologischen Defizite).
- Zusätzlich kommen Inaktivitätsödeme bei Gelenkerkrankungen mit starker oder vollständiger Bewegungseinschränkung vor, wie arthrogenem Stauungssyndrom oder Arthrose des oberen Sprunggelenks.

13.3.1 Symptomatik
- Distal betontes Ödem
- Weiche und teigige Schwellung der betroffenen Extremität

- Ödem bildet sich meist sehr langsam aus, bei Läsion Sympathikusfasern/Sympathikussteuerungszentren (z. B. nach Schlaganfall) auch schneller (▶ Abb. 13.2)
- Meistens Beine bzw. herabhängende Extremitäten betroffen

13.3.2 Komplikationen

- Gefahr eines Dekubitus im betroffenen Gebiet
- Tiefe Beinvenenthrombose: Immobilität und fehlende Muskelpumpe sind Risikofaktoren für eine Thrombose; Cave: zunehmende Schwellung, Schmerzen, zyanotische Verfärbung
- Hautnekrosen
- Sekundäre Hautveränderungen (Hyperkeratose, Papillomatose, Pachydermie)
- Hautfaltenverdickung im Gelenkbereich
- Gewebefibrose, Sklerose
- Lymphzysten/-fisteln
- Erhöhtes Infektionsrisiko im betroffenen Gebiet durch die dort bestehende Immunschwäche → Erysipel, Dermatomykosen
- CRPS

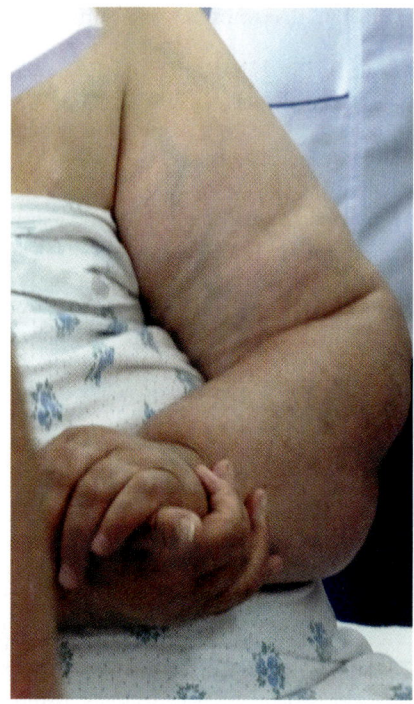

Abb. 13.2 Inaktivitätsödem nach Hemiparese links [T726]

13.4 Diagnostik
Oliver Wengert

13.4.1 Anamnese

Die Anamnese entspricht der allgemeinen Ödemabklärung (▶ Kap. 2.2).
- Krankheitsverlauf (Langsam progredient? Wellenförmig?)
- Ausmaß der körperlichen Einschränkung (Einseitig, beidseitig?)
- Beginn und Entwicklung der Ödematisierung
- Assoziierte Symptome: Gangstörung, Muskelschwäche, Taubheitsgefühl
- Weitere Erkrankungen
- Schmerzen
- Bisherige Behandlung (MLD und Kompressionsversorgung)

13.4.2 Körperliche Untersuchung

Die körperliche Untersuchung entspricht der allgemeinen Ödemabklärung (▶ Kap. 2.3), muss aber die Besonderheiten neurologischer Erkrankungen berücksichtigen. Vorliegende neurologische Symptome müssen bei der Behandlungsplanung berücksichtigt bzw. möglicherweise separat behandelt werden.
- Gehen und Stehen: Ohne Hilfsmittel möglich? Sicher?
- Gelenke, Range of Movement
- Muskelkraft:
  - Funktionelle Krafttestungen (Zehenstand, Hackenstand, Kniebeuge u. a.)
  - Einzelkrafttestungen
- Muskeltonus:
  - Schlaff bei peripheren Paresen (infolge Neuropathie, Polyneuropathie)
  - Erhöht bei Läsionen des ZNS (spastische Tonuserhöhung z. B. bei Schlaganfall, multipler Sklerose, Rückenmarksverletzung)
- Sensibilität: Hypästhesie (verminderte Berührungsempfindung), Hypalgesie (verminderte Schmerzempfindung)
- Neuropathische Schmerzen:
  - Schmerzcharakter: oft brennend, „wie Sonnenbrand", „wie offene Wunde"
  - Schmerzlokalisation in Areal mit gestörter Sensibilität (Hypästhesie)
  - Auslösbarkeit: oft bereits durch leichte Berührungsreize, z. B. Kleidung auf der Haut (Hyperalgesie, Allodynie auf taktile Reize) Auslösung massivster Schmerzen
- Vegetative Nervenfasern: massive neuropathische Schmerzen, veränderte Sudomotorik, Temperatur, Farbe, Hautbeschaffenheit können Hinweise auf ein CRPS sein
- Beweglichkeit angrenzender Gelenke
- Schmerzen

13.4.3 Apparative Diagnostik

- Labordiagnostik und Ultraschall bei V.a Thrombose
- Labordiagnostik und dermatologische Untersuchung bei V. a. Entzündung, Erysipel
- Neurologische Diagnostik und Labordiagnostik bei V. a. Polyneuropathie (Behandelbare Neuropathie?)
- Neurologische Untersuchungen und ggf. MRT-Untersuchungen bei unklarer Zuordnung der Muskelschwäche, bzw. bei noch nicht zugeordneten neurologischen Symptomen (▶ Kap. 13.4.2)

13.4.4 Differenzialdiagnosen

- Ödem bei Herz- oder Niereninsuffizienz
- Thrombose, Thrombophlebitis
- Periphere arterielle Verschlusskrankheit (pAVK)
- Schilddrüsenerkrankungen
- Erkrankungen des rheumatischen Formenkreises
- Acrodermatitis chronica atrophicans
- Traumatische Erkrankungen
- Karzinom

13.5 Therapie
Oliver Wengert

Ein Inaktivitätsödem ist in der Frühphase gut behandelbar und potenziell komplett reversibel. Ein nicht erkanntes und nicht behandeltes Inaktivitätsödems kann hingegen zu irreversiblen Gewebsveränderungen führen (Fibrose).

- Hochlagerung der Extremitäten bei orthostatischer Komponente des Ödems (Beinödeme bei Rollstuhlbenutzung).
- KPE
- Mobilisierung der Extremitäten
- Passive Range of Motion Exercises
- Wenn möglich aktive Therapie (Wiederherstellung der Muskelpumpe)

Bei Mobilisierung im Zusammenhang mit neurologischen Erkrankungen müssen ggf. Zusatzsymptome berücksichtigt und die Therapie angepasst werden:

- Je nach Art der Parese (schlaffe Parese bei peripherer Nervenläsion oder spastische Parese bei zentraler Läsion) spezielle Techniken
- Besteht eine Trainierbarkeit der Paresen, d. h. Besserungsmöglichkeit der Immobilisation? Letztlich Möglichkeit der Wiederherstellung der Muskelpumpe?
- Sensibilitätsstörungen (Cave: verminderte Schmerzempfindung)
- Neuropathische Schmerzen
- Bei V. a. CRPS wichtig: Mobilisierung im schmerzfreien Bereich
- Thromboseprophylaxe
- Akupressur zeigt gemäß einer Studie gute Wirksamkeit bei Handödem nach Schlaganfall (Giang et al. 2016)

Maßnahmen zur Prophylaxe oder bei vorhandenem Inaktivitätsödem:
- Bewegungstherapie unter Kompression
- Aktive oder passive Bewegung
- Durchbewegen bei schlaffen Lähmungen durch Therapeuten oder mit Bewegungsschienen
- Bewegungstherapie im Wasser
- Lymph-Taping

Literatur
Geurts AC, Visschers BA, van Limbeek J, Ribbers GM. Systematic review of aetiology and treatment of post-stroke hand oedema and shoulder-hand syndrome. Scand J Rehabil Med. 2000, 32(1): 4–10.

Giang TA, Ong AWG, Krishnamurthy K, Fong KNK. Rehabilitation Interventions for Poststroke Hand Oedema: A Systematic Review. Hong Kong J Occup Ther. 2016, 27(1): 7–17.

Solaro C, Messmer Uccelli M, Brichetto G, Augello G, Taddei G, Boccardo F, Buffoni F, Campisi C, Lopes L, Battaglia MA, Mancardi GL. Prevalence of oedema of the lower limbs in multiple sclerosis patients: a vascular and lymphoscintigraphic study. Mult Scler. 2006, 12(5): 659–661.

Suehiro K, Morikage N, Murakami M, Yamashita O, Ueda K, Samura M, Hamano K. A study of leg edema in immobile patients. Circ J. 2014, 78(7): 1.733–1.739.

Yokota T, Tanabe H. Oedema associated with the interruption of preganglionic sympathetic tract. J Neurol Neurosurg Psychiatry. 1992, 55(3): 232–233.

13.6 Komplexe physikalische Entstauungstherapie (KPE)

13.6.1 Grundsätze

Günter Klose

- Die **Kompression** ist neben der **entstauenden Lagerung** und der aktiven bzw. passiven Bewegungstherapie die effektivste Behandlungsmethode gegen ein akutes Inaktivitätsödem.
- Wird das Ödem nicht ausreichend durch die Kompression verhindert oder ist es trotzdem progredient, ist zusätzlich MLD im Sinne der Phase I der KPE erforderlich. Außerdem ist das Aufpolstern mit Materialien mit unruhigen Oberflächen besonders in den Gelenkabschnitten entscheidend. Nur so kann eine fortschreitende Fibrosklerosierung der periartikulären Weichteile verhindert werden.

> **! Achtung**
> Auf eine dosierte, milde Kompression mit entsprechender Polsterung wegen der Gefahr von Nekrosen achten.

13.6.2 Manuelle Lymphdrainage (MLD)

Günter Klose

Behandlung der oberen Extremität
▶ Abb. 11.12

Vorbehandlung
- Patient liegt auf dem Rücken oder sitzt
- Kontaktaufnahme am Hals (▶ Kap. 3.2.4)
- Bauchtiefdrainage oder Atemtherapie nach Befund (▶ Kap. 3.2.4)
- Nll. axillares Pars centralis und Pars lateralis mit stehenden Kreisen im normalen Tempo (Sekundenrhythmus) behandeln
- Oberarm den normalen anatomischen Verhältnissen entsprechend mit stehenden Kreisen und Pumpgriffen im Wechsel behandeln
- Durchführung im Verlauf der gesunden Lymphkollektoren mit Betonung des medialen Oberarmbündels

Behandlung Ödemgebiet
- Lymphödematöse Region, proximal beginnend, mit stehenden Kreisen und Pumpgriffen im Wechsel freiarbeiten
- Langsam arbeiten und längeres Verweilen an einer Stelle solange, bis das Gewebe reagiert
- Mit Betonung des medialen Oberarmbündels und der Nll. axillares häufig nacharbeiten

Behandlung der unteren Extremität
▶ Abb. 11.13

Vorbehandlung
- Patient liegt auf dem Rücken
- Kontaktaufnahme am Hals (▶ Kap. 3.2.4)
- Bauchtiefdrainage oder Atemtherapie nach Befund (▶ Kap. 3.2.4)
- Nll. inguinales mit stehenden Kreisen im normalen Tempo (Sekundenrhythmus) behandeln
- Bei Schwellungen unterhalb des Knies reicht die Vorbehandlung des ventromedialen Bündels am Oberschenkel aus
- Oberschenkel den normalen anatomischen Verhältnissen entsprechend mit stehenden Kreisen und Pumpgriffen im Wechsel behandeln
- Durchführung im Verlauf der gesunden Lymphkollektoren mit Betonung des ventromedialen Bündels

Behandlung Ödemgebiet
- Lymphödematöse Region, proximal beginnend, mit stehenden Kreisen und Pumpgriffen im Wechsel freiarbeiten
- Langsam arbeiten und längeres Verweilen an einer Stelle solange, bis das Gewebe reagiert
- Bis in den Oberschenkel mit Betonung des ventromedialen Bündels und der Nll. inguinales häufig nacharbeiten

13.6.3 Lymphologischer Kompressionsverband (LKV)

Günter Klose

- Wegen der meist vorhandenen Sensibilitätsstörungen den LKV mit besonders geringem Druck anlegen.
- Gut mit Schaumstoffbinden abpolstern, dabei müssen Knochenvorsprünge und Sehnen gut umpolstert werden, um Druckstellen und Nekrosen zu vermeiden.
- Das Sprunggelenk sollte zusätzlich mit individuell zugeschnittenen, unruhigen Schaumstoffmaterialien abgepolstert werden. Nur so kann die lokale Tendenz fortschreitender Fibrosklerosierung verhindert werden. Diese würde die Beweglichkeit im Sprunggelenk weiter einschränken.
- Kurzzugbinden in verschiedenen Breiten verwenden.
- Materialbedarf und Anlagetechnik ▶ Kap. 3.4.5, ▶ Kap. 3.4.6
- Zur Abflussunterstützung bis zur Extremitätenwurzel bandagieren.
- Hautpflege berücksichtigen.

13.6.4 Medizinische Kompressionsstrümpfe (MKS)

Els Brouwer

Ausführliche Informationen ▶ Kap. 3.5

Versorgungsablauf

Voraussetzungen für eine therapiegerechte und patientenindividuelle Versorgung sind die Kenntnis der Ursache des Ödems, z. B. eine funktionelle Veneninsuffizienz aufgrund fehlender Mobilität oder Paresen, sowie die Berücksichtigung des klinischen Befundes. Dies setzt eine interdisziplinäre Zusammenarbeit zwischen allen in die Versorgung involvierten Partnern wie Arzt, Therapeut, Sanitätshaus und Patient voraus. Die Diagnosestellung stellt die Basis für die Therapie mit MKS dar und obliegt dabei allein dem Arzt. Zu beachten gilt, dass die Kompressionstherapie ein Risiko bei schweren Sensibilitätsstörungen darstellen kann. In diesem Fall sollte die Therapieentscheidung unter Abwägen von Nutzen und Risiko sowie der Auswahl des am besten geeigneten Kompressionsmittels getroffen werden

Patienten mit Inaktivitätsödem können, je nach Ursache, komplexe und sehr individuelle klinische Befunde aufweisen, z. b. außergewöhnliche anatomische Formen der Extremitäten aufgrund der Schwere des Ödems, starke Vertiefungen natürlicher Hautfalten, weiches Gewebe bei bestehender Muskelatrophie, festes Gewebe bei z. B. einer Muskelspastik oder einer funktionellen venösen Insuffizienz. Daher sind bei dieser Indikation häufig nach Maß angefertigte flachgestrickte MKS als Therapie indiziert.

Weist der Patient regelrechte anatomische Proportionen und/oder ein geringes Ödem sowie eine feste Beschaffenheit des Bindegewebes an der betroffenen Extremität auf, können u. U. auch rundgestrickte MKS aus kräftigem Material verwendet werden. Die Entscheidung obliegt dabei ausschließlich dem Arzt, er trägt die Verantwortung für die Therapie.

Grundsätzlich ist darauf zu achten, dass die medizinische Kompressionsstrumpfversorgung für den Patienten im Alltag gut handzuhaben und ein faltenfreier Sitz gewährleistet ist. An- und Ausziehhilfen für MKS können den betroffenen Patienten eine große Erleichterung bringen.

Anmessen

Im Idealfall erfolgt das Anmessen von MKS direkt im Anschluss an die physiotherapeutische Behandlung. Die betroffene Extremität ist dann in der Regel weitestgehend ödemfrei.

Das Anmessen ist von der Art der Kompressionsversorgung abhängig. Je nach Versorgung gelten die Vorgaben für rund- oder flachgestrickte medizinische Kompressionsstrümpfe (▶ Kap. 3.5.4, ▶ Kap. 3.5.5, ▶ Abb. 13.3, ▶ Abb. 13.4).

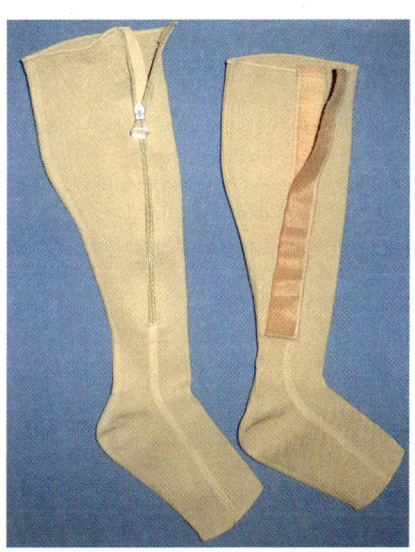

Abb. 13.3 Flachgestrickter Wadenstrumpf mit Reißverschluss [T726]

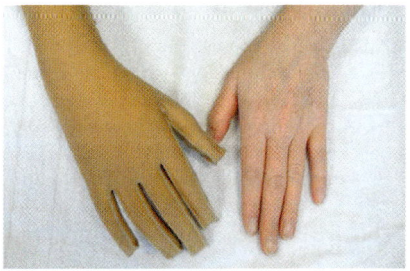

Abb. 13.4 Kompressionsversorgung beim Inaktivitätsödem am Arm [T726]

Da die Patienten in ihrer Mobilität und häufig auch in ihrer Schmerzwahrnehmung/ Sensibilität, z.B. bei Paresen, eingeschränkt sind, sollte darauf geachtet werden, dass beim Anmessen von flachgestrickten medizinischen Kompressionsstrümpfen moderat unter Zug gemessen wird.

13.6.5 Unterstützende Selbstbehandlung

Susanne Helmbrecht, Ralf Gauer

Ausführliche Informationen ▶ Kap. 3.6

Aufklärung und Motivation (▶ Kap 3.6.2)

Ungünstige/günstige Einflüsse ansprechen und Anstrengungen wertschätzen
- Kann Patient Selbstverantwortung übernehmen? Oder Angehörige?
- Gefühlsstörungen berücksichtigen: erhöhte Selbstaufmerksamkeit
- Eingeschränkte Leistungsfähigkeit akzeptieren (▶ Kap. 3.6.11)
- Stressbewältigung
- Übergewicht vermeiden
- Zuhören und wertschätzende Äußerungen heben Ressourcen der Patienten

Unterstützung durch andere
- Unterstützender Partner, Familie oder Netzwerk vorhanden?
- Selbsthilfegruppe?

Informationsbroschüren, Websites, Magazine zum Nachlesen mitgeben oder empfehlen

Verhaltensregeln

In erster Linie ist der Alltag an die Erfordernisse der Erkrankung anzupassen, bis hin zu einem veränderten Lebensstil:
- Überlastungen grundsätzlich vermeiden (▶ Kap. 3.6.1)
- Sitzen und Gehen/Stehen abwechseln
- Gehen/Liegen besser als Stehen/Sitzen
- Hochlagern der ödematisierten Extremität
- Aktive Pausen einplanen
- Schutz vor Verletzungen (u.a. Insektenstiche, Haustiere, Hitze, Sonne) und sofortiges Desinfizieren
- Keine Injektionen, Akupunktur und Schnitte im Ödemgebiet
- Weite, bequeme Kleidung, geeignete, passende Schuhe

Selbstmanagement/-behandlung

- Med. Kompressionsstrumpf, falls möglich (▶ Kap. 3.5):
  - Med. Kompressionsstrumpf passt und wird täglich getragen: Kompressionsklasse reduzieren? Mehrteilig? Ggf. adaptive Kompressionssysteme
  - Anziehhilfen, Partner einbeziehen oder Pflegedienst einschalten
  - Schmerzen durch Kompression werden wahrgenommen und nicht toleriert
  - Intermittierende Pneumatische Kompression (IPK)

Merke
Gefühlsstörungen und Hypoalgesie können Kompressionstherapie kontraindizieren.

- Selbstverband, falls Verbandskenntnisse vorhanden oder Schulung möglich: Lymphsets mit Schaumstoffbinden zur Selbstbandage rezeptieren
- Aktive und passive Bewegung in Kompression (▶ Kap. 3.6.8):
  - Bewegungen langsam, geführt und endgradig
  - Muskel- und Gelenkpumpe aktivieren
  - Berücksichtigung der eingeschränkten Beweglichkeit
- Hautpflege als Erysipelprophylaxe (▶ Kap. 3.3, ▶ Kap. 3.6.4):
  - Gesunde, saubere, gepflegte Haut
  - Reichhaltige Pflegeprodukte, abhängig vom Hauttyp
  - Fuß- und Nagelpflege
  - Desinfektionen bei kleinsten Verletzungen, Desinfektionsmittel ist immer dabei
- Selbstbehandlung mit Griffen der manuellen Lymphdrainage (▶ Kap. 3.6.3):
  - Schulterkreisen
  - Atemtherapie/-gymnastik
  - Mobilisierende Übungen für den Brustkorb
  - Einüben des „Stehenden Kreises"
  - Freimachen der Lymphknoten von Hals/Leiste/Achsel/tiefem Bauchraum

14 Internistisch bedingte Ödeme

Marc Oliver Grad, Ursula Heine-Varias

14.1	**Kardiale Ödeme**	**302**	14.3	**Hepatische Ödeme**	**306**
14.1.1	Krankheitsentstehung	302	14.3.1	Krankheitsentstehung	306
14.1.2	Klinik	303	14.3.2	Klinik und Therapie	306
14.1.3	Therapie	303	14.4	**Ödeme durch**	
14.2	**Renale Ödeme**	**305**		**Hypoproteinämie**	**306**
14.2.1	Krankheitsentstehung	305	14.4.1	Krankheitsentstehung	306
14.2.2	Klinik und Therapie	305	14.4.2	Klinik	307
			14.4.3	Therapie	307

14.1 Kardiale Ödeme

14.1.1 Krankheitsentstehung

Die Symptome einer Herzinsuffizienz spiegeln alle das Zurückhalten von Salz und Wasser wider, aus der eine Flüssigkeitsvermehrung in den Gefäßen und dem Gewebe resultiert. Maßgeblich hierfür ist die frühe Reaktion der Niere, die mittels Drucksensoren und anderer Messfühler nerval geleitet eine Ausschüttung von Botenstoffen für diverse Steuerhormone aktiviert. Anfangs kann über eine sympathisch vermittelte Gefäßverengung kurzfristig die Organdurchblutung aufrechterhalten werden. Im Verlauf der Vermehrung interstitieller Flüssigkeit, durch Umverteilung aus dem Bauchvenenreservoir, erhöhen sich zunächst der Gewebedruck und daraus folgend das intravaskuläre Volumen. Die weitere Entwicklung klinischer Symptome hängt vom individuellen Verhältnis Blut- zu Plasmavolumen, Gewebeart, Flüssigkeitsmenge und -zusammensetzung sowie anderen Faktoren wie Körpergewicht, Funktion der Muskelvenen und auch äußeren Umständen ab. Ausschlaggebend sind also nicht ausschließlich zentralvenöser bzw. enddiastolischer Druck, wie bei einer klassischen Einschränkung der systolischen Pumpfunktion (Linksventrikuläre Ejektionsfraktion, EF).

Man unterscheidet drei Klassen:
- Herzinsuffizienz mit **eingeschränkter** systolischer Pumpfunktion: Heart Failure with reduced Ejection fraction (HFrEF)
- Herzinsuffizienz mit **leicht eingeschränkter** systolischer Pumpfunktion: Heart Failure with mid-range Ejection Fraction (HFmrEF)
- Herzinsuffizienz mit **erhaltener** systolischer Pumpfunktion: Heart Failure with preserved Ejection Fraction (HFpEF)

Bei den letzten beiden Formen sind neben Symptomen auch erhöhte Werte von natriuretischem Peptid plus mindestens ein weiteres Kriterium, beispielsweise eine relevante Herzerkrankung oder eine diastolische Dysfunktion, gefordert.

Häufige **Ursachen** der HFrEF und HFmrEF sind:
- Koronare Herzerkrankung (KHK), Herzinfarkt
- Herzmuskelerkrankungen (z. B. Myokarditis, erworbene oder familiäre hypertrophe oder dilatative Kardiomyopathie)
- Herzrhythmusstörungen (z. B. tachysystolische Herzinsuffizienz bei Vorhofflimmern mit tachykarder Überleitung)
- Klappenfehler des linken Herzens
- Speichererkrankungen
- Schilddrüsenüberfunktion
- Extrakardiale Infektionen

Die Pathophysiologie der HFpEF ist sehr heterogen und noch nicht umfassend geklärt, unter anderem ursächlich sind:
- Diastolische Dysfunktion bei z. B. Hypertrophie, Speichererkrankungen
- Klappenfehler des rechten Herzens
- Lungenerkrankungen
- Lungenarterienembolie

Die Folge sind generalisierte eiweißarme Ödeme bei einer hämodynamischen Insuffizienz des Lymphgefäßsystems. Durch die Erhöhung des venösen Drucks ist die Ultrafiltration in den Blutkapillaren des Körperkreislaufs verstärkt und damit die Vorlast erhöht. Gleichzeitig ist durch die Einflussstauung im Venenwinkel, die auf das dort einmündende Lymphgefäßsystem zurückwirkt, auch die Nachlast erhöht.

Verstärkt wird die Ödementwicklung durch eingeschränkte körperliche Aktivität sowie neurohormonelle und zytokinetische Kompensationsmechanismen:
- Aktivierung des Renin-Angiotensin-Aldosteron-Systems
- Aktivierung des adrenergen Nervensystems und ADH-Ausschüttung
- Verstärkte Ausschüttung vasodilatatorischer Peptide (BNP, ANP)
- Erhöhung von TNF-α, Endothelin
- Verminderter Abbau von Östrogen und Aldosteron, teilweise auch durch eine Stauung der Leber

14.1.2 Klinik

Schweregrade
NYHA-Klassifikation der Herzinsuffizienz:
- I: keine Einschränkung der körperlichen Belastbarkeit, Dyspnoe oder Palpitationen
- II: Symptome bei höhergradiger körperlicher Belastung
- III: Symptome bei leichter körperlicher Belastung
- IV: Beschwerden in Ruhe

Symptomatik
Symptome der **Herzinsuffizienz:**
- Symmetrische, tagesabhängige Ödeme der abhängigen Körperpartien: beim mobilen Patienten z. B. an Fußrücken, Knöchel und Unterschenkel, beim bettlägerigen Patienten an den unten liegenden Regionen des Körperstamms, z. B. im Bereich des Sakrums, ausgeprägt als Anasarka
- Gestaute Halsvenen
- Nykturie
- Aszites
- Hepato- und Splenomegalie
- Stauungsgastritis
- Lungenödem → Hustenreiz, rostbraunes Sputum, feuchte Rasselgeräusche basal
- Ruhe- und Belastungsdyspnoe
- Orthopnoe (v. a. nachts)
- Leistungsabfall, vorzeitige Ermüdbarkeit
- Tachykardie und Herzrhythmusstörungen
- Zyanose
- Pleura- und Perikarderguss

14.1.3 Therapie
- Wasser- und eventuell Salzrestriktion
- Entspannungstechniken wie Yoga, autogenes Training
- Normalisierung des Körpergewichts
- Schlafhygiene
- Körperliches Training im aeroben Bereich
- Medikamentöse Therapie der HFrEF:

- Prognostisch wirksam sind:
  - Betablocker (z. B. Bisoprolol, Carvedilol, Metoprolol)
  - ACE-Hemmer, AT_1-Rezeptorblocker (z. B. Ramipril, Enalapril, Candesartan, Valsartan)
  - Sacubitril/Valsartan
  - Aldosteronantagonisten (Spironolacton, Eplerenon)
  - If-Kanalblocker (Ivabradin)
  - SGLT-2-Inhibitoren eventuell nicht nur bei Diabetikern (z. B. Dapagliflozin, Empagliflozin)
  - Tafamidis bei Transthyretin-Amyloidose
- Symptomatisch wirksam sind:
  - Thiaziddiuretika, kaliumsparende Diuretika (z. B. Thiazid, Amilorid)
  - Schleifendiuretika (z. B. Torasemid, Furosemid)
- Medikamentöse Therapie der HFpEF:
  - Eine prognostisch wirksame, gesicherte, medikamentöse Therapie der HFpEF besteht derzeit aufgrund der Heterogenität nicht. Hinweise auf einen Effekt bei Subgruppen sind für Aldosteronantagonisten und Sacubitril/Valsartan beschrieben.
  - Wirksam bei pulmonaler arterieller Hypertonie (ggf. n. Testung) sind:
    - Endothelin-Rezeptorantagonisten (z. B. Bosentan, Ambrisentan)
    - PDE5-Hemmer (z. B. Sildenafil, Tadalafil)
    - Prostacyclin-Analoga (z. B. Iloprost, Epoprostenol)
    - Guanylatclasestimulator (Riociguat)
    - Prostacyclin-Rezeptor-Antagonist (Selexipag)
- Implantierbare Device-Therapie: kardiale Resynchronisationstherapie bzw. Defibrillator, kardiale Kontraktionsmodulation (CCM)
- Mechanische Unterstützungssysteme wie Kunstherz (Left-ventricular-assist-Pumpen intra- und extrakorporal)
- Operative oder interventionelle Korrektur von Klappenfehlern
- Operative pulmonale Endarteriektomie bei chronisch-embolischer pulmonaler Hypertonie.
- Herz-, Lungen- oder kombinierte Herz-Lungentransplantation
- In der Regel finden sich bei Patienten mit Herzinsuffizienz eine hohe Komorbidität und damit immer auch Mischformen der Ödeme. Die Therapie sollte deshalb individualisiert und oft pragmatisch aufgrund fehlender wissenschaftlicher Belege, von erfahrenen Kardiologen und Lymphologen gesteuert werden.

> **✓ Merke**
> Eine kompensierte und therapierte Herzinsuffizienz ist keine Kontraindikation für die KPE.

Das Empowerment des Patienten ist unumgänglich. Gemeinsame Therapieplanung, intensive Schulungen zur Verbesserung der Adhärenz/Persistenz und zur Erkennung und Vermeidung von Wechselwirkungen der medikamentösen Therapie (z. T. auch Selbstmedikation) verbessern den Verlauf immens. Vordergründig ist die Motivation zur regelmäßigen Bewegung und Ernährungsumstellung mit dem Ziel der Gewichtsnormalisierung. Bei Herzinsuffizienz mit erhaltener Pumpfunktion ist nur für die Verbesserung der Sauerstoffaufnahme eine Reduktion der Mortalität nachgewiesen. Hier ist der Einsatz von Wearables (z. B. Langzeit-EKG, Langzeit-RR-Messung) oder anderen digitalen Dokumentations- und Assistenzsystemen sehr hilfreich bis hin zu implantierten Devices wie implantierten Sensoren, welche die pulmonalarteriellen Druckwerte telemetrisch übermitteln, oder auch einige implantierte Kardiodefibrillatoren mit Messmöglichkeit der Thoraximpedanz.

Ungünstige, jedoch häufige Krankheitskombinationen sind:
- Kardiorenales Syndrom: Anämie, Eiweißmangel und mangelnde Wasserelimination durch weitere Aktivierung neurohumoraler Faktoren begünstigen die Ödembildung.
- Metabolisches Syndrom: Insbesondere Adipositas, Diabetes mellitus und deren Folgeerkrankungen führen zu makro- und mikrozirkulatorischen Störungen, teilweise mit lokaler Ödembildung. Zusätzlich begünstigen einige der hier angewandten Medikamente und die bei Diabetikern gestörte Kapillarpermeabilität die Ödembildung.

> **! Achtung**
> Ödeme können auch durch die Medikamente der Herzinsuffizienztherapie ausgelöst oder verstärkt werden (▶ Kap. 16).

Komplexe physikalische Entstauungstherapie (KPE)
- Da bei der **HFrEF** eine dynamische Insuffizienz des Lymphgefäßsystems zugrunde liegt (TK normal, LL ↑↑), stellt sie **keine Indikation** für die KPE dar.
- Bei HFmrEF und HFpEF besteht eine hämodynamische Insuffizienz mit Reduktion der Transportkapazität. Bei Stauungsödemen und Spannungssymptomen kann unter ärztlicher Überwachung eine vorsichtige Therapie der kardialen Ödeme mit MLD und Kompression erfolgen.
- MLD und LKV sind bei Bestehen einer dekompensierten Herzinsuffizienz kontraindiziert, da sie die Vorlast des Herzens erhöhen und ein Lungenödem provoziert werden könnte.

> **! Achtung**
> Kardiale Ödeme bei Dekompensation bzw. NYHA III sind absolute Kontraindikationen für die ambulante KPE.

14.2 Renale Ödeme

14.2.1 Krankheitsentstehung

Ursachen von renal bedingten Ödemen:
- Nephrotisches Syndrom
- Akutes Nierenversagen
- Chronische Niereninsuffizienz

14.2.2 Klinik und Therapie

- **Generalisiertes** Ödem
- Therapie erfolgt nach **Ursache** der Erkrankung medikamentös und diätetisch
- Dialyse

- Eventuell Nierentransplantation
- **Keine** Indikation für die **KPE**

14.3 Hepatische Ödeme

14.3.1 Krankheitsentstehung

Ursachen von hepatogen bedingten Ödemen:
- Akute Leberinsuffizienz
- Chronische Leberinsuffizienz, meist aufgrund einer Leberzirrhose
- Hepatorenales Syndrom

Folgen:
- Verminderte Albuminsynthese, verstärkt durch sekundären Hyperaldosteronismus
- Verminderter Östrogenabbau

14.3.2 Klinik und Therapie

- **Generalisiertes** Ödem
- Aszites durch die portale Hypertonie
- Therapie erfolgt nach **Ursache** der Erkrankung
- **Keine** Indikation für die **KPE**

14.4 Ödeme durch Hypoproteinämie

14.4.1 Krankheitsentstehung

Ursachen einer Hypoproteinämie:
- Erhöhte Eiweißausscheidung der Nieren (z. B. nephrotisches Syndrom)
- Eiweißverlust über die Haut (z. B. bei Verbrennungen)
- Eiweißverlust über den Magen-Darm-Trakt (z. B. exsudative Enteritis)
- Verstärkter Verbrauch durch maligne Tumoren
- Gestörte Proteinsynthese bei Leberinsuffizienz (z. B. Leberzirrhose)
- Gestörte Eiweißaufspaltung bei Pankreasinsuffizienz (z. B. chronischer Pankreatitis)
- Verminderte Eiweißzufuhr bei Mangel-, Fehlernährung (z. B. Bulimie, Hunger)
- Verminderte Aufnahme bei primären Lymphödemen mit Beteiligung des Darms

Eine schwere Hypoproteinämie mit Erniedrigung des kolloidosmotischen Drucks (KOD_{Pl} < 5 g/%) und Erniedrigung von Albumin (< 2,5 g/%) führt zu einer erheblichen Reduktion der resorbierenden Kraft. Als Folge steigt das Nettoultrafiltrat im gesamten Körper so stark an, dass eiweißarme, generalisierte Ödeme auf der Grundlage einer **dynamischen Insuffizienz** entstehen. Die Ödementwicklung wird verstärkt, da über die Reduktion des Blutvolumens die Aktivierung des Renin-Angiotensin-Aldosteron-Systems erfolgt. Es wird diskutiert, dass es durch fehlende Serin-Proteasen und Plasmin u. a. zu einer zusätzlichen Hochregulierung der epithelialen Natriumkanäle kommt.

14.4.2 Klinik

- **Generalisiertes Ödem,** weitgehend lageunabhängig
- Ödeme zeigen sich häufig zuerst im Bereich der Gewebe mit niedrigem interstitiellem Gewebswiderstand (Augenlider, Skrotum, Splanchnikusgebiet), dann der Schwerkraft folgend zunächst an den unteren Extremitäten aufsteigend, schließlich vermehrt in Körperhöhlen evtl. bis zu Anasarka.
- Aszites bei Lebererkrankung mit portaler Hypertonie

14.4.3 Therapie

- Erhöhung der Plasmaproteinkonzentration
- Behandlung der Ödeme je nach **Ursache** medikamentös und/oder diätetisch
- Oft nur symptomatische Behandlung der Ödeme durch Diuretika und Aldosteronantagonisten möglich
- **Ausnahme: lymphostatische Enteropathie,** die durch ein primäres oder sekundäres Lymphödem des Darmes bedingt ist (▶ Kap. 6.3.2, ▶ Kap. 6.5.1, ▶ Kap. 7.3)
    - Sie führt zu einem Eiweißverlust über die Darmschleimhaut und kann – nach Ausschluss von Kontraindikationen – eine Indikation für die KPE sein: Durch Einsatz der Bauchtiefdrainage in Verbindung mit Atemtherapie werden die Lymphbildung und der Lymphtransport im Bauchraum verbessert und der Verlust eiweißreicher Flüssigkeit reduziert
    - Zusätzlich diätetische Therapie durch proteinreiche Kost und zur Entlastung der Darmlymphgefäße Ersatz der lymphpflichtigen LCT-Fette durch MCT-Fette (Ceres-Diät)
    - Da hier als Ursache der hypoproteinämischen Ödeme ein lymphologisches Krankheitsbild vorliegt, ist der Einsatz der MLD zur Therapie des Darmlymphödems indiziert

Literatur

Miller WL. Fluid Volume Overload and Congestion in Heart Failure: Time to Reconsider Pathophysiology and How Volume Is Assessed. Circulation: Heart Failure. 2016; 9(8): e002922.

Pauschinger M, Laufs U, Frey N. Update Therapie der Herzinsuffizienz 2019. Kardiologe. 2020; 14: 98–105.

15 Diabetologisch bedingtes (diabetogenes) Lymphödem

Simon Classen

15.1	Krankheitsentstehung	310	15.3	Diagnostik	312
15.2	Klinik	311	15.4	Therapie	312

15.1 Krankheitsentstehung

Man unterscheidet im Wesentlichen zwei Typen des Diabetes mellitus (DM). DM Typ 1 ist eine Autoimmunerkrankung, bei der die Bauchspeicheldrüse kein Insulin herstellt. Beim Typ 2 (> 90 % aller Diabetiker) ist oft genügend Insulin im Körper vorhanden. Die Zellen, an denen sich die Hormonwirkung des Insulins zeigen sollte, verhalten sich jedoch resistent, sodass der Körper bis zur Zellerschöpfung weiter Insulin herstellt.

Derzeit leiden weltweit etwa 425 Millionen Erwachsene (einer von elf) an Diabetes, davon mehr als 90 % unter Typ-2-Diabetes. Schätzungen und Hochrechnungen gehen davon aus, dass es bis zum Jahr 2045 weltweit sogar 700 Millionen sein werden. In Deutschland sind etwa 6,7 Millionen Menschen betroffen. Die meisten Menschen mit Diabetes (zwei von drei) sind im erwerbstätigen Alter (20 bis 64 Jahre). Damit ist einerseits sehr viel menschliches Leid verbunden, andererseits werden die Gesundheits- und Sozialsysteme durch die unnötig steigenden Kosten immer schneller an ihre Grenzen gebracht. Schätzungen zufolge leiden > 20 % der Diabetiker an meist beinbetonten Ödemen. In vielen Fällen zeigt sich ein sekundäres Lymphödem als Folge des Diabetes (International Diabetes Federation 2017; Deutsche Diabetes Gesellschaft 2017).

Diabetes mellitus ruft bei längerer Krankheitsdauer Beeinträchtigungen und Komplikationen im Bereich des Herz-Kreislauf-Systems und quasi aller Gefäße hervor. Einer der schwerwiegendsten Begleitfaktoren ist neben der Veränderung der arteriellen Gefäße die Funktionsstörung der Nerven und die hiermit einhergehenden Störungen der Sinnesqualitäten und Signalwege (Neuropathie).

Die Störung des autonomen Nervensystems spielt eine wichtige Rolle bei der Entstehung des diabetogenen Lymphödems. Im Bereich der arteriovenösen Kapillaren kommt es aufgrund der Neuropathie zur „Luxusperfusion" des Gewebes. Die neuropathisch gestörten und dauerhaft geöffneten präkapillaren Sphinktere führen zur permanenten Überflutung der Kapillarendstrombahn mit dem Ergebnis einer dauerhaften Überschwemmung. Das hieraus resultierende sekundäre Ödem muss nunmehr vom Lymphsystem abtransportiert werden, das seinerseits im Bereich der Lymphherzen (Kollektoren), die selbst eine autonome Innervation besitzen, motorisch gestört ist. Die Folgen sind eine zu hohe Wasserlast mit zu geringem lymphatischem Abtransport und ein zunehmendes Lymphödem mit den möglichen sekundären Komplikationen.

Merke
Ein über alle Gefäßstörungen hinausragender Risikofaktor ist die Neuropathie, die auch die Lymphgefäße direkt beeinflussen kann!

Einen weiteren Faktor stellt die gestörte komplexe Gefäßfunktion dar, wie bereits vor 80 Jahren beschrieben wurde (Danielli 1940). Der Schlüssel, um die Verluste an das Interstitium zu vermeiden und die Gefäßpermeabilitätsbarriere zu erhalten, ist die endotheliale Glykokalix. Diese intelligente Innenhaut der Kapillaren nimmt durch einen länger bestehenden Diabetes Schaden. Dadurch wird der beim gesunden Menschen kontrollierte Prozess bei diabetischen Patienten zu einer unkontrollierten Abgabe von Plasmabestandteilen mit unkontrolliertem Fluss an Blutbestandteilen (insbesondere eiweißreiche Flüssigkeit). Die Konsequenz ist auch hier eine deutliche Zunahme des Ödems.

Der dritte Faktor bei der diabetischen Ödementstehung betrifft auf zellulärer Ebene die Lymphgefäße, hier besonders die Lymphangione. Sie verlieren auf dem Boden der bestehenden Neuropathie ihre Aktivität als motorische Einheit, das bedeutet den Verlust der Innervation der Lymphgefäßkollektoren.

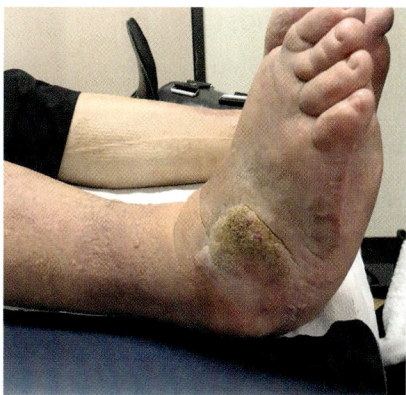

Abb. 15.1 Diabetisch-neuropathische Osteoarthropathie mit ausgeprägtem sekundärem Lymphödem [P809]

15.2 Klinik

 Merke
Die Neuropathie kann durch einfache Verfahren nachgewiesen werden und sollte (zumindest) dem Therapeuten bewusst sein!

Viele Diabetiker zeigen je nach Ausprägungsgrad ein deutliches sekundäres Lymphödem (▶ Abb. 15.1), das eine Wundentstehung bzw. den Fortbestand einer akuten oder chronischen Wunde begünstigt.

Der neuropathische Diabetiker weist oft eine mehr oder weniger lange Geschichte an Komplikationen bezüglich seiner Extremitäten auf. Mit abgelaufenen Infekten, Wunden, Schwellzuständen sowie dem Bild der diabetisch-neuropathische Osteoarthropathie (DNOAP, Charcot-Fuß, ▶ Abb. 15.2, ▶ Abb. 15.3). Diese sieht wie ein aktiviertes Lymphödem mit lokaler Überwärmung aus (kombinierte Insuffizienzform).

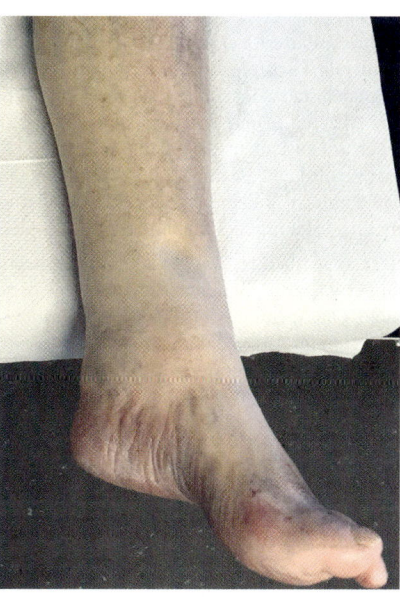

Abb. 15.2 Diabetisches Fußsyndrom mit sekundärem Lymphödem [P809]

15.3 Diagnostik

Um das Ausmaß der Neuropathie zu bestimmen ist es ratsam, den Patienten die Augen schließen zu lassen und beide Beine im Vergleich zu untersuchen. Der allgemein gültige Standard hierzu ist eine C64/128-Stimmgabel oder ein Semmes-Weinstein-Filament (▶ Abb. 15.4). Diese werden an definierten Stellen auf die plantare Haut aufgesetzt und verraten dem Untersucher die Einschränkung der Sinnesqualitäten.

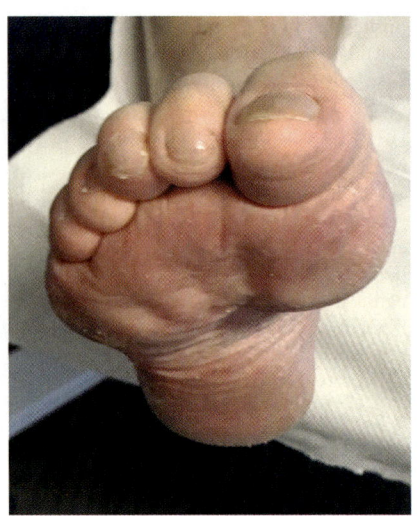

Abb. 15.3 Diabetisches Fußsyndrom mit ausgeprägter Neuropathie und beginnenden Krallenzehen sowie sekundärem Lymphödem [P809]

15.4 Therapie

Seit langem ist bekannt, dass ein Ödem jede Form der Wundheilungsstörung unterhalten kann. Neben einer verzögerten Wundheilung, die das diabetische Bein außerordentlich gefährdet, wird der Fortbestand einer Infektion der neuropathisch-diabetischen Fußwunden für die hohe Amputationsrate verantwortlich gemacht (Apelquist et al. 1990). Eine entstauende Therapie führt bei den Betroffenen oft zu einer schnelleren Abheilung von Wunden und zeigt somit auch einen präventiven Charakter. In der Praxis ist jedoch die Akzeptanz und das Wissen über diese Zusammenhänge interprofessionell und auch auf Patientenseite nicht sehr hoch. Da Patienten mit einer diabetischen Neuropathie oft keinen Schmerz im Zusammenhang mit dem Ödem wahrnehmen, haben sie damit auch keine Leidensdruck, selbst wenn der Fuß, die Wunde oder gar das Bein gerötet und gestaut sind. Hier muss der Therapeut aufklären.

Der wesentlichste Teil der Behandlung liegt in einer MLD und einer wenn möglich „überwachten" Bandagierung. Entscheidend ist die klinische Beobachtung durch den Therapeuten, der den Durchblutungsstatus unter der fehlenden Schmerzreaktion im Auge behalten muss. Die angestrebte MLD-Behandlung entspricht dem praktischen Behandlungsaufbau der chronisch Venösen Insuffizienz (▶ Kap. 8.6.2).

✓ Merke
- Patienten mit DFS/Neuropathie zeigen aufgrund fehlender Sinnesreize meist wenig Verständnis für die Entstauung mit der MLD/KPE.
- Der diabetisch-neuropathische Patient profitiert jedoch sehr von der Reduktion des sekundären Lymphödems.

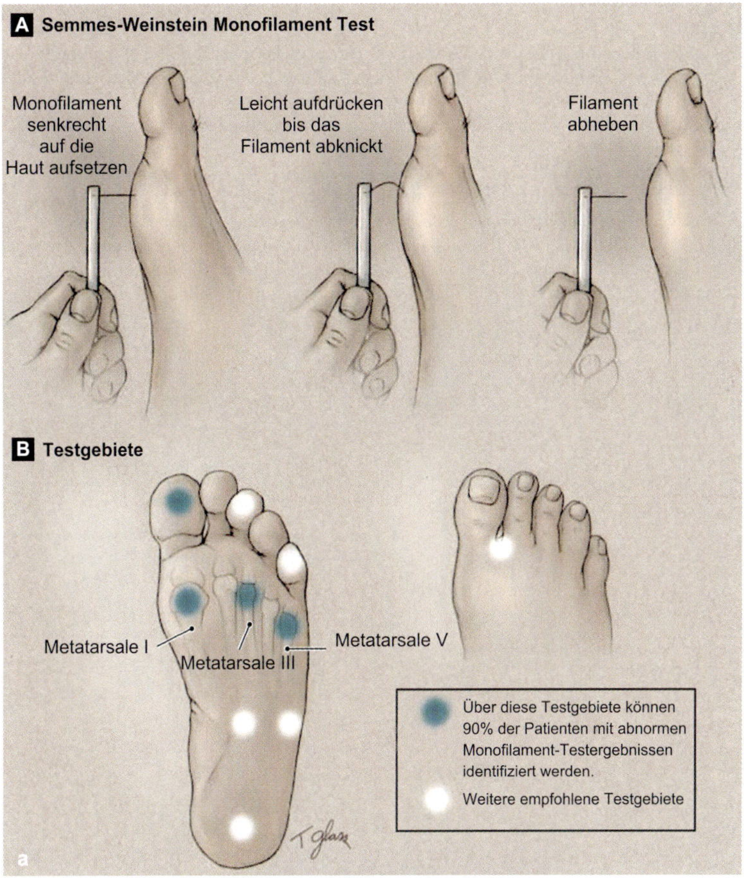

15.4 Therapie

A Semmes-Weinstein Monofilament Test

Monofilament senkrecht auf die Haut aufsetzen

Leicht aufdrücken bis das Filament abknickt

Filament abheben

B Testgebiete

Metatarsale I
Metatarsale III
Metatarsale V

Über diese Testgebiete können 90% der Patienten mit abnormen Monofilament-Testergebnissen identifiziert werden.

Weitere empfohlene Testgebiete

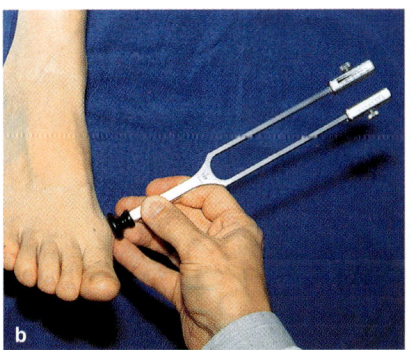

Abb. 15.4 a) Monofilament (nach Semmes-Weinstein), b) Stimmgabel C64/128 [H144–001/M108]

Literatur

Apelqvist J, Larsson J, Agardh CD. The importance of Peripheral Pulses, Peripheral Oedema and Pain for the Outcome of Diabetic Foot Ulcers; Diabetic Medicine. 1990; 7(7): 590–594.

Danielli JF. Capillary permeability and oedema in the perfused frog. J Physiol. 1940; 98: 109–129.

Deutsche Diabetes Gesellschaft (DDG) und diabetesDE – Deutsche Diabetes-Hilfe. Gesundheitsbericht Diabetes 2017. Aus: https://www.diabetesde.org/system/files/documents/gesundheitsbericht_2017.pdf (letzter Zugriff: 19. Oktober 2020).

International Diabetes Federation. Diabetes Atlas 2017. Aus: https://ncdalliance.org/resources/diabetes-atlas-2017-is-now-online (letzter Zugriff: 19. Oktober 2020).

Retnakaran R, Zinman B. Type 1 diabetes, hyperglycaemia and the heart. Lancet. 2008; 371: 1.790–1.799.

16 Arzneimittelinduzierte Ödeme

Christoph Schindler, Sebastian Schellong

16.1	Epidemiologie	316	16.3.2	Hormone	327
16.2	Arzneimittelanamnese	316	16.3.3	Nichtsteroidale	
16.3	Ödemauslösende			Antiphlogistika (NSAIDs)	327
	Arzneimittel	317	16.3.4	Glitazone	328
16.3.1	Antihypertensiva	317	16.3.5	ZNS-wirksame Pharmaka	329

16 Arzneimittelinduzierte Ödeme

16.1 Epidemiologie

Kalziumkanalblocker und nichtsteroidale Antiphlogistika (NSAID) verursachen am häufigsten klinische Probleme, wobei die Inzidenz bei NSAID bei 5 % liegt (Schindler und Schellong 2009; Ely et al. 2006; Frishman 2002). Hingegen entwickeln bis zu 50 % der Patienten, die Kalziumkanalblocker einnehmen, periphere Ödeme. Im Zusammenhang mit medikamentös verursachter Ödembildung spielen vor allem die **Erhöhung des hydrostatischen Drucks** und die **Erhöhung der kapillaren Permeabilität** eine Rolle. Die wichtigsten Arzneimittel, die mit einer Ödembildung v. a. an der unteren Extremität assoziiert sein können, fasst ▶ Tab. 16.1 zusammen.

16.2 Arzneimittelanamnese

Klinisch und in der ambulanten Versorgung werden Ärzte zunehmend mit dem Problem einer immer älter werdenden, polymedizierten Bevölkerung konfrontiert. Dies erschwert die Identifikation und Zuordnung arzneimittelspezifischer Nebenwirkungen und unterstreicht die besondere Bedeutung einer gründlichen Arzneimittelanamnese. Etwa 20 % in Gemeinschaft lebender Erwachsener > 65 Jahre erhalten zehn oder mehr Arzneimittelverordnungen (Hajjar 2005). Verglichen mit Patienten, die weniger als fünf Medikamente einnehmen, entwickeln Patienten, die acht oder mehr Medikamente gleichzeitig einnehmen, etwa viermal häufiger unerwünschte Arzneimittelwirkungen (Onder et al. 2010). Insbesondere bei klinischen Komplikationen wie z. B. beim Neuauftreten von Ödemen sollte daher eine gründliche Arzneimittelanamnese erhoben werden. Folgende Fragen sind dabei hilfreich:

- Alter, Gewicht, Größe, Nieren- und Leberfunktion?
- Allgemeine Vorerkrankungen?
- Wer ist der Hausarzt? Ggf. Rücksprache halten
- Bei Fachärzten in Behandlung? Wenn ja: Welche Fachrichtung?
- Welche Medikamente werden regelmäßig eingenommen?
- **Alle** Medikamente und die jeweilige Dosierung nennen, auch OTC („over the counter"), homöopathische Präparate, Vitamine, Spurenelemente etc. Explizit nachfragen!

Tab. 16.1 Wirkstoffe, die mit einer Ödembildung an der unteren Extremität assoziiert sein können

Antihypertensiva	• Kalziumkanalblocker (v. a. Dihydropyridine) • Diuretika • Betablocker • Clonidin, Hydralazin, Minoxidil, Methyldopa • ACE-Hemmer (Angioödeme)
Hormone	• Kortikosteroide • Östrogen • Progesteron • Testosteron
ZNS	• Lithium • Olanzapin, Quetiapin • MAO-Hemmer, Clomipramin
Andere	• Nichtsteroidale Antiphlogistika (NSAID) • Glitazone (v. a. Pioglitazon)

- Welche Präparate werden **gelegentlich** eingenommen?
- Wurden heute oder in den letzten Tagen Medikamente eingenommen, die sonst eingenommen werden?

16.3 Ödemauslösende Arzneimittel

16.3.1 Antihypertensiva

Kalziumantagonisten/Kalziumkanalblocker (CCB)

Man unterscheidet drei Typen:
- **Nifedipintyp:** Dihydropyridine, z. B. Nifedipin, Amlodipin, Felodipin, Lacidipin, Lercanidipin
- **Diltiazemtyp:** Benzothiazepine, z. B. Diltiazem
- **Verapamiltyp:** Phenylalkylamine, z. B. Verapamil, Gallopamil

Innerhalb der Gruppe der Kalziumkanalblocker verursachen Dihydropyridine mit höherer Wahrscheinlichkeit periphere Ödeme, da sie eine selektivere, arterioläre Vasodilatation erzeugen.

- Die Inzidenz dihydropyridininduzierter Knöchelödeme (Anstieg bis sechs Monate nach Ansetzen!) wird in der Literatur angegeben wie folgt: **1–15 %** (Opie 1988) (bzw. 5–70 % der Patienten; Schindler und Schellong 2009)
- 5 % (Verapamil), 6 % (Manidipin), 22 % (Amlodipin), 29 % (Nitrendipin)
- Frauen > Männer
- Altersabhängig: Ältere >> Jüngere!
- Heute geht man eher von einer Inzidenz von etwa **35 %** der Hypertoniker auf DHP aus. Dieser Wert aus klinischen Studien stammt (Fogari et al. 2010) und aufgrund der genauen Beobachtung von Studienpatienten sehr nah an der Realität liegen dürfte.
- Dosisabhängigkeit (Messerli 2002):
  - Amlodipin/Felodipin: 5 % bei 5 mg/d, 25 % bei 20 mg/d
  - 2. Generation CCB Manidipin und 3. Generation CCB (z. B. Lercanidipin): geringere Ödeminzidenz angenommen (Leonetti et al. 2002)

Wirkmechanismus
- Physiologisch führt eine erhöhte zytosolische Kalziumkonzentration zu gesteigerter Kontraktilität vaskulärer glatter Gefäßmuskelzellen.
- Die pharmakologische Hemmung des Kalziumeinstroms führt zur Dilatation der Widerstandsgefäße (Arteriolen). Im Bereich der Venolen bleibt sie aber aus, diese bleiben verengt. Dadurch entsteht ein präkapilläres Leck, Flüssigkeit tritt ins Gewebe aus (▶ Abb. 16.1).
- Das sympathische Nervensystem und das **Renin-Angiotensin-Aldosteron-System** (**RAAS**) sind die beiden wesentlichen Blutdruck regulierenden Systeme. Die durch Kalziumkanalblocker induzierte Vasodilatation stimuliert reflektorisch den **Sympathikus**, was zur Herzfrequenzerhöhung und **Stimulation des RAAS** führt → Noradrenalinausschüttung → venöse Konstriktion → verstärkt das Problem, da Venolen auf Noradrenalin sehr empfindlich reagieren.
- **Angiotensin II** führt wiederum zu einer erhöhten Ausschüttung von Adrenalin (gegenseitige Verstärkung; Grassi 2001). Dadurch entsteht ebenfalls das beschriebene präkapilläre Leck (▶ Abb. 16.1).

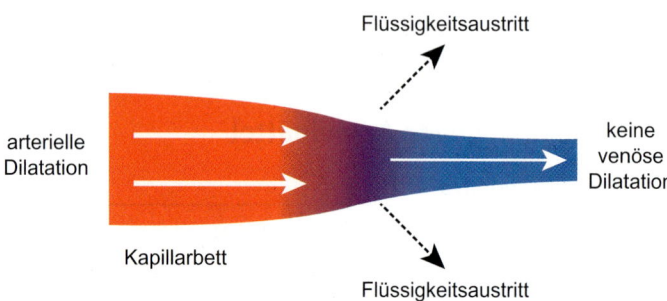

Abb. 16.1 Entstehungsmechanismus eines Ödems durch Therapie mit Kalziumkanalblockern [L231]

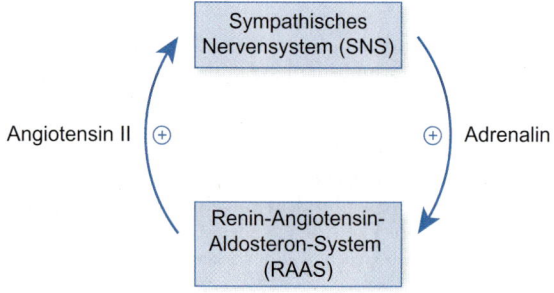

Abb. 16.2 Ödemvermeidung durch Gabe lipophiler CCBs [L231]

- **Risikogruppe:** ältere Patienten, bei welchen die Elastizität des subkutanen Hautgewebes reduziert ist.

Therapieempfehlungen (Messerli 2002, Weir 2003, Messerli, Oparil und Feng 2000)
- CCB-Dosis reduzieren
- Kombination mit einer RAAS-blockierenden Substanz, z. B. ACE-Hemmer, AT_1-Rezeptor-Blocker oder Renin-Antagonist Aliskiren (Makani et al. 2011): Der RAAS-Blocker erweitert auch die Venolen, wodurch der Filtrationsdruck im Kapillarbereich reduziert wird, ein Druckausgleich erfolgt und die Ödeminzidenz sinkt (▶ Abb. 16.2).
- Umstellen auf lipophile CCB der dritten Generation, z. B. Manidipin, Lercanidipin: längere Wirkdauer, höhere Gewebeselektivität, vermutlich geringere Aktivierung des sympathischen Nervensystems. Diese können die Ödemtendenz reduzieren bei gleich effektiver Blutdrucksenkung (▶ Abb. 16.3; Fogari et al. 2000).
- Abendliche Gabe bevorzugen
- Absetzen nur als Ultima ratio

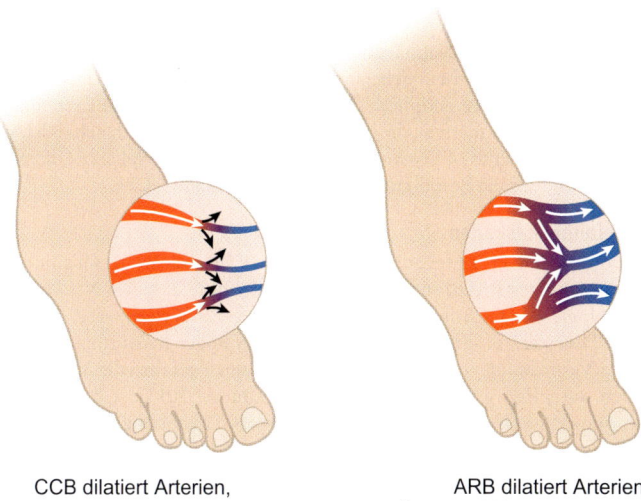

	CCB dilatiert Arterien,		ARB dilatiert Arterien
a	Venen bleiben konstringiert	b	und Venen

Abb. 16.3 Ödemvermeidung durch Kombination CCB + RAAS-Hemmer (ACE-H oder AT$_1$-Blocker) [L231]

> **! Achtung**
> Die ergänzende Gabe eines Diuretikums wirkt **nicht** auf ein CCB-induziertes Ödem und kann dieses sogar eher verschlechtern.

Spezielle Pharmakologie

Das besondere Merkmal von **Lacidipin** gegenüber älteren Dihydropyridinanaloga ist eine **lange Wirkungsdauer**, die **eine einmal tägliche Gabe von 6 mg** ermöglicht. In In-vitro-Experimenten kam es selbst nach einer Auswaschphase von 60 Minuten wieder zu einer Relaxation, was darauf hindeutet, dass trotz der Auswaschung noch Lacidipin **in der Membran gespeichert war** (Herbette et al. 1993). Dies ist bei Amlodipin nicht zu beobachten.

Lacidipin wird eine hohe Gefäßselektivität zugeschrieben, es wirkt auf die glatte Muskulatur der Gefäße bei weitem stärker als auf das Myokard. Zugelassen wurde Lacidipin für die Therapie der essenziellen Hypertonie. Es wird nach peroraler Applikation rasch resorbiert, unterliegt wie die anderen Dihydropyridine einem ausgeprägten First-Pass-Metabolismus, sodass die Bioverfügbarkeit nur bei etwa 10 % liegt.

Weitere In-vitro-Experimente zeigten die ausgeprägten antioxidativen Eigenschaften von Lacidipin, die denen von Vitamin E entsprechen. Lacidipin schützt glatte Muskelzellen zehnmal wirksamer als Amlodipin und 35-mal wirksamer als Nicardipin vor einer oxidativen, stressinduzierten Beeinträchtigung der Kalziumhomöostase. Damit hat Lacidipin auch eine antiatherogene Wirkung. In Deutschland ist es allerdings nicht mehr verfügbar. Stattdessen können die ebenfalls lipophilen CCB **Lercanidipin** oder **Manidipin** eingesetzt werden, die beide die gleichen Vorteile wie

Lacidipin, aber im Vergleich zu Amlodipin eine deutlich niedrigere Ödeminzidenz aufweisen.

Die **Ödeminzidenz** ist dosisabhängig und steigt unter Behandlung mit einem CCB bis sechs Monate nach Therapiebeginn langsam an und erreicht dann ein stabiles Plateau. Heute sieht man periphere Ödeme vor allem der unteren Extremitäten bei 35 % der Hypertoniepatienten, die im Rahmen klinischer Studien behandelt wurden (Weir 2003, Fogari 2005, Chrysant 2008). Das Auftreten peripherer Ödeme ist der häufigste Grund für die Beendigung einer Behandlung mit CCBs.

Verschreibungskaskaden

Die Verordnung von Schleifendiuretika gegen CCB-induzierte Ödeme stellt ein reales und häufiges Risiko in der Arzneimitteltherapie dar. Die Kenntnis der Pathophysiologie des CCB-induzierten Ödems und das Wissen, dass diese Ödeme **nicht** auf Diuretika ansprechen, sind klinisch von hoher Bedeutung: Durch nichtindizierte Verordnung von Schleifendiuretika können gefährliche **Verschreibungskaskaden** ausgelöst werden (Mayer und Zieglmeier 2017): z. B. Hypokaliämie gefolgt von Muskelschwäche und Obstipation → Laxantiengebrauch ↑; Dranginkontinenz bei wenig mobilen Patienten → anticholinerge Urologika ↑; erhöhte Harnsäurespiegel → Allopurinol/Febuxostat ↑; Osteoporose → weitere Arzneimittelverordnungen ↑.

Diuretika

Wirkstoffe: Furosemid, Torasemid, Piretanid, Etacrynsäure

Wirkmechanismus
- ▶ Abb. 16.4
- Wirkung im dicken aufsteigenden Teil der Henle-Schleife
- Inhibition des Na^+-K^+-$2Cl^-$-Kotransportes in der luminalen Zellmembran
- Ausscheidung: 25 % des filtrierten Na^+
- Gegenregulatorisch Erhöhung von Aldosteron und ADH

Schleifendiuretika werden eigentlich therapeutisch zur Behandlung von Ödemen eingesetzt. Somit erscheint es auf den ersten Blick paradox, dass diese Arzneimittelgruppe selbst Ödeme auslösen kann. Bei diuretikainduzierten Ödemen handelt es sich um eine generalisierte Schwellungsneigung nach Wirkungsverlust oder Absetzen nichtindizierter Diuretika. Zur missbräuchlichen Einnahme von Diuretika kommt es häufig bei Adipositas (mit dem Ziel, Gewicht zu verlieren) sowie beim Lymphödem, bei venös bedingten Ödemen und bei idiopathischen Ödemen.

Entstehungsmechanismus des Ödems

Die Einnahme eines Diuretikums führt zu einer verminderten tubulären Rückresorption von Salzen, insbesondere von Natrium und Wasser, und somit zu einer verstärkten Ausscheidung. Der Organismus registriert diesen Mangel und produziert reaktiv vermehrt diejenigen Hormone, die sowohl Natrium als auch Wasser in den Nierentubuli verstärkt rückresorbieren. Das sind für Na^+ Aldosteron und für Wasser ADH (antidiuretisches Hormon; Synonyme: Adiuretin, Vasopressin). Bei Nachlassen der Diuretikawirkung kommt es daher durch die reaktiv erhöhten Hormonspiegel zu einer verstärkten Einlagerung von Natrium und Wasser im Körper mit generalisiertem Spannungsgefühl. Die betroffene Person nimmt daraufhin das Diuretikum noch öfter und in noch höherer Dosierung ein, sodass ein Circulus vitiosus entsteht, der zur Einnahme immer höherer Diuretikadosen führt

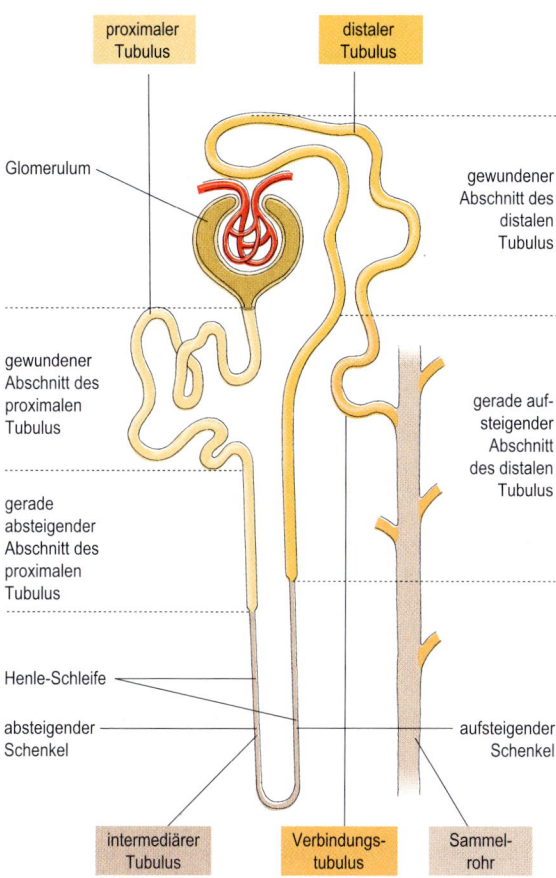

Abb. 16.4 Wirkort von Schleifendiuretika [L190]

(MacGregor, Tasker und de Wardener 1975). Es entsteht eine Diuretikaabhängigkeit ohne zugrundeliegende Erkrankung mit gesicherter Diuretikaindikation wie Herzinsuffizienz oder Niereninsuffizienz. Gefährdet sind vornehmlich Frauen in der ersten Lebenshälfte.

Klinik
- Häufig: Furosemid 40–80 mg/d
- Allgemeines Spannungsgefühl, insbesondere in den Beinen
- Generalisiertes eindrückbares Ödem an Knöcheln u. Gesicht, geschwollene Finger
- Bei plötzlichem Absetzen: kurzfristige Gewichtszunahme von 3–4 kg
- Symptome: erhöhter Hautturgor, Luftnot, Angstgefühle
- Frauen >>> Männer
- **Wichtig:** Gründliche Arzneimittelanamnese!

Therapieempfehlungen
- Diuretika nicht abrupt absetzen, sondern schrittweise „Entwöhnung"
- Aufklärung über das Krankheitsbild mit Suchtpotenzial
- Physikalische Ödemtherapie als Übergang
- Kompressionstherapie als Übergang; **cave:** Die Kompressionsstrumpfhose kann ebenfalls unerwünschte Wirkungen hervorrufen, z. B. Hautallergien, Druckstellen, Kompromittierung des arteriellen Einstroms.

Betablocker
Wirkstoffe: z. B. Metoprolol, Bisoprolol, Nebivolol

Wirkmechanismus
- Selektive Blockade von Beta-1-Rezeptoren
- Senkung des Sympathikotonus
- Negativ ino-, chrono- und dromotrop

Entstehungsmechanismus des Ödems
In der Pathogenese der Herzinsuffizienz spielen Adaptationsmechanismen eine große Rolle. Hierzu zählt die neurohumorale Aktivierung, speziell des sympathoadrenergen Systems und des Renin-Angiotensin-Aldosteron-Systems (RAAS). Somit entsteht ein Circulus vitiosus, der das weitere Fortschreiten der Herzinsuffizienz begünstigt. Die vermehrte Freisetzung von Noradrenalin führt langfristig zu ungünstigen funktionellen und strukturellen Veränderungen am Herzen und korreliert eng mit der schlechten Prognose einer Herzinsuffizienz.

Ödeme können bei zu schneller Titration bzw. insgesamt zu hoher Dosierung eines Betablockers bei bestehender Herzinsuffizienz entstehen. Das geschwächte Herz ist dann nicht mehr in der Lage, das Blut durch den Kreislauf zu pumpen (generalisierte passive Hyperämie). Bei isolierter Linksherzinsuffizienz staut sich das Blut im Lungenkreislauf.

Die Ödeme entstehen grundsätzlich symmetrisch, beginnend in den distalen Körperabschnitten und in inneren Organen, wie z. B. der Leber, bis sich schließlich ein generalisiertes Ödem ausbildet. Die Therapie besteht in der Behandlung der zugrunde liegenden Herzinsuffizienz.

Therapieempfehlungen
- Bei Herzinsuffizienz Betablocker langsam auftitrieren: Start low, go slow
- Ggf. Gabe von ACE-Hemmern, um über periphere Vasodilatation den Filtrationsdruck im Gewebe zu reduzieren
- Bei Ödembildung kontrollierte, kleinschrittige Dosisreduktion des Betablockers
- Evtl. supportiv Gabe von Diuretika

ACE-Hemmer (Angioödem)
Wirkstoffe: z. B. Captopril, Enalapril, Lisinopril, Ramipril

Definition Angioödem (Temino und Peebles 2008)
- Akute ödematöse Schwellung der Subkutis und/oder Submukosa, „non-pitting", plötzlich, kurz anhaltend
- Lokale Rötung und Juckreiz fehlen (im Gegensatz zur allergischen Urtikaria), kininogen (Bradykinin) vs. histaminerg (urtikariell)
- Pathophysiologische Schlüsselrolle: erhöhte Aktivität von **Bradykinin**

Akkumulation von Bradykinin
- Ursachen:
  - Vermehrte Bildung von Bradykinin: genetische Fehlbildung **Typ I** (C1-Esterase-Inhibitor-Mangel) oder Funktionsstörung **Typ II** (hereditäres Angioödem = HAE)
  - Reduzierter Bradykininabbau: ACE, Kininase I
- Epidemiologie: Inzidenz HAE 0,4–1,0 %, Mortalität 1 % (Weber und Messerli 2008; Miller et al. 2008)
- Ca. 40 Millionen Patienten weltweit erhalten ACE-Hemmer, dementsprechend 250.000–300.00 Betroffene. Bei Millionen von Anwendern muss weltweit mit mehreren Tausend tödlich verlaufenden ACE-H-bedingten Angioödemen gerechnet werden.
- Steigende Inzidenz weltweit: möglich, weil zunehmend langwirksame ACE-H wie Ramipril, Lisinopril und Enalapril im Vgl. zu dem kurzwirksamen Captopril eingesetzt werden.
- Auftreten: 1–4 Wochen nach Behandlungsbeginn; seit 1990 häufen sich Berichte über Spätauftreten nach vielen Jahren regelmäßiger Einnahme!
- Viele Patienten erleiden mehrere unerkannte Angioödemepisoden.
- Risikofaktoren: afroamerikanische Herkunft, positive Familienanamnese, weibliches Geschlecht, nach HTX oder NTX, Raucher, ACE-H induzierter Husten, Trauma oder Intervention der oberen Atemwege. Diabetes wirkt eher risikomindernd.

Pathophysiologie
- ▶ Abb. 16.5
- Bradykinin wirkt als Vasodilatator und verursacht eine verstärkte vaskuläre Permeabilität, bindet an endotheliale B2-Rezeptoren und spielt eine Schlüsselrolle in der Pathogenese sowohl des ACE-H-induzierten als auch des hereditären Angioödems.
- Unklar: Bradykininerhöhungen treten bei allen Patienten unter ACE-H auf, dennoch treten Angioödeme nur bei 1/200 Behandelten auf. Es muss also weitere Faktoren geben, welche die Bradykininwirkung verstärken oder triggern.
- Therapie bei lebensbedrohlichem Angioödem: Frischplasma! Enthält Kininase II, → baut Bradykinin ab
- Die Mehrheit der Patienten mit ACE-H-induziertem Angioödem toleriert einen AT_1-Rezeptorblocker.
- ARB (Angiotensin-Rezeptor-Blocker) wirken direkt am Rezeptor und interagieren nicht mit dem ACE → theoretisch sollte der Abbau von Bradykinin also nicht betroffen sein.
- Cave: Es gibt dennoch sporadische Fallberichte über AT_1-Rezeptorblocker-induzierte Angioödeme und es ist für den Kliniker wichtig zu wissen, dass ARB nicht zwingend eine sichere Alternative zu einem ACE-Hemmer sind.
- In 32 % der Fälle von ARB-induziertem Angioödem hatten die Patienten eine vorherige Episode durch einen ACE-H erlitten.

Klinik
- Der Langzeiteffekt der ACE-H-Therapie resultiert vor allem aus der Verstärkung der Bradykininwirkung, weniger aus der Inhibition der Angiotensin-I-Wirkung.

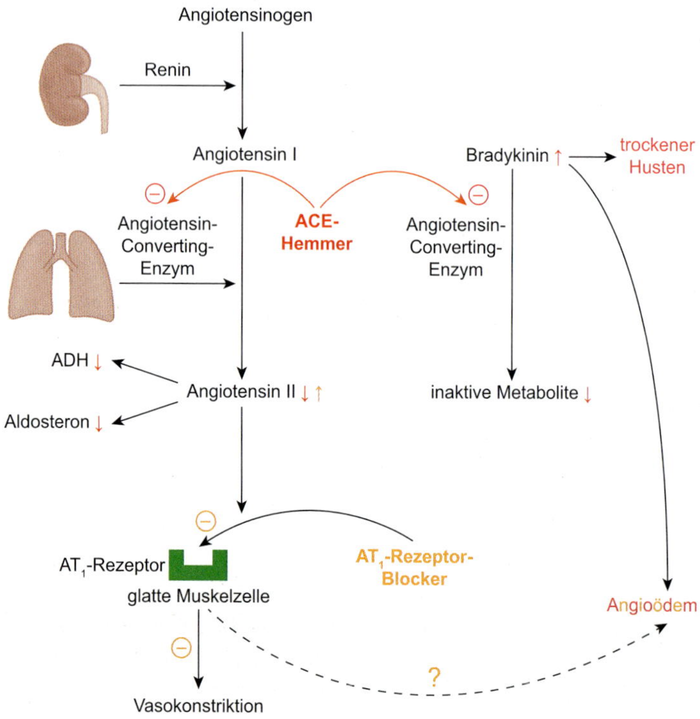

16 Arzneimittelinduzierte Ödeme

Abb. 16.5 Wie entstehen Angioödeme? (rot = Folgen bei Gabe eines ACE-Hemmers, orange = Folgen bei Gabe eines AT₁-Rezeptor-Blockers) [L231]

- Inzidenz mit 25 % am höchsten in den ersten vier Wochen nach Therapiebeginn mit ACE-H
- Angioödeme nach kurzwirksamen ACE-H verlaufen weniger schwer als nach Gabe eines langwirksamen ACE-H
- Präsentation sehr variabel → schwierige Diagnose!
- Kann auch noch Monate/Jahre nach Behandlungsbeginn auftreten
- Komplett symptomfreie Intervalle zwischen zwei Angioödemattacken möglich
- Oft milder Verlauf, spontane Remission unter Expositionsvermeidung möglich
- Attacken können von leichtem bis zu schwerem und tödlichem Verlauf variieren.
- Betroffene Areale: Überall! Bevorzugt: Gesicht, Lippen, Zunge, Pharynx, supraglottischer und (selten) subglottischer Bereich.
- Wichtigste Kriterien: Odynophagie + Zungenschwellung → Klinik!
- Bis zu 20 %: Dyspnoe, Dysphagie, Dysphonie, Stridor mit zunehmender Progression bis zur Atemwegsobstruktion.

Therapieempfehlungen

- Im Notfall zuerst Sicherung der Atemwege!
- Angioödeme können entweder durch Mastzellen (häufiger) oder durch Bradykinin vermittelt sein (Hahn et al. 2017), klinisch ist dies nicht zu unterscheiden.

- Supportiv daher zunächst: Adrenalin, Steroide und Antihistaminika (Therapie der Wahl bei mastzellvermittelten Angioödemen, aber kaum wirksam bei bradykininvermitteltem Angioödem)
- ACE-H sofort absetzen!
- Evtl. bei progredientem Verlauf: **Frischplasma** (Bradykininabbau durch enthaltene Kininase II)
- Umstellen auf AT_1-**Blocker** ist zwar eine Alternative, kann aber unter Umständen dennoch zum Rezidiv führen. Gründe und Mechanismen: noch unklar.
- Geplante OPs bei Risikopatienten: ACE-H vorher absetzen!

Hereditäres Angioödem
- Spezifischer B_2-Bradykininantagonist **Icatibant**. Evtl. auch bei ACE-H-induziertem Angioödem wirksam
- Gabe eines **C1-INH-Konzentrates** aus Frischplasma (500–1000 IE; für hereditäres Angioödem zugelassen; evtl. kausal?)
- Ein Ödem der oberen Atemwege kann ein schnelles Eingreifen erfordern.
- Epinephrine i. m. oder nach einer Intubation endotracheal appliziert helfen gegen das Larynxödem.
- Die tägliche Gabe eines Antihistaminikums kann die Schwere der Symptome lindern, aber eine Attacke oft nicht verhindern.
- Patienten mit einem anamnestisch bekannten hereditären Angioödem sollten weder ACE-H noch orale Kontrazeptiva einnehmen!
- Frischplasma enthält C1-Esterase-Inhibitor und kann erfolgreich eingesetzt werden!
- Während ein allergisches Angioödem immunologisch bedingt ist und durch Histamin vermittelt wird, ist bei anderen Angioödemformen Bradykinin der zentrale pathogenetische Faktor. Das allergisches Angioödem wird mit Antihistaminika und im Notfall mit Adrenalin behandelt.
- Bei einem Angioödem, das durch einen Mangel an C1-Esterase-Inhibitor (C1-INH) bedingt ist, wird dieses Protein intravenös substituiert. Der C1-INH greift regulierend in die Bradykininfreisetzung ein.
- **Vorsicht** bei Gabe von DPP-4-Inhibitoren (Dipeptidylpeptidase 4 => Inkretinhormon) und gleichzeitiger Behandlung mit einem ACE-Hemmer:
  - **Kein** Zusammenhang zwischen Angioödemen und der Gabe des DPP-IV-Inhibitors Vildagliptin
  - **Aber: Vildagliptin** führte bei Patienten, die gleichzeitig **ACE-H** einnehmen, zu einem neunfach erhöhten Risiko für ein Angioödem: 14/2754 (ACE-H) versus 1/1919 (Kontrollgruppe; Brown et al. 2009). Es ist von einem Klasseneffekt aller DPP-4-Inhibitoren (z. B. auch Sitagliptin) auszugehen.
  - Die Inzidenz von **Angioödemen** war in einer Metaanalyse von Phase-II- und -III-Studien mit Vildagliptin **zehnfach höher** als die von ACE-H-induzierten Angioödemen in Post-Marketing-Studien und in epidemiologischen Studien mit 0,1–0,7 % (in klinischen Studien werden 2,8–6 % berichtet; Brown et al. 2009).
  - **Keine** erhöhte Inzidenz bei Patienten, die AT_1-**Rezeptorblocker** einnehmen!
  - **Cave**: Gleichzeitige Einnahme eines DPP-4-Inhibitors und eines ACE-Hemmers kann das Risiko für ein Angioödem erhöhen; Grund: Interaktion mit dem Abbau von Substanz P (~ 35–40 Mio. auf ACE-H, 195 Mio. Diabetiker = klinisch relevant!)

Andere Antihypertensiva

Wirkmechanismen

Clonidin:
- Stimuliert zentrale postsynaptische α_2-Rezeptoren und bewirkt dadurch eine Absenkung des Sympathikotonus.
- Stimuliert Imidazolrezeptoren, was zu einer Abnahme des systemischen Gefäßwiderstands führt.
- Stimuliert periphere präsynaptische α_2-Rezeptoren. Dies führt zu verminderter Reninfreisetzung und Gegenregulation durch Natrium- und Wasserretention → Ödembildung.

Dihydralazin:
- Wirkt vasodilatierend über direkten Angriffspunkt im Bereich der glatten Gefäßmuskulatur des arteriellen Gefäßsystems und reduziert dadurch den totalen peripheren Widerstand.
- Gegenregulatorisch kommt es zu einer Reflextachykardie sowie zum Anstieg von Herzminutenvolumen und Plasmareninaktivität.
- Es resultiert eine Natrium- und Wasserretention, die zur Abschwächung der antihypertensiven Wirkung führt und die Ödementstehung begünstigt.
- Längere Therapie ist überhaupt nur in Kombination mit einem Betablocker und einem Diuretikum sinnvoll.

Minoxidil:
- Potentester oral applizierbarer Vasodilatator
- Durch Öffnung von Kaliumkanälen in der glatten Gefäßmuskulatur greift Minoxidil direkt an der arteriellen Gefäßmuskulatur an und löst eine starke Vasodilatation und eine Senkung des totalen peripheren Widerstands aus.
- Führt zu reflektorischer Erhöhung von Herzfrequenz, Herzminutenvolumen und PRA mit Natrium- und Wasserretention → Ödembildung.
- Längere Therapie ist nur in Kombination mit einem Betablocker und einem Diuretikum sinnvoll.

α-Methyldopa:
- Analog zu L-Dopa wird α-Methyldopa durch die Dopa-Decarboxylase zu α-Methyldopamin decarboxyliert und weiter zu α-Methylnoradrenalin hydroxyliert, das als falscher Neurotransmitter fungiert.
- Synthese, Speicherung, Freisetzung und Wiederaufnahme von α-Methylnoradrenalin wie bei Noradrenalin, wobei α-Methylnoradrenalin nicht durch die **Monoaminooxydase** (**MAO**) desaminiert wird.
- Im ZNS synthetisiertes α-Methylnoradrenalin ist nicht liquorgängig und stimuliert zentrale α_2-Rezeptoren. Dadurch kommt es zu einer Erhöhung der Empfindlichkeit des Barorezeptorenreflexes und zu einer reflektorischen Senkung des Sympathikotonus bei Stimulation peripherer Barorezeptoren.
- Es resultiert eine Senkung des peripheren Gefäßwiderstands sowie des HZV.
- Es kann zur orthostatischen Dysregulation kommen, aus der reaktiv eine ausgeprägte gegenregulatorische Natrium- und Wasserretention folgt → Ödembildung.

Therapieempfehlungen
- Dosisreduktion
- Kombination mit einem Betablocker und einem Diuretikum

16.3.2 Hormone

Substanzen: Steroide, Östrogene, Testosteron und Progesteron, Antiöstrogene, Antikonzeptiva, Gestagene
Bei verschiedenen hormonellen Dysbalancen können Ödeme entstehen.

Entstehungsmechanismen des Ödems
- In der Niere Retention von Natrium, Wasser, Kalzium und Chlor, vermehrte Kaliumausscheidung, → Ödembildung und Blutdruckerhöhung
- Ödementstehung auch bei Hyperkortisolismus (50 % der Patienten), primärem und sekundärem Hyperaldosteronismus (sehr selten), Ödeme durch Adiuretinübersekretion (sehr selten), Hyperprolaktinämie, östrogenbildende Tumoren
- Der seltene Hyperserotonismus (Karzinoidsyndrom) kann zu Ödematisierung führen, da Serotonin als biogenes Amin und Neurotransmitter eine starke Wirkung auf die Gefäße ausübt.

Therapieempfehlungen
- Dosisreduktion bei Gabe eines Hormons in therapeutischer Absicht bzw. Prüfung, ob auf den Einsatz der verdächtigten Substanz verzichtet werden kann.
- Diuretikagabe kann u. U. versucht werden.

16.3.3 Nichtsteroidale Antiphlogistika (NSAIDs)

Wirkstoffe: unselektive COX-Inhibitoren (z. B. Diclofenac, Ibuprofen, ASS), selektive COX-2-Inhibitoren (z. B. Celecoxib, Etoricoxib, Parecoxib)
- 4–9 % der Verschreibungen in Industrienationen
- Weit verbreitete Anwendung als OTC-Medikament
- **Wirkmechanismus:** Inhibition der Prostaglandinsynthese aus Arachidonsäure via COX-1/-2
- Blutdruck ↑ durch Inhibition vasodilatierender Prostaglandine (PG)
- Geringer, aber signifikanter Effekt auf den Blutdruck (v. a. Hypertoniker)
- RR_{sys} ↑ durch NSAID < 5 mmHg, Ø Einfluss von NSAID auf RR_{dia}, Inzidenz Hypertonie und Ödem: 1–9 % (Frishman 2002)
- Kein Vorteil für selektive COX-2-Hemmer!

Entstehungsmechanismen des Ödems
- Prostaglandine (Vasodilatoren) wirken lokal in der Niere und halten die Homöostase durch Regulation der Na^+- und Wasserreabsorption aufrecht, dies insbesondere im dicken aufsteigenden Ast der Henle-Schleife und im Sammelrohr.
- PGE-2 vermittelt die Antwort auf ADH (antidiuretisches Hormon) im Sammelrohr und im dicken aufsteigenden Ast der Henle-Schleife durch Reduktion der Na^+-Absorption.
- Prostaglandine inhibieren außerdem die Produktion von ET-1 (Endothelin 1) im renalen Gefäßbett und vermindern damit die Na^+- und Wasserreabsorption.
- NSAID erhöhen die Na^+- und Wasserretention durch Steigerung der tubulären Reabsorption.
- Häufigkeit einer Na^+-Retention und assoziierter Ödeme bei Patienten unter NSAID-Therapie: 2–5 %, in einigen Kohorten sogar bis zu 25 %.
- Ödeme entstehen mit größerer Wahrscheinlichkeit bei Risikopatienten für eine Retention.

- Erhöhte Na$^+$-Retention unter NSAID ist assoziiert mit einer herabgesetzten Antwort auf die Diuretikabehandlung.
- Na$^+$-Retention scheint hauptsächlich durch COX-2 vermittelt zu werden → Studien zeigen ähnliche Na$^+$-Retentionslevels unter unselektiven NSAID und unter COX-2-spezifischen Coxiben.
- Kaliummangel supprimiert die Aldosteronsekretion gegenregulatorisch.

> **Merke**
> - Alle NSAID (auch selektive) können periphere Ödeme verursachen!
> - Ausmaß: meist gering und reversibel nach Absetzen
> - NSAID können Diuretikaeffekte abschwächen!
> - Risikopatienten:
>   – Ältere Patienten (Johnson 1998)
>   – Hypertoniker
>   – Zirkulatorisches Blutvolumen ↓
> - Interaktion von NSAID (Beeinflussung der Ödeminzidenz) mit: Betablockern, ACE-H, ARB, Vasodilatatoren, zentralen α-2-Agonisten, peripheren α-1-Blockern

16.3.4 Glitazone

Wirkstoffe: Pioglitazon (Actos®; in Kombination mit Metformin als Competact®), bei Diabetes mellitus; nur noch seltener Einsatz, da Pioglitazon nur noch in begründeten Ausnahmefällen zulasten der GKV verordnet werden darf. Troglitazon und Rosigliatzon sind in Deutschland nicht mehr verfügbar.
- Wirkmechanismus: Stimulation des PPARγ-Rezeptorkomplexes (Peroxisomen-Proliferator-aktivierter Rezeptor Gamma), der als Master-Regulator im Glukose- und Lipidstoffwechsel fungiert.
- Stimulation führt zu erhöhter Insulinempfindlichkeit in der Peripherie
- Weitere postulierte pharmakodynamische Effekte: antientzündlich, vasodilatatorisch, antiproliferativ, anti-atherosklerotisch

Vermuteter Entstehungsmechanismen des Ödems (Erdmann und Wilcox 2008)
- Gewicht ↑: Gesamtflüssigkeitsvolumen des Körpers ↑
- Vaskuläre/kapilläre Permeabilität ↑
- NO-Synthase-Aktivität ↑
- Produktion von VEGF ↑ im glatten Gefäßmuskel durch Glitazone
- Plasmareninaktivität ↑ unter Pioglitazon (Probanden)
- Renale Na$^+$-Exkretion ↓ (direkter Effekt distales Nephron)
- Erhöhter Sympathikotonus (?)
- Veränderter interstitieller Ionentransport (?)
- Thiazolidindioneinduzierte (TZD) Flüssigkeitsretention: reduzierbar durch Diuretika mit spezifischer Wirkung im Sammelrohr: Amilorid, Spironolacton
- VEGF führt ebenfalls zu einer erhöhten Gefäßpermeabilität
- Animal-Knockout-Modelle haben gezeigt, dass das distale Nephron bzgl. der Ödembildung mechanistisch eine wichtige Bedeutung zu haben scheint: Kollektive duktusspezifische Deletion des PPARγ-Rezeptorkomplexes verhindert in diesem Modell die TZD-induzierte Flüssigkeitsretention und den Gewichtszuwachs.
- Auch Diuretika mit primärer (Spironolacton) oder teilweiser Wirkung im Sammelrohr (Hydrochlorothiazid) können eine glitazoninduzierte Flüssigkeits-

retention reduzieren, wohingegen Schleifendiuretika (Furosemid) keine Wirkung zeigen.
- Im Mausmodell: Natrium- und Wasserretention scheint im Sammelrohr der Niere vermittelt zu werden.
- Kaliumsparer = Amilorid: wirkt in distalen Tubuli und im Sammelrohr
- Spironolacton: wirkt im spätdistalen Tubulus und Sammelrohr
- HCT (Hydrochlorothiazid): wirkt im proximalen Teil des distalen Tubulus

Therapieempfehlungen
- **Kausalzusammenhang überprüfen:** Tatsächlich TZD-induziertes Ödem? DD: andere Medikamente (CCB, NSAID) venöse Insuffizienz, nephrotisches Syndrom
- **Herzinsuffizienzzeichen** vorhanden: TZD absetzen!
- Wenn klinisch keine Herzinsuffizienz:
  - Evtl. Dosisreduktion des Glitazons
  - Zusätzliche Gabe eines am Sammelrohr der Niere wirkenden Diuretikums (Kaliumsparer, Spironolacton, HCT), keine Schleifendiuretika
  - Engmaschige klinische Überwachung!
  - Kritische Reevaluation bei kardiovaskulärem Ereignis

16.3.5 ZNS-wirksame Pharmaka

Lithium
Die Substanz wird aufgrund ihrer antimanischen und phasenprophylaktischen Wirkung mit pharmakologisch bisher ungeklärtem Wirkmechanismus therapeutisch zur Behandlung manischer Phasen und zur Prophylaxe rezidivierender manischer u./o. depressiver Phasen in der Psychiatrie eingesetzt. Ferner hemmt Lithium die Hormoninkretion in der Schilddrüse und kann somit durch Hemmung der TSH-Wirkung und daraus resultierender reduzierter Thyroxinfreisetzung eine Hypothyreose auslösen bzw. fördern.

Wirkmechanismus
- Lithium diffundiert wie Natrium durch Zellmembranen, wird jedoch durch die Na^+-Pumpe nur schlecht eliminiert, was zur intrazellulären Anreicherung führen kann. Die Elimination erfolgt renal, wobei 70–80 % rückresorbiert werden.
- Lithium und Natrium konkurrieren um die tubuläre Rückresorption: Bei Hyponatriämie steigt der rückresorbierte Lithiumanteil an.
- Lithium kann durch Hemmung der ADH-Wirkung zu Durst und Polyurie führen.
- Exsikkose und Hyponatriämie führen zu erhöhten Lithiumspiegeln, dagegen können Hypernatriämie und Hypervolämie zu erniedrigten Lithiumspiegeln führen.
- Das sensible Gleichgewicht und die Konkurrenz von Lithium und Natrium um die tubuläre Rückresorption kann Hypernatriämie und Wasserretention begünstigen → Ödembildung.

Therapieempfehlungen
- Regelmäßige Kontrolle des Lithiumspiegels und der Serumelektrolyte
- Genaue Aufklärung des Patienten (inkl. Ernährungsberatung) im Hinblick auf das sensible Gleichgewicht von Lithium- und Natriumhaushalt im Körper und

die möglichen klinischen Folgen eines Ungleichgewichts (Hypernatriämie und niedriger Lithiumspiegel, Hyponatriämie und Lithiumintoxikation).

Olanzapin, Quetiapin

In der Literatur wird die Häufigkeit von olanzapininduzierten Ödemen mit 2–3 % angegeben (Wustmann et al. 2009). Auch die Behandlung mit anderen Neuroleptika wie Risperidon, Amisulprid, Ziprasidon und Clozapin kann Ödeme hervorrufen. Sowohl das Auftreten von Lidödemen als auch prätibialer Ödeme wurde in der Literatur beschrieben.

Wirkmechanismus

Olanzapin
- Atypisches Neuroleptikum
- Reagiert mit zahlreichen Rezeptorsystemen, darunter als Antagonist mit D2-Rezeptoren und mit 5-HT$_2$-Rezeptoren (5-Hydroxitryptamin 2).
- Wirkt auch als Antihistaminikum am H$_1$-Rezeptor, was die sedierende Wirkung erklärt.
- Zusätzlich bindet es auch an Noradrenalin α$_1$-Rezeptoren.

Quetiapin:
- Atypisches Neuroleptikum
- Antagonist an D1- und D2-Rezeptoren sowie 5-HT$_2$-Rezeptoren
- Wirkt als Antihistaminikum und als α$_1$-Rezeptorantagonist

Vermuteter Entstehungsmechanismus des Ödems

- Olanzapin wirkt antagonistisch am α$_1$-Rezeptor und führt dadurch zu einer peripheren Vasodilatation und einem verminderten Gefäßwiderstand, der wiederum die Entstehung von Ödemen begünstigt (Ng, Postlethwaite und Rollnik 2003, Wustmann, Fiedler und Gutmann 2009).
- Über diesen Mechanismus sind auch andere periphere Nebenwirkungen von Neuroleptika wie arterielle Hypotonie oder orthostatische Dysregulation erklärbar
- Durch Bindung an die M$_1$-, H$_1$- und 5-HT$_2$-Rezeptoren erhöht sich die intrazelluläre Konzentration von Inositoltriphosphat (IP3) und Diazylglyzerol (DAG) (Ng, Postlethwaite und Rollnik 2003, Wustmann, Fiedler und Gutmann 2009).
- IP3 wiederum bindet an Rezeptoren des endoplasmatischen Retikulums und verursacht eine Freisetzung von Kalzium.
- Der dadurch entstehende Kalzium-Calmodulin-Komplex bindet an Enzyme, die die ATP-abhängige Kalziumpumpe regulieren. Eine durch Olanzapin induzierte Blockade dieser Rezeptoren kann so zu einer Erhöhung von IP3, einer Down-Regulation der ATP-abhängigen Kalziumpumpe und sekundär zu einer Reduktion der Kontraktilität der glatten Gefäßwandmuskulatur führen, woraus eine Vasodilatation und ein Ödem resultieren können.
- Über eine Blockade des 5-HT$_2$-Rezeptors kann Olanzapin das zyklische Adenosinmonophosphat (cAMP) erhöhen, was zu einer Erschlaffung der glatten Gefäßmuskulatur durch Phosphorylierung der Myosin-Leichtkettenkinase führt.
- Eine hohe Plasmakonzentration von cAMP ist bei Patienten mit idiopathischen Ödemen beschrieben worden.
- Einer dieser Mechanismen bzw. das komplexe Zusammenspiel mehrerer Mechanismen ist wahrscheinlich die Ursache für die durch Olanzapin bzw. Quetiapin ausgelösten Ödeme.

Therapieempfehlungen
Ggf. Umstellung auf ein anderes Präparat in Erwägung ziehen.

Monoaminoxidasehemmer
Wirkmechanismus
- Moclobemid ist ein Antidepressivum, das das monoaminerge Neurotransmittersystem im Gehirn beeinflusst. Seine Wirkung kommt durch eine reversible Hemmung der Monoaminoxidase (MAO) – und zwar vorzugsweise der Monoaminoxidase A – zustande.
- Dadurch wird die Metabolisierung von Noradrenalin, Dopamin und Serotonin reduziert, was erhöhte extrazelluläre Konzentrationen dieser neuronalen Überträgerstoffe zur Folge hat.
- Als Ergebnis folgt eine gleichzeitig einsetzende Verbesserung von Stimmung und Antrieb.
- Für Moclobemid wurde eine Ödembildung in der Literatur beschrieben (Alderman, Callary und Kent 1992). Der genaue Mechanismus ist bisher nicht geklärt.

Therapieempfehlungen
- Absetzen, ggf. Reexposition
- Wenn Kausalzusammenhang mit Arzneimittel wahrscheinlich, Umstellung auf ein anderes Präparat

Literatur
Alderman CP, Callary JA, Kent AL. Peripheral oedema associated with moclobemide. Med J Aust. 1992; 157: 144.

Brown NJ, Byiers S, Carr D, Maldonado M, Warner BA. Dipeptidyl peptidase-IV inhibitor use associated with increased risk of ACE inhibitor-associated angioedema. Hypertension. 2009; 54: 516–523.

Chrysant SG. Proactive compared with passive adverse event recognition: calcium channel blocker-associated edema. Journal of clinical hypertension. 2008; 10: 716–722.

Ely JW, Osheroff JA, Chambliss ML, Ebell MH. Approach to leg edema of unclear etiology. Journal of the American Board of Family Medicine. JABFM. 2006; 19: 148–160.

Erdmann E, Wilcox RG. Weighing up the cardiovascular benefits of thiazolidinedione therapy: the impact of increased risk of heart failure. Eur Heart J. 2008; 29:12–20.

Fogari R, Zoppi A, Corradi L, Preti P, Malalamani GD, Mugellini A. Effects of different dihydropyridine calcium antagonists on plasma norepinephrine in essential hypertension. J Hypertens. 2000; 18: 1.871–1.875.

Fogari R. Ankle oedema and sympathetic activation. Drugs. 2005; 65 Suppl 2: 21–27.

Fogari R, Malamani G, Corradi L, Mugellini A, Preti P, Zoppi A, Derosa G. Effect of valsartan or olmesartan addition to amlodipine on ankle edema in hypertensive patients. Adv Ther. 2010; 72: 48–55.

Frishman WH. Effects of nonsteroidal anti-inflammatory drug therapy on blood pressure and peripheral edema. Am J Cardiol. 2002; 89: 18D–25D.

Grassi G. Renin-angiotensin-sympathetic crosstalks in hypertension: reappraising the relevance of peripheral interactions. Journal of hypertension. 2001; 19: 1.713–1.716.

Hahn J; Hoffmann TK, Bock B, Nordmann-Kleiner M, Trainotti S, Greve J. Angioedema. Dtsch Arztebl Int. 2017; 114: 489–496.

Hajjar ER, Hanlon JT, Sloane RJ, Lindblad CI, Pieper CF, Ruby CM, Branch LC, Schmadewr KE. Unnecessary drug use in frail older people at hospital discharge. Am J Geriatr Soc 2005; 53: 1.518–1.523.

Herbette LG, Gaviraghi G, Tulento T, Mason RP. Molecular interaction between lacidipine and biological membranes. J Hypertens. 1993; 11(1): S13–S19.

Johnson AG. NSAIDs and blood pressure. Clinical importance for older patients. Drugs Aging. 1998; 12: 17–27.

Leonetti G, Magnani B, Pessina AC, Rappelli A, Trimarco B, Zanchetti A. Tolerability of long-term treatment with lercanidipine versus amlodipine and lacidipine in elderly hypertensives. Am J Hypertens. 2002; 15: 932–940.

MacGregor GA, Tasker PR, de Wardener HE. Diuretic-induced oedema. Lancet. 1975; 1: 489–492.

Makani H, Bangalore S, Romero J, Wever-Pinzon O, Messerli FH. Effect of renin-angiotensin system blockade on calcium channel blocker-associated peripheral edema. The American journal of medicine. 2011; 124: 128–135.

Mayer S, Zieglmeier M: Nebenwirkung Ödeme. DAZ. 2017; 20: 42.

Messerli FH, Oparil S, Feng Z. Comparison of efficacy and side effects of combination therapy of angiotensin-converting enzyme inhibitor (benazepril) with calcium antagonist (either nifedipine or amlodipine) versus high-dose calcium antagonist monotherapy for systemic hypertension. Am J Cardiol. 2000; 86: 1.182–1.187.

Messerli FH. Vasodilatory edema: a common side effect of antihypertensive therapy. Curr Cardiol Rep. 2002; 4: 479–482.

Miller DR, Oliveria SA, Berlowitz DR, Fincke BG, Stang P, Lillienfeld DE. Angioedema Incidence in US Veterans Initiating Angiotensin-Converting Enzyme Inhibitors. Hypertension 2008; 51(6): 1.624–1.630.

Ng B, Postlethwaite A, Rollnik J. Peripheral oedema in patients taking olanzapine. Int Clin Psychopharmacol. 2003; 18: 57–59.

Onder G, Petrovic M, Tangiisuran B, Meinardi MC, Markito-Notenboom WP, Somers A, Rajkumar C, Bernabei R, van der Cammen TJM. Development and validation of a score to assess risk of adverse drug reactions among in-hospital patients 65 years or older: the GerontoNet ADR risk score. Arch Intern Med. 2010; 170: 1.142–1.148.

Opie LH. Calcium channel antagonists part IV: Side effects and contraindications drug interactions and combinations. Cardiovasc Drugs Ther. 1988; 2: 177–189.

Schindler C, Schellong S. Drug-induced edema. Phlebologie. 2009; 38: 33–41.

Temino VM, Peebles RS, Jr. The spectrum and treatment of angioedema. Am J Med. 2008; 121: 282–286.

Weber MA, Messerli FH. Angiotensin-Converting Enzyme Inhibitors and Angioedema. Estimating the Risk. Hypertension. 2008; ;51(6): 1.465–1.467.

Weir MR. Incidence of pedal edema formation with dihydropyridine calcium channel blockers: issues and practical significance. J Clin Hypertens (Greenwich). 2003; 5: 330–335.

Wustmann T, Fiedler T, Gutmann P. [Edema related to treatment with olanzapine]. Psychiatr Prax. 2009; 36: 142–144.

17 Endokrin bedingte Ödeme

Anya Miller, Ursula Heine-Varias

17.1	**Prämenstruelles bzw. zyklisches Ödem**	**334**	17.2.1	Physiologische Ödeme	**335**	
17.1.1	Definition	334	17.2.2	Pathologische Ödeme	**335**	
17.1.2	Krankheitsentstehung	334	17.3	**Myxödeme**	**335**	
17.1.3	Klinik	334	17.3.1	Krankheitsentstehung	**335**	
17.1.4	Diagnostik	334	17.3.2	Klinik	**335**	
17.1.5	Therapie	335	17.3.3	Therapie	**336**	
17.2	**Schwangerschaftsbedingte Ödeme**	**335**	17.4	**Sonstige endokrin bedingte Ödeme ohne KPE-Indikation**	**336**	

17 Endokrin bedingte Ödeme

Hormone und hormonelle Dysregulationen verursachen meist generalisierte Ödeme mit orthostatisch abhängiger Dominanz. Therapeutisch steht die Behandlung der Ursache im Vordergrund.

17.1 Prämenstruelles bzw. zyklisches Ödem

17.1.1 Definition

Zyklisch-prämenstruelle (generalisierte) Ödeme sind ein Symptom des prämenstruellen Syndroms (PMS). Nach der Menopause können die Beschwerden für einige Jahre weiter bestehen und werden dann als zyklisches Ödem bezeichnet.

17.1.2 Krankheitsentstehung

- **Hormonelle Dysbalancen** mit erniedrigtem Progesteron-Östradiol-Quotienten und erhöhten Aldosteron-, Renin- und Prolaktinwerten in der Lutealphase
- Verstärkte ADH-Ausschüttung und Aktivierung des Renin-Angiotensin-Aldosteron-Systems
- Kapillarszintigrafisch findet sich eine **Erhöhung der Blutkapillarpermeabilität**

17.1.3 Klinik

- Gewichtszunahme von durchschnittlich 0,6 kg, in Extremfällen bis zu 4 kg
- Ausschwemmung der Ödeme während der Menstruation
- Periodisch auftretende **Gewichtsschwankungen** (Gewichtsunterschied zwischen morgens und abends > 1,4 kg)
- Ödeme betreffen morgens mehr die obere, abends mehr die untere Körperhälfte
- Spannungsgefühl besonders an Händen, Füßen und Brüsten
- Folgen der potenziellen **Hypovolämie**:
  - Verschlechterung des Allgemeinbefindens
  - Kopfschmerzen
  - Nervosität
  - Konzentrationsstörungen
  - Depressivität
- Reaktive Polydipsie
- Oligurie
- Obstipation
- Zunahme der Beschwerden durch Stress, Wärme und Orthostase

17.1.4 Diagnostik

- **Ausschluss** aller anderen Ursachen für generalisierte Ödeme anhand der geschilderten Symptome
- **Endokrinologische Untersuchung**
- Eventuell **Wasserbelastungstest** nach Streeten zum Nachweis der verstärkten Kapillardurchlässigkeit:
  - Nach Blasenentleerung werden innerhalb von 30 Min. 20 ml/kg KG Wasser getrunken und nach 4 Stunden Liegen die produzierte Urinmenge bestimmt. Am nächsten Tag gleiche Untersuchung nach 4 Stunden Stehen, evtl. zusätzlich Bestimmung der Beinvolumina. Dieser Test ist pathologisch, wenn

am 2. Tag weniger als 70 % des getrunkenen Wassers und weniger als 33 % Natrium im Vergleich zum ersten Tag ausgeschieden werden.
- Auch pathologisch bei Lipödem, Adipositas, Nebenniereninsuffizienz, Schilddrüsenfunktionsstörungen, Syndrom der inadäquaten ADH-Sekretion
- Cave: drei Wochen vorher keine Diuretikatherapie

17.1.5 Therapie

- Gegebenenfalls endokrinologische Behandlung
- Kompressionsbestrumpfung in den Phasen ausgeprägter Ödeme
- Gegebenenfalls Diuretika

17.2 Schwangerschaftsbedingte Ödeme

17.2.1 Physiologische Ödeme

In bis zu 80 % treten während der Schwangerschaft Ödeme auf, die als physiologisch zu betrachten sind. Sie sind bedingt durch:
- Relaxation der vaskulären Muskularis durch Progesteron
- Erhöhte Dehnbarkeit der Venenwand durch Östrogen und Progesteron
- Vasodilatation durch Kortikotropin und Östrogen
  - die Hypervolämie und
  - die Kompression der pelvinen Venen durch den graviden Uterus.
- **Kompressionsversorgung** mit rundgestrickten Kompressionsstrümpfen
- Keine Indikation für KPE

17.2.2 Pathologische Ödeme

- Schwangerschaftsödem im Rahmen einer **EPH-Gestose:**
  - Deutliche Gewichtszunahme von mehr als einem kg/Woche
  - Schwere, generalisierte Ödeme
  - Proteinurie > 300 g/l
  - Erhöhter Blutdruck
  - Eventuell drohende Eklampsie oder HELLP-Syndrom → erfordern engmaschige fachärztliche Kontrolle
- Keine Indikation für KPE

17.3 Myxödeme

17.3.1 Krankheitsentstehung

Das Myxödem ist Begleitsymptom von **Schilddrüsenfunktionsstörungen** mit einer Produktion von Muzin in der Dermis.

17.3.2 Klinik

- „Ödeme" imponieren als **fest** und hinterlassen **keine Dellen**, da die Flüssigkeit an Proteoglykane gebunden ist.
- Bei **Hypothyreose:**
  - **Diffuses** Myxödem

- Subjektives Spannungsgefühl
- An einzelnen Regionen, wie Füßen und Unterschenkeln, auch derb und prominent
- Richtungsweisend sind auch die weiteren Symptome der Schilddrüsenunterfunktion:
  - Leistungsabfall
  - Müdigkeit
  - Konzentrationsstörungen
  - Gewichtszunahme
  - Veränderungen an Haut und Hautanhangsgebilden: trockene, kalte, raue, blasse Haut, brüchige Nägel, struppige Haare
  - Bradykardie, Herzinsuffizienz, KHK
  - Schluck- und Atemstörungen
- Bei **Hyperthyreose:**
  - Als **zirkumskriptes** Myxödem bei Morbus Basedow, findet sich nur bei einem Teil der Patienten
  - Scharfes umschriebenes prätibiales oder am gesamten Unterschenkel bis zu den Füßen reichend derbes, nicht eindrückbares Ödem
  - Selten extreme elephantiasisartige Ausprägungen der Dermatopathie
  - Richtungsweisend sind auch die weiteren Symptome der Schilddrüsenüberfunktion:
    - Gewichtsverlust
    - Appetitzunahme
    - Wärmeintoleranz
    - Veränderungen an Haut und Hautanhangsgebilden: warme, feuchte Haut, Haarausfall
    - Hypertonie, Tachykardie, Herzinsuffizienz
    - Tremor, Unruhe, Schlafstörungen, Reizbarkeit, Hyperaktivität
    - Bei Morbus Basedow mit endokriner Orbitopathie auch Exophthalmus

17.3.3 Therapie

Therapie der **Ursache:**
- Bei Hypothyreose: Hormonsubstitution
- Bei Hyperthyreose: Thyreostatika, evtl. Schilddrüsenresektion bzw. Radiojodtherapie

17.4 Sonstige endokrin bedingte Ödeme ohne KPE-Indikation

Cushing-Syndrom (Hyperkortisolismus)

- Folge **erhöhter Kortisolspiegel,** meist durch pathologisch gesteigerte Produktion in der Nebennierenrinde bei Nebennierenrindenadenomen oder nach Anregung durch einen ACTH-produzierenden Tumor in der Hypophyse. Auch durch Kortisonneinnahme kann ein Cushing-Syndrom entstehen.
- Erhöhte Ausscheidung von Kalium und Retention von Natrium, Wasser, Kalzium und Chlor führt zu Ödemen, siehe auch ▶ Kap. 14, ▶ Kap. 16
- Klinik: rundes Gesicht, Stammfettvermehrung mit Striae, schlanke Arme und Beine

Conn-Syndrom (Hyperaldosteronismus)
Erkrankung der Nebennieren mit **erhöhter Aldosteronbildung** in der Nebennierenrinde. Bewirkt eine gesteigerte Rückresorption von Natrium und durch osmotischen Effekt auch Wasser. Folge ist ein Anstieg des Blutvolumens.

Syndrom der inadäquaten ADH-Sekretion (SIADH, Schwartz-Bartter-Syndrom)
- **Adiuretin** (antidiuretisches Hormon) fördert die Wasserrückresorption in den Verbindungstubuli der Sammelrohre der Nieren. Überproduktion führt zu Verdünnungshyponatriämie. Der Urin ist stark konzentriert und hat eine hohe Osmolalität. Die weitere Symptomatik dieser Hormonstörungen ist bei der Diagnose richtungsweisend.
- Diagnostik: Hormonbestimmung, bildgebende Diagnostik des Kopfes und des Abdomens
- Therapie: entsprechend der Genese medikamentös und/oder operativ

Literatur
Gardenighi LA, Dezotti NR, Dalio MB, Joviliano EE, Piccinato CE. Gestational Lower Limb Edema and Venous Reflux in Healthy Primigravidae. Int Angiol. 2017; 36(6): 569–573.
Whayne Jr TF, Fisher MB. Idiopathic "Cyclic" Edema: A Frustatrating an Poorly Unterstood Clinical Problem. Cardiovasc Hematol Agents Med Chem. 2018; 16(2): 88–93.

18 Lipödem

Els Brouwer, Dorothee Escherich-Semsroth, Ralf Gauer, Oliver Gültig, Susanne Helmbrecht, Thomas Künzel, Wilfried Schmeller

18.1	**Definition**	**340**
18.2	**Krankheitsentstehung**	**340**
18.2.1	Ursachen	340
18.2.2	Stadien	340
18.3	**Klinik**	**340**
18.3.1	Symptomatik	340
18.3.2	Komplikationen	341
18.4	**Diagnostik**	**341**
18.4.1	Anamnese	341
18.4.2	Körperliche Untersuchung	341
18.4.3	Apparative Diagnostik	342
18.4.4	Differenzialdiagnosen	342
18.5	**Therapie**	**343**
18.5.1	Konservative Behandlung	343
18.5.2	Liposuktion	343
18.6	**Komplexe physikalische Entstauungstherapie (KPE)**	**344**
18.6.1	Grundsätze der Behandlung	344
18.6.2	Manuelle Lymphdrainage (MLD)	346
18.6.3	Lymphologischer Kompressionsverband (LKV)	347
18.6.4	Medizinische Kompressionsstrümpfe (MKS)	348
18.6.5	Unterstützende Selbstbehandlung	349
18.6.6	Behandlungsaufbauten	350

18.1 Definition
Wilfried Schmeller

Synonyme: Lipohyperplasia dolorosa, Lipodysplasia dolorosa, Adipositas dolorosa, Lipomatosis dolorosa der Beine, Lipalgie, Adiposalgie, schmerzhaftes Säulenbein, schmerzhaftes Lipödemsyndrom.

Das Lipödem ist eine Krankheit mit **symmetrisch** angeordneter **Unterhautfettgewebsvermehrung** der Beine, manchmal auch der Arme. Es besteht eine Disproportion zwischen schlankem Rumpf und voluminösen Extremitäten. Insbesondere die Beine weisen ein Spannungsgefühl mit Berührungsempfindlichkeit und oft ausgeprägten Druckschmerzen auf. Eine bei manchen Patientinnen vorkommende orthostatische Ödembildung wird nicht (mehr) als entscheidend angesehen. Vereinzelt wird über eine Neigung zu Hämatomen berichtet. Die Erkrankung verläuft chronisch und progredient. Betroffen sind fast ausschließlich Frauen.

18.2 Krankheitsentstehung
Wilfried Schmeller

18.2.1 Ursachen

Das Lipödem wird wahrscheinlich **autosomal dominant** vererbt und ist auf das weibliche Geschlecht beschränkt. Die Erkrankung tritt mit oder **nach der Pubertät** und in Phasen hormoneller Umstellungen auf. Sowohl die Unterhautfettgewebsvermehrung als auch die Beschwerden nehmen im Lauf der folgenden Jahre, insbesondere nach Schwangerschaften oder auch im Klimakterium, zu. Ein Zusammenhang mit dem relativen Östrogenüberschuss in dieser Lebensphase gilt als gesichert. Typisch ist eine Verschlechterung bei Gewichtszunahme. Das Lipödem ist keine Erkrankung des Lymphgefäßsystems, sondern des Fettgewebes.

18.2.2 Stadien

Beim Lipödem können verschiedene Stadien durchlaufen werden (▶ Tab. 18.1). Die Stadieneinteilung bezieht sich nur auf die Morphologie, d.h. auf das Fettgewebsvolumen; sie sagt nichts über die Ödem- oder Schmerzstärke aus.

18.3 Klinik
Wilfried Schmeller

18.3.1 Symptomatik

Symptome des Lipödems sind:
- Typischer Zeitpunkt des Auftretens: Pubertät, nach Schwangerschaften, Menopause
- **Disproportion** zwischen Ober- und Unterkörper
- **Symmetrische** Verteilung der Fettpolster: meist von den Hüften abwärts unter Freilassung der Füße, z.T. auch an den Armen unter Freilassung der Hände
- **Spontan- und Spannungsschmerzen:** meist als dumpf, drückend, schwer oder ziehend beschrieben
- Empfindlichkeit bei Berührung und v.a. bei Druck

Tab. 18.1 Morphologische Stadien des Lipödems im Überblick

Stadium	Charakteristika
I	Glatte Hautoberfläche mit gleichmäßig verdickter, homogen imponierender Subkutis
II	Unebene, überwiegend wellenartige Hautoberfläche, knotenartige Strukturen im verdickten Subkutanbereich
III	Ausgeprägte Umfangsvermehrung mit überhängenden Gewebeanteilen (Wammenbildung), vorwiegend im Oberschenkelbereich medial und lateral

- Selten Neigung zu **Hämatomen**, ohne dass Traumen erinnerlich sind
- Vereinzelt Ödeme, deren Ausprägung sehr unterschiedlich sein kann und von weiteren Erkrankungen abhängt

Eine Vielzahl der Betroffenen gibt an, sehr unter ihrem **Aussehen** zu leiden. Auch wurde über psychische Störungen (u. a. Essstörungen) vor und nach Ausbildung des Lipödems berichtet

18.3.2 Komplikationen

- Hautirritationen durch Scheuereffekte
- Gehbehinderung
- Beinfehlstellung im Rahmen der Lipohyperplasie an den Oberschenkelinnenseiten

Sekundäres adipositasassoziiertes Lymphödem

18.4 Diagnostik

Wilfried Schmeller

18.4.1 Anamnese

Die Anamnese entspricht der allgemeinen Ödemabklärung (▶ Kap. 2.2).

- Typischer Zeitpunkt des Auftretens: Pubertät, nach Schwangerschaften, Menopause
- Familiäre Häufung
- Spannungs- und Schwellungsgefühl betroffener Körperregionen
- Berührungs- und Druckschmerzhaftigkeit
- Vereinzelt orthostatische Ödembildung am Unterschenkel, evtl. abhängig von Begleiterkrankungen
- Häufig psychische Belastung
- Progredienter Verlauf, bei Gewichtszunahme entwickelt sich häufig ein adipositasassoziiertes Lymphödem

18.4.2 Körperliche Untersuchung

Die körperliche Untersuchung entspricht der allgemeinen Ödemabklärung (▶ Kap. 2.3).

Inspektion

- Lokalisation: Fettgewebsverteilungsstörung kommt beidseitig symmetrisch an unterschiedlichen Extremitätenbereichen vor
- Häufigstes Vorkommen: an den Beinen vom Beckenkamm bis zum Knie oder Knöchel

- Fußrücken und Zehen sind ödemfrei
- Disproportion von Stamm und Extremitäten (unterschiedliche Konfektionsgrößen)
- Seltener Ober- und Unterarme betroffen
- Hände ödemfrei

Palpation

- Berührungs- und Druckschmerzhaftigkeit
- Stadienabhängige spürbare knotige Veränderung des Subkutangewebes
- Stemmer-Zeichen negativ
- Vereinzelt Ödeme in Abhängigkeit von Begleiterkrankungen

Dokumentation

- Umfangsmessungen an individuell definierten Fixpunkten (Fuß, Unterschenkel, Knie, Oberschenkel, Bauch, Oberarme, Unterarme)
- Fotodokumentation
- Gewicht
- Visuelle Analogskala (VAS) zur Schmerzcharakterisierung

18.4.3 Apparative Diagnostik

- Apparative Untersuchungen sind zur Diagnosestellung normalerweise **nicht notwendig**; sie können jedoch für wissenschaftliche Fragestellungen oder zur Verlaufskontrolle eingesetzt werden.
- Am häufigsten werden Morphologie, Lokalisation und Ausmaß der Unterhautfettgewebsvermehrung sowie ein u. U. vorhandenes Ödem mittels **Sonografie** erfasst; seltener werden **CT** und **MRT** eingesetzt.
- Zur Feststellung einer eventuell vorhandenen Lymphabflussstörung eignet sich die **Funktionslymphszintigrafie**.

18.4.4 Differenzialdiagnosen

Lipohypertrophie

- Schmerzlose, meist **reithosenförmige Fettgewebsverteilungsstörung**: anlagebedingte disproportionierte Körperform aufgrund einer symmetrischen Fettgewebsvermehrung im Hüft- oder Beinbereich bei schlankem Rumpf
- Keine Ödeme
- Es wird diskutiert, ob sich im Laufe der Zeit aus einer schmerzlosen Lipohypertrophie ein schmerzhaftes Lipödem entwickeln kann

Adipositas

- ▶ Tab. 18.2
- Fettgewebsvermehrung entweder des Rumpfes (Stammfettsucht) oder des gesamten Körpers
- Keine Druckschmerzhaftigkeit des Gewebes
- Weitegehen normale Proportionen zwischen Rumpf und Extremitäten
- Ggf. sekundäres adipositasassoziiertes Ödem
- Es muss zwischen rein adipösen Patientinnen und adipösen Lipödempatientinnen unterschieden werden (▶ Kap. 10)

Tab. 18.2 Differenzialdiagnostik beim Lipödem								
	Ge-schlecht	Fettver-meh-rung	Beginn	Sym-metrie	Dis-pro-portion	Bein-ödem	Stemmer-Zeichen positiv	Druck-schmer-zen
Lipo-hyper-trophie	Weiblich	+	Pubertät	+	+	–	–	–
Lipödem	Weiblich	+	Während hormoneller Veränderung	+	+	(+)	–	+
Primäres Lymph-ödem	Beide	–	Jedes Alter, meist Pubertät	–	Partiell	+	+	–
Adiposi-tas	Beide	+	Alle Altersklassen	+	–	+/–	–	–

Primäres Lymphödem

- Erstmanifestation kongenital oder später
- Ein- oder beidseitiges Ödem
- Mitbeteiligung innerer Organe (Darm, Lunge) möglich
- Stemmer-Zeichen positiv bei Beinbefall (Kap. 6)
- Fibrosierung des Gewebes mit Folgeveränderungen
- Gegebenenfalls lymphödemtypische Hautveränderungen, z. B. Pachydermie, Lymphzysten und Lymphfisteln
- Keine Druckschmerzhaftigkeit des Gewebes

18.5 Therapie

Wilfried Schmeller

18.5.1 Konservative Behandlung

Ziel ist die **Schmerzbeeinflussung**. Typisch ist die deutliche Schmerzreduktion unter Kompressionsbestrumpfung (meist Flachstrickware). Vermutet werden Einflüsse auf entzündliche Vorgänge im Fettgewebe. Wichtig ist besonders die Bewegung in Kompression sowie entspannende Sportarten (Yoga, Schwimmen, Aquacyling u.a.). Bei zusätzlich bestehendem Ödem sollte die KPE eingesetzt werden. Deren psychosomatischer Effekt sollte ebenfalls beachtet werden.

18.5.2 Liposuktion

Durch die Liposuktion lässt sich eine deutliche **Verminderung des krankhaft vermehrten Unterhautfettgewebsvolumens** der betroffenen Regionen erzielen.

Zusätzlich kommt es zu einer signifikanten **Verbesserung der Beschwerden**. Dies betrifft Spontan- und Druckschmerzen sowie fehlstellungsbedingte Gelenkschmerzen. Ferner bessert sich die volumenbedingte Bewegungseinschränkung.

All dies bewirkt eine ausgeprägte **Erhöhung der Lebensqualität**.

Um alle von der Unterhautfettgewebevermehrung betroffenen Körperregionen operativ zu behandeln, werden meist **mehrere Eingriffe** benötigt. Die Liposuktionen

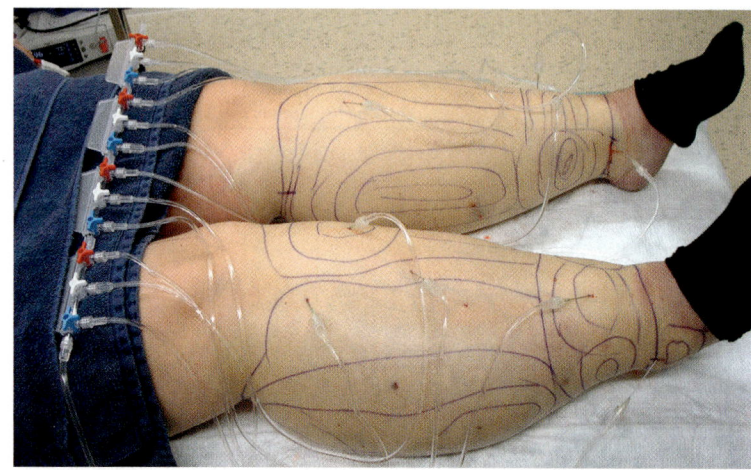

Abb. 18.1 Tumeszenz-Lokalanästhesie: prall gefüllte Unterschenkel am Ende der Infiltrationsphase [M881]

sollten heutzutage aufgrund der vielen Vorteile in reiner **Tumeszenz-Lokalanästhesie** (TLA) durchgeführt werden. Dabei werden mehrere Liter einer 0,04-prozentigen Betäubungslösung in den Subkutanraum infiltriert, bis ein praller Gewebeturgor erreicht ist (▶ Abb. 18.1). Bei der **Absaugung** wird dann ein dünnflüssiges Fett-Lösungs-Gemisch entfernt („wet technique"). Der Einsatz stumpfer Mikrokanülen von 3–4 mm Durchmesser ist entweder mittels Vibrationstechnik oder in Form der Wasserstrahlliposuktion möglich. Dadurch treten keine Verletzungen wichtiger Strukturen, v. a. der Lymphgefäße, auf und es werden – von Spezialisten – sehr gute kosmetische Ergebnisse erzielt (▶ Abb. 18.2, ▶ Abb. 18.3).

> **Merke**
> Die Therapie des Lipödems beruht auf zwei Säulen:
> 1. Konservative Behandlung → Schmerzreduktion
> 2. Operative Therapie → Fettgewebsreduzierung

18.6 Komplexe physikalische Entstauungstherapie (KPE)

18.6.1 Grundsätze der Behandlung

Dorothee Escherich-Semsroth

- Basis ist die **Kompressionstherapie**.
- Bei ausgeprägten Befunden mit starker Schmerzhaftigkeit vor dem Anmessen einer Kompressionsstrumpfhose KPE Phase 1 (Entstauungsphase) durchführen.
- Das reine Lipödem der Beine in die Nll. inguinales entstauen.
- Kombinationsformen wie Lipolymphödem und Phlebolipolymphödem in die Nll. axillares entstauen.

18.6 Komplexe physikalische Entstauungstherapie (KPE)

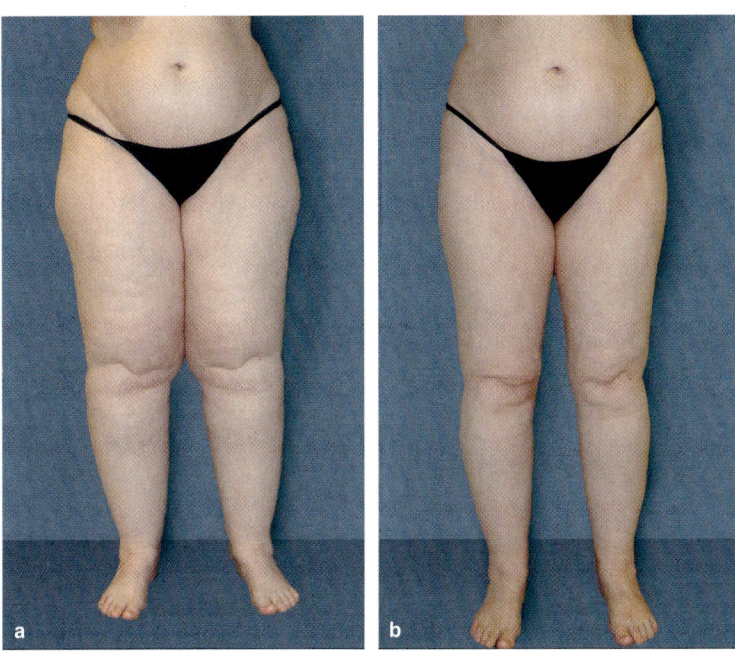

Abb. 18.2 a) Lipödem Stadium II präoperativ. b) Zustand postoperativ nach Entfernung von 12.450 ml Fettgewebe in drei Sitzungen an Ober- und Unterschenkeln. [M881]

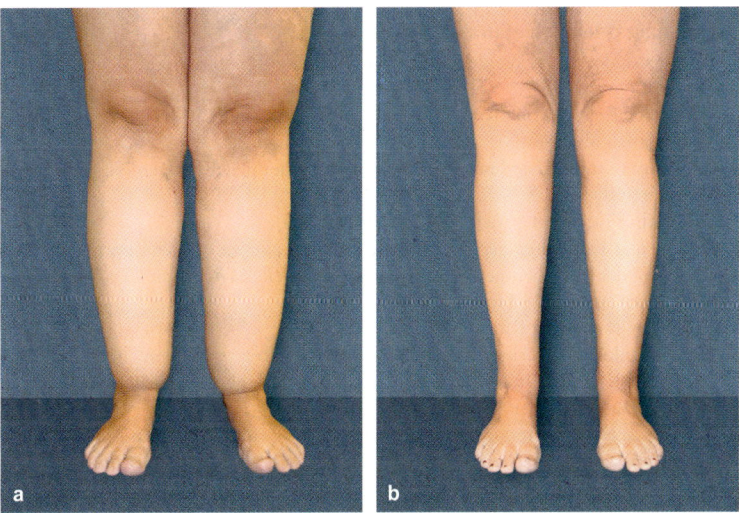

Abb. 18.3 a) Lipödem Stadium II präoperativ. b) Zustand postoperativ nach Entfernung von 4.500 ml Fettgewebe in einer Sitzung an den Unterschenkeln. [M881]

Entstauungsphase

- MLD durchführen, bis die Schmerzen reduziert sind.
- MLD in dieser Zeit 5–6-mal pro Woche mit anschließender Kompressionsbandagierung durchführen.

Erhaltungs- und Optimierungsphase

- Die Behandlung des reinen Lipödems mit MLD ist laut geltendem Heilmittelkatalog verordnungsfähig und erfolgt bedarfsgerecht.
- Kombinationsformen wie Lipolymphödem und Phlebolipolymphödem nach Bedarf behandeln.

18.6.2 Manuelle Lymphdrainage (MLD)

Dorothee Escherich-Semsroth

Achtung
Aufgrund der Druckschmerzhaftigkeit und Hämatomneigung tiefgehende und kräftige Grifftechniken bei der MLD vermeiden.

Lipödem
▶ Abb. 18.5

Vorbehandlung
- Patient liegt auf dem Rücken
- Kontaktaufnahme Hals ▶ Kap. 3.2.4
- Bauchtiefdrainage oder Atemtherapie nach Befund ▶ Kap. 3.2.4

Behandlung Ödemgebiet (Bein)
- Nll. inguinales mit stehenden Kreisen im normalen Tempo (Sekundenrhythmus) anregen
- Betroffene Region von proximal nach distal mit stehenden Kreisen, Dreh- und Pumpgriffen abarbeiten
- Bauchdecke mit stehenden Kreisen in Richtung der gleichseitigen Nll. inguinales abarbeiten
- Patient liegt auf dem Bauch oder auf der Seite
- Gesäß- und Lendenregion mit stehenden Kreisen, Dreh- und Pumpgriffen in Richtung der gleichseitigen Nll. inguinales abarbeiten (Achtung: Die Hosenbodenwasserscheide ist intakt!)
- Patient liegt auf dem Rücken
- Oberschenkel den normalen anatomischen Verhältnissen entsprechend mit stehenden Kreisen, Dreh- und Pumpgriffen in Richtung der gleichseitigen Nll. inguinales abarbeiten
- Knie (evtl. Nll. poplitei) und Unterschenkel den normalen anatomischen Verhältnissen entsprechend mit stehenden Kreisen, Pump- und Schöpfgriffen in Richtung des ventromedialen Bündels am Oberschenkel abarbeiten
- Langsam arbeiten
- Andere Seite genauso behandeln (Bauchdecke, Gesäß- und Lendenregion, Beine)

Lipolymphödem und Phlebolipolymphödem
▶ Abb. 18.6

Zentrale Vorbehandlung
- Patient liegt auf dem Rücken
- Kontaktaufnahme am Hals ▶ Kap. 3.2.4
- Bauchtiefdrainage oder Atemtherapie nach Befund ▶ Kap. 3.2.4
- Ventraler Behandlungspfad axilloinguinal:
  - Vorbehandlung gesunder oberer Rumpfquadrant von ventral: Nll. axillares und therapeutisches Dreieck anregen
  - Verbindungen anregen: die axilloinguinalen Anastomosen behandeln (10–20–10) mit mind. 10 stehenden Kreisen im direkt angrenzenden nicht ödematösen Gebiet, mind. 20 stehenden Kreisen mit verlängerter Schubphase (2–3 Sekunden) auf der Wasserscheide (Aktivierung der lympholymphatischen Anastomosen) und mind. 10 stehenden Kreisen im an die Wasserscheide direkt angrenzenden ödematösen Gebiet mit verlängerter Schubphase
  - Den ventralen betroffenen Rumpfquadranten nach Befund in Richtung Nll. axillares der gleichen Seite mit stehenden Kreisen, Dreh- und Pumpgriffen mit verlängerter Schubphase entstauen
- Andere Seite genauso behandeln
- Beidseits an der Flanke mit Schub in Richtung Nll. axillares mit gleicher Grifftechnik nacharbeiten
- Patient liegt auf dem Bauch oder auf der Seite
- Dorsaler Behandlungspfad axilloinguinal:
  - Vorbehandlung gesunder oberer Rumpfquadrant von dorsal: Nll. axillares und therapeutisches Dreieck anregen
  - Verbindungen anregen: die axilloinguinalen Anastomosen behandeln (10–20–10)
  - Den dorsalen betroffenen Rumpfquadranten nach Befund in Richtung Nll. axillares der gleichen Seite mit stehenden Kreisen, Dreh- und Pumpgriffen mit verlängerter Schubphase entstauen
- Mit tiefen Griffen (stehende Kreise mit den Fingerkuppen) paravertebral behandeln
- Andere Seite genauso behandeln
- Beidseits an der Flanke mit Schub in Richtung Nll. axillares mit gleicher Grifftechnik nacharbeiten

Behandlung der Beine
- Patienten nach Befund lagern
- Lateralen Oberschenkel mit stehenden Kreisen, Dreh- und Pumpgriffen abarbeiten
- Gesamten Oberschenkel und Leistenregion nach lateral zu den vorbereiteten gleichseitigen Anastomosewegen mit stehenden Kreisen mit verlängerter Schubphase abarbeiten
- Knie, Unterschenkel, Fuß und Zehen nach Befund freiarbeiten
- Immer wieder mit stehenden Kreisen, Dreh- und Pumpgriffen mit verlängerter Schubphase über die vorbereiteten Anastomosewege und über die untere transversale Wasserscheide nacharbeiten

18.6.3 Lymphologischer Kompressionsverband (LKV)

Dorothee Escherich-Semsroth

- Materialbedarf und Anlagetechnik am Bein ▶ Kap. 3.2.6

- Bei großen Umfängen evtl. 10 m lange Kompressionsbinden verwenden oder 2 × 5 m lange Kompressionsbinden zusammennähen
- Druck und Umfang des LKV von Behandlung zu Behandlung im schmerzfreien Bereich steigern
- Einschnürungen in das weiche Gewebe durch gute Polsterung und Stabilisation mit Idealbinden verhindern
- Hautfalten unterpolstern
- Oberschenkel mit Schaumstoffbinden polstern
- Lendenbereich mit Idealbinden in die Kompression integrieren, da diese Region krankheitsbedingt häufig betroffen ist (▶ Abb. 18.4)
- Alternative: alte Kompressionsstrumpfhose abschneiden und daraus entstehende Radlerhose über die Bandage ziehen (hält besser)

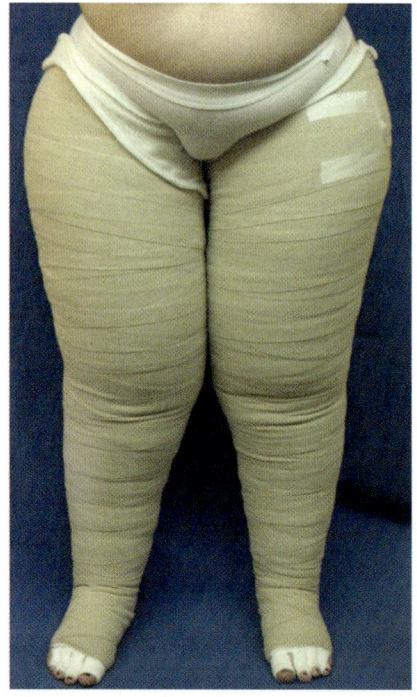

Abb. 18.4 Kompressionsverband beim Lipödem, der auch die Lende integriert [T726]

18.6.4 Medizinische Kompressionsstrümpfe (MKS)

Els Brouwer

Ausführliche Informationen ▶ Kap. 3.5

Versorgungsablauf

Voraussetzung für eine therapiegerechte und patientenindividuelle Versorgung von Patientinnen mit Lipödem ist der klinische Befund. Neben einer erhöhten Schmerzempfindung liegen bei Lipödempatientinnen häufig herausfordernde anatomische Formen der unteren Extremitäten wie z. B. säulenförmige Beine, konische Beinformen und die damit verbundenen hohen Kalibersprüngen vor. Im Stadium III zeigen sich zusätzlich ausgeprägte Umfangsvermehrungen mit überhängenden Fettlappen. Auch die oberen Extremitäten können konisch und säulenförmig sein und die typischen Kalibersprünge zeigen. Die Kompression besteht deshalb aus nach Maß angefertigten, flachgestrickten medizinischen Kompressionsstrümpfen. Eine patientenindividuelle Versorgung setzt eine gründliche Bedarfserhebung voraus, um die Entscheidung über das geeignete Material, die Strumpfvariante (z. B. Länge, ein- oder mehrteilige Versorgung) und entsprechende Zusätze (z. B. Einkehren, Funktionszonen, Befestigungshilfen) zu treffen.

Hierzu sind folgende Aspekte zu beachten:
- Indikation

- Klinischer Befund
- Therapie
- Komorbiditäten
- Mobilität
- Berufliche Tätigkeit
- Hobbys

Da Lipödempatientinnen häufig übergewichtig sind, ist eine mehrteilige flachgestrickte Versorgung, wie z. B. Kniestrümpfe und Caprihose oder Schenkelstrümpfe und Bermuda, oft die beste Lösung. Handschuhe und Zehenkappen sind meist nicht erforderlich.

Merke

Die Form der Extremität erfordert individuelle flachgestrickte Kompressionsbestrumpfung. Bei begleitender Adipositas ist eine zweigeteilte Versorgung meist besser.

Anmessen obere und untere Extremitäten

Abhängig von Messpunkten, Material, Indikation und patientenindividuellen Kriterien werden flachgestrickte medizinische Kompressionsstrümpfe unter Zug gemessen. Das bedeutet, dass die Umfangsmaße während des Messvorgangs reduziert werden. Zur Dokumentation ist es wichtig, auch die Körpermaße zu erfassen. Dies sichert die Nachvollziehbarkeit bei Umfangsveränderungen, wie z. B. bei Gewichtszu- oder abnahme. Lipödempatientinnen sind besonders druck- bzw. schmerzempfindlich. Daher sollte möglichst schonend gemessen werden.

Darauf ist besonders zu achten:
- Die unteren Extremitäten werden am besten im Liegen ausgemessen, die Längen und Leibteilmaße bei Hosen im Stehen.
- Beim Vermessen der oberen Extremitäten liegen Hand und Arm idealerweise entspannt auf einem Tisch oder einer Liege.
- Um Infektionen zu vermeiden, sind hygienische Maßnahmen wie Hautreinigung, Desinfektion sowie das Ablegen von Schmuck und Uhr essenziell. Empfohlen wird das Tragen von Einweghandschuhen.

18.6.5 Unterstützende Selbstbehandlung

Susanne Helmbrecht, Ralf Gauer

Ausführliche Informationen ▶ Kap. 3.6

Aufklärung und Motivation (▶ Kap 3.6.2)

Ungünstige/günstige Einflüsse ansprechen und Anstrengungen wertschätzen
- Gesunde Körperwahrnehmung durch erhöhte Selbstaufmerksamkeit
- Ziel: Progression verhindern (▶ Kap. 3.6.3)
- Stressbewältigung
- Übergewicht vermeiden: ggf. fachliche Hilfe vermitteln
- Zuhören und wertschätzende Äußerungen heben Ressourcen der Patienten
- Selbstverantwortung bleibt beim Patienten

Unterstützung durch andere
- Unterstützender Partner, Familie oder Netzwerk vorhanden?

- Selbsthilfegruppe?/Psychotherapie?
- Selbstmanagement-Workshops der Lymphselbsthilfe e. V.

Informationsbroschüren, Websites, Magazine zum Nachlesen mitgeben oder empfehlen

Verhaltensregeln

In erster Linie ist der Alltag an die Erfordernisse der Erkrankung anzupassen bis hin zu einem veränderten Lebensstil:
- Überlastungen grundsätzlich vermeiden (▶ Kap. 3.6.3)
- Sitzen und Gehen/Stehen abwechseln
- Gehen/Liegen besser als Stehen/Sitzen
- Hochlagern der ödematisierten Extremität
- Aktive Pausen einplanen

Selbstmanagement/-behandlung

- Kompression als Grundlage der Therapie (▶ Kap. 3.6.3):
  – Med. Kompressionsstrumpf passt und wird täglich getragen: Kompressionsklasse? Mehrteilig?
  – Anziehen wird (im Sanitätshaus) eingeübt
  – Anziehhilfen, Partner einbeziehen oder Pflegedienst einschalten
  – Nicht passende med. Bestrumpfung wird nachgebessert: Schmerzen sind nicht zu tolerieren
- Selbstverband, falls Bestrumpfung nicht ausreichend oder nicht vorhanden
  – Verbandskenntnisse vorhanden oder Schulung möglich?
  – Bandagen und Polstermaterial zur Selbstbandage
- Bewegung in Kompression (▶ Kap. 3.6.8):
  – Bewegungen langsam, geführt und endgradig
  – Muskel- und Gelenkspumpe aktivieren
  – Aquafitness und Lymph-Cycling sind besonders wirkungsvoll
- Hautpflege als Erysipelprophylaxe (▶ Kap. 3.3, ▶ Kap. 3.6.4):
  – Gesunde, saubere, gepflegte Haut
  – Reichhaltige Pflegeprodukte abhängig vom Hauttyp
- Selbstbehandlung mit Griffen der manuellen Lymphdrainage (▶ Kap. 3.6.3):
  – Schulterkreisen
  – Atemtherapie/Atemgymnastik
  – Mobilisierende Übungen für den Brustkorb
  – Einüben des „Stehenden Kreises"
  – Freimachen der Lymphknoten von Hals/Leiste/Achsel/tiefem Bauchraum

18.6.6 Behandlungsaufbauten

Oliver Gültig, Thomas Künzel

Lipödem

▶ Kap. 18.6.2, ▶ Abb. 18.5
1. Anamnese, Inspektion, Palpation
2. Kontraindikationen der MLD ausschließen

Patient in Rückenlage
3. Kontaktaufnahme am Hals
4. Bauchtiefdrainage oder Atemtherapie nach Befund

5. Behandlung Nll. inguinales
6. Freiarbeiten der lymphödematösen Region von proximal nach distal
7. Freiarbeiten der Bauchdecke in Richtung der Nll. inguinales der gleichen Seite

Patient in Bauch- oder Seitenlage

8. Freiarbeiten der Gesäß- und Lendenregion in Richtung der Nll. inguinales der gleichen Seite (Achtung: die Hosenbodenwasserscheide ist intakt!)

Patient liegt auf dem Rücken

9. Freiarbeiten des Oberschenkels in Richtung der Nll. inguinales der gleichen Seite
10. Freiarbeiten von Knie (evtl. Nll. poplitei) und Unterschenkel in Richtung des ventromedialen Bündels am Oberschenkel
11. Behandlung der anderen Seite auf die gleiche Weise
12. Hautpflege
13. Anlegen eines lymphologischen Kompressionsverbands
14. Entstauende Übungsbehandlung in Kompression
15. Patientenberatung

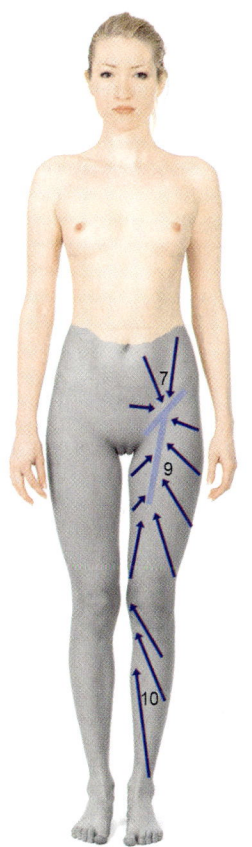
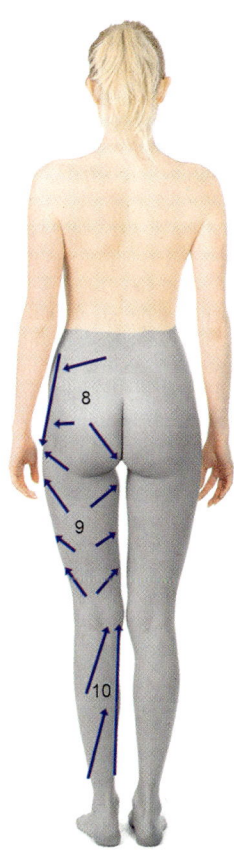

Abb. 18.5 Behandlungsaufbau Lipödem [M882/K354]

Lipolymphödem

▶ Kap. 18.6.2, ▶ Abb. 18.6
1. Anamnese, Inspektion, Palpation
2. Kontraindikationen der MLD ausschließen

Patient in Rückenlage
3. Kontaktaufnahme am Hals
4. Bauchtiefdrainage oder Atemtherapie nach Befund
5. Ventraler Behandlungspfad axilloinguinal:
    a) Vorbehandlung des gesunden oberen Rumpfquadranten von ventral: Behandlung der Nll. axillares und Ausarbeiten des therapeutischen Dreiecks
    b) Anregen der Verbindungen: axilloinguinale Anastomosen (10–20–10)
    c) Entstauen des ventralen betroffenen Rumpfquadranten nach Befund in Richtung Nll. axillares der gleichen Seite
6. Behandlung der anderen Seite auf die gleiche Weise
7. Nacharbeiten beidseits an der Flanke in Richtung Nll. axillares

Patient in Bauch- oder Seitenlage
8. Dorsaler Behandlungspfad axilloinguinal:
    a) Vorbehandlung des gesunden oberen Rumpfquadranten von dorsal: Behandlung der Nll. axillares und Ausarbeiten des therapeutischen Dreiecks
    b) Anregen der Verbindungen: axilloinguinale Anastomosen (10–20–10)
    c) Entstauen des dorsalen betroffenen Rumpfquadranten nach Befund in Richtung Nll. axillares der gleichen Seite
9. Behandlung mit tiefen Griffen paravertebral
10. Behandlung der anderen Seite auf die gleiche Weise
11. Nacharbeiten beidseits an der Flanke in Richtung Nll. axillares

Wenn sich eine Reaktion am Bein zeigt: Lagerung des Patienten nach Befund
12. Freiarbeiten des Oberschenkels lateral
13. Freiarbeiten des gesamten Oberschenkels und der Leistenregion nach lateral zu den vorbereiteten Anastomosewegen unter Berücksichtigung der erhöhten Druckschmerzhaftigkeit und der Neigung zu Hämatomen
14. Freiarbeiten der lymphödematösen Region von proximal nach distal: Knieregion (Achtung: Nll. poplitei sind insuffizient), Unterschenkel, Fuß und Zehen nach Befund, häufiges Nacharbeiten über die vorbereiteten Anastomosenwege
15. Hautpflege
16. Anlegen eines lymphologischen Kompressionsverbands
17. Entstauende Übungsbehandlung in Kompression
18. Patientenberatung

18.6 Komplexe physikalische Entstauungstherapie (KPE)

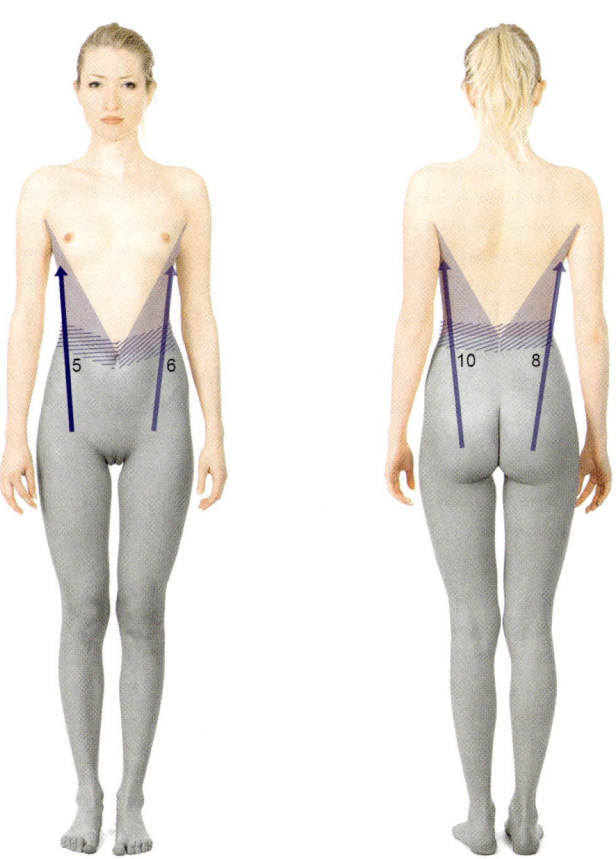

Abb. 18.6 Behandlungsaufbau Lipolymphödem [M882/K354]

Register

A
Adipositas 181, 182, 342
Adipositas-assoziierte
　Lymphödeme 242
– Diagnostik 244
– Therapie 245
Anamnese 40
angeborenes Ringband 180
Angioödem 322
– hereditäres 325
Angiosarkom 147, 175
ankylosierende Spondylitis 272
Anwendungsplanung 129
Anziehhilfen 89
AquaCycling 105
Armlymphödem
– LKV 157, 197
– MLD 189, 191
Armverband 72
Arthritis psoriatica 272
Arthritis urica 273
arthrogenes Stauungssyndrom 218
Arthropathie 148, 184
Arthrose 273
Arzneimittelanamnese 316
arzneimittelinduzierte Ödeme 316
– Antihypertensiva 317
– Betablocker 322
– Diuretika 320
– Glitazone 328
– Hormone 327
– Kalziumantagonisten 317
– Kalziumkanalblocker 317
– Lithium 329
– MAO-Hemmer 331
– Neuroleptika 330
– nichtsteroidale
　Antiphlogistika 327
– ZNS-wirksame Pharmaka 329
atriales natriuretisches Peptid 106
Atrophie blanche 216
Aufgaben
– Arzt 126
– Pflegeberufe 127
– Physiotherapeut 126
– Sanitätshaus 127
Aufklärung 93
Ausziehhilfen 89

B
Bauchtiefdrainage 64
Behandlungsaufbauten 64, 160, 200, 230, 266, 285, 350
Beinlymphödem
– LKV 157, 196
– MLD 187, 188
Beinverband 74
Berufsgruppen 126
Blutgefäßsystem
– Aufbau 2
– Funktion 3

C
Charcot-Fuß 311
chronisches Schmerzsyndrom 274
chronisch-venöse Insuffizienz 214
– Komplikationen 218
– KPE 224, 225
– Pharmakotherapeutika 223
– Stadien 215
– Symptomatik 217
– Therapie 221
Cisterna chyli 12
CLOVES-Syndrom 142
Complex Regional Pain
　Syndrome 273
Conn-Syndrom 337
CRPS
– KPE 280
Cushing-Syndrom 336
CVI 214

D
degenerativer Rheumatismus
– KPE 279
Dermatolipofaszioarthrosklerose 218
Dermatolipofasziosklerose 218
Dermatolipösklerose 216
Dermatopathie 147, 183
diabetisch-neuropathische
　Osteoarthropathie 311
diabetogenes Lymphödem 310
– Diagnostik 312
– Klinik 311
– Therapie 312
Diagnostik 40
diagnostische Verfahren 40
Dokumentation 43, 136
Drehgriff 62
Ductus lymphaticus dexter 12
Duplex-Sonografie 220
dynamische Insuffizienz 32

E
Einteilung
– primäres Lymphödem 141
Eiweißlast 28
Elephantiasis 144
Endokarditis 218
endokrin bedingte Ödeme 334
Enteropathie
– Therapie 179
Entzündungsmediatoren 250
Enzephalopathie 146, 169
EPH-Gestose 335
Erysipel 147, 175, 218
Erysipelprophylaxe 95
Exsudationsphase 250
Externa 67
– Antioxidantien 70
– Konservierungsmittel 70
– Wirkstoffe 70
– Zusatzstoffe 70
Extremitätenlymphödem 145

F
Faszienresektion 223
Fasziitis 218
Fettlast 28
Fibroblastenphase 250, 255–257
Fibromyalgie 274
– KPE 281
Fibrose 147
– radiogene 172
Filariasis 177
Filtration 4
Fließdruck 4
Funktionslymphographie 44
Funktionslymphszintigrafie 44
Fußverband 74

G
Geigensaitenphänomen 170
Genitallymphödem 145, 171
Gicht 273
Granulozytenphase 250

H
Hämangiopathie,
　lymphostatische 34, 148
hämodynamische Insuffizienz 34
Handverband 72
Hautpflege 67, 95
– Verordnung und Erstattung 70
Hautveränderungen 147, 183
Heilung 248
Hennekam-Syndrom 141
hepatische Ödeme 306
hereditäres Angioödem 325
Hochdrucksystem 3
Hochvoluminsuffizienz 215
Hyaluronsäure 29
hydrostatischer Druck 4
Hyperaldosteronismus 337
Hyperkortisolismus 336
Hyperthyreose 336
Hypodermitis 216
Hypoproteinämie,
　Ödeme durch 306
Hypothyreose 335

I
Immunschwäche,
　lokale 147, 183
Inaktivitätsödem
– Definition 290
– Diagnostik 292
– Klinik 291
– KPE 295
– LKV 296
– MKS 296
– obere Extremität MLD 295
– Pathophysiologie 290
– Therapie 294
– untere Extremität MLD 295
initialer Lymphsinus 5
Initialphase 249
Inspektion 41
Insuffizienzformen
– Lymphgefäßsystem 31
Intermittierende pneumatische
　Kompression 97

Register

Internistisch bedingte Ödeme 302
Interstitium 2
IPK *siehe* Intermittierende pneumatische Kompression

K
Kapillaren
- Flüssigkeitsaustausch 4
kardiale Ödeme 302
Katecholaminphase 249
Klappenrekonstruktion 221
Klippel-Trénaunay-Syndrom 141
Klippel-Trénaunay-Weber-Syndrom 141
Kollagenosen 272
Kollateralvenen 174
Kollektor 8, 13
kolloidosmotischer Druck 4
komplexe physikalische Entstauungstherapie *s.a.* KPE 56, 151
Kompression 96
Kompressionsklassen 77
konservative lymphologische Therapie 91
Konsolidierung 255, 257
Kontaktaufnahme am Hals 64
Kopflymphödem 89, 169, 210
- LKV 198
- MLD 194
körperliche Untersuchung 41
KPE *s.a.* komplexe physikalische Entstauungstherapie
- Behandlungsphasen 57
- chronisch-venöse Insuffizienz 224
- Fünf-Säulen-Konzept 56
- Inaktivitätsödem 295
- Lipödem 344
- nach Strahlentherapie 186
- Phlebolymphödem 224
- rheumatisch bedingtes Ödem 278
- sekundäres Lymphödem 186
- Wunden 110

L
Labor 44
Leistungsfähigkeit, eingeschränkte 109
Leukozyten-Trapping 249
Lichenifikation 147
Lipödem 181, 182, 350
- Anamnese 341
- apparative Diagnostik 342
- Defintion 340
- Differenzialdiagnosen 342
- Komplikationen 341
- körperliche Untersuchung 341
- KPE 344
- Krankheitsentstehung 340
- LKV 347
- MLD 346
- Stadien 340
- Symptomatik 340
Lipohyperplasia dolorosa 181
Lipolymphödem 352
- MLD 347

Liposuktion 150, 343
Liquor 29
LKV 70
- Anlage 71
- Armlymphödem 197
- Aufbau 71
- Beinlymphödem 196
- Erstattung 75
- Kontraindikationen 71
- Kopflymphödem 198
- Lipödem 347
- Mammalymphödem 197
- postoperatives Ödem 262
- posttraumatisches Ödem 262
- sekundäres Lymphödem 196
- Thoraxwandlymphödem 197
- Verordnung 75
- Wirkungen 71
Lymphangiografie
- indirekte 49
Lymphangiom 143
Lymphangion 8
Lymphangiopathie 148
Lymphangiopathie, lymphostatische 35
Lymphangiosis carcinomatosa 174
Lymphangitis 218
Lymphbahnen 12
- Achsel 18
- Arm 16
- Bauch, Becken, Genitalien 21
- Bein 23
- Brustwand, Brustorgane 19
- Haut 26
- Kopf, Hals 14
- Leiste 25
- Mamma 19
Lymphbildung
- Steuerung 29
LymphCycling 104
Lymphdrainagetherapeut 133
Lymphe 5
Lymphedema-Lymphangiectasia Mental Retardation Syndrome 141
Lymphfistel 147, 174, 184
Lymphgefäßsystem
- Anatomie 2
- Aufbau 5
- Aufgaben 5
- Insuffizienzformen 31
- linkes 12
- Malformationen 143
- Pathophysiologie 30
- Physiologie 27
- rechtes 12
Lymphgefäßtransplantation 119
Lymphknoten
- Achsel 18
- Arm 16
- Aufbau 10
- Aufgaben 12
- Bauch, Becken, Genitalien 21
- Bein 23
- Brustwand, Brustorgane 19
- Kopf, Hals 14
- Leiste 25
- Mamma 19
Lymphknotentransplantation 120

Lymphknoten-Uptake 47
Lymphödem 181
- artifizielles 180
- Klassifikation 36
- Kompensationsmöglichkeiten 36
- kongenitales 140
- malignes 173, 175
- operative Intervention 118
- Pathophysiologie 34
- postischämisches 179
- postradiogenes 172
- postrekonstruktives 179
- primäres 140, 343
- Resektionsverfahren 121
- sekundäres 168
- Stadien 36
Lymphödem-Distichiasis-Syndrom 141
lymphödemprotektive Mechanismen 29
Lymphografie
- direkte 50
lymphologischer Kompressionsverband *siehe* LKV
Lymphonodopathie 148
- lymphostatische 35
lymphostatische Enteropathie 146
- bei chronischen Darmerkrankungen 178
lymphostatische Enzephalo- und Ophthalmopathie 146, 169
lymphovenöser Shunt 118
lymphpflichtige Last 27, 29
Lymphstamm 8
Lymphszintigrafie
- dynamische 45
- statische 48
Lymphzeitvolumen 29
Lymphzyste 147, 184

M
Magnetresonanztomografie 50
- interstitielle 50
Mammalymphödem 170, 207, 208
- LKV 197
- MLD 192, 194
Mammalymphödem nach Lymphknotenentfernung
- MLD 193
Management 126, 128
- Arzt 131
- Lymphdrainagetherapeut 133
- Patient 136
- Sanitätshaus 136
Manschetten 98
manuelle Lymphdrainage *siehe* MLD
mechanische Insuffizienz 31
medizinische Kompressionsbestrumpfung
- Phlebödem 228
- Phlebolymphödem 228
medizinische Kompressionsstrümpfe 76, 157
- An- und Ausziehhilfen 89
- Druckverlauf 77
- Erstattung 90
- flachgestrickt 82
- Indikationen 89

Register

- Kompressionsklassen 77
- Kontraindikationen 89
- postoperatives Ödem 262
- posttraumatisches Ödem 262
- rheumatisch bedingtes Ödem 283
- rundgestrickt 79
- Varianten 78
- Verordnung 90

Meige 143
Melkersson-Rosenthal-Miescher-Syndrom 146
Mikrozirkulation 3
MKS *siehe* medizinische Kompressionsstrümpfe
MLD 95
- Armlymphödem beidseitig 191
- Armlymphödem einseitig 189
- Behandlungsaufbau 64
- Beinlymphödem beidseitig 188
- Beinlymphödem einseitig 187
- Brustödem 193
- Grundgriffe 59
- Kontraindikationen 66
- Kopflymphödem 194
- Lipödem 346
- Mammalymphödem 192, 194
- postoperatives Ödem 260
- posttraumatisches Ödem 260
- primäres Armlymphödem 155
- primäres beidseitiges Beinlymphödem 152
- primäres einseitiges Beinlymphödem 151
- primäres Lymphödem mit isolierter Ödematisierung von Fuß und Unterschenkel 154
- sekundäres Lymphödem 187
- Thoraxwandlymphödem 192–194
- Verordnung und Erstattung 67
- Wirkung 9, 58

Morbus Bechterew 272
- KPE 279

Morbus Sudeck 273
- KPE 280

Motivation 93
MRT *siehe* Magnetresonanztomografie
Mundinnendrainage 196
Mykose 147, 178, 219
Myxödem 335

N
Narben 185
nichtkongenitales Lymphoedema praecox 143
Niederdrucksystem 3

O
Ödem
- prämenstruell 334
- zyklisches 334

Ödemgriff
- harter 63
- weicher 64

onkotischer Druck 4
Open-Junction-Systeme 6
operative Intervention 118

- Komplikationen 122

Ophthalmopathie 146, 169

P
Palpation 42
Papillomatose 147
Patient 136
pAVK 234
periphere arterielle Verschlusskrankheit *siehe* pAVK
Phlebektomie 221
Phlebödem 181, 215
- Anamnese 219
- apparative Diagnostik 220
- Definition 214
- Differenzialdiagnosen 220
- Komplikationen 218
- körperliche Untersuchung 219
- Krankheitsentstehung 214
- medizinische Kompressionsbestrumpfung 228
- Symptomatik 217

Phlebodynamometrie 220
Phlebographie 220
Phlebolipolymphödem
- MLD 347

Phlebolymphödem 181, 216, 230
- Anamnese 219
- apparative Diagnostik 220
- Definition 214
- Differenzialdiagnosen 220
- Komplikationen 218
- körperliche Untersuchung 219
- KPE 224
- Krankheitsentstehung 214
- medizinische Kompressionsbestrumpfung 228
- MLD 225, 226
- Symptomatik 217

Plexopathie 173
postoperatives Ödem
- Anamnese 258
- apparative Diagnostik 259
- Definition 248
- Differenzialdiagnosen 259
- Komplikationen 257
- körperliche Untersuchung 258
- Krankheitsentstehung 248
- LKV 262
- MKS 262
- MLD 260
- obere Extremität 266
- obere Extremität MLD 260
- Symptomatik 257
- Therapie 259
- untere Extremität 268
- untere Extremität MLD 261

postthrombotisches Syndrom 214
- Therapie 221

posttraumatisches Ödem
- Anamnese 258
- apparative Diagnostik 259
- Definition 248
- Differenzialdiagnosen 259
- Komplikationen 257
- körperliche Untersuchung 258
- Krankheitsentstehung 248
- LKV 262
- MKS 262

- MLD 260
- obere Extremität 266
- obere Extremität MLD 260
- Symptomatik 257
- Therapie 259
- untere Extremität 268
- untere Extremität MLD 261

Prader-Labhart-Willi-Syndrom 141
Präkollektor 7
prämenstruelles Ödem 334
primäres Armlymphödem
- MLD 155

primäres beidseitiges Beinlymphödem 162
- MLD 152

primäres einseitiges Beinlymphödem 160
- MLD 151

primäres Lymphödem 343
- Anamnese 148
- apparative Diagnostik 149
- Definition 140
- Differenzialdiagnosen 150
- Einteilung 141
- Klinik 144
- Komplikationen 147
- körperliche Untersuchung 148
- Krankheitsentstehung 140
- Labordiagnostik 149
- Symptomatik 145
- Syndrome 143
- Therapie 150
- Ursachen 140

primäres Lymphödem mit isolierter Ödematisierung von Fuß und Unterschenkel 164
- MLD 154

proliferative Phase 255
Proteus-Syndrom 141
Psoriasis-Arthritis
- KPE 279

Pumpgriff 60

R
Radioderm 172
Radiodermatitis 172
Reabsorption 4
Reflux 147, 184
Rehabilitationssport 110
Remodulation 257
Resektionsverfahren, Lymphödem 121
rheumatisch bedingtes Ödem
- Besonderheiten 275
- Definition 270
- KPE 278
- MKS 283
- obere Extremität 285
- obere Extremität MLD 281
- untere Extremität 285
- untere Extremität MLD 282

rheumatoide Arthritis 271
- KPE 279

S
Sammelgefäß 8
Sanitätshaus 136
Schöpfgriff 61

Register

schwangerschaftsbedingtes
  Ödem 335
Schwartz-Bartter-Syndrom 337
sekundäres beidseitiges
  Armlymphödem 205
  – MLD 191
sekundäres beidseitiges
  Beinlymphödem 202
  – MLD 188
sekundäres einseitiges
  Armlymphödem 204
  – MLD 189
sekundäres einseitiges
  Beinlymphödem 200
  – MLD 187
sekundäres Lymphödem
  – Definition 168
  – Differenzialdiagnosen 182
  – Klinik 169
  – Kombinationsformen 180
  – KPE 186
  – Krankheitsentstehung 168
  – LKV 196
  – MLD 187
  – nach Operation 172
  – nach Strahlentherapie 172
Selbstbandage 96
Selbstbehandlung, unterstützende 91
Selbstmanagement mit
  Klettverschluss-System 101
Sepsis 218
Shave-Therapie 223
Sicherheitsventilfunktion 29
Sicherheitsventilinsuffizienz 33, 217
Sklerodermie
  – KPE 280
  – MLD 282
Sonografie 48
Spezialgriffe 63
Sportarten, geeignete 107
stehender Kreis 60
Stent 221
Stewart-Treves-Syndrom 147, 175

Stoffaustausch 4
Strahlenfibrose 186
Strahlenschäden 172
Strangbildung 170
Sturge-Weber-Syndrom 141
Syndrom der gelben
  Fingernägel 141
syndrombegleitendes
  Lymphödem 143
systemische Sklerose 272

T
Therapie
  – Einschnürungen/
    Abschnürungen 156
  – Genitallymphödem 156
  – Hyperkeratose 156
  – Intertrigo 156
  – konservative 56
  – lymphokutane Zysten/
    Fisteln 156
  – lymphostatische Fibrose 155
  – Mykosen 156
  – Papillomatose 156
Therapie, konservative 91
Therapieversagen 58
Thoraxwandlymphödem 89, 145, 170, 207, 208
  – LKV 197
  – MLD 192, 194
Thoraxwandlymphödem nach
  Lymphknotenentfernung
  – MLD 193
Thrombose 214
Transportkapazität 29
Turner-Syndrom 141

U
Ulcus cruris 217
  – Differenzialdiagnosen 220
  – Lokaltherapie 222
  – Therapie 222
Ulkus, radiogenes 173
Ulkuschirurgie 222
unterstützende
  Selbstbehandlung 91

V
Varikose 214
  – Therapie 221
Varizen 214
Varizenstripping 221
Venendruckmessung 220
Venenwinkel
  – linker 12
  – rechter 12
Versorgungskette 130
Volumenmessung 43

W
Wächterlymphknoten 14
Wasserlast 28
Wasserscheiden 26
Wunden
  – akute 110
  – chronische 111
  – KPE 110
  – palliativmedizinisch
    versorgte 116
Wundheilung 248
Wundheilungsphasen 111
Wundrose 147, 175
Wundverband 222

Z
Zelllast 28
zentrale Vorbehandlung 64
Zusammenarbeit 128
zyklisches Ödem 334